骨肿瘤外科学手术技术

Operative Techniques in Orthopaedic Surgical Oncology

骨肿瘤外科学手术技术

Operative Techniques in Orthopaedic Surgical Oncology

原　著　Martin M. Malawer

James C. Wittig

Jacob Bickels

主　译　韦　兴

副主译　李　南

译　者　（按姓名汉语拼音排序）

陈秉耀　解放军总医院第一附属医院

李　南　解放军总医院第一附属医院

任　刚　首都儿科研究所附属儿童医院

宋光泽　解放军总医院第一附属医院

王　硕　首都医科大学附属北京世纪坛医院

韦　兴　解放军总医院第一附属医院

张宇鹏　解放军总医院第一附属医院

张增亮　解放军总医院第一附属医院

北京大学医学出版社

GUZHONGLIU WAIKEXUE SHOUSHUJISHU

图书在版编目（CIP）数据

骨肿瘤外科学手术技术 /（美）马拉维（Malawer, M.M.）原著；
韦兴译. -- 北京：北京大学医学出版社, 2015.9
　书名原文: Operative Techniques In Orthopaedic
Surgical Oncology
　ISBN 978-7-5659-1211-5

　Ⅰ.①骨… Ⅱ.①马… ②韦… Ⅲ.①骨肿瘤—外科
手术 Ⅳ.①R738.1

　中国版本图书馆CIP数据核字（2015）第 205033 号

北京市版权局著作权合同登记号：图字 01-2015-3443

Operative techniques in orthopaedic surgical oncology

Martin M. Malawer, James C. Wittig, Jacob Bickels.

ISBN：978-1-4511-7628-5

©2012 by LIPPINCOTT WILLIAMS & WILKINS, a WOLTERS KLUWER business. All Rights Reserved.

This is a simplified Chinese translation co-published by arrangement with Lippincott Williams & Wilkins/Wolters Kluwer, Inc., USA.

Simplified Chinese translation Copyright 2015 by Peking University Medical Press. All Rights Reserved.

骨肿瘤外科学手术技术

主　　译：韦　兴
出版发行：北京大学医学出版社
地　　址：（100191）北京市海淀区学院路 38 号　北京大学医学部院内
电　　话：发行部 010-82802230　图书邮购 010-82802495
网　　址：http://www.pumpress.com.cn
E-mail：booksale@bjmu.edu.cn
印　　刷：北京强华印刷厂
经　　销：新华书店
责任编辑：赵　爽　高　翔　　责任校对：金彤文　　责任印制：罗德刚
开　　本：889 mm×1194 mm　1/16　　印张：25.25　　字数：1064 千字
版　　次：2015 年 9 月第 1 版　2015 年 9 月第 1 次印刷
书　　号：ISBN 978-7-5659-1211-5
定　　价：280.00 元

主译简介

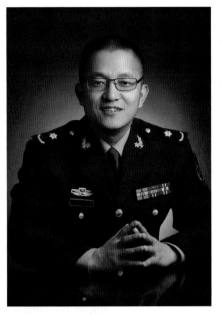

韦兴，男，汉族，医学博士，1970 年 8 月出生，湖北浠水人。1993 年毕业于第一军医大学临床医学专业，获学士学位；2002 年获第一军医大学临床解剖学硕士学位；2004 年在第四军医大学全军骨肿瘤研究所进修学习；2006 年始担任解放军总医院第一附属医院骨科骨肿瘤专业负责人。2008 年获解放军军医进修学院骨外科学博士学位。2011 年在美国 Mayo Clinic 骨肿瘤科进修学习。2012 年受聘为主任医师。发表论文 50 余篇，其中 SCI 论文 3 篇。获得多项国家及军队奖项及基金。现任中国抗癌协会肉瘤专业委员会等 8 个专业学组的委员，任《中国骨与关节杂志》等 3 个核心期刊的编委。

专业方向：骨与软组织肿瘤的诊断及治疗，包括肢体恶性肿瘤的新辅助化疗及保肢手术；骨盆及脊柱肿瘤的手术治疗。针对脊柱转移癌患者的自身特点，倡导"适度"手术、"多角度"治疗的理念，开创性地将微波原位高温灭活技术应用于脊柱转移癌的治疗，减小手术创伤，改善患者生存质量。

中文版序

韦兴、李南两位医生翻译的《骨肿瘤外科学手术技术》即将印刷出版。原著主编 Martin M. Malawer 教授是国际著名骨肿瘤专家。他以骨肿瘤现代治疗的鼻祖 W.F. Enneking、K.C. Francis 和 R.C Marcove 为导师，继承他们的理论与技术、品德和智慧；遵循"手术室是外科医生的实验室"的真理，在大量的临床实践中不断创新，总结经验，在骨与软组织肿瘤手术技术的进展和创新及骨肉瘤相关疾病的治疗等方面，取得许多新的成就，并分别于 1992 年、2001 年编写了两部专著进行系列介绍。这两部专著还被翻译成多种文字译文推向世界各国。其中文译著早已被我国主要大学选作教学参考书，也是我国肿瘤专科医生爱不释手的宝典。

《骨肿瘤外科学手术技术》是 Martin M. Malawer 教授系列丛书的第三部，它内容全面，叙述了上肢、下肢、脊柱和骨盆的各种肿瘤手术方法，内涵充实。该书介绍每一种手术方法时，都从背景、解剖开始，然后是手术适应证、具体步骤、关键点以及注意事项等；图文并茂，书中配有大量图片，有栩栩如生的解剖示意图，有清晰的大体图片。这种"图谱式"的专业书籍，犹如作者"手把手"地给读者传授技艺。

骨肿瘤的现代治疗在我国始于 20 世纪 70 年代，开展了肉瘤化疗与恶性骨肿瘤的保肢手术，骨肿瘤诊治专科在 80 年代后期逐渐形成，到 90 年代已有一定规模的从事骨与软组织肿瘤专业的医师队伍。30 年来我国的骨肿瘤现代治疗已经取得了巨大进步。《骨肿瘤外科学手术技术》的出版将大大促进我国骨与软组织肿瘤手术技术的发展。

韦兴、李南两位医生从事骨肿瘤专业多年，是本专业医师中的后起之秀。他们所在的中国人民解放军总医院第一附属医院骨肿瘤诊治中心在军内和国内早有名气。他们采取国内外各种先进技术为患者进行治疗，已经取得很大成绩。本书的翻译出版，正是他们在繁忙的临床工作之余，为我国的骨肿瘤事业做出的又一贡献。

徐万鹏

译者前言

经过团队近半年的努力，由 Martin M. Malawer 等主编的《骨肿瘤外科学手术技术》中文版即将面世了，这让我们既兴奋又忐忑。作为团队的一员，聊聊自己的一些感受。

首先是感谢，这不仅仅是出于东方人的礼仪。感谢 Martin M. Malawer 教授等这些原著的作者，是他们提供了一个如此完美的蓝本，让人仰止。因此，与其说我们在翻译，不如说一直在研习、汲取。感谢北京大学医学出版社及赵爽编辑，如果把该中文版比作是为中、美骨肿瘤领域的交流搭起的又一座小桥，那便是赵编辑为我们画了小桥的草图。感谢我的这个团队，李南医生、陈秉耀医生等，大家在繁忙的手术间隙，窝在西楼 6 层那间狭小的办公室，在北京或雾霾或晴朗的冬日，字斟句酌。

由此回溯到 2005 年，我要感谢三位尊敬的老师（以时间为序）：侯树勋教授、范清宇教授、徐万鹏教授，他们是我从事骨肿瘤专业的引路人。还要感谢徐万鹏教授为我们作序，其中许多赞美之词，实不敢当。

再聊聊这本书。正如徐教授在序言中所提及，《骨肿瘤外科学手术技术》其实是 Martin M. Malawer 教授系列丛书中的一部。由苏彦农医生所翻译的《骨和软组织肉瘤手术图谱》（2002 年，北京大学医学出版社）也是由 Martin M. Malawer 教授等主编的。那本书几乎成了我刚步入骨肿瘤专业领域时的学步车。这本《骨肿瘤外科学手术技术》有很多亮点……这里不再一一赘述，让读者们自己去感受吧！

值此解放军总医院第一附属医院（原 304 医院）骨科骨肿瘤专业组开展工作 10 周年之际，我们完成了这一译本，是一次巧合，也是一个见证，它将继续见证我们的前行。

最后，我要感谢那些接受过我们治疗的骨肿瘤患者及其家属们，是你们的信任赋予了我们实践的机会。

原著序

在过去的 20 年中，对于肌肉骨骼系统肿瘤患者的治疗取得了长足的进步，使得患者的生存率及生活质量均明显改善。这些患者治疗的变化体现了肿瘤学各领域治疗的趋势。基于对每一个独特的肿瘤部位解剖学特点详尽的理解，以及影响这些肿瘤局部扩散的生物学本质更好的研究，最明显的改变是切除肌肉骨骼系统肿瘤手术技术的改进。《骨肿瘤外科学手术技术》这本书，对这些患者外科治疗重要的改变进行了详尽的描述。截肢术曾经是治疗肢体骨与软组织肉瘤的主要方法，目前已经广泛地被保肢手术所取代，由于采用了切除肿瘤的新技术及新的重建方法，能够达到在十年前还不可能达到的功能恢复。尽管一些肿瘤局部广泛侵犯的患者仍然需要行致残性截肢手术，但大多数这类患者可以寄希望于外科手术帮助他们获得最好的功能结果。

很多这类保肢手术的复杂性使得进行这类手术所需的专业知识相应改变，同时从事肌肉骨骼系统肿瘤治疗的专家数量逐渐增加，可以使患者从这些技术进步中获益。治疗这些患者的第二种改变是应用手术、放疗及化疗等方法进行综合治疗，提高患者的生存率及生活质量。局部放疗的应用已经对达到肿瘤的局部控制产生了很深的影响。外科医生和放疗科医生密切配合常可以准确设计手术，最大限度地结合这两种非常有效的治疗方法。尽管还没有证据显示额外的放疗对总的生存率有影响，但有证据表明接受这种综合治疗的患者，生活质量得到了明显的改善。

第三种影响肌肉骨骼系统肿瘤患者生存率的改变是对于转移病灶的手术治疗更加积极。对于成年患者的局限性的转移性病灶，手术仍是最有效的治疗方法，通过对肌肉骨骼系统肿瘤转移病灶彻底的切除，可以获得长时间的无病生存率及总生存率。尽管辅助化疗对于儿童肌肉骨骼系统肿瘤患者的治疗有明显的效果，但是化疗对于成年患者的影响仍存在争议。尽管在很多成年患者软组织肉瘤可以观察到暂时的化疗反应，但是化疗极少是治愈性的方法，对于软组织肉瘤患者更加有效的全身治疗方法，仍然是将来治疗这些患者的巨大的挑战。

本书介绍了目前最高水准的手术技术，结合肿瘤的综合治疗方法，可以使肌肉骨骼系统肿瘤患者获得巨大的益处。

Steven A. Rosenberg, MD, PhD

外科主任

国家癌症研究所（NCI）

国家健康研究所（NIH）

贝塞斯达，马里兰

本序最初发表于 Martin M. 及 Sugarbaker P. 原书《肌肉骨骼系统肿瘤外科学：肉瘤及相似疾病的治疗》，Norwell, MA: 学术出版社，2001。

原著前言

这是系列丛书中第三部介绍和描述骨肿瘤手术技术的进展及创新的专著。1992 年 Sugarbaker 和 Malawer 博士出版了《肌肉骨骼系统肿瘤外科学：原理和技术》一书（译者注：中译本书名为《骨和软组织肉瘤手术图谱》，北京大学医学出版社，2002）。这本书共 30 章，黑白印刷，详细地介绍了骨肿瘤最新的手术方法。此书曾经及目前仍是国际上骨肿瘤学界的标准教科书，被翻译为中文、西班牙文、俄文和葡萄牙文出版。

2001 年 Malawer 和 Sugarbaker 博士修订再版了《肌肉骨骼系统肿瘤外科学：肉瘤及相似疾病的治疗》一书（译者注：中译本书名为《骨与软组织肿瘤外科学》，上海科学技术出版社，2010）。这本书是第一批出版的彩色印刷的外科学书籍之一，包括全彩色印刷的插图及示意图，是根据超过 50 年的外科及肿瘤学结合的经验编写而成的。2001 版的这本书最近被中国一家非常著名的出版社翻译成中文出版，已经被一些著名的大学及教学医院中新近从事及高年资骨肿瘤专业的医生所广泛采用。

《骨肿瘤外科学手术技术》是这一系列的延续，是目前骨肿瘤学界一部具有代表性的教科书。本书的共同作者有 James C. Wittig 和 Jacob Bickels 博士。本书代表了骨肿瘤学科朝着真正的独立的骨科亚分支学科发展的努力。这两位作者及 Malawer 博士有超过 60 年的治疗骨与软组织肉瘤的外科经验。

本书是由 Sam W. Wiesel 主编的《肿瘤学》第 2 卷第 4 部分"骨肿瘤学手术技术"的再版。共包含有 4 篇 42 章：第一篇外科治疗，第二篇肩胛带和上肢，第三篇脊柱和骨盆，第四篇下肢。

本书及前两本书的目的是示意及详尽讲述每一种手术的外科技术、适应证及解剖。在上一版的前言中，曾经提出"手术是视觉天地，外科医生在三维空间中操作"。这一概念至今仍然是真理，数字、三维、导航及其他实时影像学技术仅仅是加强了这一理念。

本书的主要内容均有手术过程的照片及示意图，以及作者认为比较独特重要的术前检查。重点强调了手术步骤、解剖结构及每一项影像学检查对每一种手术操作的重要性……作者的目的是用一种简单的视觉模式描述这些手术过程。

希望这本书能够对所有从事骨肉瘤治疗的医生有所帮助。此外，本书基于并增强了早前的骨肿瘤学领域手术技术的积累。

Martin M. Malawer MD

原著者名单

Adesegun Abudu, FRCS
Royal Orthopaedic Hospital Oncology
    Service
Northfield, Birmingham, United Kingdom

Aharon Amir, MD
Attending Surgeon
Department of Plastic Surgery
Tel-Aviv Sourasky Medical Center
Tel-Aviv, Israel

Jacob Bickels, MD
Head, Service for the Management of
    Metastatic Bone Disease
Attending Surgeon, National Unit of
    Orthopedic Oncology
Tel-Aviv Sourasky Medical Center
Professor of Orthopedic Surgery
Sackler School of Medicine, Tel-Aviv
    University
Tel-Aviv, Israel

Loretta B. Chou, MD
Professor of Orthopaedic Surgery
Stanford University
Chief, Foot and Ankle Service
Lucile Packard Children's Hospital at
    Stanford
Palo Alto, California

Ernest U. Conrad III, MD
Professor of Orthopaedics
University of Washington
Director, Bone Tumor Clinic
Children's Hospital and Regional Medical
    Center
Seattle, Washington

Jeffrey J. Eckardt, MD
Director, Orthopaedic Oncology
UCLA Santa Monica Orthopaedic Center
Santa Monica, California

Steven Gitelis, MD
Professor and Vice Chairman of
    Orthopaedic Surgery
Director, Section of Orthopaedic Oncology
Rush University Medical Center
Chicago, Illinois

Robert Grimer, FRCS
Consultant, Orthopaedic Surgeon
Royal Orthopaedic Hospital
Northfield, Birmingham, United Kingdom

Eyal Gur, MD
Director, Unit of Microsurgery
Department of Plastic Surgery
Tel-Aviv Sourasky Medical Center
Senior Lecturer
Sackler School of Medicine
Tel-Aviv University
Tel-Aviv, Israel

Yvette Ho
Research Assistant
Washington Musculoskeletal Tumor Center
Washington Cancer Institute
Washington, District of Columbia

Lee Jeys, MB, ChB, MSc, FRCS
Consultant, Orthopaedic Surgeon
Specialist in Hip, Knee, and Oncology
    Surgery
Midland Hip & Knee Clinic
Royal Orthopaedic Hospital
Northfield, Birmingham, United Kingdom

Norio Kawahara, MD, PhD
Clinical Professor
Department of Orthopaedic Surgery
Kanazawa University School of Medicine
Ishikawa, Japan

Kristen Kellar-Graney, MS
Tumor Biologist and Clinical Research
    Coordinator
Washington Cancer Institute
Washington, District of Columbia

Piya Kiatsevi, MD
Orthopaedic Oncology Unit
Institute of Orthopaedics
Lerdsin Hospital
Bangkok, Thailand

Yehuda Kollender, MD
Attending Surgeon, National Unit of
    Orthopedic Oncology
Tel-Aviv Sourasky Medical Center
Senior Lecturer
Sackler School of Medicine, Tel-Aviv
    University
Tel-Aviv, Israel

Jennifer Lisle, MD
Assistant Professor of Orthopedics,
    Rehabilitation, and Pediatrics
University of Vermont College of Medicine
Vermont Children's Hospital at Fletcher
    Allen Health Care
Burlington, Vermont

Martin M. Malawer, MD, FACS
Professor (Clinical Scholar) of
    Orthopaedics
Professor of Pediatrics (Hematology and
    Oncology)
Georgetown University Medical Center
Washington, District of Columbia
Professor of Orthopaedic Surgery
Director of Orthopedic Oncology
George Washington University
Washington, District of Columbia

Consultant (Pediatric and Surgery Branch)
National Cancer Institute, National
    Institutes of Health
Bethesda, Maryland

Isaac Meller, MD
Director, National Unit of Orthopedic
    Oncology
Tel-Aviv Sourasky Medical Center
Professor of Orthopedic Surgery
Sackler School of Medicine, Tel-Aviv
    University
Tel-Aviv, Israel

Benjamin J. Miller, MD
Rush Orthopaedic Oncology
Rush University Medical Center
Chicago, Illinois

Hideki Murakami, MD
Lecturer of Orthopaedic Surgery
Department of Orthopaedic Surgery
Kanazawa University School of Medicine
Ishikawa, Japan

Gregory P. Nicholson, MD
Associate Professor of Orthopaedic Surgery
Rush University Medical Center
Chicago, Illinois

Tamir Pritsch, MD
Department of Orthopaedic Surgery
Tel Aviv Sourasky Medical Center
Tel Aviv, Israel

Amir Sternheim, MD
Orthopedic Oncology
Washington Cancer Institute
Washington, District of Columbia

H. Thomas Temple, MD
Professor of Orthopaedics and Pathology
Vice Chair and Chief, Oncology Division
Director, University of Miami Tissue Bank
University of Miami Leonard M. Miller
    School of Medicine
Miami, Florida

Daria Brooks Terrell, MD
Attending Physician
Department of Orthopaedic Oncology
Washington Hospital Center
Washington, District of Columbia
Consultant (Pediatric and Surgery Branch)
National Cancer Institute, National
    Institutes of Health
Bethesda, Maryland

Katsuro Tomita, MD
Professor of Orthopaedic Surgery
Department of Orthopaedic Surgery
Kanazawa University School of Medicine
Ishikawa, Japan

Walter W. Virkus, MD
Associate Professor of Orthopaedic Surgery
Associate Attending Surgeon (Orthopedic
 Surgery)
Rush University Medical Center
Chicago, Illinois

Jason Weisstein, MD, MPH, FACS
Assistant Professor of Orthopaedics and
 Sports Medicine
Co-Director, Northwest Tissue Center
University of Washington
Seattle, Washington

James C. Wittig, MD
Associate Professor of Orthopedic Surgery
Chief of Orthopedic Oncology and
 Sarcoma Program
Mount Sinai Medical Center
New York, New York

Chief, Orthopedic Oncology
Department Orthopedic Surgery
Director, Skin and Sarcoma Division
John Theuer Cancer Center
Hackensack University Medical Center
Hackensack, New Jersey

Yehuda Wolf, MD
Director, Department of Vascular Surgery
Tel-Aviv Sourasky Medical Center
Professor of Surgery
Sackler School of Medicine, Tel-Aviv
 University
Tel-Aviv, Israel

Arik Zaretski, MD
Attending Surgeon
Department of Plastic Surgery
Tel-Aviv Sourasky Medical Center
Tel-Aviv, Israel

目 录

目 录

第 1 章 肌肉骨骼系统肿瘤及术前评估概述

Martin M. Malawer 和 Amir Sternheim
李南 译 校

概述

■ 充分地理解骨与软组织肿瘤的基础生物学及病理学知识，对于制订恰当的治疗方案至关重要。

■ 本章概述了骨与软组织肉瘤独特的生物学行为，这构成了这些肿瘤的分期、切除及选择适当的辅助治疗方法的基础。

■ 本章详细地描述了最常见肉瘤的临床、影像学及病理学特点。

流行病学

■ 骨与软组织肉瘤是非常少见的且形态各异的肿瘤。这些肿瘤在成人中占全部恶性肿瘤比例小于 1%，占儿童恶性肿瘤的 15%。

■ 发病率相对比较稳定，美国 2006 年有 6 000~7 000 例软组织肉瘤及及 2 750 例原发恶性骨肿瘤。

■ 2006 年，软组织肉瘤总的死亡率约为 30%，原发恶性骨肿瘤约为 45%。

■ 在美国 15~29 岁的骨肉瘤及尤文肉瘤的患者具有可比性，近年来的 5 年生存率约为 60%。近年来软骨肉瘤的生存率超过 90%。在美国累及骨的恶性肿瘤死亡率最高的年龄段是 15~19 岁。

危险因素

■ 骨与软组织肉瘤的危险因素包括曾经接受过放疗、化学品接触（如氯乙烯及砷类）、免疫缺陷、既往损伤（瘢痕、烧伤）、慢性组织刺激（异物植入、淋巴水肿、慢性感染）、神经纤维瘤病、Paget 病、骨梗死及遗传性肿瘤综合征〔如遗传性视母细胞瘤、李凡综合征（Li-Fraumeni Syndrome）、Gardner 综合征、Rothmund-Thomson 综合征、Werner 综合征、Bloom 综合征〕、马方综合征（Marfucci Syndrome）、Ollier 病，多发骨软骨瘤病及遗传性多发性骨软骨瘤。对于大多数病人来讲，并没有明确的特异性的病因。

■ 在过去的 20 年中，由于采用了多学科综合治疗，骨与软组织肉瘤病人的生存率及生存质量均取得了显著的提高。在骨与软组织肉瘤的病人中，采用保肢治疗联合化疗和放疗，可以治愈大多数的病例，在超过 90% 的病例中可以切除肿瘤而不需要截肢。

■ 最常见的三种软组织肉瘤是恶性纤维组织细胞瘤（MFH）、脂肪肉瘤和平滑肌肉瘤。

■ 最常见的原发恶性骨肿瘤是骨肉瘤、软骨肉瘤及尤文肉瘤。

病理学及生物学行为

■ 肉瘤主要起源于中胚层的各种成分。

■ 软组织肉瘤是根据与它们相似的成熟组织来分类的。

● 同样原发恶性骨肿瘤经常根据产生基质的类型来分类的：产生骨样基质的肉瘤分类为骨肉瘤，产生软骨样基质的肉瘤分类为软骨肉瘤。

■ 起源于骨及软组织的肿瘤有特定的生物学行为模式，因为它们有共同的间充质来源及解剖环境。这些独特的模式构成了肿瘤分期系统及现代肿瘤治疗策略的基础。

● 肉瘤在组织学上可以按低度恶性、中度恶性及高度恶性来分级。分级基于肿瘤的形态学、肿瘤的多形性、异型性、核分裂像、基质产物及坏死等，最主要的两种因素是核分裂像计数及自发性肿瘤坏死。

● 肿瘤的分级代表了肿瘤的生物学侵袭性及可能发生转移的倾向性。低度恶性肿瘤转移的发生率低于 15%，高度恶性肿瘤则大于 20%。

■ 肉瘤通常形成实性肿物扩散性生长，病灶的外周边界是最不成熟的组织。

● 与包绕良性肿瘤的由压缩的正常细胞构成的真实的包膜不同，肉瘤通常由反应区或假包膜所包绕。假包膜由压缩的肿瘤细胞，以及包含有与周围正常组织反应的各种炎性成分的反应组织构成的纤维血管区所组成。

● 反应区的厚度根据肿瘤的组织学类型及分级有所不同。高度恶性的肉瘤反应区非常不明确，并且局部经常可能被肿瘤侵及（图 1A）。

■ 反应区内的肿瘤灶被称为"卫星灶"。

■ 高度恶性肿瘤，或偶见于低度恶性肿瘤，可能会突破假包膜，在肿瘤病灶的同一间室内形成转移，称为"跳跃性转移"。它们被定义为限于局部的并没有经过循环系统的微转移（图 1B）。

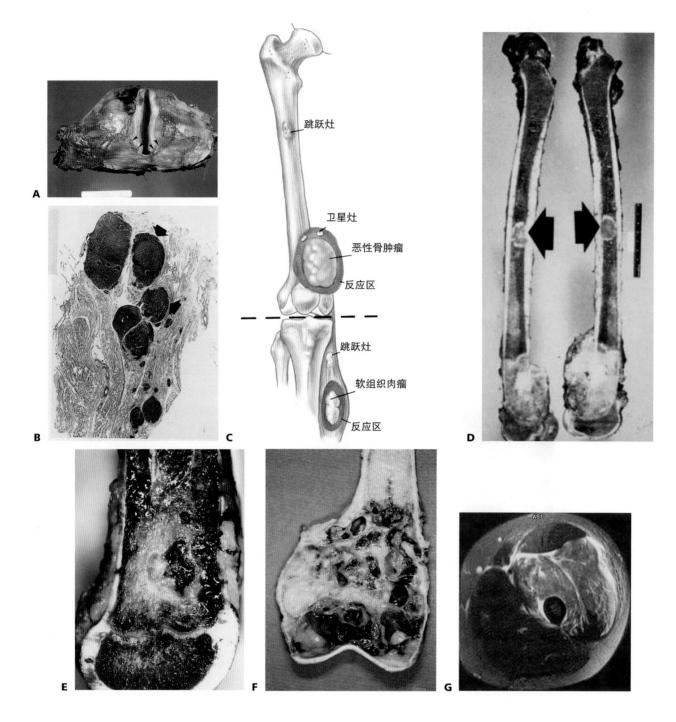

图 1 **A.** 大体标本。高度恶性软组织肉瘤（箭头）的假包膜，由压缩的肿瘤细胞和反应性炎性反应的纤维血管组织构成。**B.** 病理标本。可见高度恶性纤维组织细胞瘤（MFH）的多发卫星结节（箭头）。注意其间的组织正常。**C.** 骨与软组织肉瘤的生物学行为。独特的行为包括反应区的形成，间室外生长及少见的跳跃性转移。跳跃性结节指在假包膜外形成的，与主要肿瘤包块不相连的肿瘤灶。"卫星"结节与之相反，在假包膜内形成。**D.** 大体标本。股骨远端骨肉瘤跳跃性转移（箭头）。术前在不超过 5% 的患者中可以发现这种转移。**E.** 股骨远端高度恶性骨肉瘤矢状位剖面。尽管在此例病例中生长板并没有被肿瘤侵犯，但是仍不能将其看做阻挡肿瘤侵犯的解剖屏障，可能因为有大量的血管通道穿过生长板通向骨骺。但是关节软骨是阻挡肿瘤侵犯的解剖屏障，极少被肿瘤所累及。**F.** 股骨远端高度恶性骨肉瘤冠状位剖面。尽管骨骺累及，内侧皮质破坏，软组织侵犯已经肉眼可见，但是关节软骨仍是完整的。这种现象使得大多数股骨远端高度恶性肉瘤可以进行关节内切除。厚的筋膜层是阻挡肿瘤生长的屏障。**G.** 轴位 MRI 显示股外侧肌和股中间肌内高度恶性平滑肌肉瘤。肿瘤似乎是顺时针生长，并没有穿透外侧肌间隔、收肌间室及缝匠肌和股直肌腱膜。（Courtesy of Martin M. Malawer.）

- 这一现象可以解释尽管已经获得明确的手术切缘阴性后，而仍然会发生局部复发。
- 尽管低度恶性肿瘤通常会侵入反应区，它们极少形成远离肿瘤区域的跳跃结节（图 1C、D）。

■ 肉瘤受到解剖学边界的限制。局部的解剖关系可以形成阻挡肿瘤的自然屏障从而影响肿瘤的生长。通常肿瘤会沿最小阻力的方向生长，并且最初会在肿瘤发生的解剖间室内生长。只有在晚期阶段肿瘤侵入周围间室的时候，间室壁（骨皮质或肌肉腱膜）会失去屏障作用。

- 经典的解剖屏障包括关节软骨、皮质骨及筋膜。生长板并不是解剖屏障，因为其中有大量的血管通道通向骨骺（图 1E-G）。

■ 如果肉瘤局限在一个解剖间室内，则称为"间室内"。

■ "间室外"肿瘤（Extracompatmental Tumors）指突破间室屏障至间室外的肿瘤，或者肿瘤起源于间室外腔隙（腔隙肿瘤），如腘窝、腹股沟、股管、腋窝及肘窝（图 2A、B）。

■ 大多数原发恶性骨肿瘤在诊断时是双间室的，肿瘤破坏了表面的皮质直接侵入邻近的软组织。

■ 癌在肢体通常表现为转移性病变，会直接侵犯周围组织而不受间室边界的限制（图 2C-E）。

■ 肉瘤侵犯关节并不常见，因为肿瘤突破关节软骨直接侵犯非常少见。肉瘤侵及关节的机制如下：

- 病理骨折造成关节腔种植转移。
- 沿关节囊侵犯。
- 通过关节的结构（如交叉韧带）可能介导肿瘤的生长（图 3）。
- 跨关节囊跳跃性结节：全部骨肉瘤的 1%。
- 直接的关节侵犯。

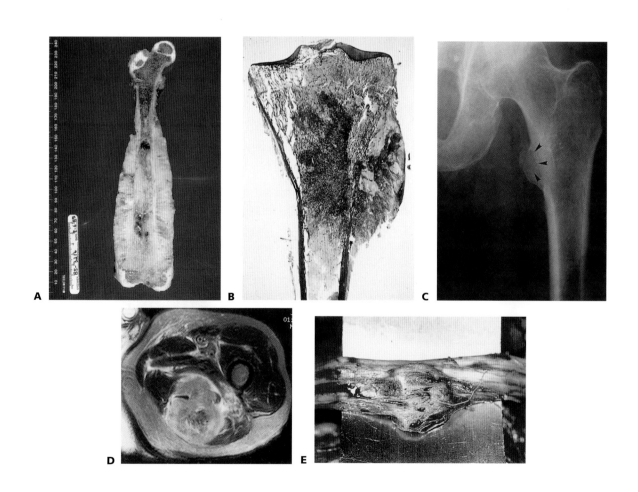

图 2 间室外侵犯。股骨远端 2/3 的尤文肉瘤（**A**）和胫骨近端骨肉瘤（**B**）。注意肿瘤的骨外部分。大多数的高度恶性的恶性骨肿瘤在发现时都已经累及 2 个间室（即，累及原发的骨及附近的软组织）。这种侵及范围的肿瘤分期为 Ⅱ B。**C.** 股骨近端平片显示肿瘤　通过小粗隆（箭头）皮质骨病理骨折的直接侵犯。**D.** 轴位 MRI 显示大腿后方的转移性膀胱癌。**E.** 术中显露坐骨神经可见肿瘤直接侵犯神经鞘。（Courtesy of Martin M. Malawer.）

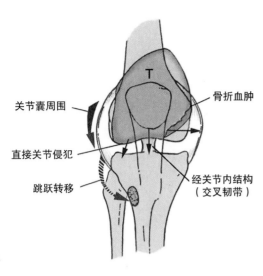

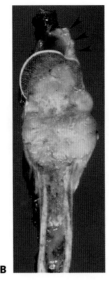

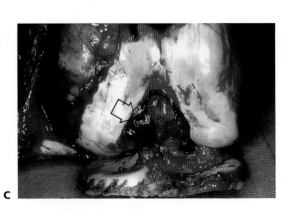

图中标注：
- 关节囊周围
- 直接关节侵犯
- 跳跃转移
- 骨折血肿
- 经关节内结构（交叉韧带）
- T

A **B** **C**

图 3 A. 骨的肉瘤侵犯关节的 5 个主要机制。最常见的是病理骨折和沿关节囊侵犯。**B.** 肱骨近端骨肉瘤沿关节囊侵犯（箭头）。**C.** 股骨远端骨肉瘤沿交叉韧带侵犯（箭头指出肿瘤）膝关节；关节软骨没有受侵。股骨远端高度恶性肿瘤的膝关节侵犯非常少见，需要进行超关节切除（即大块切除股骨远端、膝关节及一部分胫骨近端）。（Courtesy of Martin M. Malawer.）

转移性骨与软组织肉瘤

■ 与癌不同，骨与软组织肉瘤几乎只通过血行播散。肢体肉瘤的血行播散早期表现为肺转移，晚期可以表现为骨转移。腹部及盆腔的软组织肉瘤则常转移至肝及肺。

■ 低度恶性软组织肉瘤转移的发生率很低（<15%），高度恶性肿瘤的转移率则明显升高（>20%）。

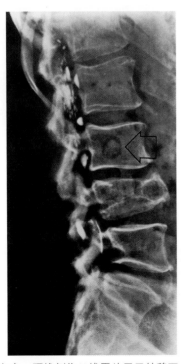

图 4 转移性肉瘤。腰椎侧位 X 线平片显示转移至 L3 椎体的转移性高度恶性骨肉瘤（箭头）。（Courtesy of Martin M. Malawer.）

■ 肉瘤转移至区域淋巴结并不常见，仅见于初诊的 13% 的软组织肉瘤病人及 7% 的原发恶性骨肿瘤的病例中。预后与有远处转移相似（**图 4**）。

■ 与软组织肉瘤不同，大多数高度恶性原发恶性骨肿瘤的病人在就诊时已经有远处微小转移，估计有 80% 的骨肉瘤病例在就诊时存在肺部微小转移病灶。因此对于大多数原发恶性骨肿瘤，必须结合系统化疗及手术治疗才可能达到治愈的结果。

■ 如上所述，高度恶性软组织肉瘤转移倾向较低。因为这种转移能力的区别，化疗在治疗软组织肉瘤中的作用及其对于生存率的影响，仍然存在一些争论。

预后因素

■ 原发恶性骨肿瘤的预后因素包括肿瘤分级、大小、肿瘤侵犯皮质外的程度，区域及远处转移，以及肿瘤对于化疗的反应（坏死率）。

■ 软组织肉瘤的预后因素包括肿瘤分级、肿瘤大小、肿瘤深浅、年龄、边界情况、部位（近端或远端）、组织学亚型及是否转移。

分期

■ 分期是指对肿瘤尤其是恶性肿瘤，根据其分化程度、局部及远处的转移进行分类的过程，从而制定治疗计划及评估预后。肌肉骨骼系统肿瘤根据体格检查及影像学检查的结果进行分期。活检及组织学检查是进行分期的重要步骤，但应该是分期系统的最后一步。与癌的分期

表1　美国关节肿瘤协会软组织肉瘤分期系统[1]

分期 a	分级 b	原发肿瘤 c	区域淋巴结转移 d	远处转移 e
I A	G1 或 G2	T1a 或 T1b	N0	M0
I B	G1 或 G2	T2a	N0	M0
II A	G1 或 G2	T2b	N0	M0
II B	G3 或 G4	T1a 或 T1b	N0	M0
II C	G3 或 G4	T2a	N0	M0
III	G3 或 G4	T2b	N0	M0
IV	任何 G	任何 T	N0 或 N1	M1

a I A= 低度恶性，小的，表浅或深在；I B= 低度恶性，大的，表浅；II A= 低度恶性，大的及深在；II B= 高度恶性，小的，表浅或深在；II C= 高度恶性，大的，表浅；III = 高度恶性，大的，深在；IV = 任何有转移
b G1= 分化良好；G2= 中度分化；G3= 分化很差；G4= 未分化
c T1= 肿瘤最大径 <5cm；T1a= 肿瘤表浅（肿瘤未侵及浅筋膜）；T1b=T1 肿瘤深在（肿瘤深至或侵及浅筋膜，即，全部腹膜内的内脏病变或病变侵及主要血管或位于胸，腔头，颈部的病变）；T2= 肿瘤最大径 >5cm；T2a=T2 肿瘤表浅；T2b=T2 肿瘤深在。
d N0= 没有区域淋巴结转移，N1= 有区域淋巴结转移。
e M0= 没有远处转移；M1= 有远处转移。

表2　Enneking 等[2, 3] 提出的恶性骨与软组织肿瘤的分期系统

分期	分级 a	部位 b	远处转移 C
I A	G1	T1	M0
I B	G1	T2	M0
II A	G2	T1	M0
II B	G2	T2	M0
III	G1 或 G2	T1 或 T2	M1（译者注：原著笔误为 M0）

a G1= 低度恶性；G2= 高度恶性
b T1= 间室内；T2= 间室外
c M0= 没有局部或远处转移；M1= 有局部或远处转移
（Cancer. Principles and Practice of Oncology, ed6. 2001;39.2:1891-1935）

系统不同，在任何的肌肉骨骼系统肿瘤分期系统中，肿瘤的分级均是一项重要因素。

■ 软组织肉瘤最常用的分期系统是美国关节肿瘤协会（AJCC）分期（表1）[1]。它主要根据 Memorial-Sloan Kettering 分期系统演化而来，并且不适用于横纹肌肉瘤。批评者指出这一分期过多的依靠一个研究机构的经验，而并不是多中心研究合作的结果。肌肉骨骼系统肿瘤协会（MSTS）采用了最初由 Enneking 等[2-4] 提出的针对恶性骨与软组织肿瘤的分期系统（表2），AJCC 由此进行了一些小的改动，发展为恶性骨肿瘤的分期系统（表3）（译者注：原著此处为表3、4，应为笔误）。

■ Enneking 经典的分期系统主要依据3要素：组织学分

表3　美国关节肿瘤协会恶性骨肿瘤分期系统[4]

分期	分级 a	原发肿瘤 b	区域淋巴结转移 c	远处转移 d
I A	G1 或 G2	T1	N0	M0
I B	G1 或 G2	T2	N0	M0
II A	G3 或 G4（译者注: 原著笔误 G1 或 G2）	T1（译者注：原著笔误 T2）	N0	M0
II B	G3 或 G4	T2（译者注：原著笔误 T1）	N0	M0
III	没有定义			
IV A	任何 G	T2b	N1	M0
IV B	任何 G	任何 T	任何 N	M1

a G1= 分化良好；G2= 中度分化；G3= 分化很差；G4= 未分化
b T1= 肿瘤局限于皮质内；T2= 肿瘤侵犯出皮质
c N0= 没有区域淋巴结转移；N1= 有区域淋巴结转移。
d M0= 没有远处转移；M1= 有远处转移。

Enneking 良性骨肿瘤分期系统

分期	定义	生物学行为	典型病例	
			软组织肿瘤	骨肿瘤
1	静止性	保持静止或可以自愈	脂肪瘤	非骨化性纤维瘤
2	活动性	逐渐生长，被自然屏障限制	血管脂肪瘤	动脉瘤样骨囊肿
3	侵袭性	逐渐生长，侵袭，不被自然屏障限制	侵袭性纤维瘤病	巨细胞瘤

级（G），部位（T）以及是否有转移（M）。解剖部位分为间室内（A）及间室外（B），根据术前的各种影像学检查来判断。肿瘤是否为间室内取决于其是否被自然屏障所限制生长，这些自然屏障包括骨、筋膜、滑膜组织、骨膜或软骨。间室外肿瘤指肿瘤突破了原发间室的屏障，或肿瘤原发于间室外腔隙。如果存在远处或区域淋巴结转移，则肿瘤为Ⅲ期（M1）。

■ 制定 Enneking 经典分期系统时，并没有采用术前化疗，间室切除是最常见的手术方法。因此，就诊时肿瘤侵犯程度及其与原发间室边界的关系，与手术切除范围之间密切相关。原发恶性骨肿瘤的外科分期与病人的预后关系密切（图5）。此后新辅助化疗的应用可以使肿瘤体积减小，从而便于保肢手术，并且减少局部复发率。因此很少再行间室切除手术。无论如何 Enneking 经典分期系统是基于骨与软组织肉瘤的生物学行为所制定的，其基本的概念对于今天仍有重要的指导意义，而这一分期

是20世纪80年代初所制定的（表1-4）。

■ 肢体软组织肉瘤不同分期的生存率，Ⅰ期约为90%，Ⅱ期约为70%，Ⅲ期约为50%。

良性骨肿瘤的分期

■ Enneking 同时提出了良性肿瘤的分期系统，目前仍然是最常用的分期之一（表4）。这一分期系统主要根据由肿瘤的临床及影像学表现，所反应出的肿瘤的生物学行为而制定的。良性骨肿瘤与恶性骨肿瘤一样向心性生长，周围经常有一圈反应性骨壳形成，这是自体骨对肿瘤的反应。这种反应性骨壳代表了肿瘤的生长速度：在缓慢生长的肿瘤周围常常很厚且边界清楚；很少在生长迅速的侵袭性肿瘤周围发现反应性骨壳。

■ 静止性良性骨肿瘤分类为1期。这些肿瘤通常没有症状，常在行放射学检查时无意中发现。肿瘤的自然病程生长缓慢，并且在大多数病例中可以自愈。这些病变从不恶变，常常可以通过简单的刮除术治愈。如纤维皮质缺损和非骨化性纤维瘤（图6A）。

■ 活动性良性骨肿瘤分类为2期。这些肿瘤逐渐生长但不会侵犯自然屏障。可能会出现相关症状。大多数病例可以通过刮除和研磨而治愈（图6B~E）。

■ 侵袭性良性骨肿瘤（3期）会造成周围骨结构的破坏，常常突破骨皮质至周围软组织。只有通过刮除术及仔细的研磨，并且辅助如液氮、氩气或苯酚等治疗才能达到肿瘤的局部控制。也可以选择在正常的边界内做肿瘤的广泛切除（图6D, E）。

肌肉骨骼系统肿瘤患者的评估

症状

■ 恶性骨肿瘤常表现为初始为间歇性逐渐进展为持续性的疼痛。常常有夜间痛。疼痛常为深在的钝痛，可能与牙痛类似。高度恶性肿瘤的病人可能有数月的疼痛。而低度恶性骨肿瘤的病人疼痛较轻，常不超过半年。局部

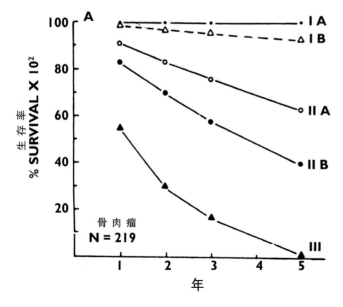

图5 根据 Enneking 外科分期的 219 例原发恶性骨肿瘤患者的生存率（Courtesy of Martin M. Malawer.）

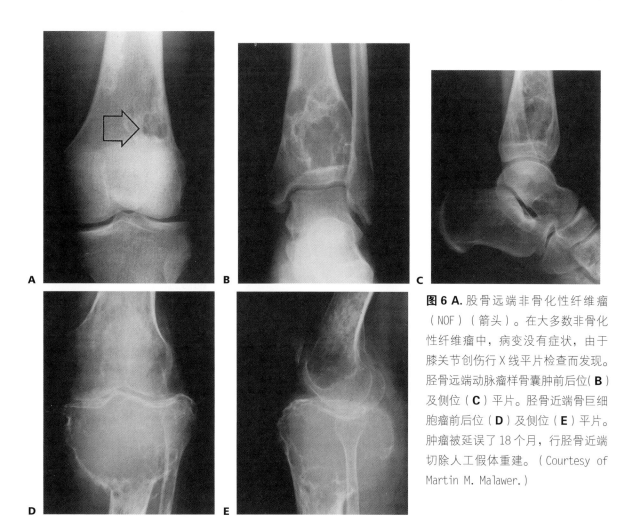

图 6 A. 股骨远端非骨化性纤维瘤（NOF）（箭头）。在大多数非骨化性纤维瘤中，病变没有症状，由于膝关节创伤行 X 线平片检查而发现。胫骨远端动脉瘤样骨囊肿前后位（**B**）及侧位（**C**）平片。胫骨近端骨巨细胞瘤前后位（**D**）及侧位（**E**）平片。肿瘤被延误了 18 个月，行胫骨近端切除人工假体重建。（Courtesy of Martin M. Malawer.）

软组织肿胀常见。

■ 软组织肉瘤可能生长在身体的任何部位，但下肢是最常见的部位。发生率如下：

　■ 下肢：46%

　■ 躯体：19%

　■ 上肢：13%

　■ 腹膜后：12%

　■ 头颈部：9%

　■ 其他部位：1%

■ 软组织肉瘤的症状及体征没有特异性。这种病变通常表现为无痛的、生长缓慢的包块，但是约 20% 的患者表现为疼痛的生长迅速的包块。

体格检查

■ 对怀疑有肌肉骨骼系统肿瘤的患者应进行彻底的检查。应检查受累部位的软组织肿块及肿胀情况、表面皮肤的改变、淋巴结变化、神经支配及血管变化。

影像学及其他分期检查

X 线片

■ X 线片仍是检查骨肿瘤的关键。根据病史、体检和 X 线片，可以准确诊断超过 80% 的骨肿瘤。

■ 因为 X 线片可以很好地显示骨小梁结构，可以很早期地发现肢体的骨肿瘤。但是脊柱和骨盆的病变在广泛的骨破坏之前，通常不易诊断。

■ X 线片可以显示骨肿瘤的位置、皮质破坏或增厚，肿瘤的骨膜反应（如 Cordman 三角，日光放射等），肿瘤产生的基质类型（骨样、软骨样或纤维）及软组织钙化。

CT

■ CT 常用来评估骨破坏的程度。应进行螺旋 CT 扫描以便进一步的进行二维及三维（3D）重建。视野须足够小以便有足够的解析度，特别是病变及周围神经血管束和肌群的关系。全部肿瘤范围的 1mm 或更小层厚的扫描可以进行准确的 3D 重建。同时应用静脉增强检查，显示肿瘤及动脉血管的关系，增强软组织肿瘤成像，除非有明确的禁忌。

■ 静脉增强的三维 CT 重建可以准确地显示血管，常常是扭曲的，少数情况下可以直接被肿瘤包绕。这些检查结果可以帮助医生决定手术入路，并且决定是否需要连同肿瘤一同大块切除主要血管（**图 7A**）。

■ 胸部 CT 用来评估患者肺部转移情况，包括术前分期及术后的随访（**图 7B**）。

磁共振成像

■ 已经证实磁共振成像（MRI）在评估骨肿瘤的髓内及骨外软组织侵犯（**图 7C~F**）和软组织肉瘤方面优于CT。

■ 可以通过评估肿瘤与周围软组织结构，尤其是骨骼肌及皮下脂肪的不同的信号强度，来准确定位肿瘤并确定其解剖关系。MRI 也可以在三个层面观察肿瘤（即水平面、矢状面和冠状面）。

■ 增强 MRI 检查对评估肿瘤及邻近血管关系或囊性病变非常有帮助。也可以评估肿瘤与外周神经的解剖关系。体内有骨科内固定物或外科金属夹并不妨碍 MRI 检查；但如果肿瘤邻近内固定物，局部图像会扭曲。

■ MRI 可以准确地诊断一些软组织肿瘤，如脂肪瘤、脂肪肉瘤、滑膜囊肿、色素沉着绒毛结节性滑膜炎、血管瘤和纤维瘤病。血肿常在 MRI 上有特异性的表现；但是高度恶性肿瘤常常有肿瘤内血肿形成，可能会和血肿混淆（**图 7G**）。因此必须慎重地诊断单纯性血肿形成，一旦诊断，必须进行密切的临床观察直到症状缓解。缩

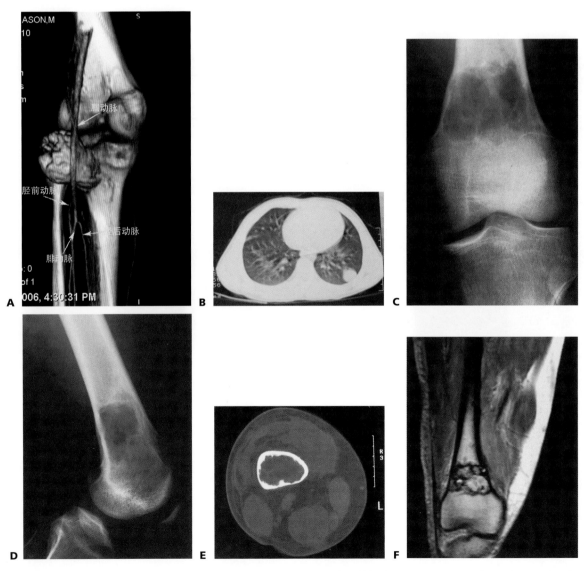

图 7 A. 三维 CT 血管造影。这是一种评估骨肿瘤及附近血管关系的新的检查方法。显示了腘动脉及其三叉分支与胫骨后方骨肉瘤的关系。注意血管与肿瘤的关系。**B.** CT 显示肺转移。**C，D.** 股骨远端原发淋巴瘤。平片提示皮质不规整。通过轴位 CT（**E**）及 MRI T2 加权像（**F**）证实，显示肿瘤的骨内侵犯。

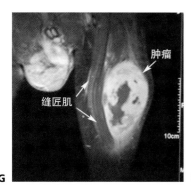

G

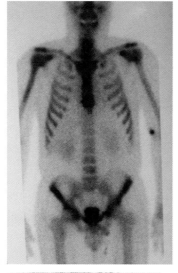

H

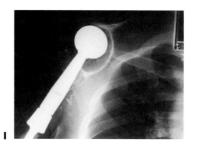

I

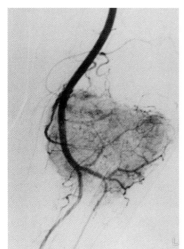

J

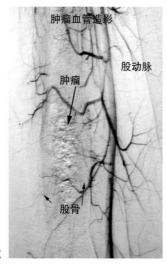

K

图 7G. 一例大腿巨大高度恶性（ⅡB 期）软组织肉瘤。大腿是肢体软组织肉瘤最常见的部位。MRI 检查是评估软组织肉瘤侵犯程度的最有用的检查。**H.** 肱骨近端骨肉瘤的骨扫描。**I.** 肱骨近端骨肉瘤的保肢手术。应用组配式假体重建骨缺损。**J.** 胫骨近端骨巨细胞瘤。胫骨近端切除前行血管造影，显示腓动脉缺失。术中成功的保留了胫前动脉，否则小腿将只剩一支血管。**K.** 股骨远端骨肉瘤（骨干）化疗后的血管造影。注意肿瘤血运明显减少。肿瘤血运减少是判断肿瘤坏死的非常可靠的证据。**L.** 化疗后切除的骨干骨肉瘤大体标本。可见 100% 的肿瘤坏死。**M.** 腋窝静脉造影显示静脉阻塞。静脉造影对于评估骨盆及肩胛带的肿瘤非常有帮助。（C - F. J: Courtesy of Martin M. Malawer.）

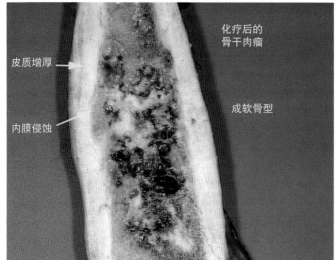

L

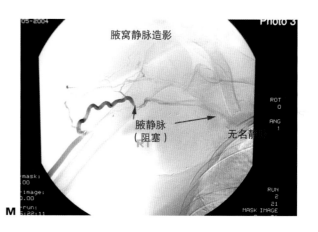

M

小视野及推荐层厚的指导意见与 CT 类似。

■ MRI 可以精确地评估骨肿瘤的髓内侵犯情况，以便指导在安全合理的边界切除骨肿瘤。

骨扫描

■ 骨扫描用来检查转移或多源性骨骼疾病，及软组织肉瘤是否有骨侵犯。这种方法可以比 X 线平片更加敏感的发现骨骼病变（**图 7H**）。

■ 在三相骨扫描中的灌注相和血池相发现骨骼病变反应其生物学活性，对于鉴别良性及恶性肿瘤可能会有帮助。这种现象称为"肿瘤充盈"。恶性肿瘤表现为晚期灌注相摄取。可以通过比较化疗前后的肿瘤充盈评价化疗效果。

血管造影或其他检查

■ 血管造影用于评估动脉移位或阻塞，这些情况在肿瘤的骨外包块很大时很常见。它也可以发现血管畸形（**图 7J**）及是否有侧支血管建立。如股骨近端切除通常需要结扎股深动脉（PFA）。术前必须通过血管造影确认股动脉（SFA）的通畅，否则结扎股深动脉后肢体会严重缺血。CT 血管成像已经逐渐取代血管造影用于肿瘤的术前评估。

■ 在切除转移性富含血管肿瘤时，如果可能会进行瘤内操作，术前进行血管栓塞会有帮助。转移性肾上腺样癌是这种富含血管肿瘤的极端代表，其出血极其凶猛，如果不事先栓塞会造成失血性死亡。

■ 多次进行血管造影可以观察到化疗所导致的肿瘤血运减少。这种血运减少可以看做术前化疗有效地标志（**图 7K-L**）。

■ 静脉造影

● 增强静脉造影可以显示由于肿瘤侵犯或肿瘤包块直接压迫，所导致的主要静脉部分或全部的阻塞。静脉造影用于直接评估深静脉血栓。

● 静脉造影也可以间接地评估肿瘤是否及相邻很近的主要神经。如果静脉造影显示腋静脉阻塞，腋窝肿瘤通常已经侵犯臂丛神经（**图 7M**）。

■ PET CT

● PET CT 是一种与其他影像学检查方法完全不同的功能诊断影像学技术。最常应用的示踪剂是 FDG，一种葡萄糖的类似物。细胞的 FDG 的摄取与糖代谢直接相关，在恶性肿瘤细胞中会数倍增加。FDG-PET 检查目前已经是很多肿瘤（如乳腺癌、肺癌、淋巴瘤）的初始分期、监测治疗效果的标准方法。

● PET-CT 扫描不仅进行功能检查，而且可以显示结构，因此可以发现毫米级的病变，在早期发现病灶及减少假阳性率方面非常有帮助。应用 SUV 单位来评估 FDG 的摄取量，区分恶性疾患及其他病变如炎症或感染。

■ 图 8 汇总了原发恶性骨肿瘤分期所需的不同的影像学检查方法。

活检

■ 肌肉骨骼系统肿瘤活检的定义及具体操作详见第 2 章。

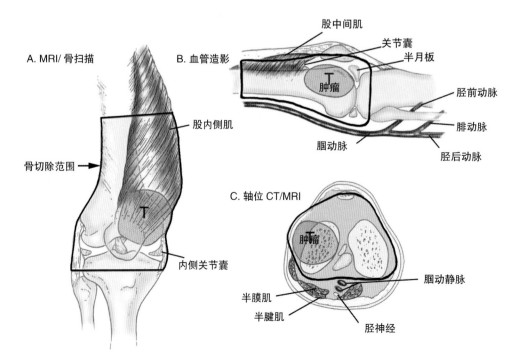

图 8 恶性骨肿瘤术前分期影像学检查示意图。常规需要进行骨扫描、CT、MRI 及血管造影检查。（Courtesy of Martin M. Malawer.）

实验室检查

- 实验室检查没有特异性。对于小于 40 岁的病人，包括血常规及分类、外周血涂片及红细胞沉降率检查。超过 40 岁的病人同时需要血钙、磷水平，血、尿电解质及尿常规检查。

初步评估

- 患者年龄
  - 在年青患者（10~25 岁）中，常见的恶性骨肿瘤包括骨肉瘤、尤文肉瘤和白血病。常见的良性骨肿瘤有内生软骨瘤、纤维结构异常及嗜酸性肉芽肿。
  - 在年老患者（40~80 岁）中，常见的恶性骨肿瘤是转移癌、骨髓瘤及淋巴瘤。
- 骨肿瘤的解剖部位。特定的肿瘤好发于特定的部位：
  - 釉质瘤：胫骨
  - 成软骨细胞瘤：长骨骺端
  - 巨细胞瘤：干骺端至骨骺，位于软骨下方，常位于膝关节周围
  - 骨肉瘤：股骨远端或胫骨近段的干骺端
  - 骨旁骨肉瘤：股骨远端（后方皮质）
  - 软骨肉瘤：骨盆
  - 脊索瘤：骶骨
  - 滑膜肉瘤：足踝部
  - 内生软骨瘤和转移性肺癌：指骨
- 病变对骨造成的影响
  - 高度恶性肿瘤播散迅速，常造成早期皮质破坏及膨

胀。经典的溶骨性改变为穿凿样或虫蚀样。
  - 低度恶性肿瘤播散相对缓慢，但仍可以破坏皮质骨产生软组织肿块。
- 骨对病变的反应
  - 高度恶性肿瘤播散迅速，使得骨骼很难限制其发展。常见皮质破坏，骨膜掀起（即 Codman 三角，葱皮样改变）和软组织播散（日光放射现象）。
- 基质产物
  - 骨样矿化常为云絮状，常见于成骨性肿瘤。
  - 软骨钙化常为条带状，常见于成软骨性肿瘤。
  - 成纤维样肿瘤常有"毛玻璃"样改变。

外科治疗

外科治疗的分类

- 常用四种基本的切除方法，基于切除平面与肿瘤及其假包膜的关系可分为：囊内、边缘、广泛及根治性切除(图 9)。
  - 囊内切除在肿瘤包块内进行，只能切除部分肿瘤；仍存留假包膜及肉眼可见的肿瘤。
  - 边缘切除指在假包膜内切除肿瘤、这种切除可能会存留镜下可见的肿瘤。
  - 广泛（大块）切除指切除肿瘤，假包膜及肿瘤周围一圈正常组织。这是切除肉瘤需要的边界；但是需要切除的正常组织的厚度仍然存在争论。对于软组织及骨的恶性肿瘤，通常认为在 0.5~2cm。
  - 根治性切除指切除肿瘤及肿瘤来源的全部解剖间

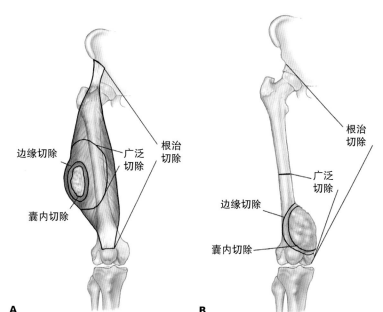

图 9 A. 软组织肉瘤的切除方法。**B.** 恶性骨肿瘤的切除方法。（Courtesy of Martin M. Malawer.）

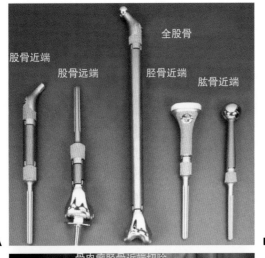

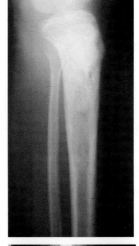

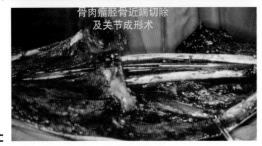

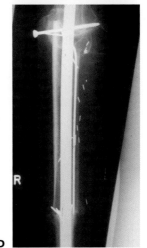

图 10 A. 保肢手术不同的组配式假体。**B~D**. 胫骨近端骨肉瘤关节成形术。**B**. 平片 **C**. 术中像 **D**. 关节成形术术后 30 年随访平片。（**A**:Courtesy of Stryker Orthopedics,Inc. Mahwah, NJ.）

室。尽管通常被称作第四种切除方法，它并不确定可能会残留的肿瘤多少。换言之，根治性切除可能达到边缘性或广泛性边界，取决于肿瘤与间室边界的距离。但是根治性切除可以排除跳跃性转移的可能性。

■ 通常良性肿瘤行囊内切除（如刮除术加研磨、冷冻）或边缘切除即应足够。原发恶性骨肿瘤需要广泛切除。转移性肿瘤根据手术目的治疗。如果行姑息性手术，转移性肿瘤可行囊内切除。如果行根治性手术，如孤立性转移性乳癌，可以认为是原发恶性骨肿瘤（即行广泛切除）。

■ 成功的保肢手术包括三个步骤：

　● 切除肿瘤。根据肿瘤学原则严格的切除。手术成功及决定切除骨及软组织多少的首要考虑因素是避免局部复发。

　● 骨骼重建。足够的骨肿瘤切除后所造成的骨缺损平均为 15~20cm。可以有不同的重建方法〔如假体置换（图 10），关节成形术，异体骨移植或联合进行〕，与切除方法无关，尽管切除的程度可能会更加适用某一种重建方法。

　● 软组织及肌肉的移位。行肌肉移位术以覆盖切除部位及恢复动力。必须进行充足的皮肤及肌肉覆盖以减少术后并发症。

手术切除指导

■ 肿瘤不能累及主要神经血管束。

■ 广泛切除必须在所有方向均连同受累骨切除一圈正常肌肉。

■ 必须大块切除所有的活检部位及可能受污染的组织。

■ 需切除超过骨扫描显示异常摄取区域的 3~4cm 的骨组织（这是避免髓内肿瘤侵犯的安全边界）

■ 应切除相邻的关节及关节囊。

■ 须通过区域肌肉移位术进行足够的动力重建。

■ 需进行足够的软组织重建以减少皮瓣坏死和继发感染的可能 [5]。

恶性骨肿瘤

■ 原发骨恶性肿瘤来源于间充质细胞（肉瘤）和骨髓细胞（骨髓瘤和淋巴瘤）。骨骼也是多种癌常见的转移部位。骨肉瘤和尤文肉瘤是最常见的恶性间充质骨肿瘤，常发生于儿童和青少年。其他间充质肿瘤（如恶性纤维组织细胞瘤、纤维肉瘤、软骨肉瘤）尽管偶发于儿童，更常见于成年人。多发性骨髓瘤和转移癌随年龄增加而增加，常见于超过 40 岁的患者。本章将介绍原发恶性骨肿瘤的临床、影像学表现、病理学特点及治疗方法。

■ 骨肉瘤的治疗可以作为其他肉瘤治疗的参照。已经证实多药联合化疗已经使得总的生存率，由 20 世纪 70 年代单独应用手术治疗的 15%~20%，提升至目前的 55%~80%。通过手术技术的不断进步，重建方法也取得了明显的改进，保肢手术已经取代截肢术成为标准的治疗方法。

骨肉瘤

■ 骨肉瘤是最常见的原发恶性骨肿瘤。骨肉瘤（OS）是来源于骨的高度恶性梭形细胞肿瘤。它显著地特点是可以产生"肿瘤"骨样基质或不成熟骨，直接形成恶性梭

形细胞基质。骨肉瘤常见于儿童和青少年。超过 40 岁的患者常伴发于早前的疾病，如 Paget 病、曾经接受过放疗的骨骼、多发遗传性骨软骨瘤或多骨性纤维结缔不良。

■ 骨肉瘤发生率在 10~20 岁最高，达 8 人 / 百万人 / 年。骨肉瘤患者的生存率在过去 30 年间明显提高。5 年生存率为 60%，但是超过 45 岁的患者只有 40%。

■ 最常见的发病部位是膝关节（50%）和肱骨近端（25%）。80%~90% 的骨肉瘤发生于长管状骨；中轴骨很少受累（**图 11**）。

■ 疼痛，伴有有压痛的软组织肿胀是最常见的症状，体检可以发现与下方骨骼固定的坚硬的软组织肿块。全身症状少见。病理性骨折的发生率 <1%。

影像学特点

■ 经典的影像学表现包括由于肿瘤骨化或钙化导致的髓内硬化增加，由于非骨化肿瘤所导致的放射透亮区，穿凿样破坏边界不清，皮质破坏，骨膜掀起，骨外软组织影伴有骨化。这些特点联合存在并不会出现在其他病变中。

■ 根据影像学表现可以分为三种类型（**图 12A-C**）：硬化型骨肉瘤（32%）、溶骨型骨肉瘤（22%）及混合型（46%）。尽管这些类型总的生存率并没有统计学意义的差别，认识肿瘤的方式仍非常重要。硬化型及混合型比较容易诊断，误诊常发生在单纯溶骨型骨肉瘤。溶骨型骨肉瘤的鉴别诊断包括巨细胞瘤、动脉瘤样骨囊肿、纤维肉瘤及恶性纤维组织细胞瘤。

镜下特点

■ 骨肉瘤的诊断基于以下表现：
- 发现恶性的基质细胞成分明确的产生骨样基质。这种基质细胞由无规律排列的高度间变细胞组成。
- 多形性细胞染色质浓染，核不规则。常可发现有丝分裂象，多不典型。这些细胞间为纤细的，条带状的红染的基质，是为恶性骨样基质（**图 12D**）。
- 由于多数骨肉瘤是以一种组织类型为主，可以进行组织学分型。
- 成骨性骨肉瘤指主要产生恶性骨样基质为主的肿瘤。可见基质钙化。
- 一些肿瘤表现为主要产生恶性软骨，因此称为成软骨性骨肉瘤。尽管恶性软骨成分占绝大多数，仍可以发现恶性骨样基质来证明骨肉瘤的诊断。
- 另一种类型以大量增殖的成纤维细胞为特点，交叉成束排列。这些区域很难与纤维肉瘤区别，需要彻底的取材以找到恶性骨样基质成分。

■ 由于肿瘤穿透皮质，骨膜可以被掀起。这会刺激反应

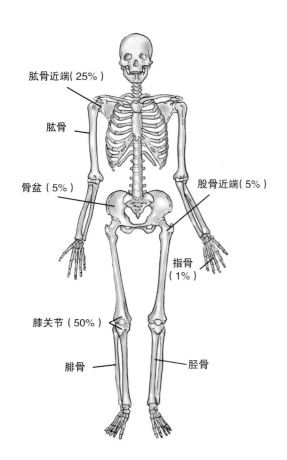

肱骨近端（25%）

肱骨

骨盆（5%）

股骨近端（5%）

指骨（1%）

膝关节（50%）

腓骨

胫骨

图 11 骨肉瘤发病部位

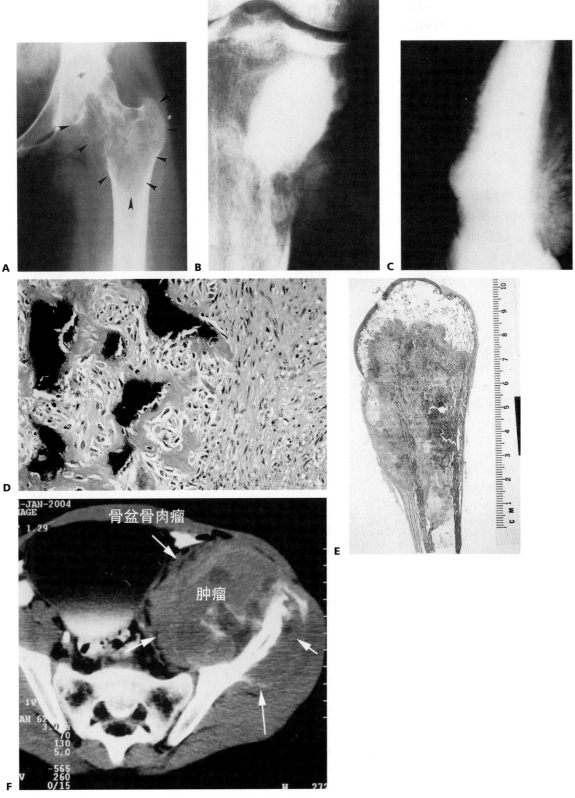

图 12 骨肉瘤的三种影像学类型：溶骨型（**A.** 箭头指示肿瘤）；混合型（**B**）；硬化型（**C**）。根据基质形成类型的不同的影像学分型没有预后方面的差别。**D.** 经典的高度恶性骨肉瘤表现出多形性梭形细胞与不成熟的丝带样骨样基质网状排列。骨样基质的量可以很少，或者可以明显的形成大量交叉排列的骨小梁结构，内衬有恶性成骨细胞。也可见巨细胞。**E.** 病理标本。肱骨近端高度恶性骨肉瘤皮质破坏，肿瘤突破至软组织。**F.** CT 显示巨大骨盆骨肉瘤。（**A - E:** Courtesy of Martin M. Malawer.）

性成骨,导致非常明显的影像学表现称为"Codman 三角"。受累骨的纵行剖面常可以显示肿瘤在狭窄的髓腔内广泛扩散。髓腔内发现跳跃转移灶少见。可以发现坏死区及出血灶。在诊断时,大多数肿瘤已经造成大量的皮质破坏。肿瘤继续生长会导致邻近软组织侵犯(**图 12E**)。

自然病史及化疗

■ 在辅助化疗出现之前,有效的治疗手段只是根治性边缘的截肢。肺转移及其他的骨转移常在 24 个月之内发生。术后 2 年总的生存率为 5%~20%[8]。总生存率与组织学类型、肿瘤大小、病人年龄或恶性程度无关。最有意义的临床表现是解剖部位:骨盆及中轴骨的病变比肢体病变生存率低,胫骨病变比股骨病变生存率高(**图 12F**)。

■ 由于辅助化疗的出现及更加积极的肺部转移灶切除术,这种骨肉瘤糟糕的预后已经大大地改变。接受截肢的患者及接受保肢手术的患者在局部复发及总生存率上没有差别。

总的治疗策略

■ 患有原发肢体肿瘤的患者,没有证据显示有转移,需要接受手术治疗控制原发肿瘤,以及接受化疗控制转移。有 80%~90% 的骨肉瘤患者属于这一类型。

■ 化疗方案常由不同类型及剂量的药物组成,包括大剂量甲氨蝶呤(HDMTX)、盐酸多柔比星(阿霉素)和顺铂。异环磷酰胺与阿霉素有相似的单药有效性,最近在很多方案中已经取代甲氨蝶呤。应用不同的剂量的多药联合化疗,目前已经是骨肉瘤的标准治疗方法。辅助化疗的成功引申出新辅助(术前)化疗策略。当应用新辅助化疗时,肿瘤对化疗反应导致软组织肿块缩小,利于外科切除及保肢手术。根据镜下检查的肿瘤坏死率评估肿瘤的化疗反应,是重要的预后因素。

■ 保肢手术对 85%~90% 的患者是安全的手术方法。这种手术可以应用于所有的梭形细胞肿瘤,无论组织学类型。绝大多数骨肉瘤可以通过保肢手术及有效地辅助化疗安全的治疗。局限性骨肉瘤及其他肉瘤的治疗成功,需要将分期检查、活检、手术及术前术后化疗、放疗或联合治疗协调有序地进行。如前所述评估肿瘤的发病部位。术前检查可以使医生了解肿瘤的局部解剖关系,及需要切除及重建的组织。

■ 单纯手术治疗最多可以获得 15%~20% 的治愈率。必须由有经验的骨肿瘤专科医生来决定行截肢术或保肢手术,根据肿瘤的部位、大小或髓外侵犯程度;是否有远处转移;患者因素如年龄、骨骼发育,及生活方式等可能会影响到适合截肢或保肢的因素,要综合起来考虑。不再常规进行截肢手术;所有的患者都需要仔细地评估

是否具有保肢手术的条件。目前大剂量的多药联合化疗方案已经提供了最好的结果。不适合行保肢手术的患者可以接受术前化疗;如果化疗反应很好则可以考虑行保肢手术。这些患者的成功治疗来源于化疗医生及外科医生的密切合作。

骨肉瘤的变异

■ 经典骨肉瘤有 11 种明显的变异。起源于下颌骨的骨肉瘤中最常见这些变异。骨旁骨肉瘤及骨膜骨肉瘤是发生在肢体的经典骨肉瘤最常见的变异。与经典骨肉瘤起源于骨内(髓内)不同,骨旁骨肉瘤及骨膜骨肉瘤起源于骨表面(皮质旁)。骨旁骨肉瘤是这些不常见变异中最常见的类型,约占全部骨肉瘤的 4%。

骨旁骨肉瘤

■ 骨旁骨肉瘤是与骨肉瘤不同的变异。发生率约占 4%。它起源于皮质骨,常发生于年龄较大的患者,总的预后比骨肉瘤好。与骨肉瘤一样,股骨远端是最常见的好发部位,肿瘤多位于股骨后方(**图 13A~C**)。肱骨近端及胫骨近端是其次的常见部位。骨旁骨肉瘤常表现为肿块,偶有疼痛。自然病史生长缓慢,晚期转移。长期生存率为 75%~85%。肿瘤来源于皮质表面,表现为突起的多结节的肿块。肿瘤表面可能部分覆盖有与骨软骨瘤类似的软骨帽;其他区域可能侵及周围的软组织。肿瘤常部分或全部环绕下方的骨生长。与骨软骨瘤不同,髓腔与肿瘤并不相通。X 线平片上骨旁骨肉瘤表现为大的、致密的结节样肿块,广泛地附着于下方的骨表面,并不累及髓腔(**图 13D,E**)。如果肿瘤生长时间很长,可以环绕全部骨生长。通常病变的外周没有基底部成熟。通过 X 线平片很难判断肿瘤的髓内侵犯。通过 CT 检查会更加的清晰。

■ 骨旁骨肉瘤的诊断须比其他骨肿瘤更加小心,必须依据临床、影像学及病理结果综合考虑(**图 13F~H**)。大多数骨旁骨肉瘤为低度恶性;并不需要接受新辅助或辅助化疗,广泛切除即可以很好地治愈。这一肿瘤常会被没有经验的医生或病理医生误诊为骨软骨瘤,骨化性肌炎或经典骨肉瘤。在这种经典的低度恶性肿瘤中,不规则的骨样基质及骨小梁,常常是纹状骨,被大量的梭形基质细胞包绕,其间含有大量的成纤维梭形细胞(**图 13I**)。可能会有不典型的软骨样分化灶。恶性程度增加,髓腔侵犯的可能性增加,同样远处转移的可能性增加。

软骨肉瘤(中央型和外周型)

临床表现和体检

■ 半数的软骨肉瘤发生在超过 40 岁的人群。最常见的

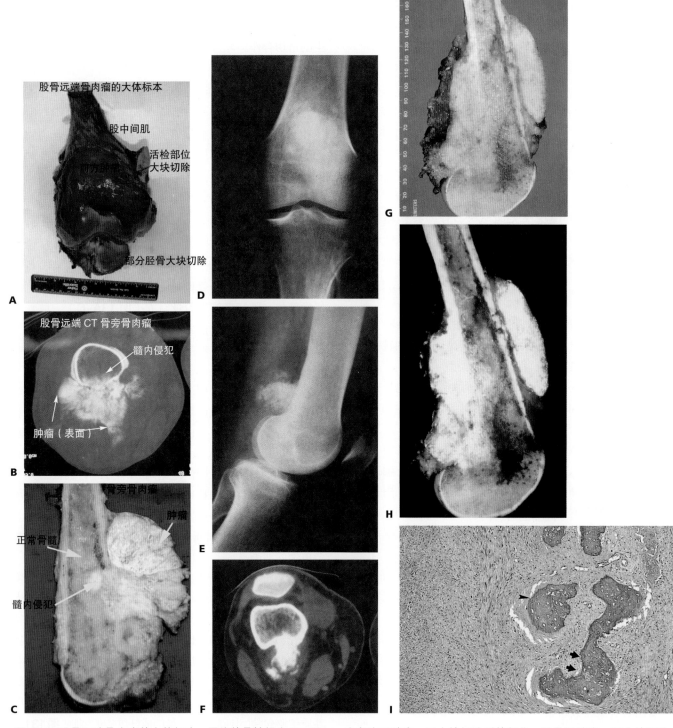

图 13 A. 股骨远端骨肉瘤的大体标本。平均的骨缺损为 15~20cm。注意连同肿瘤一同大块切除活检部位。胫骨近端常一同大块切除。根据术前 CT 及 MRI 检查决定切除骨的长度。**B.** 典型骨旁骨肉瘤的 CT。**C.** 股骨远端骨旁骨肉瘤大体标本。只有很少的骨内侵犯。**D,E.** 股骨远端平片，前后位（**D**）及侧位（**E**）显示致密的，不规则的，结节样病变，附着于股骨皮质后方。股骨后方是骨旁骨肉瘤最常见的好发部位，如果在这一部位发现硬化性病变需要考虑骨旁骨肉瘤。**F.** 通过 CT 可以更好地观察骨旁骨肉瘤与髓腔的关系，这里显示并没有肿瘤侵犯髓腔。与骨软骨瘤不同，骨的髓腔与肿瘤并不相通。**G.** 大体病理标本。**H.** 用荧光四环素标记标本，显示肿瘤通过后方的皮质有很少的髓腔侵犯。**I.** 骨旁骨肉瘤。可见平行或交叉排列的骨小梁（箭头），可以为层状骨或席纹样骨基质。由大量的广泛分布的成纤维细胞构成其间的纤维胶原组织。（**D－I:**Courtesy of Martin M. Malawer.）

部位是骨盆、股骨和肩胛带。临床表现多样。外周型软骨肉瘤可以生长很大而不引起疼痛，只有当出现直接的刺激时才会出现局部症状。骨盆软骨肉瘤通常很大，有向大腿或腰部的牵扯痛，骶丛刺激产生坐骨神经痛，膀胱颈部侵犯可以产生泌尿系统症状，或者就是无痛的腹部包块。与之相反，中央型软骨肉瘤表现为钝性疼痛。很少出现肿块。疼痛表示生长活跃，是中央型软骨肉瘤不祥的预兆。但不应过分强调。如果成年人的平片显示"良性"软骨性肿瘤，但是同时伴有疼痛，很可能是软骨肉瘤（图 14A）。

影像学特点

■ 中央型软骨肉瘤有两种不同的影像学表现[2]。第一种是一个很小的界限清楚的溶骨性病变，通过一个很窄的交界区后被模糊的钙化硬化所包绕。这是最常见的影像学表现良性的恶性骨肿瘤（图 14B，C）。

■ 第二种没有硬化边很难定位。恶性的主要表现是骨内膜侵蚀。通过平片很难诊断这一类型肿瘤，可能很长时间难以发现。

■ 外周型软骨肉瘤很容易发现，表现为突出于骨含有典型的钙化的巨大包块。综合考虑临床表现，影像学及病理对于准确的诊断及评估软骨肿瘤的侵犯程度是必要的。通常近端或中轴骨的部位，骨骼成熟及出现疼痛提示恶性可能，尽管如此软骨仍可能表现为良性。

分级及预后

■ 软骨肉瘤可分为 1、2、3 级；大多数为 1 级或 2 级。中度及高度恶性肿瘤的转移率分别为 15%~40% 和 75%[1]。3 级肿瘤与骨肉瘤的转移的可能性相同。

■ 通常周围型软骨肉瘤比中央型恶性程度低。周围型 10 年生存率为 77%，而中央型为 32%。

■ 继发于骨软骨瘤的软骨肉瘤（图 14D，E）同样恶性程度较低；85% 为 1 级。多发骨软骨瘤或骨软骨瘤病比单发骨软骨瘤，有更加容易恶变的倾向。骨盆、肩胛带和肋骨是最常见的骨软骨瘤恶变的部位。恶变的可能性为 20%~25%。

镜下表现

■ 软骨肉瘤的病理表现变化多样。高度恶性肿瘤容易诊断，低度恶性肿瘤很难与软骨瘤区别。因此综合考虑病理表现（图 14F）、临床及影像学表现对于防止误诊非常重要。软骨性肿瘤的恶性程度与临床表现相关。1 级肿瘤表现为软骨细胞数量增加，基质为软骨样或灶状黏液样。

■ 细胞数量增加区域出现明显的细胞大小改变，明显的细胞核间变，及多见的有丝分裂象提示为 2 级病变。常

见双核形成。

■ 3 级软骨肉瘤相对少见，表现出更多的细胞数量，常见梭形细胞区域，有大量的有丝分裂象。软骨细胞可含有大的异形核。黏液样变区域常见。

治疗

■ 软骨肉瘤的治疗为手术切除。高度恶性肿瘤手术切除原则与骨肉瘤相似。肿瘤的发生部位及软骨肉瘤常为低度恶性肿瘤的因素，常常采用保肢手术。最常见的 4 个部位是骨盆、股骨近端、肩胛带和长骨的骨干。

软骨肉瘤的变异

■ 有三种的少见的经典软骨肉瘤的变异。简介如下（图 15）。

■ 透明细胞软骨肉瘤，软骨肉瘤最罕见的类型，生长缓慢，与成软骨细胞瘤相似可以局部复发但有一些恶性潜能，常发生于成年人。最困难的临床问题是早期诊断；常与成软骨细胞瘤相混淆。只有多次局部复发后才会发生转移。一期治疗是广泛切除。不需要全身治疗。

■ 间充质软骨肉瘤罕见，具有侵袭性，典型表现为组织学双相分化，即小的致密的细胞中可见岛状软骨基质。这种肿瘤好发于扁平骨；很少累及长管状骨。好发于年青人，有较高的转移的可能。10 年生存率为 28%。这一类型对放疗敏感。

■ 去分化软骨肉瘤。约 10% 的软骨肉瘤可以去分化为纤维肉瘤或骨肉瘤[1,7]，常发生于老年人并且常常是致命的。外科治疗与其他高度恶性肉瘤相同。需要辅助治疗。

尤文肉瘤

■ 尤文肉瘤是儿童中第二位常见的恶性骨肿瘤；发病率约为骨肉瘤的一半。肿瘤表现为高度均质性的分化很差的小圆形细胞。明确的细胞起源仍然不清楚。这些间充质细胞富于糖原，常表现出独特的 t(11;22)/(q24;q12) 染色体异位，产生 EWS/FLI-1 嵌合蛋白。近 90% 的肿瘤可以发现这种异位。临床表现及生物学行为与梭形细胞肉瘤明显不同。在过去的 20 年中，由于联合应用辅助化疗，改进的放疗技术及选择性应用有限的手术治疗，尤文肉瘤患者的预后取得了显著地改善。

临床表现及体格检查

■ 尤文肉瘤好发于年龄小的儿童，但是 <5 岁的患者罕见。50%~60% 的病变累及扁平骨和中轴骨。如果发生于长（管状）骨，常累及近端或骨干（图 16）。与之不同的是，骨肉瘤发生在青少年（平均 15 岁），常发生于膝关节周围，累及长骨的干骺端。

■ 尤文肉瘤另一项独特的表现是全身症状，即发热、厌

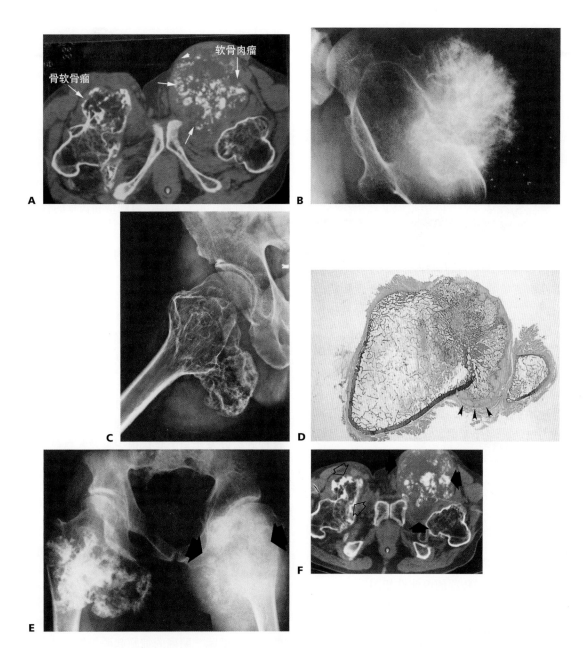

图 14 A. 多发遗传性骨软骨瘤患者的骨盆 CT。注意左髋的巨大软骨肉瘤及右髋的正常表现的骨软骨瘤。骨盆、肩胛带和肋骨是最常见的骨软骨瘤恶变的部位。恶变的可能性为 20%~25%。**B~D.** 继发性低度恶性软骨肉瘤，来源于肱骨近端（**B**）、股骨近端（**C**）和胫骨近端（**D;** 箭头指向恶变的软骨帽区域）的骨软骨瘤病。**E, F.** 多发性遗传性内生软骨瘤左侧股骨近端的继发性软骨肉瘤。**E.** X 线平片显示右侧股骨近端巨大的良性表现的内生软骨瘤。左侧则为巨大的边界不清的软骨肿瘤。**F.** CT 显示两处病变明显不同。左侧破坏性的肿瘤组织完全取代了内生软骨瘤，几乎生长至皮肤。患者接受了改良半盆截肢，术后 10 年随访仍无病存活。（**B－F:** Courtesy of Martin M. Malawer.）

食、体重减轻，白细胞增多和贫血[1]。都可以是这种疾病的表现，在 20%~30% 的患者中可以发现，这与骨肉瘤直到肿瘤晚期之前没有全身表现完全不同。最常见的主诉是疼痛和包块。局限性压痛常见，伴有红斑和硬结。这些表现及发热、白细胞增高等全身表现，与骨髓炎的表现非常类似。

影像学特点

■ 尤文肉瘤表现为高度破坏性溶骨性病变，没有明显的成骨的证据。典型的表现是穿凿样或虫蚀样破坏伴有骨膜掀起。典型表现为多层样的骨膜掀起（葱皮征）或日光放射现象。如果尤文肉瘤发生于扁平骨，常没有这些表现。扁平骨的肿瘤表现为有巨大软组织肿块的骨破坏。

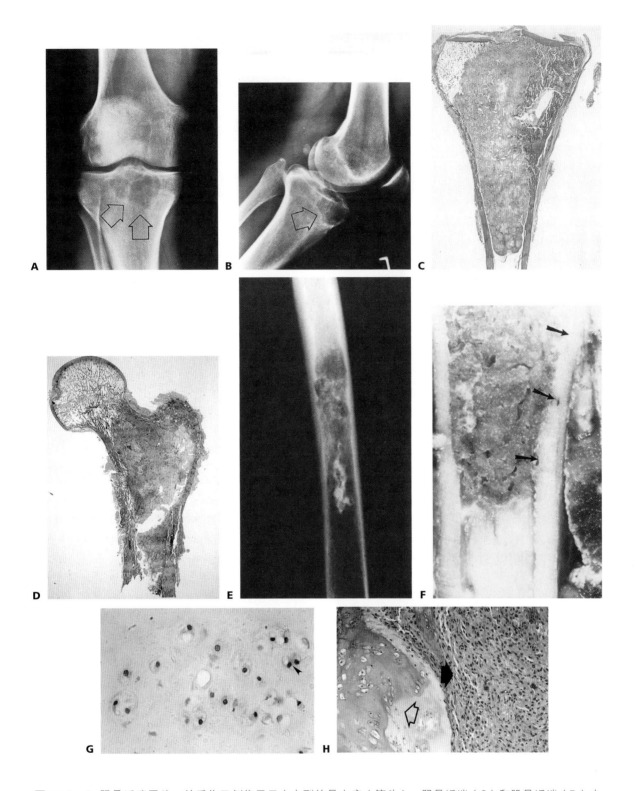

图 15 A，B. 胫骨近端平片：前后位及侧位显示中央型软骨肉瘤（箭头）。胫骨近端（**C**）和股骨近端（**D**）中央型软骨肉瘤大体剖面。**E.** 股骨干 X 线平片显示中央型软骨肉瘤，表现为边界清楚的溶骨性病变，伴有清晰的移行区，钙化及内膜侵蚀。通过免疫组化染色，清楚地显示了肿瘤的分化。**F.** 髓内软骨肉瘤的剖面显示了其分叶状结构和透明的玻璃样基质。注意典型的内膜侵蚀（箭头）。**G.** 低度恶性软骨肉瘤保持分叶状结构。细胞数量轻度增加，偶见双核细胞及核异型性。常在陷窝中发现这些细胞。肿瘤易侵入正常的骨小梁。**H.** 高度恶性梭形肉瘤与低度恶性软骨肉瘤并列存在是去分化软骨肉瘤的特点。梭形细胞成分常表现为恶性纤维组织细胞瘤、骨肉瘤或未分类肿瘤的表现。这些肿瘤侵袭性生长，预后很差。（Courtesy of Martin M. Malawer.）

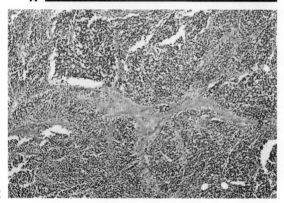

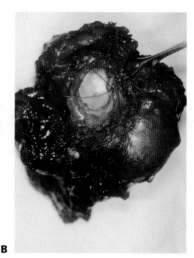

图 16 A. 肩胛骨尤文肉瘤 CT 显示巨大软组织包块。尤文肉瘤常含有巨大软组织肿块，尤其是发生于扁平骨时。**B.** 肩胛骨尤文肉瘤切除术后的大体像。注意关节盂前后方的巨大的软组织肿块。**C.** 尤文肉瘤属于扩大的蓝色小圆细胞肿瘤范畴。由缺乏细胞质，圆形或椭圆形核的细胞构成。核染色质良好且均质。与其他圆细胞肿瘤鉴别需要免疫组化染色、电镜检查和细胞遗传学及癌基因标志。（Courtesy of Martin M. Malawer.）

最常累及骨盆和肋骨。由于广泛的骨破坏及缺少肿瘤基质成分可以导致病理性骨折。

- 鉴别诊断包括骨髓炎、溶骨性骨肉瘤、转移癌和嗜酸性肉芽肿。

自然病史

- 尤文肉瘤致死率高转移迅速。早前，不超过 10%~15% 的患者可以无病生存 2 年 [1]。
- 很多患者表现出转移病灶。最常见的转移部位是其他骨骼和肺部。由于可以累及多处骨骼，曾经认为尤文肉瘤是多中心疾病。与其他恶性骨肿瘤不同，尤文肉瘤可以出现内脏、淋巴和脑膜侵犯，必须检查这些部位。

影像学评估及分期

- 尤文肉瘤没有通用的分期系统。肌肉骨骼分期系统不适用于骨的圆细胞肉瘤。
- 由于这种肿瘤非常容易播散到其他骨、骨髓、淋巴系统及内脏，因此评估比其他梭形细胞肿瘤更加广泛。包括必须仔细地检查区域及远处淋巴结，并对内脏进行影像学检查。需要进行肝脾扫描及骨髓穿刺检查，并且行肺部及发病部位的 CT 检查。当考虑行一期手术时进行血管造影检查。

镜下表现

- 由于常常很难进行准确的病理学解释，且骨的加热仍存在一些潜在的问题，下面的原则适用于怀疑圆细胞肿瘤的活检：

- 必须获得充足的标本进行组织学及电镜检查。
- 常规进行培养以鉴别骨髓炎。
- 没有必要进行骨性成分的活检。软组织成分通常可以提供足够的材料。应通过骨的受压面穿孔进行骨活检。放射过后的骨发生病理性骨折很难愈合。

- 典型表现为由相对一致的圆细胞构成的大的巢状或层状病灶。这些病灶由其间的胶原骨小梁分隔。细胞具有圆形的核及明显的核膜。核仁少见，有丝分裂象很少。偶见玫瑰样结构，尽管从没有证实过神经外胚层起源。在坏死肿瘤附近可以见到小的固缩细胞。坏死区内的血管常被活的肿瘤细胞包绕。细胞常含有细胞质内糖原。这种肿瘤归于蓝色小圆细胞肿瘤类型，还包括有成神经细胞瘤、淋巴瘤、转移性骨肉瘤，以及少数情况下的骨髓炎和组织细胞增多病。当进行鉴别诊断时，病理医生可能需要进行电镜或免疫组化检查。

联合的多种方法综合治疗

- 通常认为尤文肉瘤对放疗敏感。对原发部位进行放疗曾是肿瘤局部控制的传统方法。在过去的 10 年中，对选择的病灶进行手术切除明显增多。尽管具体的细节并不是本章的目的，我们仍列举了一些常见的综合治疗的方法。

化疗

- 阿霉素、放线菌素 D、环磷酰胺和长春新碱是最有效的药物。可以应用不同的组合及疗程。所有的患者均需要接受高强度的化疗以防止转移。肢体肿瘤患者目前总的生存率为 40%~75%。

放疗

■ 必须对全部受累骨进行放疗。常用的剂量为 4500~6000cGy，分 6~8 周进行。为了减少放疗的并发症，建议对全部受累骨放疗 4000~5000cGy，对肿瘤部位追加 1000~1500cGy。

手术治疗

■ 尤文肉瘤的手术治疗原则最近发生了变化。尤文肉瘤协作组建议切除 "可牺牲的" 骨，如肋骨、锁骨及肩胛骨。通常对高度危险部位的肿瘤进行手术，如肋骨、髂骨及股骨近端。有增加局部复发及转移的风险。通常认为手术是其他治疗方法的辅助手段。

■ 近年来由于（新辅助）化疗的出现，切除原发肿瘤明显增多，与治疗骨肉瘤类似。肿瘤切除后如果获得阴性切除边缘（即广泛切除）则不需要局部放疗。这种手术的目的是增加局部控制，及减少对青少年患者进行大剂量放疗所造成的并发症和功能丢失。

骨巨细胞瘤

■ 骨巨细胞瘤（GCT）是良性侵袭性，容易局部复发的肿瘤，转移发生率低（4%~8%）。骨巨细胞肉瘤指一种全新的恶性巨细胞瘤，而不是来源于由此前认为良性的巨细胞瘤转变而来。这是两种不同的疾病。

临床表现及体检

■ 巨细胞瘤稍常见于女性。80% 长骨的巨细胞瘤发生于骨成熟之后；其中 75% 位于膝关节附近。其他肉瘤中不常见的关节肿胀及病理性骨折，在巨细胞瘤中常见。巨细胞瘤偶发于桡骨远端、椎体（2%~5%）及骶骨（10%）[1]。

自然病史及潜在恶性

■ 尽管巨细胞瘤很少原发恶性（2%~8%），但在多次局部复发后，可以转化表现出临床及组织学的恶性潜能。已知 8%~22% 的巨细胞瘤在局部复发后恶变[1]。如果排除曾经受过放疗的患者，这一比率降低至 10% 以下。约 40% 的恶性巨细胞瘤在第一次复发时恶变。其他多在第二次或第三次复发时恶变。因此每一次复发均会增加恶变的可能。5 年后的复发应高度怀疑恶变。原发恶性骨巨细胞瘤比巨细胞瘤恶变，尤其是比放疗后发生恶变的巨细胞瘤预后好。肿瘤是否充分切除比肿瘤的分级对肿瘤的局部复发影响更大。

影像学及临床评估

■ 巨细胞瘤是发生在长骨骨端的没有基质形成的偏心性溶骨性病变。约 10% 发生在中轴骨。边界不清，有很宽

的移行区。发生在骨骺附近的干骺端。尽管皮质膨胀并显示出破坏，但术中实际上常发现皮质变薄但仍然完整。很少见骨膜反应；常见软组织侵犯。在骨未成熟的患者中，巨细胞瘤必须同动脉瘤样骨囊肿鉴别，尽管这两种肿瘤密切相关。根据 Enneking 分期系统，巨细胞瘤可分为 Ⅰ、Ⅱ、Ⅲ 期。

镜下表现

■ 典型巨细胞瘤含有两种基本细胞类型。
  - 基质细胞为多边形至梭形细胞，含有位于中央的圆形核。
  - 良性的多核巨细胞分散于基质细胞中。可见良性基质细胞产生的骨样基质小灶；但是没有软骨基质。

治疗

■ 骨巨细胞瘤的治疗为手术切除。通常进行肿瘤刮除术，及应用高速磨钻及其他物理方法对残腔壁进行 "清扫"，以杀死残腔壁可能存留的肿瘤细胞。我们选择联合应用冷冻消融术（液氮、氩气或氦气）以获得 −40℃的低温。随后植骨，骨水泥修补残腔，选择合适的内固定以利于早期活动。

■ 将冷冻治疗用于巨细胞瘤比其他肿瘤获得更多的成功。冷冻治疗可以有效地消除肿瘤，保留关节活动，避免骨切除或截肢。液氮是非常有效的方法，推荐肿瘤刮除术后使用。不建议只行肿瘤刮除术，因为局部复发率很高。

常见的软组织肉瘤

治疗

■ 高度恶性软组织肉瘤（STS）的治疗在过去 10 年中出现了根本的改变。对这些患者的治疗需要多种方法综合治疗，需要外科医生、内科肿瘤医生及放疗医生密切的配合才能获得满意的效果。每一种治疗的适当原则在不断的改变，下面介绍一般性原则。

化疗

■ 化疗对于高度恶性软组织肉瘤的影响仍存在争论。对于高度恶性肉瘤预防肺部转移，联合化疗比单药化疗更加有效。至今应用最为有效的药物是盐酸多柔比星（阿霉素）和异环磷酰胺。达卡巴嗪、甲氨蝶呤及顺铂也对这些肿瘤有效，常出现在多种目前的化疗方案中。常将不同的药物联合应用于辅助（术后）化疗，来治疗临床不能发现的微转移。几家研究所已经开始进行新辅助（术前）化疗的研究。初步研究结果表明可以明显地减小肿瘤的体积，有利于保肢手术。对于肿瘤不能切除而可能要截肢的患者，术前化疗可以使肿瘤明显缩小，因此可

以实行肿瘤广泛切除而进行保肢手术。

放疗

■ 放疗常用剂量5000~6500cGy，分次进行。在保肢手术术后应用此技术可以有效地进行辅助治疗，减少局部的复发。这种情况下需要切除肿瘤的量仍有争论，尽管广泛切除及术后放疗的局部复发率为5%~10%。放疗需照射所有有危险的组织，缩小放射野，保留一部分未放疗的皮肤，应用滤器和放疗增敏剂。过去10年间局部并发症的发生率显著降低。术前放疗可以减小肿瘤的体积，但是常会造成并发症增加从而增加术后伤口并发症的发生，因此与术后放疗不同，并不常规推荐。

手术治疗

■ 切除肿瘤对于获得局部控制是必要的，可以保肢或截肢。根据术前分期检查决定采取哪种方法。国家癌症研究所（NCI）的一项前瞻性随机研究证实，包括保肢手术联合放疗及化疗的综合治疗，可以获得与截肢术辅助化疗相同的局部控制及生存率，同时可以保留有功能的肢体。

■ 辅助治疗（化疗或放疗）的应用使得大部分肢体软组织肉瘤可以进行保肢手术。Enneking等[3,4]证实单独应用手术行根治性软组织肉瘤切除，局部复发率约为5%。广泛切除（无放疗或化疗）局部复发率为50%。NCI研究结果显示，辅以术后放疗和化疗的局部切除（边缘或广泛切除），局部复发率可以降低至5%。其他一些报道显示进行术前放疗，有或没有术前化疗，取得了相同的好结果。保肢手术的禁忌证与恶性骨肿瘤相似。神经或主要血管受侵不宜保肢。

■ 一些研究表明在接受不恰当的切除活检的软组织肉瘤患者中，约有一半可以发现镜下或肉眼可见的肿瘤残留。因此这些患者应常规接受活检部位的再次切除，在辅助治疗开始前，确保获得足够的肿瘤局部控制。

通用的外科技术及注意事项

■ 所有危险的组织均应广泛、大块切除，包括肿瘤和周围一圈正常肌肉及所有可能污染的组织。不需要切除全部的肌群。应将活检部位外3cm的皮肤皮下组织连同肿瘤一起大块切除。

■ 术中不能见到肿瘤的假包膜（图17）。如果肿瘤污染伤口会大大地增加局部复发的风险。

■ 切除肿瘤时不应分离远处的皮瓣，可能会污染其他正常的区域。

■ 应用金属夹标记肿瘤切除的边缘，以便如需术后放疗时，放疗医生可以准确地识别危险区域。

■ 应用肌肉转移术进行局部缺损的重建，覆盖暴露的神经血管束及骨皮质。

■ 应关闭全部死腔，进行充分的引流预防血肿形成。

■ 围术期应用抗菌药物。这种手术术后感染率尽管不高但是仍应引起重视，尤其是接受过术前辅助治疗的患者术后感染率仍较高。

恶性纤维组织细胞瘤

■ 恶性纤维组织细胞瘤（MFH）是成年人中最常见的软组织肉瘤。高度恶性多形性恶性纤维组织细胞瘤是多种分化很差的肉瘤的集合，可以通过DNA或蛋白质分析进行鉴别。最常好发于下肢，好发于深部骨骼肌。

■ 肿瘤常常为多结节状，可以有很好地包绕边界或边界炎性分界不清。诊断时肿瘤的大小及部位与是否容易被发现相关：表浅的位于皮肤或皮下的肿块，可以直径只有几厘米，但腹膜后肿瘤直径常可超过15cm。肿瘤的颜色及一致性不同，可以部分地反映其细胞组成。红棕色的出血及坏死区少见。黏液样恶性纤维组织细胞瘤含有大量的灰白色，质软的黏液样肿瘤结节，由于其含有大量的黏液基质。

■ 约有5%的恶性纤维组织细胞瘤可以有广泛的出血性囊变，称为"毛细血管扩张样转变"，使得临床及影像学可能被误诊为血肿。针吸活检如果只取材肿瘤出血的中心部位，可能显示为良性病变。因此除非得到证实，任何成年人出现深部血肿形成，几周仍不消退，即使有明确的外伤史，也不能排除软组织肉瘤的可能。

■ 目前恶性纤维组织细胞瘤的组织学范畴包括了很多变异，此前曾认为是明确的其他的临床病理学肿瘤。这些根据主要细胞成分命名的肿瘤包括纤维黄色瘤、恶性纤维黄色瘤、炎性纤维组织细胞瘤及软组织巨细胞瘤。

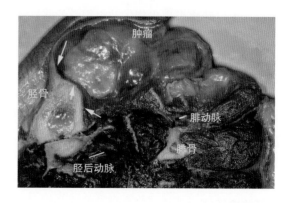

图17 小腿前侧间室的软组织肉瘤大体标本，行截肢手术。注意与附近的骨及腘血管（箭头）三叉分支的关系。可见反应区及假包膜。

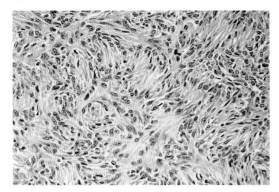

图 18 恶性纤维组织细胞瘤，一种高度恶性肿瘤，表现为多形性梭形细胞呈丛状或席纹状排列。其间可见怪异的肿瘤巨细胞。（Courtesy of Martin M. Malawer.）

免疫组化及电镜研究可以明确诊断绝大部分这一类肿瘤。所有纤维组织细胞瘤的基本肿瘤细胞成分包括成纤维细胞、组织细胞样细胞及不成熟的间充质细胞（图18）。同时常见急性和慢性炎症细胞。这些恶性细胞及反应性细胞成分比例，恶性细胞的多形性程度的不同及主要成分的不同，使得恶性纤维组织细胞瘤组织学表现变化多端。

■ 恶性纤维组织细胞瘤最常见的组织学类型是席纹状排列的肿瘤细胞，由丛状梭形细胞交叉排列形成"风车"或"车轮"样改变（图18）。可见不典型的怪异的巨细胞，含有异常有丝分裂象。组织学分级（常为中度或高度恶性）是判断转移风险的很好的预后因素。在第二常见的亚型，黏液样恶性纤维组织细胞瘤中，肿瘤细胞分散于富于黏液的基质中。不常见的巨细胞亚型（恶性软组织巨细胞瘤）表现为广泛的分布在恶性纤维组织细胞成分中的大量的破骨细胞样巨细胞。黏液样恶性纤维组织细胞瘤比其他类型预后好。

■ 我们近期分析了 150 例恶性纤维组织细胞瘤。5 年生存率为 74%；远处转移率为 28%；局部复发率为 19%。肿瘤局部复发，体积大，位置深在，切除边界不良及位于肢体近端是明显的预后不良影响因素。

脂肪肉瘤

■ 脂肪肉瘤是成年人中第二常见的软组织肉瘤。不同个体的组织学分类不同，恶性程度相差很大。下肢是最常见的好发部位，约占 40%。这些肿瘤，尤其是来源于腹膜后的肿瘤，可以体积巨大，达到 10~15cm，重量超过 5kg 的肿瘤并不罕见（图 19A）。脂肪肉瘤常包膜完整，多结节状。大体表现与组织学成分相关。分化良好的脂肪肉瘤含有不同比例的相对成熟的脂肪和纤维胶原组织，可以是黄色或灰白色，可以质软、质硬或质韧。质软、棕粉色、有黏液性表面的肿瘤可能为黏液样脂肪肉瘤，这是最常见的组织学类型。高度恶性脂肪肉瘤（圆细胞或多形性）可为棕粉色或棕色，可以有广泛的出血和坏死。

■ 找到典型的成脂肪细胞是诊断脂肪肉瘤的关键。这种具有诊断意义的细胞含有一个或多个圆形，细胞质脂肪滴，对位于中心或边缘的细胞核造成清晰的扇形缺口。分化良好的脂肪肉瘤通常含有大量的成熟脂肪细胞，只有少量间在分布的成脂肪细胞。如果取材不足可能误诊为良性脂肪瘤（图 19B）。起源于浅表软组织的分化良好的脂肪肉瘤曾被称为"不典型脂肪瘤"。在硬化型分化良好脂肪肉瘤中，细的胶原纤维包绕脂肪细胞和成脂肪细胞，成为基质的主要成分。建议行广泛切除术，只有边缘切除时才进行辅助放疗。我们像对待其他高度恶性软组织肉瘤一样治疗高度恶性脂肪肉瘤，包括新辅助化疗、广泛切除及辅助化疗。如果不能到达广泛切除则需放疗。

■ 65% 脂肪肉瘤发生在肢体，其余 35% 发生与腹膜后。预后不良因素包括肿瘤位于腹膜后，肿瘤超过 10cm 及

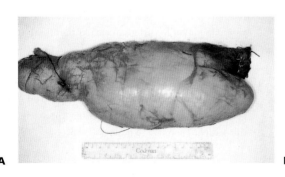

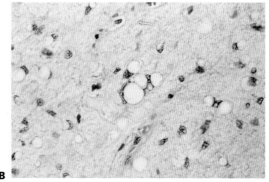

图 19 A. 大腿后方巨大的低度恶性脂肪肉瘤。**B.** 分化良好的脂肪肉瘤的诊断取决于找到典型的成脂肪细胞。这些细胞含有一个或多个液泡、浓染的扇形细胞核。与普通脂肪瘤非常类似。（Courtesy of Martin M. Malawer.）

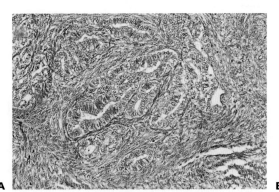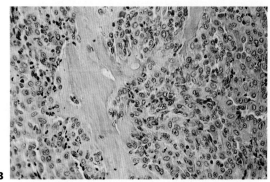

图 20 A. 滑膜肉瘤有典型的双相分化模式，同时具有梭形细胞及形成腺样结构的上皮细胞。这两种成分的比例会有变化。**B.** 如果滑膜肉瘤只出现一种成分——常常是梭形细胞成分——称为单相滑膜肉瘤。
（Courtesy of Martin M. Malawer.）

一期手术后肿瘤复发。

滑膜肉瘤

■ 滑膜肉瘤是第四位常见的软组织肉瘤。尽管这样命名，肿瘤很少直接起源于关节，更多起源于关节附近，好发于肢体远端。滑膜肉瘤比其他肉瘤更容易发生于年青人：大多数患者小于 40 岁。滑膜肉瘤典型的表现包括疼痛包块，影像学发现软组织钙化，及足部的恶性肿瘤。肿瘤常常位置深在，包裹良好，多结节状，偶见淋巴结转移。与大多数软组织肉瘤不同，滑膜肉瘤可以表现为持续存在数年的疼痛性包块。平片常可发现肿块内的小的钙化。这一发现提醒医生需要注意滑膜肉瘤的诊断。

■ 所有的滑膜肉瘤都是高度恶性的。这一分化很差的肿瘤常表现为边界不清的侵袭性病变，质软或凝胶样。这种肿瘤典型的组织学表现为双相分化，即同时具有两种截然不同的细胞成分，梭形细胞和上皮样细胞（图20A）。丰满的梭形细胞常常为主要成分，交叉成束样排列，与纤维肉瘤类似。在肿瘤的梭形细胞中，常见类似与血管外皮细胞瘤的明显的血管分支区域。上皮样细胞排列多变，由少量巢状至明显的腺样结构（图20A，这里应为 A，原著标识错误为 B）。如果形成了腺腔结构，构成细胞为层状或高柱状；很少出现鳞状上皮化生。组化染色显示腺样层含有上皮样酸性黏蛋白。肿瘤可以有广泛的基质细胞透明样变，局灶性钙化常见。应注意到是否有广泛的钙化，有时出现良性骨样基质，因为这种亚型比其他滑膜肉瘤预后更好。

■ 目前认识到存在一种单相梭形细胞滑膜肉瘤（图20B，这里应为 B，原著没有标识），尽管与纤维肉瘤区别非常困难。与纤维肉瘤不同，梭形细胞滑膜肉瘤通过免疫组化检查可以发现含有细胞角蛋白。

参考文献

1. Dahlin DC. Bone Tumors: General Aspects and Data on 6221 Cases,ed 3. Springfield, IL: Charles C Thomas, 1978.
2. Edeiken J. Bone tumors and tumor-like conditions. In: Edeiken J, ed.Roentgen Diagnosis and Disease of Bone. Baltimore: Williams & Wilkins, 1981:30.
3. Enneking WF, Spanier SS, Goodman MA. A system for the surgicalstaging of musculoskeletal sarcoma. Clin Orthop Relat Res 1980;153:106 - 120.
4. Enneking WF, Spanier SS, Malawer MM The effect of the anatomic setting on the results of surgical procedures for soft parts sarcoma of the thigh. Cancer 1981;47:1005 - 1022.
5. Malawer M. In: Sugarbaker PH, ed. Musculoskeletal Cancer Surgery:Treatment of Sarcomas and Allied Diseases. Dordrecht: Kluwer Academic Publishers, 2000:632.
6. Mankin HJ, Lange TA, Spanier SS. The hazards of biopsy in patients with malignant primary bone and soft-tissue tumors. J Bone Joint Surg Am 1982;64:1121 - 1127.
7. Marcove RC. Chodrosarcoma: diagnosis and treatment. Orthop Clin North Am 1977;8:811 - 820.
8. Marcove RC, Miké V, Hajek JV, et al. Osteogenic sarcoma under the age of twenty-one. A review of one hundred and forty-five operative cases. J Bone Joint Surg Am 1970;52:411 - 423.
9. Rougraff BT, Simon MA, Kneisl JS, et al. Limb salvage compared with amputation for osteosarcoma of the distal end of the femur. A long-term oncological, functional, and quality-of-life study. J Bone Joint Surg Am 1994;76:649 - 656.
10. Sim FH, Bowman W, Chao E. Limb salvage surgery and reconstructive techniques. In: Sim FH, ed. Diagnosis and Treatment of Bone Tumors: A Team Approach. A Mayo Clinic Monograph. Thorofare, NJ: Slack, 1983.

Jacob Bickels 和 Martin M. Malawer
李南 译校

背景

■ 活检是诊断肌肉骨骼系统肿瘤的基本程序。应被看作最终诊断程序，而不是快速诊断的捷径。

■ 必须经过仔细的临床检查及影像学检查后才可以进行活检 [2,4,7,8]。肌肉骨骼系统肿瘤的诊断基于临床、影像和病理检查三结合，这三项均必须一致。否则诊断存疑 [2,4]。

■ 大多数活检技术上比较简单。但是活检适应证的选择，特殊部位肿瘤的活检、解剖入路及活检技术，直接影响到是否可以成功活检。

■ 不恰当的活检会影响诊断，并且可能影响充分的肿瘤切除，对病人的预后不利。

■ 研究表明不专业的机构进行活检，与专业的肿瘤中心相比，往往有更高的预想不到的灾难性并发症和不必要的截肢及主要诊断错误 [5,6]。

病理发生

■ 发生于肌肉骨骼系统的肿瘤，由于共同的间充质来源及解剖环境，有共同的生物学行为模式。这种特定的模式构成了分期系统及目前治疗策略的基础。

■ 组织学上根据肉瘤的形态、侵犯程度、间变、有丝分裂和坏死，可以分为低度、中度和高度恶性。分级代表肿瘤的生物学侵犯程度，并与可能发生的转移相关。

■ 肉瘤呈实性包块向心性生长，病变外周是最不成熟的部位。

假包膜

■ 与包绕良性病变的真的包膜是由压缩的正常细胞构成不同，肉瘤常常由反应区，或假包膜所包绕。假包膜包括压缩的肿瘤细胞，以及反应组织纤维血管区，有与周围包绕的正常组织相互反应的炎性成分（图 1A）。

■ 此外，肿瘤细胞可以突破假包膜，在肿瘤所处的同一个间室内形成转移"跳跃转移"。这是限于局部的而没有进入循环的微转移（图 1B~G）。这一现象可以解释尽管切除术后获得了阴性手术边缘，仍然发生局部复发。尽管低度恶性肿瘤常与反应区相互交叉，却很少发生肿瘤的跳跃性转移。

间室的概念

■ 肉瘤受限于解剖边界。局部解剖结构通过自然屏障影响肿瘤的生长。通常肉瘤会沿阻力最小的方向生长，并且最初会在肿瘤发生的间室内生长。

■ 晚期间室壁（骨皮质或肌肉腱膜）受侵，肿瘤可以突破至邻近的间室（图 2）。

■ 大多数原发恶性骨肿瘤在确诊时累及两处间室；肿瘤突破皮质直接侵犯至邻近的软组织（图 3A~C）。

■ 软组织肉瘤可以在间室之间（间室外）发生，或发生与没有解剖屏障限制的部位，如肌肉间或皮下。后一种情况中，肿瘤仍在间室外生长，直到晚期才会突破邻近的间室（图 3D，E）。

■ 与之不同的是，癌直接侵犯附近的组织，不受间室边缘的限制（图 4A）。

■ 与癌不同，骨与软组织肉瘤几乎只通过血行播散。已经证实肢体肉瘤在早期会血行播散至肺部，晚期会影响其他骨（图 4B~D）。

诊断方法

■ 肌肉骨骼系统肿瘤的活检应在其分期检查之后进行，包括确定肿瘤局部侵犯的影像学检查，肿瘤与邻近解剖结构的关系，及是否有转移等。根据分期检查结果，医生可以决定哪一部位可以准确地反应肿瘤的病理特性，及如何进行手术切除 [1]。如果详细地综合评估临床检查结果，对于大多数肌肉骨骼系统肿瘤，在活检之前可以得到准确的诊断。因此对于临床及影像学提示为良性的病变，不需要进行活检。

■ 但是对于良性侵袭性、恶性及有疑问的肿瘤必须进行活检，以确定临床诊断，及为了进行一期手术需要的准确的分期（图 5）。

■ 推迟至分期检查结束后才进行活检的主要原因是活检可以影响活检部位的影像学检查，可能会影响到放射科医生进行诊断。

外科治疗

术前计划

■ 活检前需要注意的问题是：
  ● 需要对哪一部分病变进行活检？

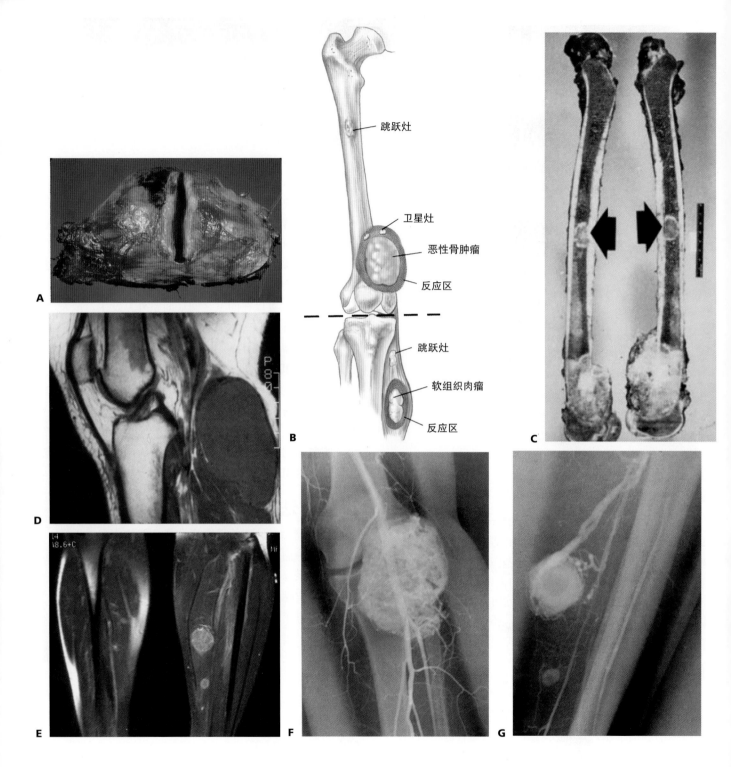

图 1 A. 剖开高度恶性软组织肉瘤后显示薄层的假包膜，由压缩的肿瘤细胞和反应性炎性反应的纤维血管区构成。**B**. 骨与软组织肉瘤的生长方式。肉瘤向心性生长，最不成熟的部分位于生长边缘。在肿瘤及压缩的正常组织之间可以形成反应区，其间可以有肿瘤结节侵犯形成微转移（卫星灶）而并不是真正的转移。高度恶性肉瘤可以在反应区外发现肿瘤结节（跳跃转移），但仍位于肿瘤发生的解剖间室之内。术前可以在小于 5% 的患者中发现这种现象。**C**. 高度恶性肉瘤可以突破假包膜，在同一解剖间室内形成 "跳跃" 转移。股骨远端骨肉瘤的跳跃转移（箭头）。**D**.40 岁女性，发现腓肠肌内快速长大的肿块。体检发现位于腓肠肌近端的，深在坚硬的肿块，直径 10cm。**E**.MRI 显示原发病变及下方比目鱼肌内的两处跳跃转移。**E，F**. 下肢血管造影清晰的显示全部三处病变。

（**B**: Reprinted from Bickels J, Jelinek JS, Shmookler BM, et al. Biopsy of musculoskeletal tumors. Current concepts. Clin Orthop Relat Res 1999;368:212 - 219, with permission.）

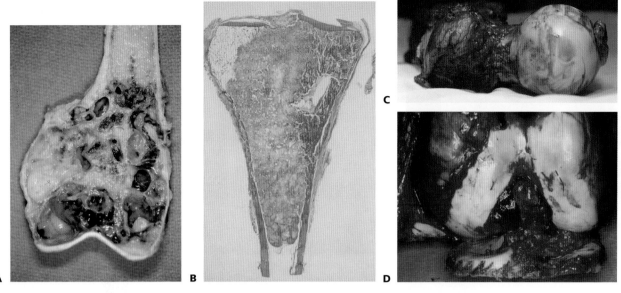

图 2 股骨远端（**A**），胫骨近端（**B**）和肱骨近端（**C**）高度恶性骨肉瘤，显示肿瘤侵犯至关节软骨，但仍保持完整。这一现象允许大多数关节附近的恶性骨肿瘤进行关节内切除。**D.** 股骨远端骨肉瘤沿交叉韧带突入膝关节。关节软骨是完整的。股骨远端肉瘤的膝关节侵犯相对少见，需要超关节切除（即大块切除股骨远端、膝关节及部分胫骨近端）。

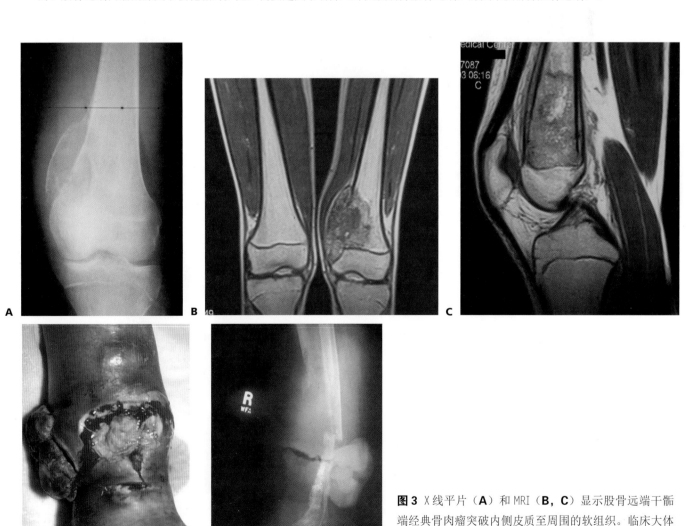

图 3 X 线平片（**A**）和 MRI（**B，C**）显示股骨远端干骺端经典骨肉瘤突破内侧皮质至周围的软组织。临床大体像（**D**）及 X 线平片（**E**）显示被忽视的小腿软组织肉瘤，侵犯至皮肤及深方的胫骨，造成病理性骨折。

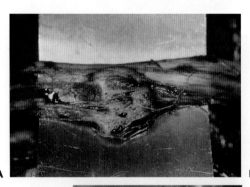

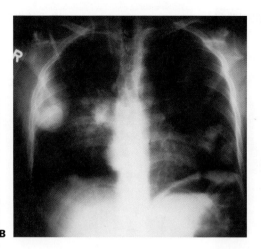

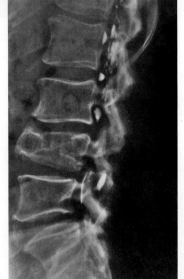

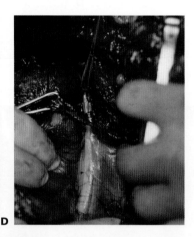

图 4 转移癌在同一解剖结构内直接侵犯神经，引起难治的、剧烈的坐骨神经痛。X线平片显示转移至肺部（**B**）及L3椎体（**C**）的骨肉瘤。**D.** 大腿后方脂肪肉瘤侵犯至坐骨神经。尽管患者有坐骨神经痛，但在肿瘤及神经包膜间仍有明显的界限。

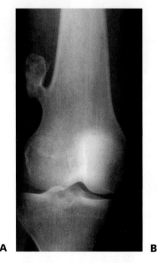

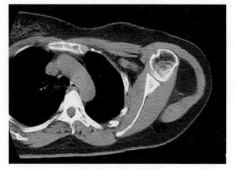

图 5 股骨远端骨软骨瘤（**A**）和肩部深层脂肪瘤（**B**）。这些肿瘤有典型的临床表现及典型的影像学表现。因此不需要因为明确诊断或决定进一步的治疗方案而进行活检。

● 什么是最安全的活检解剖路径？

■ 肿瘤活检部位的选择至关重要，因为骨与软组织肉瘤不同的区域可能会有形态学差别。由于这种异质性，在行穿刺活检时，需要获得足够的肿瘤组织，并且多处取材才能准确诊断。

■ 取材失误指由于从不能代表肿瘤性质的区域获得活检标本，而造成的错误的或不完善的诊断。

■ 与之相反，癌常常是均质性的，因此一次取芯活检或针吸活检通常足够进行诊断。

■ 软组织肉瘤的外周部分通常可以可靠地代表肿瘤的特性，活检时应取材这一部位。如果从中心部位取材常会造成诊断不清，因为中心部位多为坏死组织和出血。

■ 同样，恶性骨肿瘤的骨外成分可以代表其骨性成分，如果存在骨外肿块，因尽量取材这一部位。对恶性骨肿瘤穿过骨皮质进行取材可能会造成病理性骨折，只有当肿瘤没有骨外侵犯时才进行这种活检。

■ 在计划切除手术时，必须假定活检通道已经被肿瘤细胞污染，因此必须与原发肿瘤相同的安全边界（广泛边界）切除活检通道（**图 6A**）。因此进行活检的医生必须熟悉切除的外科技术，无论保肢手术或截肢术。

■ 活检切口或穿刺点必须位于计划进行的手术切口上，以便能够连同肿瘤一同切除（**图 6B–F**）。

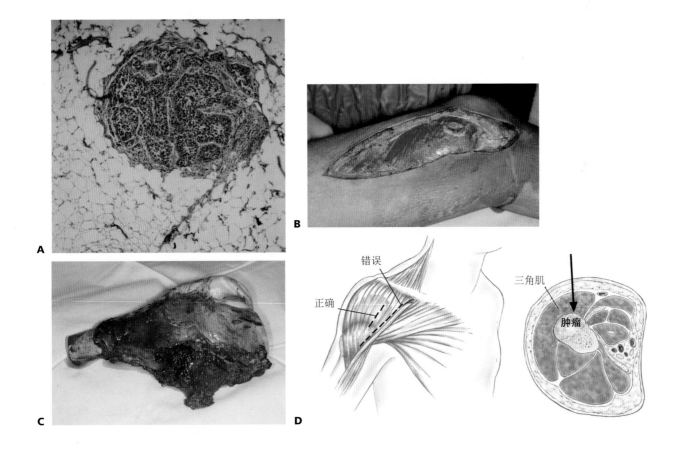

图 6 A. 连同肱骨远端转移性黑色素瘤一同大块切除的活检通道的病理切片，可见存活的肿瘤细胞。**B.** 图 3A~C 显示的骨肉瘤的穿刺部位及活检通道，连同肿瘤一同大块切除。**C.** 手术标本。**D.** 肱骨近端计划的活检切口。由于大多数原发恶性骨肿瘤侵犯周围软组织，需连同肿瘤一同大块切除周围的肌肉。在这一病例中，需连同肿瘤一同切除三角肌，活检部位应位于切除的标本中，所以应采取三角肌前方 1/3 的经三角肌入路。这一活检如采用传统的胸肌入路，则需要广泛切除胸大肌，影响随后的软组织重建，并且可能会污染上肢的主要的神经血管束。（接下）

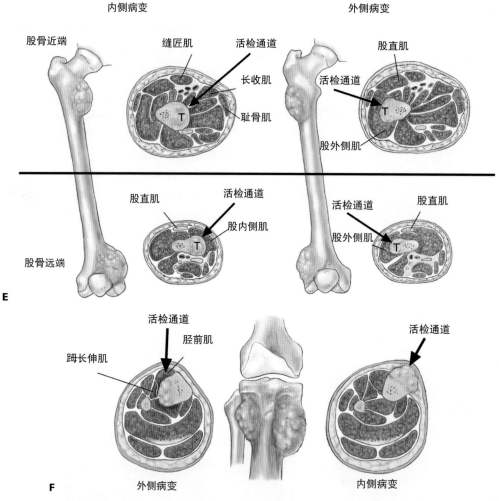

图6（接上）**E**.股骨近端及远端的活检通道；注意内外侧不同。**F**.胫骨近端活检通道；注意内外侧不同。（**D~F**: Reprinted from Bickels J, Jelinek JS, Shmookler BM, et al. Biopsy of musculoskeletal tumors. Current concepts. Clin Orthop Relat Res 1999;368:212‑219, with permission.）

活检技术

■ 闭合活检不需要切口。通过针或环钻进行皮肤穿刺获得标本。

■ 切开活检需要切口。可以分为"切取"活检，即只取材一部分代表性肿瘤，或"切除"活检，即切除全部肿瘤。

■ 切取活检与其他活检方法比较，仍是最可靠的诊断方法。病理医生可以从病变的不同部位评估肿瘤的细胞形态及组织结构。

■ 此外这种活检为进一步的检查提供足够的标本，包括免疫组织化学、细胞遗传学、分子遗传学、流式细胞仪及电镜检查。这些检查可以帮助诊断，对骨与软组织肿瘤分亚型，从而指导治疗方法的选择。

■ 切开活检因为会增加并发症的风险而受到批评，主要包括医源性神经血管损伤、伤口愈合问题、伤口感染，及肿瘤沿活检通道污染及此后的局部复发。此外切开活检会产生由于住院时间及手术造成的高额费用。

■ 精确的操作技术，针对活检标本进行病理诊断不断积累的技术，以及 CT 引导下的环钻穿刺技术，使得绝大多数病例可以得到准确的诊断。因此在绝大多数骨肿瘤中心，引导下穿刺活检是标准方法[9, 10]。

■ 如果穿刺活检不能得到准确的诊断，或者与此前的临床及影像学诊断不相符合，患者应接受切开活检，而不是反复的穿刺活检。

活检

- 在充分的活检计划后，应遵循以下原则进行活检：
  - 采用能够获得足够标本的最小的纵行切口。禁忌行横行切口，这会增加切除手术时广泛切除软组织的范围（技术图1）。
  - 当对单纯骨内病变进行活检时，需要仔细地注意皮质开窗的形状。Clark 等[3] 评估了三种开窗形状对人类股骨强度的影响，分别为直角矩形孔、圆角矩形孔及圆角椭圆形孔。他们发现圆角椭圆形孔残留的骨强度最大。他们同时发现增加椭圆形孔的宽度会大大减低骨强度，而增加长度则不会。因此当必须从骨内获得肿瘤标本时，应采用小的圆形孔，只增加很小的应力。当必须开较大的窗时，应采用椭圆形骨窗（技术图2）
  - 应用刀或刮匙获得足够的标本，避免挤压或破坏标本的质地。
  - 最为一般规则，对活检标本进行培养，对培养标本进行活检。
  - 仔细止血。任何肿瘤周围的血肿均应被认为已经污染。巨大的血肿可以沿软组织及皮下组织扩散，污染整个肢体，很难进行保肢手术。
  - 切开活检时很少用止血带，这会难以发现出血的血管，并且很难彻底止血。如果应用止血带也不能驱血，这会向肢体近端驱赶肿瘤细胞。在关闭伤口前必须放松止血带仔细止血。
  - 如果需要放置引流。引流的出口必须位于皮肤切口附近并且位于其延长线上，而不能在一侧与之成角（技术图3）。引流通道应被认为已经污染，应连同肿瘤一同切除。切除引流通道的原则与切除活检通道的原则相同。

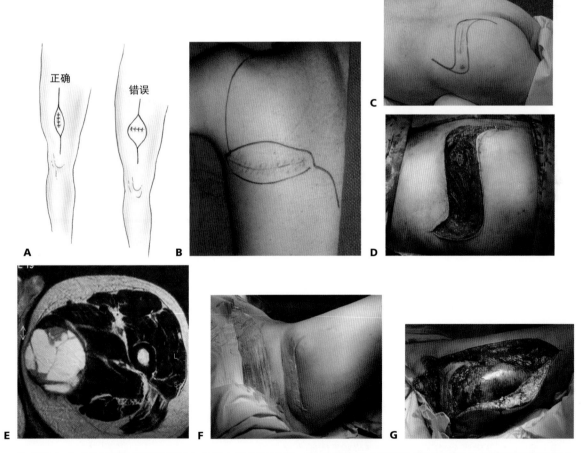

技术图 1　**A.** 采用能够获得足够标本的最小的纵行切口。**B.** 在切除手术时切除横行活检切口需要更长更加弯曲的切口，这种切口常会使得伤口闭合困难，影响肌皮瓣的血供，并可能会造成较大范围的污染。因此如果需要进行术后放疗，需要照射更大的范围。**C.** 左臀部高度恶性软组织肉瘤采用横行切口进行活检。**D.** 手术切除时采用了很长的弧形切口，以完整切除及闭合伤口。**E.** 大腿近端轴位 T2 加权像显示收肌间隔内的高度恶性软组织肿瘤。**F.** 采用长的横行切口进行活检。**G.** 在切除手术需要连同肿瘤一同大块切除这一交叉的长横行切口。肿瘤组织污染了大腿的全部间室。（ **A:** Reprinted from Bickels J, Jelinek JS, Shmookler BM, et al. Biopsy of musculoskeletal tumors. Current concepts. Clin Orthop Relat Res 1999;368:212 - 219, with permission. ）

手术技术

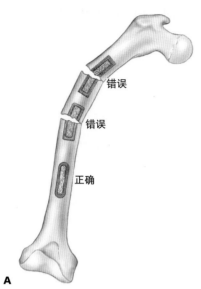

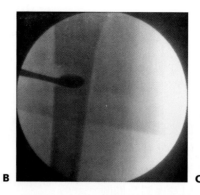

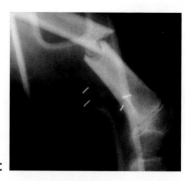

技术图2 **A.** 圆角的椭圆形皮质窗可以提供最大的残留骨强度，推荐在对单纯骨内病变进行活检时应用。**B.** 通过较大的圆形皮质窗对股骨干进行活检。**C.** 患者在床上活动时发生骨折。（**A:** Reprinted from Bickels J, Jelinek JS, Shmookler BM, et al. Biopsy of musculoskeletal tumors. Current concepts. Clin Orthop Relat Res 1999;368:212 - 219, with permission.）

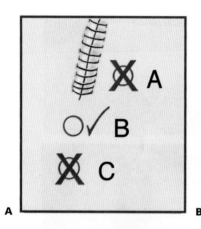

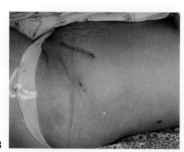

技术图3 **A.** 应在预计手术切口附近且平行的位置安置引流。**B.** 髋臼高度恶性骨肉瘤活检。引流置于侧方，造成同侧骨盆的污染。（**A:** Reprinted from Bickels J, Jelinek JS, Shmookler BM, et al. Biopsy of musculoskeletal tumors. Current concepts. Clin Orthop Relat Res 1999;368:212 - 219, with permission.）

注意要点

- 需在肿瘤分期后进行活检。
- 根据切除手术的切口及入路，计划活检的切口及通道。
- 应用可能的最小的纵行切口进行切开活检。
- 肌肉骨骼系统肿瘤活检时应取材外周部分，而不是中心部分。
- 获得足够的材料，避免挤压或破坏肿瘤的质地。
- 仔细止血。
- 当活检结果与临床、影像学检查不符合时，仔细评估所有的检查。
- 尽管有很多恶性肿瘤活检后会加速肿瘤生长及转移的顾虑，但仍没有明确的直接的证据证实活检有这些副作用。切开活检及穿刺活检真正的危险是可能会造成肿瘤的局部播散，如果处理不当会增加局部复发的风险。

参考文献

1. Anderson MW, Temple HT, Dussault RG, et al. Compartmental anatomy: relevance to staging and biopsy of musculoskeletal tumors.AJR Am J Roentgenol 1999;173:1663 - 1671.

2. Bickels J, Jelinek JS, Shmookler BM, et al. Biopsy of musculoskeletal tumors. Current concepts. Clin Orthop Relat Res 2005;437:201 - 208.

3. Clark CR, Morgan C, Sontegard DA, et al. The effect of biopsy hole shape and size on bone strength. J Bone Joint Surg Am 1977;59A: 213 - 217.

4. Jaffe HL. Introduction: problems of classification and diagnosis. In: Jaffe HL, ed. Tumors and Tumorous Conditions of the Bones and Joints. Philadelphia: Lea & Febiger, 1958:9 - 17.

5. Mankin HJ, Lange TA, Spanier SS. The hazards of biopsy in patients with malignant primary bone and soft tissue tumors. J Bone Joint Surg Am 1982;64A:1121 - 1127.

6. Mankin HJ, Mankin CJ, Simon MA. The hazards of biopsy, revisited. J Bone Joint Surg Am 1996;78A:656 - 663.

7. Peabody TD, Simon MA. Making the diagnosis: keys to a successful biopsy in children with bone and soft-tissue tumors. Orthop Clin North Am 1996;27:453 - 459.

8. Scarborough MT. The biopsy. Instr Course Lect 2004;53:639 - 644.

9. Yang YJ, Damron TA. Comparison of needle core biopsy and fineneedle aspiration for diagnostic accuracy in musculoskeletal lesions. Arch Pathol Lab Med 2004;128:759 - 764.

10.Yao L, Nelson SD, Seeger LL, et al. Primary musculoskeletal neoplasms: effectiveness of core-needle biopsy. Radiology 1999;212:682 - 686.

第3章

人工假体重建概述

Martin M. Malawer 和 Kristen Kellar-Franey
李南 译 校

背景

- 肢体恶性肿瘤切除术后的保肢重建手术，在很短的时间内取得了很大的进步。在 20 世纪 60 年代早期和 70 年代曾经广泛采用肉瘤的传统的治疗方法，是肢体即刻截肢术，以确保肿瘤的局部控制。

- 骨肿瘤的早期先驱们通过勤奋的工作，确定理想的截肢平面，发展新的技术处理肩离断或半盆截肢术后的伤口问题。但是这些侵袭性的外科治疗，并没有改善患者总的生存率，大多数患者死于转移。

- 只有当 20 世纪 70 年代早期引入有效的以多柔比星和甲氨蝶呤为基础的化疗后，才开始考虑替代截肢的方法。Marcove、Francis 和 Enneking 是建立于保肢手术的基本原理及基本技术的先驱。前两位医生是在美国最早为患者进行人工假体置换术的外科医生。

- 从选择很少一部分肢体骨肉瘤患者开始，保肢手术目前已经是治疗绝大多数骨与软组织肉瘤的标准方法，不仅适用于肢体肿瘤，同样适用于骨盆和肩胛带肿瘤。

- 目前在主要骨肿瘤专业治疗中心，超过 90%~95% 的患者可以成功地接受保肢手术。这种患者治疗的明显的改变，需要很多方面的经验，包括：
  - 对于肿瘤生长及转移更好的理解
  - 选择合适的外科切缘
  - 采用有效的诱导（新辅助或术前）化疗
  - 发展改善手术入路，保护软组织血供
  - 更加深入地理解骨骼生物力学
  - 先进的材料工程和制造技术
  - 发展持续稳定的组配式假体

- 本章详细地列举了目前骨肿瘤界较著名的医生所采用的多种肿瘤切除及重建的外科手术入路及技术。必须强调精益求精的外科技术，这对于保障患者获得满意的肿瘤学及功能结果至关重要。成功的保肢手术包括三个相互依赖的阶段：
  - 1. 在合适的肿瘤学边界切除肿瘤
  - 2. 重建及固定受累的骨及关节
  - 3. 转移肌肉以覆盖假体及重建功能

假体重建术的历史

- 20 世纪 40 年代，Austin Moore 和 Harold Bohlman 最早报道了应用人工假体重建骨肿瘤，应用定制钴铬钼合金股骨近端假体，治疗一例骨巨细胞瘤患者。

- 20 世纪 70 年代早期，Francis 和 Marcove 开始应用假体置换，对根治性骨肉瘤切除术后的股骨远端或全部股骨进行重建，开创了近代假体重建的方法（**图 1**）[8]。

- 但是迅速发现这种定制假体的主要的缺点：每一件假体需要 6~12 周的制造时间，这期间患者的肿瘤可以生长得非常迅速。这促使诱导（最初称为术前或新辅助）化疗的发展，在诊断和定制假体交付之间，应用新证实有效的药物多柔比星和甲氨蝶呤[9]治疗。刚刚发现这两种药物有抗肉瘤的作用。诱导化疗此后被应用于大量的其他肿瘤的治疗。

- 由于假体重建需要的增加，很多骨科制造商开始提供多种的定制假体。但是很多这些早期假体有设计的缺陷及错误，导致假体失败的严重问题（**图 2A**）。

- 但是，由于全关节置换市场的利益驱使及扩张，为此发展和改善的材料及制造技术广泛的应用到这些"特殊的"假体。在全关节置换成功的应用后，肿瘤假体也采用了膝关节假体旋转铰链装置及髋关节假体的双动头结构。尽管这些改进明显地改善了定制假体的表现，但是制造时间的问题以及假体置换时的不便，仍然妨碍定制假体重建被广泛接受。

- 制造商针对这一问题采用了组配式概念，根据组配式全髋或全膝假体的概念和设计，发展出可以更换及容易组装的假体系统（**图 2B，C**）。尽管组配方式增加了力学结构的复杂性，并增加了由于部件增加导致失败的风险，但由此获得的显著的益处很容易掩盖这些潜在的问题。
  - 组配式假体最主要的优点是系统的灵活性：医生可以专心地进行最佳的可能实施的肿瘤切除，因为任何针对术前计划的改变，均可以通过选择不同的部件得以弥补，以最好地适应患者的解剖及真实的骨骼缺损。
  - 组配试模使得医生可以组合匹配部件，在选择及装配最终假体之前，实验进行重建。
  - 部件的标准化使得假体制造商可以显著增加质量控制水平，通过规模效益减少制造成本。
  - 组配系统在提供大量可以选择的假体形状及尺寸的

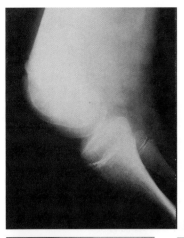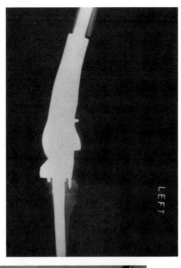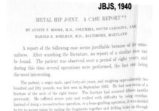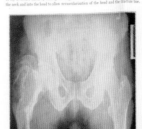

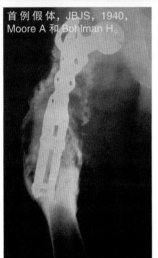

首例假体，JBJS，1940，Moore A 和 Bohlman H。

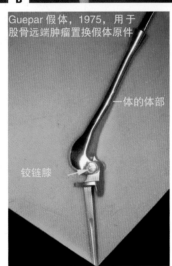

Guepar 假体，1975，用于股骨远端肿瘤置换假体原件

一体的体部

铰链膝

图 1 已知的首例股骨远端置换是在美国进行的，于 1973 年由 Kenneth Francis 在纽约大学完成。**A.** 股骨远端骨肉瘤术前应用多柔比星治疗。**B.** 应用长的髓内柄进行骨水泥型股骨远端置换。假体采用改良的 Walldius 固定膝关节铰链。**C.** 一篇历史上著名的 JBJS 文章的首页。报道了美国首例假体置换术。**D.** Bohlman 和 Moore 医生所采用的治疗股骨近端纤维异样增殖症的假体的原件。**E.** 在 Howmedica 公司开发出组配式假体系统之前，80 年代晚期采用的定制节段性假体。（**A,B:** Courtesy of Martin M. Malawer; **C:** reprinted from JBJS, 1940, with permission.）

同时，减少了总的库存及发货时间。

- 组配式系统使得医院可以有现场库存，可以使得这一系统做为备选，即刻用于一部分非肿瘤患者的治疗，如关节翻修手术困难的患者，或有严重的关节周围骨折的患者。

■ 第一代组配式假体系统是 Howmedica 组配式置换系统（HMRS，Howmedica International, Limerick, Ireland），在欧洲设计和制造。这一系统应用通过外法兰盘及皮质固定螺钉的髓内无骨水泥压配柄，膝关节为单纯铰链设计。尽管这一系统是真正的组配系统，但是临床长期随访结果不满意。这一系统出现的主要问题是柄松动（骨质溶解），材料应力遮挡导致的骨吸收，螺钉断裂及移位，膝关节聚乙烯失败率高达 40%[4, 6]。因此在美国很少应用这一系统。

■ 第二代组配式系统的一种假体是马鞍状假体（Waldemar-Link, Germany; 图 3A，B）。这一种假体最初设计用来治疗全髋关节置换感染，此后重新设计用于骨盆切除术后髋关节的重建。

■ 这一系统独特的特点是马鞍状假体，由一个 U 形组件跨在髂骨上，可以在前后位屈伸，侧面内收及外展。

■ 马鞍状假体连接可旋转的聚乙烯环，增加自由活动度同时允许髋关节旋转。这些部件与一系列可更换的组配部件连接，随后连接至标准的骨水泥型股骨柄。

■ 这一假体可以在髋臼周围（如 2 型骨盆切除，改良内半盆切除）术后保留肢体的长度，功能与全髋关节假体类似。马鞍状假体重建骨盆的临床及功能结果是值得期待的[1]。

■ 1988 年出现的第一种成功的通用组配系统是组配节段置换系统（MSRS, Howmedica, Rutheford, NJ），此后命名为组配置换系统（MRS），现在为升级的全球组配置

图 2 A. 20 世纪 80 年代应用的失败后取出的定制假体。最常见的力学失败原因是假体柄断裂或弯曲，主要由于假体柄过细，或由于假体体部与柄部的突然的过渡导致的应力增加。**B.** 组配式假体有旋转铰链膝关节设计。可以更换的组件使得在手术室即可以提供现成的标准产品，使得假体与患者的解剖结构匹配。**C.** 术中的假体的安装，需要压紧莫尔斯椎体部件，将柄，体部及关节组件组配在一起。（Courtesy of Martin M. Malawer.）

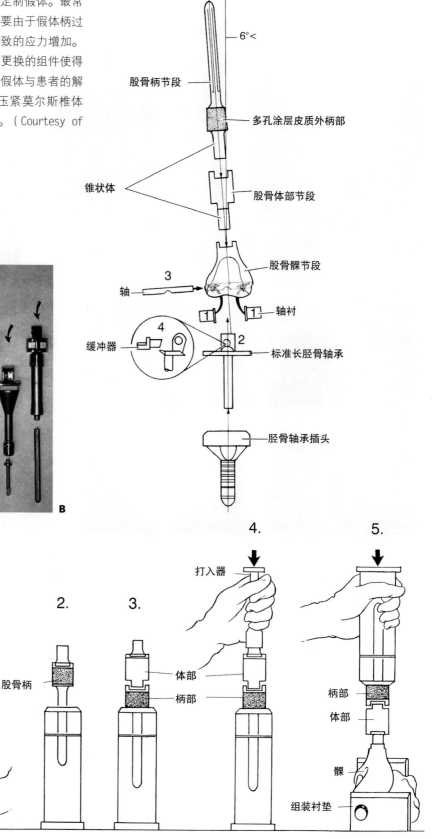

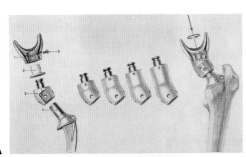

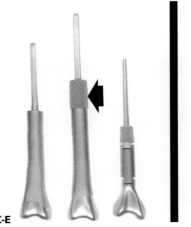

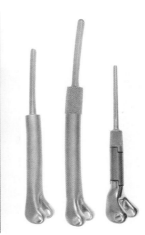

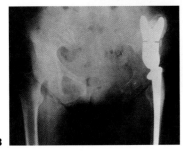

图3 组配式马鞍状假体（Waldemar-Link, Hamburg Germany）用于重建髋臼缺损。**A.** 最初设计用于全髋关节翻修手术，增加组件的大小则可以用于髋臼周围切除后的骨盆重建。假体有马鞍状组件与髂骨成关节（1）；基底部可以外侧补偿并允许旋转（2,3）；及股骨柄（4）。**B.** 部分骨盆切除后9个月X线平片，显示保留了肢体长度。**C.** 1982年应用的定制股骨远端假体。**D.** 1984-1988年的定制假体出现了多孔涂层以利于皮质外骨的固定。**E.** 1988年开始出现的组配式股骨远端假体，有可以更换的现成的部件。这一系统经过很小的改动，目前仍在应用。（**A,B:** Courtesy of Martin M. Malawer.）

换系统（GMRS； Stryker/Howmedica, Mahwah, NJ; **图3C-E**）。

- 这一系统可以用于肱骨近端、股骨近端、全股骨、股骨远端及胫骨近端进行组配式关节置换，已经作为骨节段性切除后人工假体重建方法被广泛接受。

■ 人工假体重建的快速发展，使得几家骨科制造商（如Orthopaedic Salvage System [Biomet, Warsaw, IN], Guardian Limb Salvage System Wright Medical Technology [Arlington, TN]）均开始生产类似的组配系统。

■ 目前假体制造商仍生产定制假体，以解决特定解剖部位的问题。但这些定制假体多包括与现有的组配式假体匹配的组件，以最大程度地方便应用。

人工假体重建的类型

■ 下面讨论特定解剖部位的人工假体重建术。

髋关节

■ 累及股骨近端的肿瘤十分常见，包括原发恶性肿瘤及转移癌。原发肿瘤切除术后或粗隆下转移性病变骨折后进行股骨近端置换（**图4**）并不困难。应用双动半髋关节置换，软组织重建髋关节囊，减少脱位的风险 [2]。通过假体外侧的环或孔洞，或如果残留有大粗隆，应用粗隆爪线缆环扎系统，直接重建髋关节外展功能。切除全部髋关节（即II型骨盆切除或改良术）较为少见。可以用马鞍状假体，或最近新设计的部分骨盆假体连接与髂骨进行重建。通过平衡内侧的髂腰肌和外侧髋关节外展肌来达到稳定性。

股骨远端

■ 股骨远端是原发恶性骨肿瘤最常见的单发部位。人工假体重建（**图5**）时需要稳定性与活动性的结合，因为膝关节囊、交叉韧带及侧副韧带均连同肿瘤一同切除。动态旋转铰链膝关节（GMRS, Stryker/Howmedica, Mahwah, NJ）及类似的部分限制铰链设计，可以允许膝关节进行屈伸及在解剖轴位上旋转，同时在内外翻平面及前后平面保持稳定。很少需要重建伸膝装置，因为切除时常常可以保留髌骨。可以进行髌骨表面置换，但常不需要进行。

全股骨

■ 有广泛的髓内侵犯肿瘤（如尤文肉瘤或少见的骨干骨肉瘤）的患者，或多次全关节置换或残存骨残端很短的患者，也可以接受全股骨置换（**图6**）。组配式假体通过节段式部件将股骨远近端部分连接在一起。这种重建

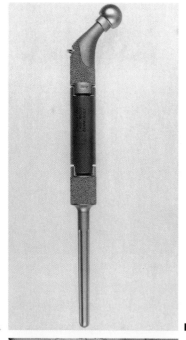

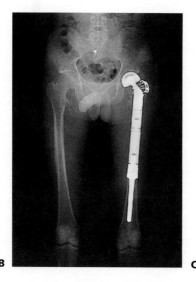

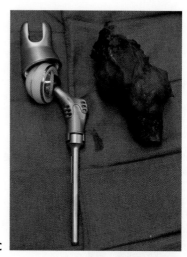

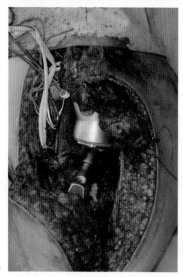

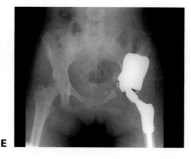

图 4 股骨近端置换。**A.**MRS 股骨近端假体有多孔涂层及外侧环，方便髋关节外展肌重建。**B.** 术后平片显示股骨近端肿瘤切除后人工假体重建。注意常规采用双动髋关节假体以改进髋关节稳定性，同时应用线缆爪系统重建大粗隆，恢复髋关节外展功能。**C.** 股骨近端骨肉瘤侵犯髋关节，应用 Howmedica 定制骨盆假体重建髋臼周围及股骨近端。**D.** 术中像显示假体骨盆部分用骨水泥固定于髂骨翼。**E.** 术后 X 线平片显示恢复肢体长度并外置髋关节。（A,B: Courtesy of Martin M. Malawer.）

已经证实非常耐用，因为两个独立又相关的关节有着高度的自由度。

胫骨近端

■ 胫骨有一定的解剖独特性，其前方边界及髌腱止点位于皮下。常规应用腓肠肌旋转皮瓣大大地减少了术后并发症的发生率，肌腱止点的重建及详尽的术后康复计划，会最大程度地减少伸膝功能障碍。应用与股骨远端相同的旋转铰链膝关节可以保证膝关节的稳定性（**图 7**）。仔细地进行伸膝装置的软组织重建，对于这种假体的术后功能至关重要。

肱骨近端

■ 肱骨近端高度恶性肉瘤需要超关节切除，包括全部旋转肌群及三角肌，以减少局部复发率（**图 8**）。因此，最终的功能会受到很大的限制。通过联合应用静态及动态悬吊，包括胸肌移位术，将肱骨近端固定至肩胛骨，可以使肘、腕及手无痛且保留功能。低度恶性肿瘤可以行经关节切除，保留旋转肌群及三角肌可以获得与全肩关节置换术相似的功能。

肩胛骨

■ 肩胛骨切除术后，肩胛骨人工假体置换及盂肱关节重

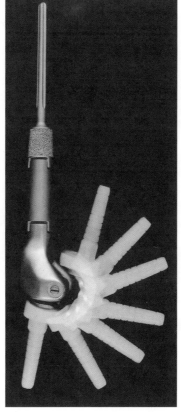

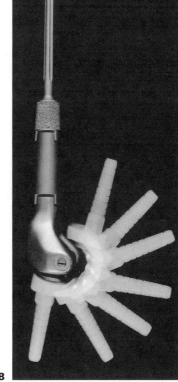

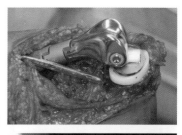

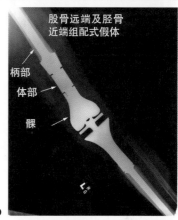

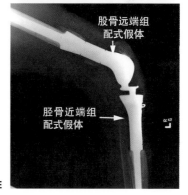

图 5 股骨远端置换。**A，B.** 动力旋转铰链装置及全聚乙烯胫骨部件，可以全程屈伸、旋转及轴向活动，同时限制膝关节前后及内外方向的活动。**C.** 术中像显示最终组配完成后的股骨远端假体。**D–E.** 股骨远端及胫骨近端置换系统。这一系统在需要时可以同时置换多个骨节段。（A，B：Courtesy of Martin M. Malawer）

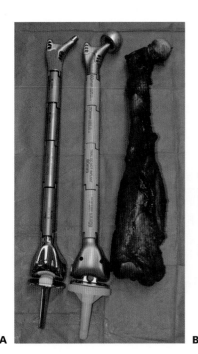

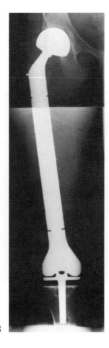

图 6 股骨骨肉瘤全股骨置换。**A.** 假体及试模由多节段的假体体部节段连接组配式股骨近端假体和组配式股骨远端假体。**B.** 术后平片显示髋关节双动头及旋转铰链膝。

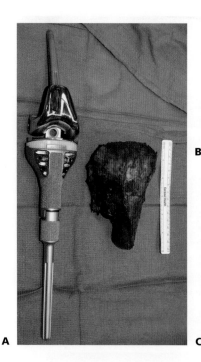

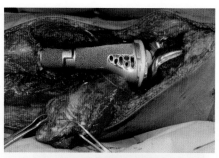

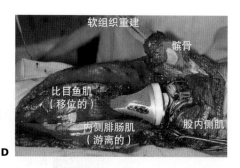

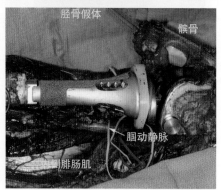

图7 骨纤维肉瘤胫骨近端置换。**A.** 组配式假体由动力旋转铰链膝及股骨远端表面置换部件构成。**B.** 术中像显示最终的假体，旋转腓肠肌瓣覆盖假体，加强髌腱的重建。**C.** 胫骨近端MRS假体术中像。**D.** 软组织重建及伸膝装置重建。应用内侧腓肠肌覆盖假体是重建手术的关键步骤。

建使得肱骨向外，增加肩部的稳定性及功能（图9）。新设计的肩胛骨假体由锁定的关节增加稳定性，同时应用大直径 Gore-Tex（W. L. Gore Ltd., Flagstaff, AZ）人工血管重建关节囊，以进一步增加稳定性。肱骨近端切除术后最终的功能结果，取决于切除术中可以保留肌肉的多少。需要进行多次肌肉移位术，以提供覆盖，稳定及为假体提供动力。

肘关节

■ 肉瘤或转移癌不常累及肘关节。可以应用定制的，适合尺骨的细柄铰链关节，有足够的软组织覆盖假体。功能取决于是否保留二头肌止点。

全肱骨

■ 与全股骨类似，全肱骨置换包括肱骨近端及肘关节置换。这种手术的适应证很少，但是保留有感觉的及有功能的手，仍比截肢后的假肢功能好。

跟骨

■ 有一例应用全跟骨假体置换治疗骨肉瘤，代替膝下截肢的报道。术后10年，患者仍能够不需辅助装置行走。

节段性假体

■ 骨干肿瘤切除术后长骨中间部分的置换，在肱骨、股骨及胫骨可以保留患者自己的邻近关节，具有明显的优

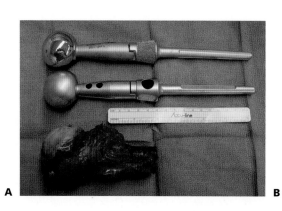

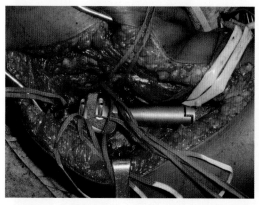

图8 肱骨近端置换。**A.** 试模、假体及切除标本的对比。**B.** 术中像显示应用多条涤纶带重建肩袖肌腱。

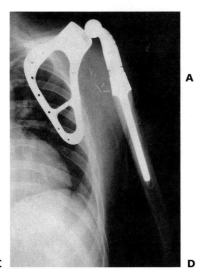
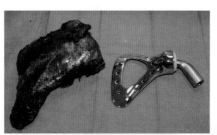
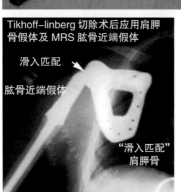
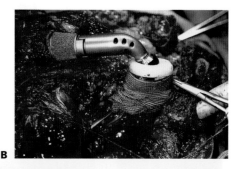
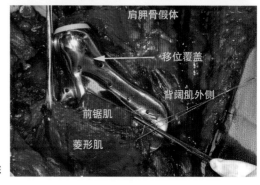

图 9　全肩胛骨置换。**A**. 组配系统由轻质肩胛骨体部及锁定装置锁定的肱骨近端构成。**B**. 全肩胛骨置换术中像显示在自锁定关节周围，应用 Gore-Tex 人工血管重建关节囊。**C**. 全肩胛骨置换术后平片。假体可以外置上肢，帮助改善切除术后的稳定性及功能。**D**. 最新的（第三代）"滑入匹配"肩胛骨假体，可以匹配 MRS 肱骨近端假体。应用肩胛骨假体功能上要优于过去的"悬吊"技术。**E**. 术中重建稳定肩胛骨假体。需要重建背阔肌、菱形肌、三角肌及斜方肌。大多数肩胛带、腋窝及肩胛骨肿瘤如果累及肩胛骨，可以应用肩胛骨假体置换。（**C**: Courtesy of Martin M. Malawer; **E**: From Pritsch T, Bickels J, Wu CC, et al. Is scapular endoprosthesis functionally superior to humeral suspension? Clin Orthop Relat Res 2007;456:188 – 95.）

点。传统的假体置换，由于需要保留足够长度的骨以稳定的固定假体柄，限制了这种假体的应用。应用交叉钉固定的定制柄及最新的压配固定技术（Biomet），大大地增加了这种手术的适应证（**图 10**）。

用于骨骼未成熟患者的可延长假体

■　骨骼未成熟患者的重建仍然面临挑战（**图 11**）。对于超过 10~12 岁的患者，通常可以采用与成人相似的方法治疗，应用小号的组配式假体，偶尔联合对侧的骨骺破坏术，以使得在骨成熟时双侧肢体等长。对于 <5 岁的患者，由于很难在重要的神经血管束周围找到合适的边界，故一期截肢术仍是理想的选择。对于这两组中间的患者，可以实施手术切除，由于儿童生长造成的肢体不等长会造成严重的功能障碍。对于这些儿童，应用可以多次延长的假体则可以选择假体重建。已经在上肢及下肢应用了这些定制的假体，结果多样，延长装置的机械性失败并不少见。传统的可延长假体需要通过多次有创治疗从而达到延长的目的（有些患者可能需要 10 次或更多），最新的定制 Repiphysis 无创可延长假体（Wright Medical

Technology, Arlington, TN）采用独特的技术延长，并不需要手术。

假体重建患者的选择

■　选择恰当的患者进行保肢手术是确保理想结果的重要因素。尽管骨肉瘤有效化疗的出现是发展保肢技术的主要推动力，但是患者生存期的延长使得功能结果和重建的耐久性更加获得重视。患者希望解决功能、外形及心理问题，经常拒绝截肢术。

■　尽管肿瘤的大小及部位通常是决定是否可以保肢的决定因素，新辅助（术前）化疗如果有明显的肿瘤反应，可以使得不能保肢的患者成功保肢。当然，完成新辅助化疗的患者在选择合适的外科治疗之前，需要进行详细的再次评估。对于合适的病人，人工假体重建可以提供耐久的功能良好的骨骼重建。

■　保肢手术并不限于化疗反应好的患者。预后不良的患者，如诊断时已经有转移或化疗期间肿瘤生长的患者，常需要接受手术以局部控制肿瘤，或缓解如疼痛等症状。尽管一些患者可能需要截肢，保肢手术仍可以避免由于

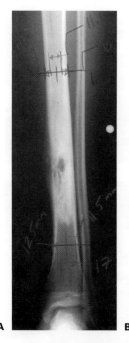
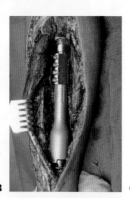
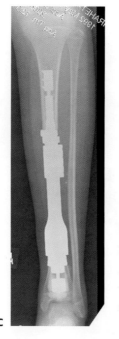

图 10 应用定制压配（Biomet）假体节段性置换胫骨远端骨肉瘤。**A.** 术前 X 线平片。**B.** 术中像显示假体，应用胫前肌进行肌肉覆盖。**C.** 术后 X 线平片显示假体位置。远端的短髓内柄增粗，应用骨水泥以达到稳定固定。

致残所导致的心理冲击。假体重建提供即时的稳定性，可以很快活动，避免需要长时间的佩戴支具、扶拐及住院康复。

■ 假体重建的成功及耐久性，使之已经用于一些其他的需要重建一段骨缺损的非肿瘤的情况[7]。如髋关节或膝关节多次全关节置换失败后，会造成显著的骨丢失，用传统的全关节置换的方法不能有效地治疗。对于这些患者，切除失败的全关节及去除全部没有活性的骨组织，应用"肿瘤"型人工假体重建，可以有显著地功能恢复。

■ 同样，严重的粉碎性关节周围骨折不适合内固定，可以切除全部碎骨，应用节段性假体置换。这种手术对于肥胖的年老的骨质疏松患者（常有严重的内科疾患），摔倒后膝关节着地，导致 C 型股骨远端（或如果曾行全膝关节置换后，假体周围）骨折，尤其有价值。人工假

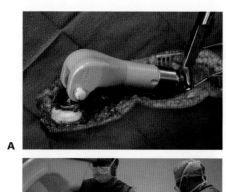
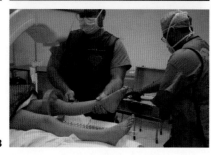
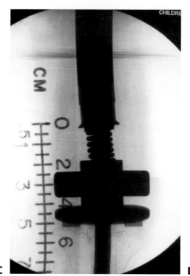
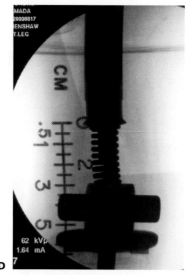

图 11 Repiphysis 可延长假体置换（Wright Medical，TN）**A.** 骨骼未成熟患者股骨远端假体置换。**B.** 通过将体外射频线圈置于假体周围来完成假体的延长。这种对假体的引导加热可以融化假体内部的塑料成分，允许压缩的弹簧延长；移除射频后塑料成分重新硬化，再次锁定假体。**C，D.** 假体延长术中透视，显示延长了 1cm。

体重建需要的手术时间，比进行精细的内固定需要的时间短，而且假体可以提供即时稳定性，患者可以很快负重行走而不需要支具保护。

人工假体重建指导

■ 不考虑解剖因素，有一些适用于全部假体重建的基本原则。正常运动轴及肢体长度的恢复取决于假体的选择。仔细对待假体的大小及软组织重建，同样有利于功能结果。选择合适的柄，骨骼的准备，骨水泥技术及皮质外固定的应用，可以减少无菌性松动及延长假体寿命。

■ 骨肿瘤切除后，需要仔细地测量标本选择合适的假体长度。全部组配式系统均可以应用假体试模，可以轻松与标本匹配，可以多次试验复位，以决定最终假体理想的长度及位置。

■ 仔细地准备髓腔以便插入假体柄。假体柄直径的选择取决于髓腔的解剖，需要顺序的扩髓，以满足假体柄最大直径的需要。

■ 根据解剖部位及肿瘤切除后残余组织多少，决定肌腱及软组织重建。再次强调，仔细注意细节及生物力学功能的恢复，会改善功能结果。

■ 常需要旋转肌瓣确保足够的软组织覆盖，以及增强肌腱附着或关节囊。

■ 常用的移位术包括：

　● 肩部。移位胸大肌和背阔肌覆盖及动态稳定肱骨近端假体。应用涤纶带静态悬吊假体于肩胛骨。

　● 髋部。移位髂腰肌及外旋肌群重建假体周围的假关节囊。随后应用环绕涤纶带增强这一关节囊以防止脱位。需要重新附着外展肌以减少术后Trendelenburg步态。这种步态可以随着时间的增加，通过增强外展肌锻炼而改善。

　● 膝部。25% 的股骨远端假体及全部胫骨近端假体需要腓肠肌（通常是腓肠肌内侧头）移位术，重建膝关节周围肿瘤切除术后的软组织缺损。此外，这一旋转肌瓣可以配合进行胫骨近端置换后的髌腱重建[7]。

■ 由于切除活检通道导致的皮肤缺损，可能会造成伤口闭合困难。通常肿瘤很大的患者会有富裕的皮肤，因为肿瘤起到了体内皮肤撑开器的作用。这些多余的皮肤可以转移或修剪，以利于伤口的闭合。需要切除与切口平行的多余皮肤，避免由于大范围掀起皮下组织造成的切口边缘坏死。闭合伤口困难的患者最好保持伤口开放，避免压力性缺血，随后可进行一期或二期刃厚皮片移植。

■ 术后最大程度的抬高患肢以减少可能会影响伤口的肿胀。

■ 应用大直径的闭合引流管，以及纠正任何术后凝血障碍，可以防止血肿形成。发生血肿或伤口问题的患者，需要在手术室接受进一步治疗，预防假体的继发感染。

人工假体置换术后的临床结果

■ 由于改进的外科技术，先进的假体设计及应用现代的制造技术，假体地成功率大大的改进。早期定制假体的结果令人沮丧，导致很多医生转而采用异体骨或其他的重建方法。

■ 最近由于多家中心报道了改善的结果，引起了对于假体置换更多的兴趣。根据肌肉骨骼肿瘤协会非正式的统计，显示已经由主要一期采用异体骨重建，逐渐变为应用人工假体重建。

■ 最近发表的对于 242 例骨水泥型假体置换 [9] 的长期随访结果的报道，显示总的 5 年生存率为 88%，总的 10 年生存率为 85%（**表 1**）。假体的生存率根据类型及部位不同，最差的患者见于早期定制型假体及胫骨近端重建的患者。感染是唯一最常见的造成假体失败的原因，感染的患者有 83% 的风险会出现假体失败（**图 12**）。

■ 功能结果因部位不同而不同。股骨远端重建的 110 例患者中，功能为好或良好的占 85%[3]。

并发症

■ 任何类型的保肢重建术的并发症都并不少见。很多患者由于慢性疾病，化疗及营养不良导致免疫系统功能障碍。患者常有贫血及凝血障碍，包括血小板减少症。为化疗而长期留置导管可以导致不易察觉的菌血症，可能血行播散至手术区域。

■ 肿瘤的解剖部位及必需切除的范围，可以在切除时导致肢体静脉及淋巴回流的严重破坏，引起静脉淤血、肿胀及淋巴水肿。这可以很快导致术后皮瓣坏死，继发感染及最终的截肢术。

■ 最终的肿瘤学并发症，包括肿瘤局部复发或放疗后组织坏死，可能导致最终的保肢失败。

■ 假体重建特异的并发症与机械或生物学因素相关。包括假体断裂、组配假体分离、疲劳断裂及聚乙烯磨损等。改进的假体设计、冶金学及制造技术可以显著地减少这些并发症的发生。

■ 我们的过去 18 年应用超过 200 例 MRS（Materials Research Society, Warrendale, PA）假体的经验，至今没有假体柄断裂、体部断裂或部件分离的情况发生。使用动力旋转铰链膝（Howmedica, Rutherford, NJ）的患者中，

表 1 **单中心 242 例假体置换基于 Kaplan—Meier 生存率分析的长期生存率结果 ***

假体类型	患者数	失败数	中位随访时间（月）	中位随访时间时生存率	5 年生存率（95% 可信区间）	10 年生存率（95% 可信区间）
MRS PH	36	4	30	0.89	0.89 (0.70 ~ 1.00)	0.76 (0.30 ~ 1.00)
MRS PF	22	0	25	1.00	1.00	1.00
MRS DF	78	11	29	0.94	0.86 (0.78 ~ 0.94)	0.76 (0.56 ~ 0.94)
MRS PT	31	7	33	0.94	0.86 (0.33 ~ 1.00)	0.65
All MRS	173	30	22	0.93	0.86 (0.82 ~ 0.91)	0.76 (0.64 ~ 0.88)
All custom implants	50	23	85	0.71	0.81 (0.77 ~ 0.87)	0.55 (0.47 ~ 0.62)
All limbs	242	55	37	0.92	0.88 (0.85 ~ 0.90)	0.85 (0.81 ~ 0.90)

* 失败定义为任何原因的假体取出；根据患者最后一次随访或死亡时统计。
DF，股骨远端；MRS，组配式置换系统；PF，股骨近端；PH，肱骨近端；PT，胫骨近端

不到 5% 的病例出现轴衬磨损。

■ 假体的生物学失败可能是由于关节不稳定、无菌性松动或假体周围骨折所导致的。仔细地进行软组织重建已经最终解决了关节不稳定的问题。应用环形多孔涂层，合适的大直径假体柄及第三代骨水泥技术，帮助我们的患者减少了无菌性松动问题。外科技术及光面骨水泥型假体柄的应用，可以预防术中假体周围骨折。由于钝性损伤（如摔倒、车祸）造成的继发性晚期骨折的几例患者，通过石膏固定及保护性负重行走成功地得到了治疗。

人工假体重建术未来的趋势

■ 目前应用的组配式假体重建术，极大地方便了恶性骨肿瘤切除术后的保肢手术。它的成功将适应证扩大至非肿瘤疾病所造成的骨缺损。对于挽救全关节置换失败，慢性骨折不愈合及骨髓炎根治性切除术后的重建方面不断增多的经验显示保肢手术的理念可以解决很多不同的临床问题。如今，更多的假体重建用于比骨肉瘤更多的非肿瘤性疾患。

■ 目前进行的研究致力于改进假体重建术后的结果。不

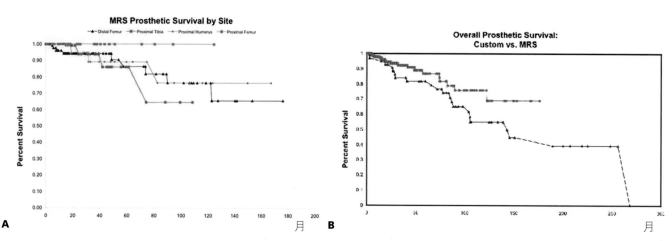

图 12 **A.**Kaplan-Meier 生存曲线比较了不同部位的全部组配式假体。股骨近端和肱骨近端假体结果最好，随后是股骨远端，及胫骨近端。**B.**Kaplan-Meier 生存曲线显示全部部位的假体当与定制假体比较时，组配式假体显示出更好的结果。

断地改进冶金学及聚乙烯材料，尤其是交联聚乙烯的出现，确保了改进的长期耐久性。常规应用预混抗菌素骨水泥，及实验性应用抗菌假体表面技术可以帮助减少假体感染的风险。新的假体肌腱附着技术包括新的钳夹技术及内生长表面技术，可以增加关节强度的改善。

■ 新的假体技术，如 Rephyisis 无创可延长假体，为没有什么选择机会的年青患者提供了希望。新的固定技术，包括多孔涂层羟基磷灰石柄，对于非肿瘤患者有很大的帮助。

■ 最新出现的压配系统代表了近年来最新的假体固定技术。我们已经采用这一系统扩大了节段性假体重建的适应证。尽管组织工程学的进步可能出现人工活性的骨组织，我们希望在未来的很多年内，人工假体重建仍然是骨科医生的最佳选择。

参考文献

1. Aboulafia AJ, Buch R, Mathews J, et al. Reconstruction using the saddle prosthesis following excision of primary and metastatic periacetabular tumors. Clin Orthop 1995;314:203‐213.

2. Bickels J, Meller I, Henshaw RM, Malawer MM. Reconstruction of hip joint stability after proximal and total femur resections. Clin Orthop 2000;375:218‐230.

3. Bickels J, Wittig J, Kollender Y, et al. Distal femur resection with endoprosthetic reconstruction: a long term followup study. Clin Orthop 2002;400:225‐235.

4. Capanna R, Morris HG, Campanacci D, et al. Modular uncemented prosthetic reconstruction after resection of tumours of the distal femur. J Bone Joint Surg Br 1994;76B:178‐186.

5. Henshaw RM, Bickels J, Malawer MM. Modular endoprosthetic reconstruction for lower extremity skeletal defects: oncologic and reconstructive indications. Semin Arthroplasty 1999;10:180‐187.

6. Kawai A, Muschler GF, Lane JM, et al. Prosthetic knee replacement after resection of a malignant tumor of the distal part of the femur. J Bone Joint Surg Am 1998;80A:636‐647.

7. Malawer MM, Price WM. Gastrocnemius transposition flap in conjunction with limb-sparing surgery for primary bone sarcomas around the knee. Plast Reconstr Surg 1984;73:741.

8. Marcove RC, Lewis MM, Rosen G, et al. Total femur and total knee replacement. A preliminary report. Clin Orthop 1977;126:147‐152.

9. Rosen G, Marcove RC, Caparros B, et al. Primary osteogenic sarcoma. The rationale for preoperative chemotherapy and delayed surgery. Cancer 1979;43:2163‐2177.

10. Shehadeh A, Wu C, Squires M, et al. Long-term results of endoprosthetic reconstruction after segmental bone resection for bone tumors: analysis of 242 patients over 22 years of institutional experience. Clin Orthop Rel Res, in press.

第 **4** 章　　　　　　　　可延长假体

Lee Jeys, Adesegun Abudu 和 Robert Grimer
李南 译 校

背景

■ 骨肉瘤和尤文肉瘤是两种最常见的原发恶性骨肿瘤，主要发生于儿童及青少年，其中 45% 的患者在诊断时 <16 岁，17% 的患者 <12 岁。

■ 在过去的 30 年间，5 年生存率已经从 10% 提升至 70%。即使在诊断时即发生转移的患者中，由于化疗及原发肿瘤和转移性肿瘤的手术治疗，5 年生存率也已经达到 20%~30%[11]。

■ 儿童骨肿瘤尤其好发于干骺端，邻近生长板，因此在切除肿瘤时，通常需要牺牲骺板。

■ 原发恶性骨肿瘤的儿童常需要接受化疗，会进一步抑制骨骼生长。

■ 对骨骼未成熟的患者进行骨肿瘤保肢手术，会产生独特的问题。

■ 切除一个或多个生长板后，肢体长度的维持。

■ 年青患者对于功能和娱乐的要求很高，需要一种耐用的重建方法。

■ 在膝关节常需要行限制型假体置换（最常见的是固定或旋转铰链假体），假体柄需要穿过肿瘤对侧关节的生长板。

■ 应用可延长假体重建，可以保持肢体等长，允许早期负重，功能结果可靠，早期并发症发生率低，同时是即时可用的。

■ 缺点包括假体费用昂贵，并且随患者生存期的延长，并发症发生率增加。

解剖

■ 有 60%~70% 的下肢生长发生在膝关节周围（股骨远端及胫骨近端），约 80% 总的肱骨生长发生在肱骨近端骨骺。

■ 骨干营养动脉的终末支在生长板附近形成紧密循环，骺端则有邻近关节血管长入。

■ 在儿童时期，生长板是位于两处血管床之间的无血管结构，一边是骺端，一边是干骺端。

■ 骨骺的血管提供氧气及营养；完整的骨骺血管对于维持软骨细胞非常重要。干骺端血管在肥大区与生长板的软骨细胞相互作用，必须保持完整以维持正常的成骨作用[10]。术中必须避免过度的剥离骨膜，以维持骨生长。

可延长假体应用的适应证

■ 当预计骨成熟时，下肢长度短缩超过 3cm，或上肢长度短缩超过 5cm。

■ 当预计骨成熟上肢长度短缩小于 5cm 时，可以应用比切除范围长 2~3cm 的假体。手术侧的上肢最初会长一些，但是对侧的肢体很快会赶上。

　● 轻度的上肢长度短缩主要造成外观上的问题。

　● 只有当相差很明显时才会造成双手协同方面的问题。

■ 预计下肢长度短缩小于 3cm 的患者可以应用传统的"成人型"假体，可以最长超过 1.5cm，同时应用"滑动"假体部件穿过生长板。

■ 大于 11 岁的女孩及大于 13 岁的男孩很少需要可延长假体，因为这个年龄之后预计的生长缺陷不会超过 3cm（**图 1**）。

影像学及其他分期检查

■ 怀疑有恶性肿瘤的儿童患者，需要进行常规的影像学检查（即 X 线平片、MRI、胸部 CT 及骨扫描）。

■ 此外还需要：

　● 对受累的肢体及对侧肢体全长进行测量（**图 2**）

　● 手部 X 线平片，根据 Greulich 和 Pyle 图集评估骨龄[6]。

■ 根据 Andersen 和 Green[2] 或 Pritchett[14,15] 上肢和下肢图表，评估骨成熟时的肢体短缩情况。

■ 近来，已经证实验证乘数法是一种简单准确的预测短缩的方法。它通过按时间顺序计算，而不是按照骨、年龄计算，并且只需要一次测量[1,13]。

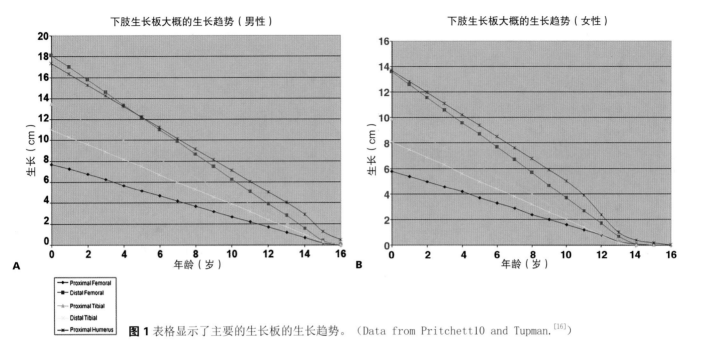

图 1 表格显示了主要的生长板的生长趋势。（Data from Pritchett10 and Tupman.[16]）

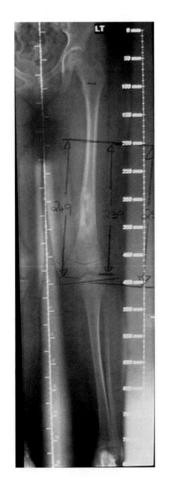

图 2 股骨全长的测量平片，带有工程师的标注。

外科治疗

■ 在我们的治疗中心，应用可延长假体最常见的部位是股骨远端（52%）、胫骨近端（24%）、肱骨近端（10%）和股骨近端（6%）。

■ 肿瘤切除的外科技术与成年人的相似，会在随后的章节讨论（见第 8、10、24~26 章）。本章讨论必须应用可延长假体的问题。

■ 我们目前主要使用两种肢体延长假体。下面列出了这些假体的优缺点（表 1）：

- 1993 年开始应用微创的可延长假体。通过蜗轮传动装置进行延长（**图 3A，B**）。原理可以通过内六角扳手延长在假体干部套叠的、可伸缩的假体部件。延长的手术技术本章随后会讨论。

- 2002 年以来开始应用无创可延长假体。延长假体不需要手术。假体内密封的运动单位含有很强的磁铁，可以通过体外的能量（如旋

表1	可延长假体的延长方法	
	微创假体	**JTS 无创假体**
优点	■ 假体相对便宜（$14,100） ■ 可以进行 MRI 检查 ■ 根据发表的报道,对于所有部位的长期结果可靠（1993年开始应用） ■ 有非骨水泥型 ■ 可以很容易的用另一个可延长假体翻修,而不破坏骨与假体的接触面	■ 不需要手术延长 ■ 没有感染风险 ■ 没有麻醉风险 ■ 减少瘢痕 ■ 无痛 ■ 门诊即可完成,减少住院费用
缺点	■ 需要经皮操作来延长 ■ 增加感染的风险 ■ 增加麻醉风险 ■ 需要住院增加住院花费 ■ 术后会有瘢痕形成伴有轻度疼痛	■ 假体昂贵（$26,500） ■ 不能进行 MRI 检查（会同时损害假体及 MRI） ■ 最近才开始应用,因此没有远期随访结果 ■ 没有非骨水泥型（强力的打入会损伤动子） ■ 目前为止尚没有不移除全部假体而更换可延长组件的方法（发展中）

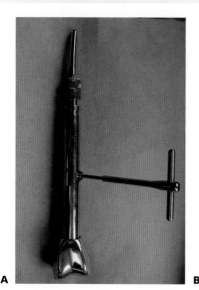
A

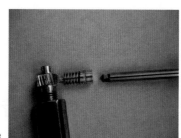
B

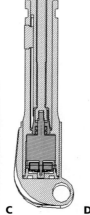
C

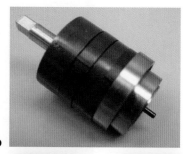
D

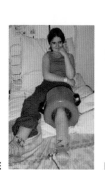
E

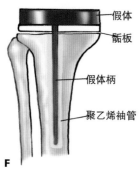
F

假体
髌板
假体柄
聚乙烯袖管

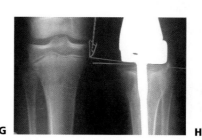
G

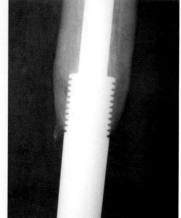
H

图3 微创假体用于延长的窗口（**A**）及延长的蜗轮传动装置（**B**）。**C.**JTS 无创假体（Stanmore Implants Wroldwide）的内部结构设计。**D.** 无创假体的磁铁及齿轮结构。**E.** 患者通过电磁线圈进行延长。延长 4.6mm 需要 20 分钟,但是可以在门诊完成。**F.** 示意图显示胫骨近端的滑动部件。胫骨近端骺板得到保留,当骺板生长时,非骨水泥型假体可以在塑料袖套中滑动。**G.** 示意图显示应用股骨远端带有滑动部件的假体置换后 6 年,胫骨近端的生长。可以通过化疗时形成的生长阻止线观察到骨骼的生长。患侧生长只是略低于健侧的生长。**H.** 羟基磷灰石涂层领的应用显示可以通过促进骨长入减少无菌性松动的发生。

转电磁场）激活。这可以使磁铁转动，带动动子以非常低比率齿轮系统（13061:1）来延长假体。延长率直接与外部能量作用的时间相关：延长 4.6mm 需要 20 分钟（图 3C～E）。

- 对侧关节的骺板既可以通过应用"滑动"假体加以保护，也可以应用固定的骨水泥型假体从而牺牲骺板。
  - 滑动部件是非骨水泥型、表面光滑的、在残存的骺板中心穿过插入髓腔。在年龄大的儿童中，其可以插入一个骨内的塑料套筒中，起到中心器的作用。
  - 这一套筒可以使假体滑入骨内，同时残余的骺板继续生长（图 3F，G）。
  - 必须注意不要过分地剥离骨膜以保护近端生长板，并且小心地在骨及生长板的中心钻孔。
  - 滑动部件的插入破坏不超过 13% 的股骨远端及胫骨近端生长板。破坏区域的大小与生长板继续生长的能力并不相关[3, 4, 7]。
  - 经骺板的前交叉韧带幼年动物模型显示了相同的结果[2]。
  - 带有"滑动体"的骺板生长缓慢，但是与对侧肢体相比，可以达到 80% 的正常近端胫骨及 60% 的正常远端股骨的生长能力[4]（图 3G）。
- 还有很多其他的可延长假体在广泛应用。
  - Kotz 设计出一套应用棘轮系统进行延长的假体，通过膝关节活动进行延长[9]。
  - Phenix 系统（Phenix Mecical, Paris, France）是一种无创系统，依靠假体内密封于蜡壳中的弹簧圈进行延长。当对假体施加外部能量时，蜡块融化弹簧延伸。当移除外部能量时，蜡块凝固弹簧固定在一个新的位置[12]。
- 当应用可延长假体时，需要注意下列问题：
  - 在广泛边界切除肿瘤，在预定的平面截骨。
  - 当应用可延长假体时，置换与截除骨等长的假体。
  - 如果应用骨水泥，必须仔细地准备髓腔。我们建议应用预混抗菌素骨水泥。
  - 羟基磷灰石领及保留周围的骨膜袖诱导骨长入假体，显著地降低了远期无菌性松动的可能性，及在一些非骨水泥型假体中出现的应力遮挡的风险（图 3H）。

术前计划
- 计算评估骨成熟时的肢体短缩情况。

- 注意术中可能会影响到的任何生长板会导致生长减低。
- 考虑是否有比可延长假体更加简便的方法。包括：
  - 如果不等长小于 2cm，可以应用增高鞋。
  - 在一期手术时，安装比切除骨稍长的成人型假体（带有或不带有滑动部件）。
  - 实行对侧肢体骺板破坏术。
- 根据之前讨论的因素（表 1），决定应用微创或无创型假体。
- 将需要切除的骨的详细测量 X 线平片交给工程师，同时应提交计划的截骨平面（根据 MRI 制定，在复杂的病例，需要多层面影像学检查确定）。
- 筛查并治疗患者可能存在的感染灶：牙科医生检查；耐甲氧西林金黄色葡萄球菌（MRSA）筛查；常见的感染部位的检查如中央静脉系统、喉部、内生的趾甲或皮肤真菌感染检查。
- 如果患者近期曾行化疗，确保术前中性粒细胞及血小板数量（我们医院要求中性粒细胞计数 >1 000/mm^3，血小板 >75 000/mm^3）。

体位
- 根据术者习惯的用于成人假体的常用技术及入路选择体位。
- 我们习惯应用洗必泰及酒精溶剂双重消毒皮肤。患肢铺单应保证术中可以自由活动。
- 下面是我们常用的常见位置的标准体位：
  - 股骨远端：仰卧位，消毒患肢可活动
  - 胫骨近端：仰卧位，消毒患肢可活动
  - 肱骨近端："沙滩椅"体位，上肢置于小桌，头架固定头部
  - 股骨近端：侧卧位

入路
- 根据术者熟悉的成人假体置换的常用技术及入路切除肿瘤
- 对于膝关节周围肿瘤，我们习惯应用前内侧入路。我们通常会切开膝关节囊，向外侧翻开伸膝装置，除非有明确的证据证明膝关节受侵（常常是保肢手术的相对禁忌证）。
- 如果膝关节受侵，在有足够的软组织可以保留以覆盖假体的前提下，可以考虑行超关节切除术。
- 对于髋关节周围肿瘤，我们采用直接的侧方入路。肱骨近端我们采用可延长的 Henry 切口。

手术技术

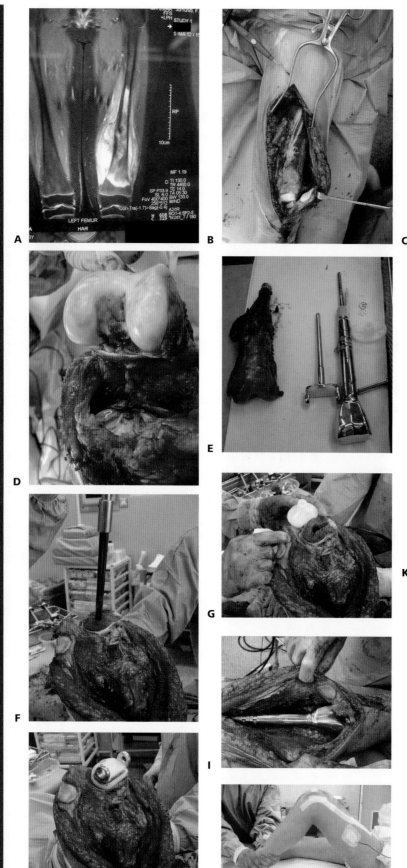
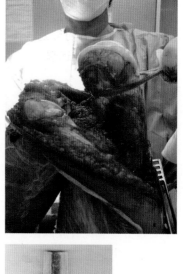
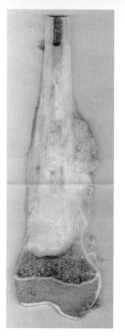

技术图 1 股骨远端的手术技术。**A.** 股骨远端骨肉瘤 MRI。尽管看上去肿瘤未达到骺板，但实际上已经沿骨膜下侵犯超过骺板。在 T1 像上可以更清楚地见到肿瘤近端的界限。**B.** 股骨远端的前内侧入路，显示切除活检通道及切开股直肌腱。**C，D.** 分离膝关节，由股骨后方分离腘血管。**E.** 完整切除肿瘤。**F.** 在关节线下方 10mm 处，与踝关节垂直（译者注：原著为平行）切除胫骨平台。小心在中心部位打孔以插入活动部件。**G，H.** 在胫骨平台中插入非骨水泥固定的聚乙烯衬垫，试验插入金属假体柄部。**I.** 骨水泥固定股骨近端假体部分，应用衬垫连接两部分。**J.** 检查屈曲活动程度。**K.** 切除的标本显示肿瘤的累及范围，墨迹显示肿瘤的边界。新辅助化疗后 98% 的肿瘤坏死。

可延长假体置换的外科技术

- 这里分别介绍各个常见部位的可延长假体置换的外科技术——尤其详细介绍股骨远端，其他部分只是突出重点介绍。

股骨远端可延长假体

- 通过前内侧切口及内侧髌骨旁入路切除肿瘤，注意保留一小段骨膜袖，以覆盖羟基磷灰石领部，促进骨长入假体（技术图 1）。
- 取截骨平面的骨髓标本送冰冻病理检查。
- 应用合适的软挫、套管、冲洗枪及骨水泥限制器准备股骨近端髓腔。
- 应垂直于胫骨长轴，与踝关节平行，截断 1cm 的胫骨近端。
- 必须注意不要过度地剥离骨膜，小心地开孔，以适合非骨水泥型的假体的髓内柄部即可，最小程度地损伤近端生长板。
- 有些病例需要插入骨内一段塑料管，以使得假体柄位于中心并促进滑动。这时假体柄可能会进入与研磨通道不同的通道，需要重新调整假体柄的位置。
- 试模复位假体以检查软组织张力，突然的超长会造成神经损害和固定的屈曲畸形及随后的僵直。
- 如果应用微创假体，假体应用骨水泥固定后，在皮肤上标记出螺钉机构的位置，以方便随后的经皮延长手术。
- 安置引流后，逐层关闭并包扎伤口。

胫骨近端可延长假体

- 胫骨近端对于保肢手术具有挑战，其并发症的发生率较高。
- 应用与成人假体置换相同的技术切除肿瘤，应用厚的筋膜皮瓣防止皮肤坏死。
- 切削股骨远端以适配假体，注意避免过度的骨膜剥离。
- 小心地开孔，以插入股骨远端柄及活动部件。
- 以内侧腓肠动脉为蒂游离腓肠肌内侧头，覆盖假体并与前侧肌肉缝合。
- 安装骨水泥型胫骨假体，插入股骨滑动部件。
- 内侧腓肠肌瓣重建伸膝装置。一些医生建议应用涤纶带连接假体及髌腱。

肱骨近端可延长假体

- 肱骨近端切除会导致肩部及旋转肌群功能障碍，但是会保留有功能的肘及手。
- 如果残留有很好神经支配的三角肌，可以将肱骨头深置于其中。
- 如果三角肌受到损伤，我们常用 Mersilene 网（Ethicon Inc, Somerville, NJ）由关节盂包绕肱骨头重建假关节囊，以防止向上的半脱位。其他作者建议应用聚乙烯套管（Trevira）重建软组织于假体的附着[5]。
- 注意保护喙肩韧带，以减少延长时肱骨近端半脱位的风险。
- 在延长假体时，必须注意防止肱骨头向近端移位。

股骨近端可延长假体

- 在股骨近端插入可延长假体有一定困难，因为必须从大粗隆上切断髋关节外展肌。
- 可以在患肢轻度外展位时将其固定于阔筋膜，可以有一定的外展功能。
- 应用股骨头的类型仍有争议。
  - 最常用单动或双动股骨头。
  - 但都有很高的失败率，在儿童中有很高的晚期半脱位发生的风险。
  - 小直径的股骨头有很高的脱位风险。
  - 考虑到患者骨成熟时需要接受大承重面的全髋关节置换术。我们目前采用金属对金属大承重面的关节置换，以增加稳定性减少脱位的发生率。

微创假体的经皮延长术

- 患者仰卧位，便于操作延长的窗口。
- 在年龄大的儿童，可以在局部麻醉下行延长术，在年龄小的儿童则需要全麻。
- 应在放射透视下进行延长手术，以确保手术切口尽量小。
- 在双重消毒皮肤，静脉应用预防抗菌药物后，在通向假体腔的延长螺钉处做一很小的切口。
- 通过透视确定延长螺钉的位置，插入内六角扳手。
- 有时需要应用一个小号的骨膜剥离器分开螺钉附近的肌肉。
- 旋转扳手延长假体：旋转 10 圈延长 0.1cm，因此延长 1cm 需要旋转 100 圈。
- 间断透视以确定延长的位置。
- 大多数的延长术一次可以延长 10mm。如果试图延长超过这一限度，可能会造成并发症如发展成为屈曲挛缩畸形或偶发神经损伤（如足下垂）。

注意要点

生长潜能	■ 充分地评估生长潜能 ■ 如果家庭成员很高，应用标准的生长量表可能不合适 ■ 不要忘记化疗会延迟正常生长 ■ 是否可以应用长的成人假体及滑入器？
滑入器的软组织处置	■ 避免对骺板及骨膜过多的外科干涉
可以延长多少？	■ 通常 10mm 就已经足够了。超过这一限度会造成僵直和神经损伤
多长时间延长一次？	■ 如果下肢短缩超过 15mm，大多数患者会察觉到。 ■ 接受化疗的儿童很少需要延长 ■ 快速生长期的儿童通常需要每 6 周延长一次
关节半脱位	■ 近端肱骨：应用 Mersilene 网重建假关节囊 ■ 近端股骨：如果多个方向的软骨均磨损，应用全关节假体更换单动头
病理性骨折	■ 胫骨假体带有活动的股骨部件，活动部件上方骨折的风险增加 ■ 内固定是最好的治疗 ■ 如果假体松动，更换长柄，在内固定时穿过骨折部位
感染	■ 是微创假体很可怕的并发症 ■ 每一次延长手术感染的风险是 1% ■ 无创手术可以减少感染的风险 ■ 应用充分冲洗及持续 6 周的高剂量的抗菌药物治疗，但是尽管如此治愈的可能性只有 20%
屈曲挛缩畸形	■ 关节僵直是假体延长术后可能的并发症，尤其是胫骨假体 ■ 尽量小量多次延长而不是一次矫正过多的不等长 ■ 可以由低毒感染造成

术后护理

■ 我们建议术后 24 小时预防性应用静脉广谱抗菌药物。

■ 我们建议早期拔除引流管（48 小时内）。

■ 股骨远端置换的患者：
- 术后 48 小时可以部分负重活动
- 开始主动及被动膝关节功能锻炼
- 通常可以在第 5 天主动伸直小腿，并且在出院之前 10 天之内屈曲膝关节至 90°。

■ 胫骨近端置换的患者：
- 术后 48 小时可以部分负重活动，但是需要佩戴伸膝支具保护伸膝装置 4 周。
- 这段时间之内膝关节可以被动屈曲 45°，但是不能够主动伸膝。

■ 股骨近端置换的患者需要患肢外展卧床 5~7 天，此后 6 周之内患者可以部分负重活动。

■ 肱骨置换的患者术后悬吊患肢 6 周，可以主动锻炼肘、腕及手部。

■ 所有的患者第 6 周开始进行强化物理治疗及水疗，可以全部负重行走及主动锻炼，以获得最大的功能恢复。

患者须知

■ 警告患者他们在应用人工假体，这种假体可能会失败。

■ 提醒他们避免身体接触体育活动。

■ 可以鼓励进行行走、游泳、骑车及其他非接触性活动。

■ 身体任何的感染均可能会导致假体感染，建议早期应用抗菌药物治疗。

■ 只有当存在感染时，才在口腔操作时预防性应用抗菌药物。

■ 应用无创假体的患者不能接受 MRI 检查。

结果

■ 在过去的 30 年中，我们医院进行了 615 例小于 16 岁的原发恶性骨肿瘤手术。

■ 74 例患者（12%）接受截肢手术，其余（408 例）患者应用假体重建保肢。

■ 全部 176 例应用可延长假体的患者，117 例存活，89 例达到骨成熟。

■ 60 例患者没有接受延长手术，由于发展为复发性疾病（转移及局部复发），或者出现如感染之类的并发症。

■ 116 例患者接受一次或多次延长手术，平均每一名患者 5.3 次（0~17 次），平均总延长 32mm（0~120mm）。

■ 19 例患者由于局部复发（11 例）或感染（8 例）行截肢手术。

■ 根据 Kaplan Meier 生存曲线，20 年总的保肢率为 83.9%。

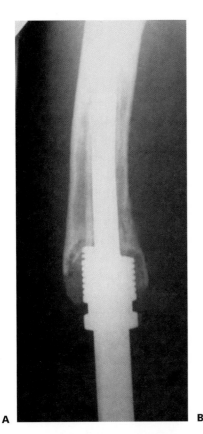

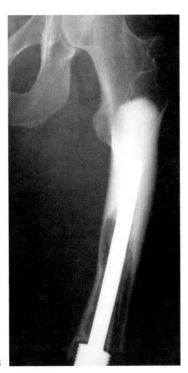

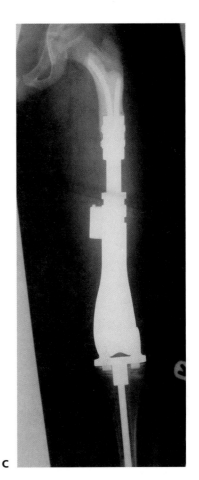

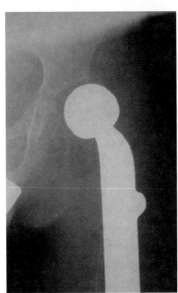

图 4 A，B. 股骨远端假体 14 年后出现无菌性旋转松动。**C.** 由于延长环向内侧移位造成急性短缩，需要翻修为成人假体。**D.** 在接受股骨近端置换的年轻患者中，可能会出现髋关节半脱位。

并发症

感染

- 深部假体感染是接受可延长假体儿童的主要问题，因为他们需要接受多次手术。
  - 我们医院 10 年累积感染率为 21%。
  - 这与假体的部位（胫骨近端）及早期会造成高度损伤的假体设计有关。
  - 应用腓肠肌瓣及微创假体，使得 10 年感染率降低至 8%。
  - 应用微创假体后每次延长术的感染风险由 3% 降低至 1%。
  - 无创假体可以减少感染的风险。

松动

- 羟基磷灰石领的应用大大地降低了无菌性松动的发生率。翻修术通常是简单地更换成人组件（**图 4A，B**）。必须时刻注意低毒感染可能会造成松动。

非计划短缩或延长

- 由于机械性失败造成的并发症，通常需要翻修假体（**图 4C**）。

僵直

- 僵直是年龄小的患者膝关节周围假体常见的问题，或者是当插入的假体长度大于切除的骨的长度，希望部分延长肢体时。在一些儿童中，会在假体周围形成大量瘢痕；在这种情况下，切除瘢痕会有帮助，需要联合很好的物理治疗。如果出现了屈曲挛缩畸形，高强度的理疗，包括应用一些列的石膏会有帮助。

髋关节或肩关节半脱位

- 通过应用 Mersilene 网可以减少肩关节半脱位的发生。在年龄小的儿童患者行股骨近端置换，股骨头半脱位较为常见。我们发现在小于 12 岁的患者中，髋臼上缘发育不成熟的趋势增加，在这些儿童中会发生股骨头半脱位。我们试用了几种技术预防半脱位，无一成功。现在当多处软骨磨损融合或出现半脱位时（**图 4D**），我们应用大承重表面的非骨水泥型杯翻修单动头。

延长不能满足生长的需要

- 假体最大可能延长 120mm，但是在很多病例中并不需要这么长。如果需要翻修手术，通常只需要更换假体的一段组件。

假体断裂

- 接受儿童假体的患者如果骨成熟时假体仍然在位，发生假体断裂并不常见。最常见发生断裂的部位是纤细的延长组件和主要部件的结合部分。断裂的假体均需要翻修。

假体周围骨折

- 假体周围骨折少见，但是在胫骨近端生长假体具有股骨的滑动部件时，容易发生股骨骨折。

参考文献

1. Aguilar JA, Paley D, Paley J, et al. Clinical validation of the multiplier method for predicting limb length at maturity, part I. J Pediatr Orthop 2005;25:186–191.
2. Anderson M, Green WT, Messner MB. Growth and predictions of growth in the lower extremities. Clin Orthop Relat Res 1978;136: 7–21.
3. Cool WP, Carter SR, Grimer RJ, et al. Growth after extendible endoprosthetic replacement in the distal femur. J Bone Joint Surg Br 1997;79B:938–942.
4. Cool WP, Grimer RJ, Carter SR, et al. Passive growth at the sliding component following endoprosthetic replacement in skeletally immature children with primary bone tumour around the knee. J Bone Joint Surg Br 1996;78B(Suppl 1):33.
5. Gosheger G, Hillmann A, Lindner N, et al. Soft tissue reconstruction of megaprostheses using a Trevira tube. Clin Orthop Relat Res 2001;393:264–271.
6. Greulich WW, Pyle SI. Radiographic Atlas of Skeletal Development of the Hand and Wrist, ed 2. Stanford: Stanford University Press, 1959.
7. Grimer RJ, Belthur M, Carter SR, et al. Extendible replacements of the proximal tibia for bone tumours. J Bone Joint Surg Br 2000;82B:255–260.
8. Guzzanti V, Falciglia F, Gigante A, et al. The effect of intra-articular ACL reconstruction on the growth plates of rabbits. J Bone Joint Surg Br 1994;76B:960–963.
9. Kotz RL, Windhager R, Dominkus M. A self-extending paediatric leg implant. Nature 2000;406:143–144.
10. Laor T, Jaramillo D, Oestreich AE. Musculoskeletal system. In: Kirks DR, ed. Practical Pediatric Imaging. Diagnostic Radiology of Infants and Children, ed 3. Philadelphia: Lippincott-Raven, 1998: 327–510.
11. Longhi A, Errani C, De Paolis M, et al. Primary bone osteosarcoma in the pediatric age: state of the art. Cancer Treat Rev 2006;32: 423–436. Epub 2006 Jul 24.
12. Neel MD, Wilkins RM, Rao BN, et al. Early multicenter experience with a non-invasive expandable prosthesis. Clin Orthop Relat Res 2003;415:72–81.
13. Paley D, Bhave A, Herzenberg JE, et al. Multiplier method for predicting limb-length discrepancy. J Bone Joint Surg Am 2000;82A:1432–1446.
14. Pritchett JW. Growth plate activity in the upper extremity. Clin Orthop Relat Res 1991;268:235–242.
15. Pritchett JW, Bortel DT. Single bone straight line graphs for the lower extremity. Clin Orthop Relat Res 1997;342:132–140.
16. Tupman GS. A study of bone growth in normal children and its relationship to skeletal maturation. J Bone Joint Surg Br 1962;44B:42–67.

第 5 章

骨转移癌的外科治疗概述

Jacob Bickels 和 Martin M. Malawer
李南 译 校

背景

■ 骨骼是仅次于肺和肝的第三位转移好发部位[4,11]。前列腺、乳腺、肺、肾及甲状腺癌骨转移占全部骨转移癌的 80%[4,11]。生存期延长所致的肿瘤患者数量的增加，导致骨转移癌（MBD）患者数量的增加。骨转移癌准确的发病率并不清楚，据估计在美国每年有 35 万人死于骨转移癌[13]。

■ 骨转移癌是癌症患者生活质量恶化的重要原因。这些患者可能需要外科治疗即将发生的或已经发生的病理性骨折，或者缓解由于局部病变进展导致的难治性疼痛。

■ 这些骨转移癌会导致明显的功能缺失、疼痛及生活质量的下降。也可以在特定的患者中，对单发的骨转移癌采用手术治疗，以改善长期生存率[1,10]，但如果不是这种情况，手术治疗主要是姑息性的，手术的目的是达到肿瘤的局部控制，恢复手术部位的结构稳定，尽可能快地恢复功能。如果不能达到这些目的，常需要再次手术，从而影响已经很差的生活质量。

■ 报道显示骨转移癌的手术失败率高达 40%，包括很差的内固定，不恰当的假体选择，或手术部位的疾病进展[3,8,14,15]。

■ 如果试图像治疗创伤性骨折一样治疗病理性骨折，大多数情况下会失败，因为肿瘤会影响到骨折的愈合过程。病理性骨折的愈合也取决于肿瘤的类型：乳腺和前列腺转移性腺癌，多发骨髓瘤及淋巴瘤造成的病理性骨折，比肺癌、肾癌及胃肠道肿瘤造成的骨折更易愈合[5-7]。

■ 此外，即使骨折可能会愈合，也需要非常长的时间，且常并不满意。因此用于创伤性骨折的牵引及固定，并不适用于骨转移癌造成的病理性骨折的处理。

■ Gainor 和 Buchert[5] 分析了 129 例病理性骨折，发现接受内固定、放疗及术后生存超过 6 个月的患者，长骨骨折较容易愈合。

■ Harrington 等[7] 报道了同样的结果。应优先应用骨水泥型内固定或假体固定，达到即时稳定性。依靠骨愈合的生物学过程（如自体骨移植、异　体骨或异体骨假体复合物）的重建技术对于骨转移癌的外科治疗是不恰当的[2,6,7,9]。

适应证

■ 已经存在的病理性骨折

■ 即将发生的病理性骨折

■ 局部肿瘤发展导致的难以忍受的疼痛，止疼药及术前放疗效果不好

■ 特定肿瘤的单发转移灶

■ 骨转移癌的外科治疗应选择预计生存期大于 3 个月的患者。预计生存小于 3 个月的患者不宜行手术治疗，因为他们常没有康复所需的体力或生存时间。这些患者可以接受非手术治疗，如在上肢悬吊或应用支具，在下肢可以保护负重行走。

影像学及其他分期检查

X 线平片

■ 应行受累部位的平片及 CT 检查，同时对于其他主诉疼痛的关节或骨行平片检查。这些检查可以显示骨破坏及软组织侵犯的程度（**图 1A，B**）。

■ 如果转移癌位于长骨，需要对全部的骨骼进行高质量的平片检查以排除额外的转移灶，这些检查对于术前计划至关重要。漏诊的转移灶可以造成术后的病理性骨折，需要再次手术治疗（**图 1C–F**）。

■ 因为肺部是最常见的转移部位，同样需要常规行胸片检查排除肺部转移。表 1 列出了原发灶不明的骨转移癌患者需要进行的检查。

骨扫描

■ 应在任何的外科操作前行锝 99m（[99m]Tc）–MDP 全身骨扫描。这一检查在有其他转移灶存在时，可以提供对全身骨骼的检查，同时也可以发现需要同时接受手术的转移灶。骨扫描对骨病高度敏感。摄取示踪剂对于骨转移癌并不特异，也可以是炎症、感染、创伤后和其他良性情况。因此，如果骨扫描发现任何阳性结果，需行 X 线平片检查。

■ 骨扫描并不能替代 X 线平片诊断全部受累骨或其他骨痛部位，因为骨扫描可能不能发现一些肿瘤（如多发骨髓瘤、转移性黑色素瘤、甲状腺癌）（**图 2**）。

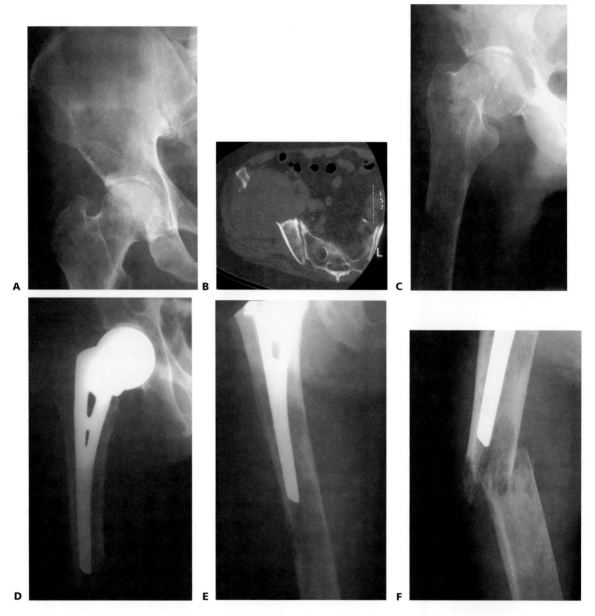

图 1 A. 男性 72 岁，有甲状腺癌病史，平片显示右侧髋臼转移癌。**B.** CT 显示广泛的骨破坏及软组织侵犯。只根据平片切除肿瘤，可能会造成只能行病变内的减瘤术或由于肿瘤血运丰富造成术中大出血。基于这些检查结果，这名患者接受了术前血管栓塞术，减少了术中出血，确保成功的切除。**C.** 女性 69 岁，有乳癌病史，X线平片显示髋关节病理性骨折。**D，E.** 骨折后 24 小时内即行半髋关节成形术，术后 X 线平片发现假体柄远端额外的转移灶，因术前 X 线平片质量不高且没有行全股骨的平片而漏诊。**F.** 患者在住院期间由床向平车搬动时，这一部位发生了病理性骨折。

实验室检查

■ 需要行血常规及血生化检查。需要特别注意钙水平，因为高钙血症可能是骨转移癌致命的并发症。钙离子水平对于诊断高钙血症有帮助，因为低白蛋白水平可以降低总的钙水平。在任何外科操作之前需要治疗高钙血症。特定肿瘤抗原水平可以帮助诊断特定类型的肿瘤。

活检

■ 对于怀疑为转移癌的疑似病灶并不一定需要行活检。对于有恶性肿瘤病史，及有其他部位影像学诊断为转移癌的患者，手术之前不需要活检。

■ 另一方面，对于孤立性骨转移癌的患者有明确的恶性肿瘤病史，或病变的临床及影像学表现不典型，即使有其他骨转移病灶存在，在手术之前也必须行活检。

表 1	原发灶不明的骨转移癌患者需要进行的初步检查
体格检查	重点评估皮肤，淋巴结肿大，乳腺，甲状腺，前列腺及直肠检查
实验室检查	血常规、血生化、肝功能、红细胞沉降率、血尿蛋白电泳、前列腺特异性抗原、尿常规、粪常规
影像学检查	胸部、腹部及骨盆 CT 检查

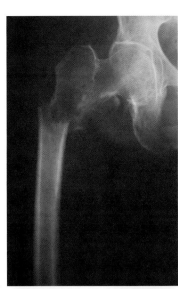

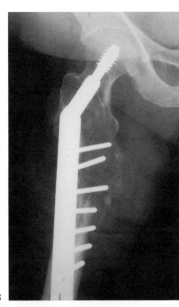

图 2 A. 女性 59 岁，多发骨髓瘤，X 线平片显示股骨近端病理性骨折。**B.** 骨扫描没有发现其他病变，患者接受切开复位（没有切除肿瘤）及非骨水泥型内固定。患者主诉持续的同侧膝关节疼痛，临床诊断为退行性关节病及相关疼痛。复位术后 2 周，患者诉负重时急性剧烈膝关节疼痛及肿胀。**C，D.**X 线平片显示股骨远端病理性骨折。**E.** 这例患者接受了全股骨切除人工假体重建术。

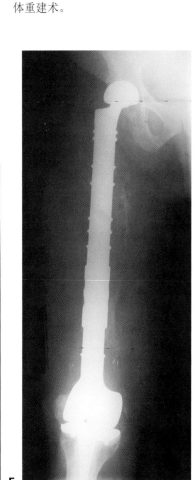

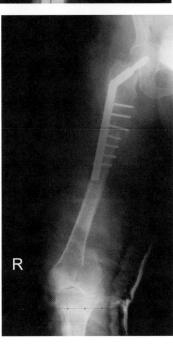

A

B

C

D

E

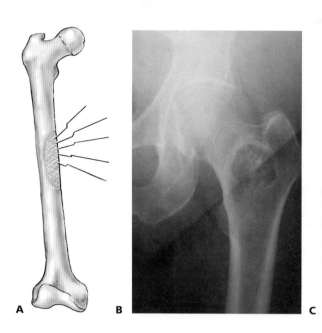
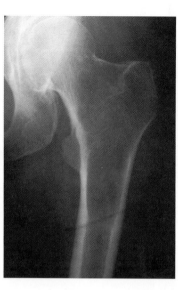
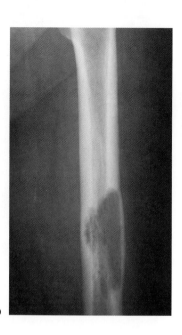

图 3 A. 骨病灶测量超过 2.5cm，超过皮质骨直径的 50% 及负重行走疼痛被视为即将发生病理性骨折。**B.** 女性 59 岁，股骨近端转移性乳腺癌。病变没有症状，随诊行骨扫描检查时发现放射性浓聚。病变超过 2.5cm。但是由于病灶有硬化圈，没有超过局部皮质骨直径的 50%，且没有影响到皮质骨的完整性，因此不需要手术治疗，患者通过放疗及双磷酸盐得到成功的治疗。**C.** 女性 62 岁，股骨粗隆下转移性乳腺癌。**D.** 男性 70 岁，股骨干转移性肺癌。这两例病例都有负重疼痛，都是超过 50% 皮质直径的大的溶骨性病变，伴有内骨膜侵蚀至直接穿透的皮质骨破坏。这两例病例都需要外科手术。

术前计划

■ 尽管骨转移癌患者的手术治疗不能耽误，但是一定不能忽视术前的详细评估与分期。这些检查需要了解病灶的形状及与邻近结构的关系，决定患者总的骨骼分期，及是否有其他需要同时处理的病灶。因为绝大多数骨转移癌患者均有明确的诊断，因此临床及影像学评估的目的是评估肿瘤侵犯程度及是否有其他的并发症，而不是确定原发病灶。

病史及体格检查

■ 病史应包括目前的肿瘤学情况及相关的治疗和药物。详细地询问患者或家属患者的一般功能状态，尤其是患肢发生转移癌之前的状态非常重要。如医生可能不愿意为长期卧床或坐轮椅的下肢肿瘤的患者实施手术，因为对于这些患者可以用固定患肢的方法维持无痛，创伤更小。

■ 骨科医生应告知肿瘤医生拟采用的手术方法，明确患者曾接受过的治疗，获知患者的预计生存期。体格检查应包括主要的有症状部位及其他出现症状的部位。体检应重点检查软组织侵犯程度及其与肢体神经血管束的关系，肌肉强度及邻近关节活动程度，受累肢体的神经血管条件及肢体水肿等。

即将发生的病理性骨折

■ 骨转移癌患者发生病理性骨折表现为突发的剧烈疼痛及功能障碍。这些患者需要急诊入院，会中断正在进行的肿瘤学治疗。此外，这些骨折手术时常常会遇到继发性血肿和软组织水肿，而且由于广泛的骨破坏很难对线及复位。因此，识别可能会发生病理性骨折的骨转移癌（即"即将发生的"病理性骨折）非常重要，需要预防性的固定。

■ 尽管考虑需要对即将发生的骨折行预防性内固定，很多文章报道了评估这些病变的多种概念、方法及定义的标准。广泛接受的及最常应用的标准包括 2.5cm 的溶骨性破坏，破坏 50% 或更多的邻近皮质骨，以及放疗无效的负重疼痛病逐渐加重（**图 3**）[6,7,12]。

手术原则

■ 骨转移癌的主要手术目的是达到肿瘤的局部控制及手

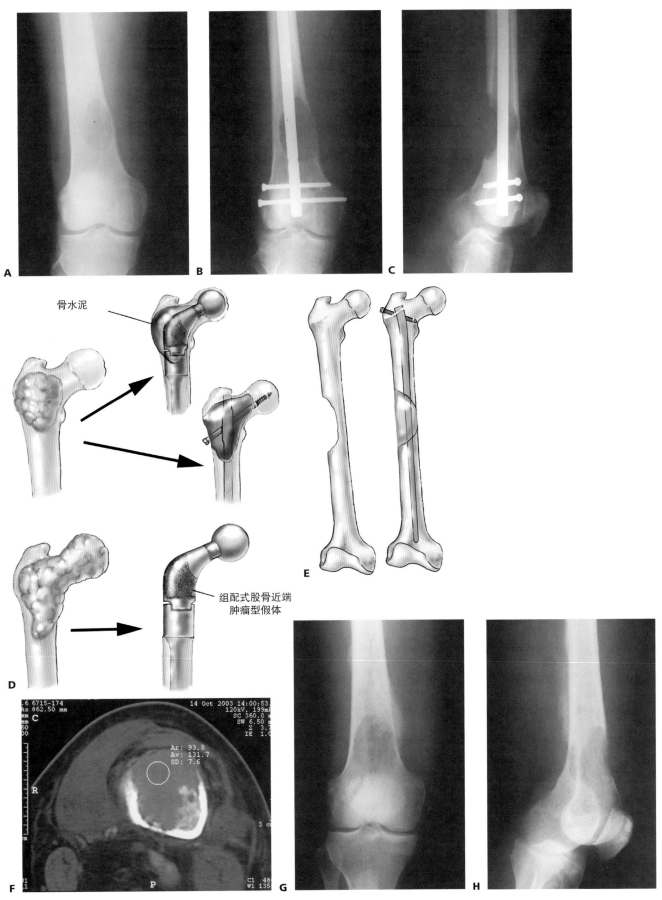

骨水泥

组配式股骨近端
肿瘤型假体

图 4　（续后）

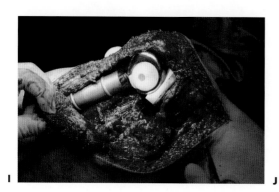
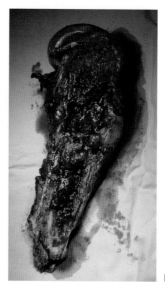
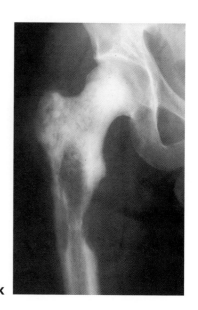

图 4 A.X 线平片显示股骨远端骨干转移性肾细胞癌。患者接受闭合（即不显露及切除肿瘤）倒打髓内钉固定及术后放疗。**B，C.** 术后 3 个月 X 线平片显示明显的肿瘤局部生长，需要进一步的广泛的手术切除。**D.** 股骨近端转移癌。这样的没有侵犯股骨头的病变，可以应用肿瘤囊内刮除，骨水泥髓内钉重建。但是如果肿瘤造成了股骨头的广泛破坏，则需要行股骨近端切除，骨水泥型人工假体重建。**E.** 骨干转移癌。如果残留足够多的皮质可以保持完整性，可以应用肿瘤囊内刮除，骨水泥髓内钉重建。如果肿瘤破坏广泛影响了皮质的连续性，则需要行骨干节段性切除术。CT（**F**）及 X 线平片（**G，H**）显示股骨远端多发骨髓瘤骨破坏广泛。**I.** 大部分皮质破坏，残留的后方皮质也被肿瘤侵犯变薄，所以需要行股骨远端切除人工假体重建术。**J.** 手术标本。**K.** 股骨近端广泛破坏性转移癌，只能行股骨近端切除人工假体重建。

术部位的结构稳定。手术对于疾病总的预后及患者的生存率没有影响。大多数手术失败是由于肿瘤切除不足或不恰当的重建造成的。对于微小转移病灶放疗效果很好，但是对于较大体积的肿瘤，放疗效果会大打折扣。

■ 因此即将发生的及已经发生骨折的手术应遵循相同的步骤：首先需要切除肿瘤，此后才能重建（**图 4A–C**）。根据肿瘤的局部破坏程度及与邻近关节的密切程度，决定行肿瘤囊内切除或受累骨瘤段切除（**图 4D–K**）。

■ 因为骨转移癌常常较骨原发恶性肿瘤的软组织侵犯程度小，因此骨转移癌的切除常不需要大块切除周围的软组织（**图 5A，B**）。

■ 重建必须能够提供即时的稳定性，而不能依靠生物学愈合过程。因此对于骨转移癌手术应用自体骨、异体骨或异体骨假体复合物并不合适。同样，也不适合应用非骨水泥型假体。

■ 重建应包括联合应用内固定或假体及骨水泥（即聚甲基丙烯酸甲酯）。骨水泥可以通过增强传导力的内固定

物的直径以及改善其与邻近骨的附着，从而增强内固定效果，允许内固定可以承担术后即时负重及功能的机械性应力。

■ 刚强度取决于相关的髓内重建的直径：弯曲刚性量与直径的增加第四力成比例，弯曲强度因直径第三力不同而不同（**图 5C–H**）。

术后护理

康复

■ 应根据伤口愈合情况及患者的能力，尽可能快地进行全负重及被动主动关节功能锻炼。

辅助放疗

■ 术后应对全部手术野常规应用 3000~3500 cGy 的外照射放疗，以控制残存的镜下病灶。如果实施放疗是否影响骨痂的形成，取决于骨折的特点及患者的一般情况[5-7]。伤口愈合后即开始放疗，常在术后 3~4 周。

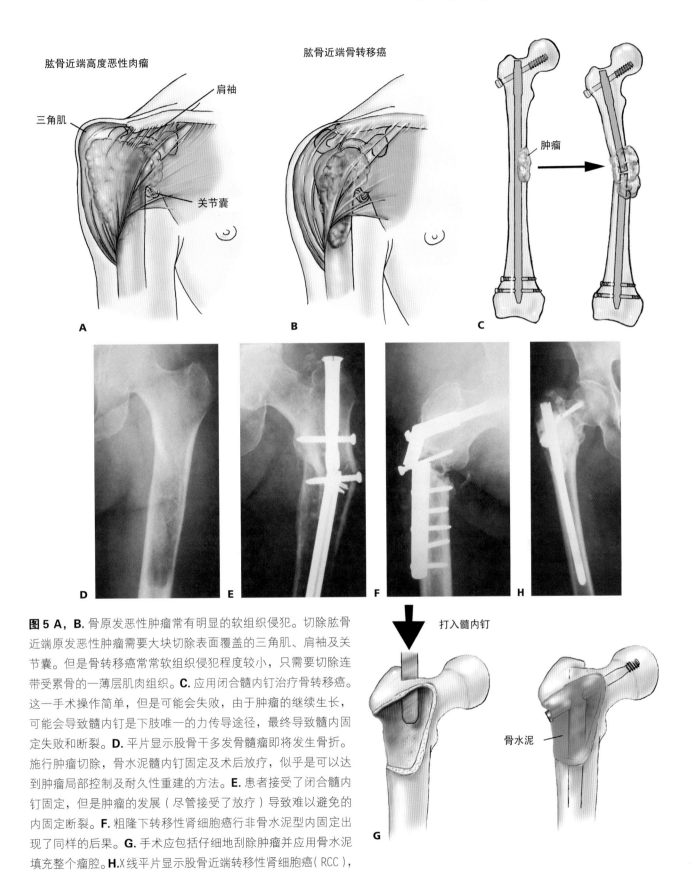

图 5 A，B. 骨原发恶性肿瘤常有明显的软组织侵犯。切除肱骨近端原发性肿瘤需要大块切除表面覆盖的三角肌、肩袖及关节囊。但是骨转移癌常常软组织侵犯程度较小，只需要切除连带受累骨的一薄层肌肉组织。**C.** 应用闭合髓内钉治疗骨转移癌。这一手术操作简单，但是可能会失败，由于肿瘤的继续生长，可能会导致髓内钉是下肢唯一的力传导途径，最终导致髓内固定失败和断裂。**D.** 平片显示股骨干多发骨髓瘤即将发生骨折。施行肿瘤切除，骨水泥髓内钉固定及术后放疗，似乎是可以达到肿瘤局部控制及耐久性重建的方法。**E.** 患者接受了闭合髓内钉固定，但是肿瘤的发展（尽管接受了放疗）导致难以避免的内固定断裂。**F.** 粗隆下转移性肾细胞癌行非骨水泥型内固定出现了同样的后果。**G.** 手术应包括仔细地刮除肿瘤并应用骨水泥填充整个瘤腔。**H.** X线平片显示股骨近端转移性肾细胞癌（RCC），应用部分切除，骨水泥髓内钉固定。RCC 常对放疗不敏感；这一患者残留的肿瘤持续生长，最终导致在内固定与骨水泥交界处的内固定失败。

注意要点

术前	■ 详尽地询问患者骨转移癌前的功能情况
	■ 咨询患者的肿瘤医生，了解患者目前的肿瘤状态及预计生存期
	■ 一般评估；排除高钙血症
	■ 全部受累骨的 X 线平片
	■ 术前行全身骨扫描检查
	■ 疼痛的溶骨性破坏直径超过 2.5cm，超过皮质直径的 50%，即认为即将发生骨折，需要接受预防性手术治疗
术中	■ 首先需要切除肿瘤
	■ 重建术应包括骨水泥型内固定——生物学重建不可取
术后	■ 即时负重及关节功能锻炼
	■ 外照射放疗

参考文献

1. Aguilar JA, Paley D, Paley J, et al. Clinical validation of the multiplier method for predicting limb length at maturity, part I. J Pediatr Orthop 2005;25:186 - 191.

2. Anderson M, Green WT, Messner MB. Growth and predictions of growth in the lower extremities. Clin Orthop Relat Res 1978;136:7 - 21.

3. Cool WP, Carter SR, Grimer RJ, et al. Growth after extendible endoprosthetic replacement in the distal femur. J Bone Joint Surg Br 1997;79B:938 - 942.

4. Cool WP, Grimer RJ, Carter SR, et al. Passive growth at the sliding component following endoprosthetic replacement in skeletally immature children with primary bone tumour around the knee. J Bone Joint Surg Br 1996;78B(Suppl 1):33.

5. Gosheger G, Hillmann A, Lindner N, et al. Soft tissue reconstruction of megaprostheses using a Trevira tube. Clin Orthop Relat Res 2001;393:264 - 271.

6. Greulich WW, Pyle SI. Radiographic Atlas of Skeletal Development of the Hand and Wrist, ed 2. Stanford: Stanford University Press, 1959.

7. Grimer RJ, Belthur M, Carter SR, et al. Extendible replacements of the proximal tibia for bone tumours. J Bone Joint Surg Br 2000;82B:255 - 260.

8. Guzzanti V, Falciglia F, Gigante A, et al. The effect of intra-articular ACL reconstruction on the growth plates of rabbits. J Bone Joint Surg Br 1994;76B:960 - 963.

9. Kotz RL, Windhager R, Dominkus M. A self-extending paediatric leg implant. Nature 2000;406:143 - 144.

10. Laor T, Jaramillo D, Oestreich AE. Musculoskeletal system. In: Kirks DR, ed. Practical Pediatric Imaging. Diagnostic Radiology of Infants and Children, ed 3. Philadelphia: Lippincott-Raven, 1998:327 - 510.

11. Longhi A, Errani C, De Paolis M, et al. Primary bone osteosarcoma in the pediatric age: state of the art. Cancer Treat Rev 2006;32: 423 - 436. Epub 2006 Jul 24.

12. Neel MD, Wilkins RM, Rao BN, et al. Early multicenter experience with a non-invasive expandable prosthesis. Clin Orthop Relat Res 2003;415:72 - 81.

13. Paley D, Bhave A, Herzenberg JE, et al. Multiplier method for predicting limb-length discrepancy. J Bone Joint Surg Am 2000;82A:1432 - 1446.

14. Pritchett JW. Growth plate activity in the upper extremity. Clin Orthop Relat Res 1991;268:235 - 242.

15. Pritchett JW, Bortel DT. Single bone straight line graphs for the lower extremity. Clin Orthop Relat Res 1997;342:132 - 140.

16. Tupman GS. A study of bone growth in normal children and its relationship to skeletal maturation. J Bone Joint Surg Br 1962;44B: 42 - 67.

第 6 章

骨肿瘤的冷冻消融术

Jacob Bickels,Isaac Meller,Yehuda Kollender 和 Martin M. Malawer
李南 译 校

背景

■ 冷冻消融术是一种治愈性的应用原位冷冻技术诱导肿瘤坏死的治疗方法。冷冻消融术通过直接注入液氮，有效的辅助刮除术治疗多种骨肿瘤，包括良性侵袭性肿瘤、转移癌以及原发恶性肿瘤。这是一种囊内切除术，可以避免瘤段切除和相关的功能丧失。

■ 冷冻消融术是一种非常强大的技术。它降低了肿瘤腔周围的骨组织的强度，当不恰当地使用时，可能会引起额外的软组织损伤。注意到这些潜在的并发症使得手术过程更加细化，包括软组织保护、稳定的重建、围手术期抗生素的使用及逐渐负重的增强康复锻炼。这些措施已经取得了一个令人满意的低并发症率，使得这种治疗安全可靠。

■ 有理由相信冷冻消融术将不再是小团体医生的独家应用，在不久的将来它将会得到更广泛的推广。

历史进程和物理学背景

■ 尽管在 19 世纪 50 年代已经开始应用冷冻消融术治疗局部晚期子宫颈癌，但直到一个世纪之后才开始将之应用到骨肿瘤的治疗，1966 年在 Gage 等 [13] 对动物的经典的研究中，通过环绕的乳胶线圈注入液氮冷冻混种狗的股骨。液氮的沸点是 −196℃，可以快速冻结线圈周围 2cm 的骨组织。通过病理及 X 线平片检查，作者观察到发生了与机械削弱和自发性骨折有关的组织坏死和骨吸收 [13]。这些变化伴随着缓慢的新骨形成，由边缘的有活性的骨组织开始：冷冻后 2 个月第一次观察到，6 个月达到峰值 [13]。

■ 尽管实验中只研究了正常骨组织，Gage 等推断冷冻可以造成非特异性细胞破坏，同样也可以诱导肿瘤杀伤。他们进一步建议应用囊内冷冻消融术代替肿瘤切除或截肢术 [13]。1969 年首次报道了使用这种技术治疗人类骨肿瘤 [33]。对骨转移癌灶实行刮除术后，Marcove 和 Miller[33] 在肿瘤腔注入液氮，目的是诱导肿瘤坏死和避免广泛切除，据报道这两个目标均顺利实现。

■ 进一步研究证明确认及证实了 Gage 等 [13] 最初的研究，发现在 −21° 和 −60° 之间是细胞坏死需要的温度，温度低于 −60° 没有显示出进一步的杀伤力 [18, 28, 33]。

■ 研究发现了很多由冷冻消融术引起的导致组织坏死的机制 [12,15,22,26,28,41,42]。这些机制可以分为两类：即刻性和延迟性。

　● 冷冻消融术产生的即刻细胞毒性包括四种机制：① 形成冰晶和膜破坏；② 热休克；③ 脱水和电解质变化的毒性作用；④ 细胞蛋白质变性。细胞内冰晶的形成被认为是直接导致细胞坏死的主要机制。

　● 两种机制很可能与延迟性细胞毒性有关，一种是冷冻消融术之后观察到的组织进行性坏死，另一种是冷冻组织的后续修复有关，包括① 微血管循环损伤；② 血管郁积造成伤害。

■ 在冷冻消融术期间，首先在细胞外间隙形成冰晶。水分进入到这些冰晶里形成了一个高渗的细胞外环境，从而吸收细胞内的水分。随着结晶过程的继续，这些晶体生长、细胞收缩和脱水、电解质浓度增加、细胞膜和细胞结构受损 [12,17,41]。因为快速的冷冻，如直接注入液氮，没有足够的时间从细胞内渗出水，因此细胞内冰晶的形成也是同时发生的。

■ 与之相反，缓慢的融化会导致细胞内再结晶的形成和膜破坏，而快速解冻就不会有这样的情况发生 [2,7,41,48]。

■ 由于在第一次冻融周期促进了冷电导率，因此反复冻融会增加组织坏死程度 [11,12,15]。所以多次的快速冷冻和自然复温可以造成最大的细胞坏死效果。

■ 从组织学上讲，冷冻消融术最显著的效果在髓腔：当直接注入液氮后，会产生一圈 1~2cm 的很少有炎症反应的细胞坏死 [13,29,39,41]。随后会发生液化及纤维替代。偶见巨大的、厚壁的栓塞的血管。

适应证

组织学诊断

■ 良性侵袭性肿瘤
　● 巨细胞瘤
　● 动脉瘤样骨囊肿
　● 单纯性骨囊肿
　● 纤维异常增生症
　● 内生性软骨瘤
　● 成软骨细胞瘤

- 嗜酸性肉芽瘤
- 成骨细胞瘤
- 软骨黏液样纤维瘤
■ 低度恶性骨肿瘤
- 低度恶性软骨肉瘤
- 转移性肿瘤

形态学标准

■ 冷冻消融术适合于关节周围和骶骨病变，因为肿瘤切除术后的残存皮质可以容纳液体，并且可以充分确保力学稳定的重建。

外科治疗

■ 冷冻消融术实施有 5 个阶段：①肿瘤显露；②彻底的刮除；③高速研磨瘤腔壁；④冷冻消融术；⑤力学重建[5,6,27]。

直接注入液氮

■ 如果可能尽量应用充气止血带，减少局部的出血和阻止血液作为热池和构成冷冻消融术热屏障。

■ 在显露受累骨后，开一个沿肿瘤最大纵径的皮质窗。它必须是椭圆的，其轴平行于骨的长轴，减少应力上升的效应（技术图 1A~C）。

■ 徒手刮除全部大体的肿瘤组织（技术图 1D~E）。此后应用高速磨钻研磨肿瘤残腔壁，清除全部剩余的肉眼可见的肿瘤组织（技术图 1F）。

■ 在灌入液氮之前，寻找皮质骨上有穿孔的部位，并用明胶海绵（Upjohn, Kalamazoo, MI）封闭。游离筋膜皮瓣和神经血管束，应用屏障（纱垫）加以保护，之后进行冷冻消融术。

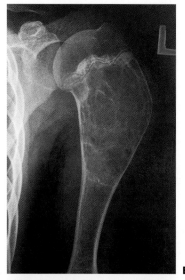
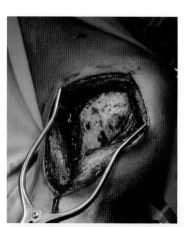
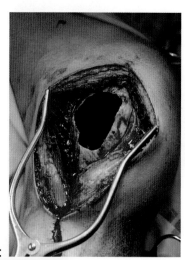
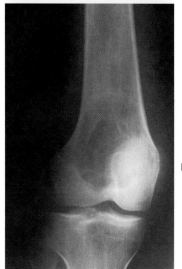
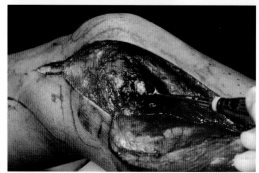

技术图 1 **A.**X 线平片显示了肱骨近端动脉瘤样骨囊肿。**B.** 通过三角胸肌大肌切口充分显露肿瘤部位，游离筋膜皮瓣显露全部肿瘤累及的范围。**C.** 沿肿瘤最大纵径开一个很大的皮质窗。**D.**X 线平片显示股骨远端的巨细胞瘤。**E.** 首先刮除肿瘤。必须小心仔细的操作，瘤腔内只残留镜下肿瘤组织。（接下）

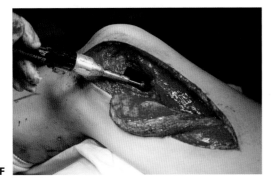

传统的冷冻消融技术包括应用不锈钢漏斗将液氮直接倾倒入瘤腔，注意充满全部瘤腔（技术图 2）。应用测温针监测瘤腔、瘤腔壁、附近软组织及瘤腔周围 1 ~ 2cm 的区域。应用温盐水持续冲洗周围软组织以尽可能减少热损伤。

冷冻过程（液氮沸腾）持续 1 ~ 2 分钟，取决于倒入的液氮量。随后自然复温，需要 3 ~ 5 分钟。当瘤腔温度上升至 0 度以上时完成一个冻融周期。2 个冻融周期后应用盐水冲洗瘤腔。随后开始重建瘤腔。

技术图 1（接上）**F.** 刮除术后应用高速磨钻研磨。

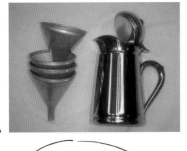

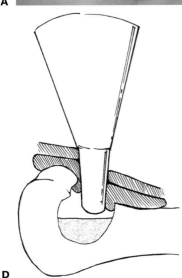

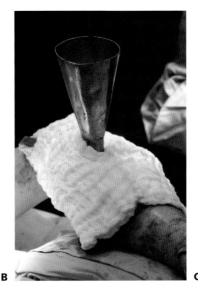

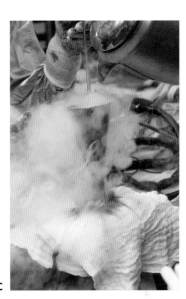

技术图 2 传统的冷冻消融技术直接倾倒液氮。**A.** 不锈钢壶和漏斗。**B.** 纱垫保护周围软组织。**C.** 在肿瘤腔里直接注入液氮，在冻融的过程中持续应用温盐水灌洗（共 5 分钟）。**D.** 直接注入液氮及保护周围的软组织。

重建包括内固定和骨水泥填充（PMMA；技术图 3）。在植入骨水泥之前，应用自体骨加强软骨表面。

氩气闭合冷冻消融术

冷冻消融术将液氮直接注入有几个弊端：首先，注入之后没有控制全部的冷冻时间和肿瘤腔内不同位置的温度，其次这是一种重力依赖性手术，注入的液体不能够到达高于液平面的瘤腔角落。

为了解决这些问题，20 世纪 90 年代末期开始出现氩气闭合冷冻消融术[4]。这一手术将瘤腔填充满凝胶样介质，将金属探针插入凝胶样介质中，计算机控制通过金属探针输入氩气。

氩气作为冷冻剂，周围的凝胶作为传导介质，可以将低温均匀分布至整个肿瘤腔（技术图 4，5，6）。

计算机控制输入氩气可以控制髓腔内温度及全部的冷冻时间，使用粘性胶可以填充任意形状的瘤腔而不需要考虑重力的影响（技术图 7）。

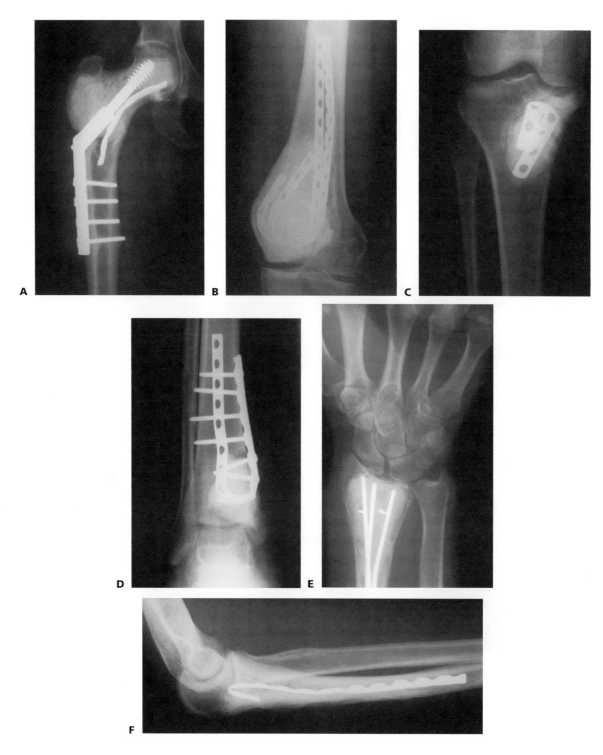

技术图3 重建术包括骨水泥内固定和增强软骨表面的自体骨移植。这一重建原则适用于所有解剖的位置：股骨近端（**A**），股骨远端（**B**），胫骨近端（**C**），胫骨远端（**D**），桡骨远端（**E**）及尺骨近端（**F**）。

手术技术

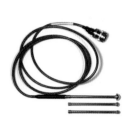
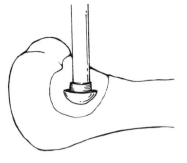
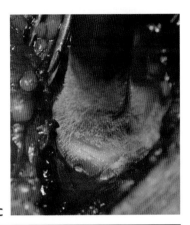

技术图 4 A. 用于输送氩气的不同大小的金属探针。**B.** 瘤腔里面充满凝胶介质，插入金属探针。**C.** 通过探针输入氩气几秒钟后，凝胶冻结并形成一个冰球。

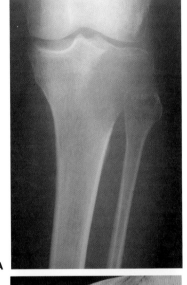
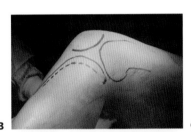
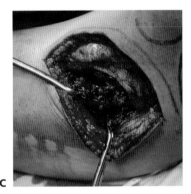
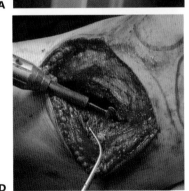
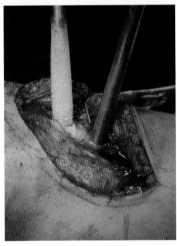

技术图 5 A. 平片显示胫骨远端的巨细胞瘤。**B.** 沿胫骨干骺端外侧的弧形切口。**C.** 刮除术。**D.** 高速磨钻研磨。**E.** 在输入氩气金属探针尖部形成一个冰球。

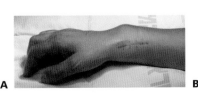
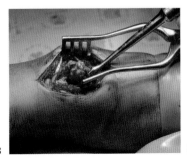
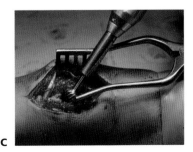

技术图 6 A. 桡骨远端复发低度恶性软骨肉瘤。**B.** 肿瘤刮除。**C.** 高速磨钻研磨。（接下）

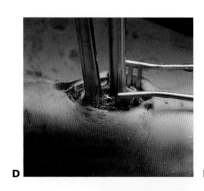
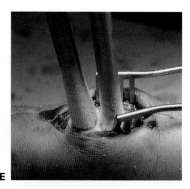

技术图 6 （接上）**D.** 应用凝胶填满瘤腔。
E. 冷冻消融术。

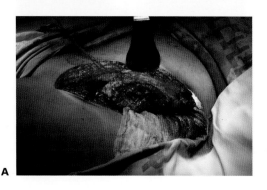

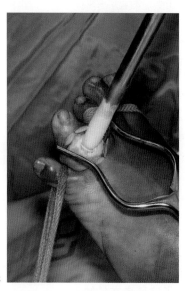

技术图 7 尺骨近端（**A**）第 4 个脚趾（**B**）使用闭合氩气系统的冷冻消融术。尺寸相对较大的漏斗很难通过直接注入液氮冷冻这些部位。

注意要点

术中	■ 游离神经血管束及周围软组织
	■ 足够大的皮质开窗
	■ 仔细刮除后应用高速磨钻研磨
	■ 在整个冷冻消融术过程中注意保护及保温软组织
	■ 应用骨水泥内固定及软骨表面自体骨移植重建瘤腔
术后	■ 术后保护负重

术后护理

■ 常规围手术期预防性抗生素 3 ~ 5 天，下肢病变的患者术后 6 周免负重。随后摄 X 线平片以排除骨折及观察植骨愈合情况。如果愈合满意可以允许逐渐负重。

结果

■ 迄今为止关于冷冻消融术最丰富的经验，主要涉及巨细胞瘤这一良性侵袭性肿瘤。2/3 的病例发生于 20 ~ 40 岁，大多数位于关节软骨周围的长骨的骺端或干骺端[19]。由于这些肿瘤邻近关节，广泛切除会造成主要功能的丧失，但是只行刮除手术术后局部复发率非常高（40% ~ 55%）[8,16,21,43]。

■ 由于冷冻消融术辅助刮除术及高速磨钻研磨，降低了局部复发率。Malawer 等[27]报道的一组应用一期冷冻消融术治疗的 86 例患者中，局部复发率为 2.3%。其中 92% 的患者功能为良好或满意（图 1）。因为冷冻消融术没有细胞破坏的选择性，因此对于其他良性侵袭性肿

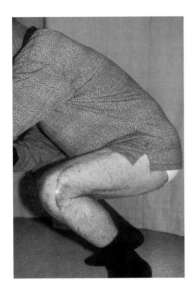

图 1 男性 54 岁，股骨外髁软骨肉瘤冷冻消融术后 3 个月，膝关节可以完全屈曲。否则如果患者接受了股骨远端切除，很难达到这一关节活动度及肌肉强度。

瘤或恶性肿瘤均具有相同的肿瘤局部控制率及功能满意率 [3,4,14,23-25,28，30,31,34,35,37,38,40,44-46,49]。

并发症

■ Gage 等 [13] 观察到冷冻消融术是一把双刃剑，诱导肿瘤坏死同时也会损伤周围正常组织。最初临床应用这种技术的外科医生低估了这种潜在的缺点。软组织保护不足、缺少力学固定、围手术期抗生素的缺乏导致不可接受的很高的骨折、软组织损伤和神经麻痹的发生率 [32]。

■ 这些并发症使得冷冻消融术口碑变差，促使医生改良手术技术，包括相邻软组织的游离及保护，骨水泥内固定物进行稳定的重建，及围手术期应用抗菌药物。结果同一作者此后报道了另一组患者，这些并发症的发生率显著下降 [39, 52]。

■ 术后骨折曾是冷冻消融术严重的并发症（**图 2A，B**）。这种骨折被认为是病理性骨折，因为常发生于力学薄弱处并在很小的创伤后发生 [4, 20, 27, 33, 39]。这些骨折愈合缓慢（3 ~ 9 个月）并伴有严重的功能丧失。缺乏稳定的固定及早期负重是导致这些骨折重要的因素，因此治疗方法也不同：重点是冷冻消融术必须辅以包括内固定及骨水泥加强的稳定的重建，以及逐渐负重的严格的康复计划 [27, 32, 39]。根据 20 世纪 90 年代至今的报道，这些措施使得术后骨折率降低 [4, 24, 27, 44, 46, 49, 50]。

■ 当出现术后骨折时，通常不需要外科治疗。骨折线几乎总是平行于内固定，因此骨折常没有严重的移位，制动及避免负重通常已经足够了。由于在冷冻前游离及保护软组织，并且围手术期由于抗菌药物，感染及皮瓣坏死的发生也十分少见。

■ 将神经血管束及周围的软组织从肿瘤部位游离，及围手术期应用抗菌药物，降低了感染、热损伤及神经麻痹的发生率（**图 2C**）。如果发生神经麻痹，这种神经损伤通常也是一过性的，可以自发愈合。冷冻消融术也可以造成邻近软骨的很小的损伤，有报道在小于 3% 的患者中会出现退行性改变 [27]。

■ 冷冻消融术对于处理镜下肿瘤，及没有造成主要皮质

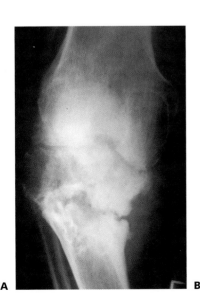

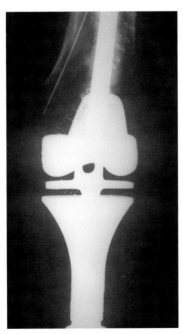

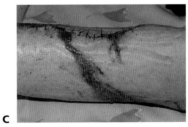

图 2 A. X 线平片显示冷冻消融术负重后胫骨近端病理性骨折。冷冻消融术后的重建只采用了异体骨植骨。**B.** 由于关节面大面积塌陷及破坏，只能采用胫骨近端切除人工假体重建术。**C.** 由于液氮溢出导致的小腿的热损伤。在这例患者的冷冻过程中，软组织似乎没有得到很好的保护。如果充分的衬垫并用温盐水冲洗则很少出现这种情况。如果应用氩气闭合冷冻消融因为根本没有倾倒液氮，则更不会出现在这种情况。

破坏并侵入周围软组织的肿瘤，可以达到最满意的肿瘤局部控制率。如果不是这种情况，可能会导致最终的肿瘤局部复发。选择合适的患者、充分的刮除、细致的研磨可以明显地降低局部复发率，在大多数的报道中不到5%[4, 27, 24, 44, 46, 47, 49, 51]。对于大多数局部复发采用再次的冷冻消融术是行之有效的[1, 25, 27, 33, 36, 44, 49-51]。

■ 静脉的气体栓塞是一种应用液氮进行开放性冷冻消融术少见的并发症，据报道只有4例[10, 46, 47]。在室温下，液氮迅速产生氮气 (N_2) 泡沫。虽然大多数的气体通过手术伤口进入到空气中，然而，应该考虑的是液氮在瘤腔里气泡的压力影响下，进入到肺循环[10, 47]。进行外科手术时，经常表现为明显降低的氧饱和度和呼气末二氧化碳，伴有血压下降及心率上升。如果早期发现，停用一氧化氮及应用氧气支持，可以完全处理这些栓子。

参考文献

1. Aboulafia AJ, Rosenbaum DH, Sicard-Rosenbaum L, et al.Treatment of large subchondral tumors of the knee with cryosurgery and composite reconstruction. Clin Orthop Relat Res 1994;307:189 - 199.

2. Adam M, Hu JF, Lange P, Wolfinbarger L. The effect of liquid nitrogen submersion on cryopreserved human heart valves. Cryobiology 1990;27:605 - 614.

3. Athanasian EA, McCormack RR. Recurrent aneurysmal bone cyst of the proximal phalanx treated with cryosurgery: a case report. J Hand Surg [Am] 1999;24:405 - 412.

4. Bickels J, Kollender Y, Merimsky O, et al. Closed argon-based cryoablation of bone tumors. J Bone Joint Surg Br 2004;86B:714 - 718.

5. Bickels J, Meller I, Shmookler BM, Malawer MM. The role and biology of cryosurgery in the treatment of bone tumors: a review. Acta Orthop Scand 1999;70:308 - 315.

6. Bickels J, Rubert CK, Meller I, Malawer MM. Cryosurgery in the treatment of bone tumors. Oper Techn Orthop 1999;9:79 - 83.

7. Bischof JC, Rubinsky B. Large ice crystals in the nucleus of rapidly frozen liver cells. Cryobiology 1993;30:597 - 603.

8. Campanacci M, Baldini N, Boriani S, Sudanese A. Giant cell tumor of bone. J Bone Joint Surg Am 1987;69A:106 - 114.

9. De Vries J, Oldhoff J, Hadders HN. Cryosurgical treatment of sacrococcygeal chordoma: report of four cases. Cancer 1986;58:2348 - 2354.

10. Dwyer DM, Thorne AC, Healey JH, Bedford RF. Liquid nitrogen instillation can cause venous gas embolism. Anesthesiology 1990;73: 181 - 183.

11. Gage AA, Augustynowicz S, Montes M, et al. Tissue impedance and temperature measurements in relation to necrosis in experimental cryosurgery. Cryobiology 1985;22:282 - 288.

12. Gage AA, Baust J. Mechanisms of tissue injury in cryosurgery. Cryobiology 1998;37:171 - 186.

13. Gage AA, Greene GW, Neiders ME, Emmings FG. Freezing bone without excision. An experimental study of bone cell destruction and manner of regrowth in dogs. JAMA 1966;196:770 - 774.

14. Gartsman GM, Ranawat CS. Treatment of osteoid osteoma of the proximal phalanx by use of cryosurgery. J Hand Surg Am 1984;9A:275 - 277.

15. Gill W, Fraser J, Carter DC. Repeated freeze-thaw cycles in cryosurgery. Nature 1968;219:410 - 413.

16. Goldenberg R, Campbell C, Bonfiglio M. Giant cell tumor. An analysis of 219 cases. J Bone Joint Surg Am 1970;52A:619 - 664.

17. Griffiths JB. Effect of hypertonic stress on mammalian cell lines and its relevance to freeze-thaw injury. Cryobiology 1978;15:517 - 529.

18. Heard BE. The histological appearances of some normal tissues at low temperatures. Br J Surg 1955;42:430 - 437.

19. Huvos GA. Giant cell tumor of bone. In: Huvos GA, ed. Bone Tumors: Diagnosis, Treatment and Prognosis, ed 2. Baltimore: WB Saunders, 1991:429 - 467.

20. Jacobs PA, Clemency RE. The closed cryosurgical treatment of giant cell tumor. Clin Orthop Relat Res 1985:192:149 - 158.

21. Johnson EW, Dahlin DC. Treatment of giant cell tumor of bone. J Bone Joint Surg Am 1959;41A:895 - 904.

22. Keijser LC, Schreuder HW, Buma P, et al. Cryosurgery in long bones: an experimental study of necrosis and revitalization in rabbits. Arch Orthop Trauma Surg 1999;119:440 - 444.

23. Keijser LC, van Tienen TG, Schreuder HW, et al. Fibrous dysplasia of bone: management and outcome of 20 cases. J Surg Oncol 2001; 76:157 - 166.

24. Kollender Y, Bickels J, Price WM, et al. Metastatic renal cell carcinoma of bone: indications and technique of surgical intervention. J Urol 2000;164:1505 - 1508.

25. Kollender Y, Meller I, Bickels J, et al. Role of adjuvant cryosurgery in intralesional treatment of sacral tumors. Results of a 3 - 11 year follow- up. Cancer 2003;97:2830 - 2838.

26. Kuylenstierna R, Lundquist PG. Bone destruction by direct cryoapplication: a temperature study in rabbits. Cryobiology 1982;19: 231 - 236.

27. Malawer MM, Bickels J, Meller I, et al. Cryosurgery in the treatment of giant cell tumor: a long term follow-up study. Clin Orthp Relat Res 1999;359:176 - 188.

28. Malawer MM, Dunham W. Cryosurgery and acrylic cementation as surgical adjuncts in the treatment of aggressive (benign) bone tumors: analysis of 25 patients below the age of 21. Clin Orthop Relat Res 1991;262:42 - 57.

29. Malawer MM, Marks MR, McChesney D, et al. The effect of cryosurgery and polymethylmethacrylate in dogs with experimental bone defects comparable to tumor defect. Clin Orthop Relat Res 1988;226:299 - 310.

30. Malawer MM, Vance R. Giant cell tumor and aneurysmal bone cyst of the talus: clinicopathological review and two case reports. Foot Ankle 1981;1:235 - 244.

31. Marcove RC. A 17-year review of cryosurgery in the treatment of bone tumors. Clin Orthop Relat Res 1982;163:231 - 234.

32. Marcove RC, Lyden JP, Huvos AG, Bullough PG. Giant cell tumors treated by cryosurgery: a report of twenty-five cases. J

Bone Joint Surg Am 1973;55A:1633 – 1644.

33.Marcove RC, Miller TR. Treatment of primary and metastatic bone tumors by cryosurgery. JAMA 1969;207:1890 – 1894.

34.Marcove RC, Sadrieh J, Huvos AG, Greabstald H. Cryosurgery in the treatment of solitary or multiple bone metastases from renal cell carcinoma. J Urol 1972;108:540 – 547.

35.Marcove RC, Searfoss RC, Whitmore WF, Grabstald H. Cryosurgery in the treatment of bone metastases from renal cell carcinoma. Clin Orthop Relat Res 1977;127:220 – 227.

36.Marcove RC, Sheth DS, Brien EW, et al. Conservative surgery for giant cell tumors of the sacrum: the role of cryosurgery as a supplement to curettage and partial excision. Cancer 1994;74:1253 – 1260.

37.Marcove RC, Sheth DS, Takemoto S, Healey JS. The treatment of aneurysmal bone cyst. Clin Orthop Relat Res 1995;311:157 – 163.

38.Marcove RC, Stovell PB, Huvos AG, Bullough PG. The use of cryosurgery in the treatment of low and medium grade chondrosarcoma. Clin Orthop Relat Res 1977;122:147 – 156.

39.Marcove RC, Weis LD, Vaghaiwalla MR, et al. Cryosurgery in the treatment of giant cell tumor of bone: a report of 52 consecutive cases. Cancer 1978;41:957 – 969.

40.Marcove RC, Zahr KA, Huvos AG, Ogihara W. Cryosurgery in osteogenic sarcoma: report of three cases. Cancer 1984;10:52 – 60.

41.Mazur P. Cryobiology: the freezing of biological systems. Science 1970;168:939 – 949.

42.Mazur P. Freezing of living cells: mechanisms and implications. Am J Physiol 1984;247:C125 – 142.

43.McDonald DJ, Sim FH, McLeod RA, Dahlin DL. Giant cell tumor of bone. J Bone Joint Surg Am 1986;68A:235 – 242.

44.Schreuder HW, Conrad EU III, Bruckner JD, et al. Treatment of 70 Section I SURGICAL MANAGEMENT ONCOLOGY_06. qxd 11/17/11 1:38 PM Page 70 Chapter 6 CRYOSURGICAL

ABLATION OF BONE TUMORS 71 simple bone cysts in children with curettage and cryosurgery. J Pediatr Orthop 1997;17:814 – 820.

45.Schreuder HW, Pruszczynski M, Lemmens JA, Veth RP. Eosinophilic granuloma of bone: results of treatment with curettage, cryosurgery, and bone grafting. J Pediatr Orthop B 1998;7:253 – 256.

46.Schreuder HW, Pruszczynski M, Veth RP, Lemmens JA. Treatment of benign and low-grade malignant intramedullary chondroid tumours with curettage and cryosurgery. Eur J Surg Oncol 1998;24:120 – 126.

47.Schreuder HW, van Beem HB, Veth RP. Venous gas embolism during cryosurgery for bone tumors. J Surg Oncol 1995;60:196 – 200.

48.Schreuder HW, van Egmond J, van Beem HB, Veth RP. Monitoring during cryosurgery of bone tumors. J Surg Oncol 1995;65:40 – 45.

49.Schreuder HW, Veth RP, Pruszczynski M, et al. Aneurysmal bone cysts treated by curettage, cryotherapy and bone grafting. J Bone Joint Surg Br 1997;79B:20 – 25.

50.Segev E, Kollender Y, Bickels J, et al. Cryosurgery in fibrous dysplasia. Good result of a multimodality protocol in 16 patients. Acta Orthop Scand 2002;73:483 – 486.

51.Sheth DS, Healey JH, Sobel M, et al. Giant cell tumor of the distal radius. J Hand Surg Am 1995;20A:432 – 440.

52.Willert HG. Clinical results of the temporary acrylic bone cement plug in the treatment of bone tumors: a multicentric study. In: Enneking WF, ed. Limb-Sparing Surgery in Musculoskeletal Oncology. New York: Churchill Livingstone, 1987:445 – 448.

第 7 章　　肩胛带周围肿瘤切除概述

James C. Wittig, Martin M. Malawer 和 Kristen Kellar-Graney
陈秉耀 译 校

背景

■ 上肢发生骨与软组织肿瘤的概率只有下肢的 1/3。肩胛骨和肱骨近端是原发肉瘤的好发部位，如儿童的骨肉瘤、尤文肉瘤和成人的软骨肉瘤。转移癌，特别是肾细胞癌（hypernephroma），也倾向于累及肱骨近端。上肢软组织肿瘤也好发于肩带周围，可继发累及肩胛骨、肱骨近端或锁骨。腋窝是肩带中软组织肿瘤另一原发部位，而转移癌也可累及腋窝淋巴结。腋窝肿瘤不宜发现，当出现症状或被发现时往往体积已很大。

■ 肩胛带由肱骨近端、肩胛骨、锁骨远端 1/3 组成，也包括周围的软组织。肩带各骨可发生原发恶性骨肿瘤或转移癌，伴或不伴软组织侵犯。软组织肉瘤可继发侵及肩带各骨，其切除及重建技术与原发骨肿瘤相似（**图 1**）。

■ 直到 20 世纪中叶，肩胛带离断术（前 1/4 离断术，forequarter amputation）仍是肩带恶性肿瘤的标准治疗。目前，约 95% 的肩带肉瘤可安全实施保肢手术（如 Tikhoff-Linberg 手术及改良术式）[6]。血管神经束与肿瘤及肩带其他结构的位置关系是决定是否可行保肢手术及肿瘤切除和重建方式的最重要的解剖因素。

■ 肩胛带肿瘤的切除和重建包括三部分：①遵循原则行肿瘤外科切除；②骨缺损的重建（如假体置换）；③通过多个肌肉的转位覆盖骨重建材料并尽量保留肢体功能。所有肩带重建方式都应达到以下目的：提供稳定的肩关节并保留正常的肘部及手的功能。肿瘤的切除范围和可保留的运动结构决定了术后肩关节的活动范围及可保留的功能。

历史背景

■ 一些早期的文献探讨了肩胛骨肿瘤的保肢手术技巧。最初的文献主要局限于整个或部分肩胛骨的切除。1919 年 Liston 首次报告了 1 例因骨化性动脉瘤而实施部分肩胛骨切除的病例[7]。之后至 20 世纪 60 年代中叶其他几位作者探讨了肩带的保肢手术[4, 11-15, 19]。1965 年，

Papioannou 和 Francis 报告了 26 例肩胛骨切除手术并讨论了该手术的适应证及局限性。

■ 1914 年 Baumann 撰写的 1 篇俄国文献[1]描述了 Tikhoff-Linberg 肩胸间切除术（interscapulothoracic resection）或三骨切除术。他提到 Pranishkov 1908 年的一篇报告，该报告报道了对 1 例肩胛骨肉瘤的患者实施肩胛骨、肱骨头、锁骨外 1/3 及周围软组织切除手术，肩关节用钢丝悬吊于剩余的锁骨上。Tikhoff 和 Baumann 在 1908-1913 年间共实施了 3 例这种手术，而 Tikhoff 被认为是该术式的发明者。但这一技术直到 1926 年 Linberg 的英文文献[6]发表后才得到西方外科界的认可。

■ 传统上，绝大多数肩带切除术用于治疗肩胛骨低级别肿瘤及肩胛周围软组织肉瘤的治疗。1970 年以前，绝大多数患有肩带高级别梭形细胞肉瘤（如骨肉瘤、软骨肉瘤）的患者会被实施肩带离断术。1977 年，Marcove 等[12]首次报道对肱骨近端高级别肉瘤实施保肢手术，他们对肱骨近端、肩胛盂、肩袖、外 2/3 锁骨、三角肌、喙肱肌和肱二头肌近端作了关节外的整块切除。他们发现保肢手术后局部肿瘤控制及生存率和肩带离断术相当，但却保留了有功能的肘和手。这些早期的结果得到其他医生的确认。1980 年代以后，肱骨近端骨肉瘤、软骨肉瘤及尤文肉瘤成为应用 Tikhoff-Linberg 切除的最常见肿瘤。一些新的肩带切除技术或改进也出现了，多数也被称为"Tikhoff-Linberg"或"改良 Tikhoff-Linberg"切除。然而，这种命名是不准确的，因为 Tikhoff-Linberg 手术本来不是针对肱骨肉瘤的。

■ 随着肩带肉瘤保肢手术开展得越来越多，针对不同肿瘤类型必须切除的范围如何确定，特别是关节外切除的适应症选择，仍然存在争议。而切除后最好的重建方式也需要继续讨论。为此，Malawer 等提出一种外科分类系统（**图 2**），该系统建立在肿瘤部位、侵犯范围、分级及病理分型的基础上，旨在为肩带骨原发肉瘤或继发累及肩带骨的软组织肉瘤的必须切除范围提供指导。

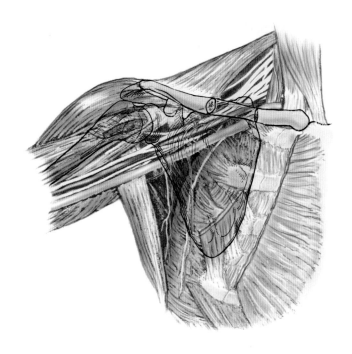

图 1 肩带和腋窝内容的三维模式图。如图所示，臂丛、腋动静脉经过腋区。肱骨近端、锁骨和肩胛骨也得到显示。腋区肌肉组织构成间室的边界，包括胸大肌、背阔肌、二头肌短头和锁骨。（Courtesy of Martin M. Malawer.）

外科分类系统

■ 目前的肩带肿瘤外科分类系统由 Malawer 及同事于 1991 年提出（图 2）。它建立在目前外科边界的概念、肿瘤与间室的关系（间室内还是间室外）、盂肱关节受累情况、术者手术技巧和对软组织成分功能重要性的精确评价的基础上，共分 6 类：

- I 型：肱骨近端关节内切除。
- II 型：部分肩胛骨切除。
- III 型：全肩胛骨关节内切除。
- IV 型：全肩胛骨关节外加肱骨头切除（经典的 Tikhoff-Linberg 切除）。
- V 型：肱骨关节外加肩胛盂切除。
- VI 型：肱骨关节外加全肩胛骨切除。

■ 每型又根据外展装置（三角肌和肩袖）是否保留分为两种亚型：

- 外展装置完整
- 外展装置部分或完全切除

■ A 型切除，该术式保留外展装置。通常推荐用于完全间室内（肱骨近端或肩胛骨）的高级别梭形细胞骨的肉瘤，

但这种情况很少见。也通常推荐用于低级别骨的肉瘤、部分转移癌和多数圆形细胞肉瘤。

■ B 型切除，该术式切除外展装置，是间室外切除，是高级别梭形细胞肉瘤最常用的手术方式。

■ 所有这些肩带切除手术及适应证将在后续几章中介绍。肩胛骨肿瘤切除及肱骨切除技术分别在第 8~10 章和第 11~13 章介绍。

肩胛带切除总则

肩胛带肿瘤局部生长及关节侵犯

■ 如罹患高级别肉瘤，肩关节较其他关节更易出现关节内或关节囊周围（韧带）受累。

■ 肩关节肿瘤跨关节侵犯有 4 个机制：直接关节囊扩散、肿瘤沿肱二头肌长头扩散、病例骨折致血肿、不正确的活检（图 3）。

■ 这些机制决定了对高级别肉瘤行关节内切除较关节外切除有更高的复发风险。因此，对肱骨近端或肩胛骨高级别骨的肉瘤行关节外切除通常是必要的。

■ 肱骨近端肿瘤大多数起自干骺端。肿瘤突破皮质并扩散至三角肌、肩胛下肌和其他肩袖肌肉下。随肿瘤继续生长，骨外肿块沿肱二头肌长头腱、盂肱韧带、肩袖下间隙扩散，可抵达肩胛盂或直接跨过盂肱关节。三角肌、肩胛下肌和其他肩袖肌被肿瘤压挤形成假的包膜层，构成围绕肿瘤的间室边界。腋神经及旋肱血管进入该间室。主要神经血管束被肿瘤推挤移位，但通常因为被覆肩胛下肌及腋鞘的筋膜保护而免受肿瘤侵犯或包绕。

■ 同样，大多数肩胛骨肉瘤起自干骺端或肩胛颈，同心性生长，长入软组织形成骨外软组织肿块，通常被肩胛下肌或其他肩袖肌肉包裹。肿瘤沿最小阻力方向生长，如盂肱关节和肱骨近端并最终侵犯这些结构。肩胛下肌及其筋膜是保护腋血管及臂丛神经免受肿瘤侵犯的屏障。肩胛下肌深面的肿瘤如邻近这些神经血管结构可推挤其移位。

肩带功能解剖间室

■ 肉瘤在局部呈向心性生长，压迫周围组织（肌肉）形成假包膜层。在显微镜下，假包膜层包含肿瘤指样突起，这些是卫星灶。

■ 肉瘤会沿阻力最小的方向生长。周围的筋膜层可阻止肿瘤渗透，因此可构成局部肿瘤生长的边界，这些边界构成围绕肿瘤的间室（图 4）。

■ 肉瘤可生长填满产生它的间室，除非体积很大，否则很少突破该间室边界。在讨论骨的肉瘤突破皮质进入周围软组织的情况时，要提到功能解剖间室（functional

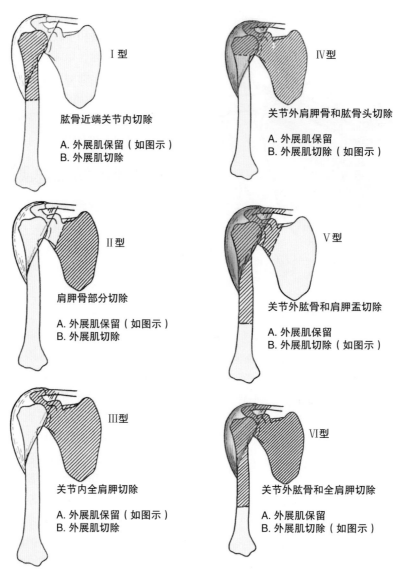

图 **2.** 1991 年 Malawer 提出的肩胛带切除方式外科分类。（Reprinted with permission from Malawer MM, Meller I, Dunham WK. A new surgical classification system for shoulder-girdle resections. Analysis of 38 patients. Clin Orthop Relat Res 1991;267:33 - 44.）

anatomic compartment）的概念，功能解剖间室是指参与形成肿瘤假包膜层的肌肉（**图 4**）。

■ 这些肌肉提供间室的筋膜缘，这在外科切除时非常重要。骨的肉瘤的广泛切除指切除整个肿瘤及假包膜层，因此必须包括相应的肌肉层（间室切除）。

■ 围绕肱骨近端的功能间室由三角肌、肩胛下肌及其他肩袖肌、背阔肌（当肿瘤偏远侧时）、喙肱肌和部分三头肌组成。肩胛盂和肩胛颈也包含于肱骨近端的功能间室，因为它们被肩袖、关节囊和肩胛下肌包裹。来源于肱骨近端的肉瘤可突破皮质压挤这些肌肉形成假包膜层。

■ 围绕这些肌肉的筋膜层可阻止肿瘤侵入。进入该间室的唯一血管神经结构是腋神经和旋肱血管。

■ 支配上肢的主要神经血管束（如臂丛神经和腋血管）经过肩胛下肌和背阔肌的前方。因此，这两块肌肉及其筋膜对保护神经血管束免受肿瘤侵犯非常重要；同时也可以保护胸大肌，后者在切除肿瘤时必须保留以进行软组织覆盖。

■ 肱骨近端高级别肉瘤突破骨皮质后膨胀生长，压迫周围的间室肌肉形成假包膜层。

■ 肱骨近端肉瘤沿阻力最小方向生长，因此可经由肩袖

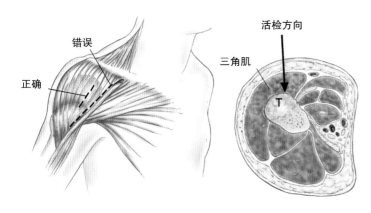

图3 活检部位。该解剖绘图显示肱骨近端肿瘤带芯穿刺针活检的优先方向。活检应经三角肌前1/3进行，应特别注意穿刺通道要避开胸大肌、肌间沟和腋血管。三角肌由腋神经自后方支配，所以如必要前方三角肌可以切除而不致损伤腋神经。（Courtesy of Martin M. Malawer. From Bickels J, Jellnek S, Shmookler BM, et al. Biopsy of musculoskeletal tumors. Current concepts. Clin Orthop Relat Res 1999;368:212-219）

和关节囊长向肩胛盂和肩胛颈。

■ 肿瘤前方为肩胛下肌覆盖，受肿瘤压迫向前凸起并推挤神经血管束移位。只有很少的情况，当肱骨近端肉瘤体积非常大时可突破间室边界。

■ 在此情况下肿瘤常常突破肌肉间隙，因此，高级别肉瘤的广泛（间室）切除必须包括组成假包膜层的瘤周肌肉（如三角肌、肩袖组成肌的外侧部分）、腋神经、旋肱血管和肩胛盂（肱骨近端经关节外切除）。

■ 多数肩胛骨高级别肉瘤起自肩胛颈区域。围绕肩胛颈周围的间室边界由肩袖肌群和小圆肌及背阔肌的一部分组成。间室内容包括所有起自肩胛骨前方和后方的肌肉：肩胛下肌、冈下肌和大小圆肌。三角肌不是典型的间室边界，但因其附着于肩胛冈及肩峰的狭窄区域，可能被肩胛骨肿瘤伴发的大的软组织肿块累及。因为肩胛骨肿

瘤多数起自肩胛颈和肩胛体，因此多数情况下三角肌可受肩袖肌肉的保护而不受肿瘤侵犯。同肱骨近端一样，肩胛骨起源的肉瘤也可挤压肩袖肌形成假包膜层。肩胛下肌也保护神经肌肉束不受肿瘤侵犯。肱骨头位于肩袖肌包绕肩胛骨形成的间室内，因此，高级别肩胛骨肉瘤的广泛切除必须包含肩袖、多数情况下包括肱骨头。

■ 腋神经不在间室内，因此切除时可以保留。此外，因为三角肌不被肿瘤压迫形成假包膜层，因而通常可以保留。

适应证

保肢手术适应证

■ 高级别及部分低级别骨的肉瘤。

■ 肩胛带来源软组织肉瘤

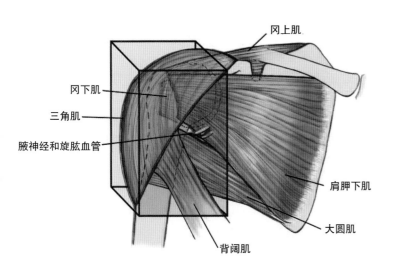

图4 肱骨近端间室模式图。真正的间室部位包括特定肌群起、止的肌肉和主要的供应血管、神经。这是针对肱骨近端肿瘤提出的概念上的间室，不符合经典解剖间室的定义。然而，手术时这一区域被认为是肩带间室，由三角肌、肩袖肌、胸大肌的一部分和大圆肌组成。主要的神经血管分支是腋神经和旋肱血管。（Courtesy of Martin M. Malawer. From Wittig JC, Bickels J, Kellar-Graney KL, et al. Osteosarcoma of the proximal humerus: long-term results with limb-sparing surgery.Clin Orthop Relat Res 2002;(397):156-76.）

■ 转移癌：孤立性转移或导致明显骨质破坏的转移灶
■ 偶尔良性侵袭性肿瘤也需要这种保肢手术。
■ 保肢手术患者的选择建立在肿瘤的解剖部位及对肉瘤或其它恶性肿瘤自然病史的透彻了解的基础上。

保肢手术禁忌证

■ 绝对的保肢手术禁忌证包括肿瘤侵及神经血管束，或患者不能或不愿承受保肢手术过程。
■ 相对禁忌证包括胸壁侵犯、病理骨折、曾发感染、淋巴结受累，及复杂或不恰当的活检手术引发广泛血肿、导致组织污染。

活检部位

■ 不恰当的活检部位致胸大肌、神经血管束或胸壁污染是导致肩胛离断术最常见的原因之一。应对活检部位选择及技术极端重视（见图 3）。

血管受累

■ 幸运的是，多数肱骨近端肿瘤被肩胛下肌、背阔肌及肱桡肌与前方血管隔开。虽然可被巨大的软组织肿块挤压、移位，但腋动脉或肱动脉甚少被肿瘤直接侵及。
■ 一般来说，如血管被肿瘤累及，邻近的臂丛神经也会受累，这会是手术的禁忌。

神经受累

■ 臂丛神经的三个束与腋动静脉伴行，很少被肿瘤累及。腋神经在盂肱关节囊下方右前向后走行，可被肿瘤累及。对肱骨近端 Ⅱ B 期肿瘤，通常需要切除腋神经。
■ 肌皮神经和桡神经很少受累。桡神经切除后的功能缺陷较肌皮神经严重，但这不应是截肢的指征。
■ 如果切除手术导致严重功能丧失且不能保证安全边界（局部复发风险增加），应考虑截肢。臂丛神经直接被肿瘤侵犯或包裹是肩带离断术的适应证。

淋巴结

■ 骨的肉瘤很少侵犯邻近淋巴结，但仍应评价腋窝淋巴结，必要时活检。如活检证实淋巴结累及，为切除全部病变组织，肩带离断术或许是最好的选择。
■ 还有一种可考虑的选择是行淋巴结清扫加保肢手术。Malawer 应用该方法治疗过 2 例患者，发现可达到成功的局部控制和长期存活（结果未发表）。

胸壁受累

■ 偶尔，当肩带肿瘤伴巨大骨外肿物时，肿瘤可侵犯胸壁、肋骨和肋间肌。
■ 术前应通过体格检查和影像学检查评价胸壁受累情况，但经常直至手术时才能明确。胸壁受累不是肩胛带离断的绝对适应证，视邻近软组织和神经血管结构受累情况，可考虑在切除受累胸壁基础上行保肢手术。

二次手术

■ 对先前已行不充分手术切除或切除后局部复发的患者再次行广泛切除局部复发率会增加。尤其是肩胛骨、锁骨和软组织肿瘤累及肱骨近端者要特别考虑这种风险。

感染

■ 对罹患高级别肉瘤的患者，在感染部位行保肢手术是非常危险的，因为这些患者术后必须接受术后辅助化疗。如果初始切除手术不能完全清除感染，建议行截肢术。

手术治疗

术前计划

体格检查

■ 体格检查对评估肿瘤是否可以切除及估计手术切除的范围很重要。体格检查对判断肿瘤是否侵犯盂肱关节、神经血管或胸壁有着重要作用。如肿瘤侵犯关节，肩关节活动范围通常会减小，患者也会主诉不适或疼痛。
■ 异常神经血管体征（如脉搏减弱或消失）提示神经血管受累或受压。
■ 肿瘤与胸壁无粘连说明其间至少存在一薄层正常软组织间隔，经此可安全分离。

确定肿瘤是否可切除

■ 肩胛带区来源高级别肉瘤经常可以长得很大并侵犯神经血管束。肿瘤包绕或侵犯臂丛神经时认为已无法切除。在很多情况下，无论是临床查体还是影像学检查都很难判断肿瘤是已包绕或侵犯神经血管结构还是仅仅推挤造成移位。虽然肿瘤推挤造成神经血管束移位多数情况下仍可行切除手术，但也有无法切除者，临床上很难判断属于哪种情况。
■ 我们发现临床上有三个因素在预测臂丛神经是否受累非常可靠，包括：顽固性疼痛、运动功能障碍、静脉造影显示腋静脉闭塞。没有哪种影像学检查可准确显示臂丛神经。MRI 和 CT 扫描可显示肿瘤挤占神经血管束的位置（图 5）。

- 静脉造影在预测臂丛是否受累时非常准确。腋静脉、腋动脉和臂丛关系紧密，走行于同一筋膜鞘–腋鞘。

- 主要神经分支沿腋鞘外周走行，因此，只有腋静脉（肱静脉）完全闭塞而不是受压才提示神经受侵并继发累及静脉壁。这种演进也解释了疼痛、运动功能障碍和静脉闭塞的临床三要素。

- 肿瘤侵犯或包绕臂丛导致静脉闭塞是因为静脉壁薄且腔内压力低。在此情况下动脉造影可显示动脉移位但管腔通畅，这是因为其管壁厚并且腔内压力高。

- 是否行肩带离断术的最终决定需留待术中完成臂丛探查后做出。

假体重建

- 当 1940 年代假体重建技术开始发展时，最初主要集中在下肢骨缺损重建。之后该技术逐渐扩展应用至上肢及肩带骨缺损。

- MRS（Modular Replacement System，组配式置换系统）肩关节假体已经历几次改进。目前的肱骨近端及肩胛骨置换组件将在第 10 章和第 8 章分别介绍。关节内或关节外切除联合 MRS 重建，治疗结果是非常肯定的。

- 采用假体重建者已报告的骨折、感染、骨不愈合、再手术和肿瘤复发率较异体骨移植、复合重建及关节融合要低。

- 据报道，MRS 肱骨近端假体 10 年存活率 90%~100%。

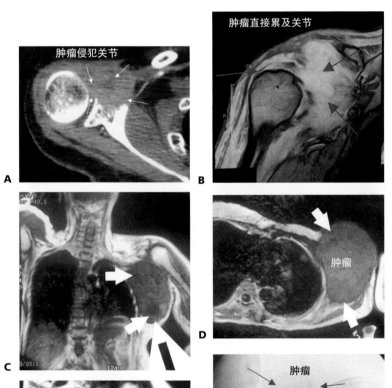
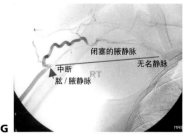

图5 肩胛带和腋区影像学检查揭示骨与软组织变化。**A.** CT 扫描显示起自肩胛盂的肿瘤侵犯盂肱关节。CT 扫描是显示骨骼细节的最好手段。**B.** 冠状位 MRI 显示直接的肿瘤扩张。**C、D.** 巨大的腋窝软组织肿瘤向前突破胸大肌和皮肤。这是高级别呈蕈伞型生长的软组织肉瘤。MRI 是评估肿瘤与周围软组织结构关系的最好手段。**E.** 腋区 MRI 扫描（冠状位）显示一个沿腋静脉分布的继发跳跃病灶，原发灶是腋窝下方的高级别软组织肉瘤。腋窝和淋巴结转移灶是大的腋窝肿块的最常见原因，MRI 扫描是最好的检查手段。**F.** 锁骨远端转移性肾细胞癌（肾上腺样瘤）的血管造影和栓塞治疗。栓塞后，肿瘤区呈空白信号。大的高级别软组织肉瘤手术前常常进行栓塞。**G.** 在这张静脉造影照片上，可见腋静脉的闭塞，无名静脉的供应导致淡的背底显色。腋静脉闭塞是具有诊断意义的臂丛受累的病理征象。臂丛受累常伴以下临床表现：运动功能缺失、麻木或相应肢体脉搏减弱。

肱骨和肩胛骨切除后的骨重建

- 肱骨近端和全肩胛骨切除后的骨重建推荐使用假体置换，虽然所采用的实用切口可用于任何重建方法（技术图1）。
- 软组织重建是应用双重悬吊（静态和动态）技术完成假体稳定和软组织及动力重建。
- 静态固定方法是指根据肿瘤切除部位及假体类型应用粗的不可吸收缝线、Dacron 带或 Gore-Tex 植片缝合。这种重建为假体提供了软组织愈合之前的可靠固定。
- 动态固定及重建包括多个肌瓣和肌肉转位缝合，最终相互及与假体瘢痕连接，为肢体功能提供必要的动力基础。

- 软组织重建在完成骨重建和静态固定后进行。二头肌短头重建于喙突（肱骨近端关节内切除）、锁骨（肱骨近端关节外切除）或胸大肌（全肩胛切除）。如可能，胸小肌尽量原位重建或缝于肩胛骨上，以保护神经血管结构。胸大肌重建于肱骨止点，或在需要行肱骨近端关节外重建时转位覆盖假体。背阔肌可以向外侧转位作为肱骨近端关节外切除后的外侧旋转肌。
- 对全肩胛骨重建，肩胛骨周围肌肉应使用不可吸收缝线（带）重建于假体从而覆盖整个假体。如行单纯腋窝肿瘤切除，应将远侧的背阔肌切缘（肱骨端）拉向软组织缺损区并与肩胛下肌表面缝合从而填塞死腔。切口闭合前常规放置大号闭合引流管。

肩胛带实用切口

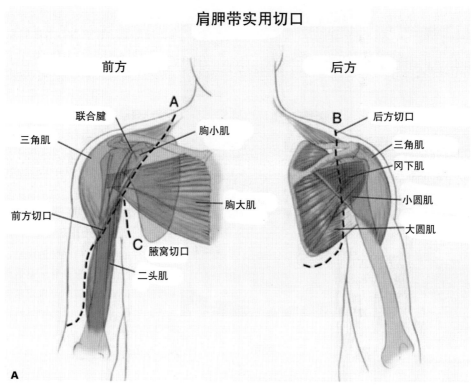

A

技术图1 **A.** 实用切口。该切口是在大量从事肩带周围肿瘤切除的外科医生的经验积累的基础上发展起来的。虚线A指前方入路，是延长的三角肌—胸大肌切口，起自锁骨中段，向下沿三角肌—胸大肌间隔，远端越过上臂内侧并折向后方。虚线B是后方切口，略称弧形，便于切成大的筋膜皮瓣以显露整个肩胛骨和四边孔区。虚线C所示切口经腋襞连接切口A和B，这可允许切除大的腋窝肿瘤或实施肩带离断术。

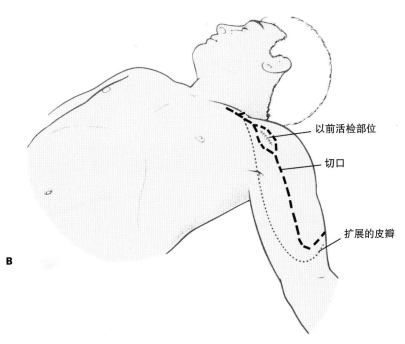

技术图 1　**B.** 实用肩带切口前方显露。该入路的关键步骤是自止点（距离 1~2cm）切断胸大肌并反折向胸壁，这可以暴露出整个腋腔。胸大肌被称作腋腔的第一层肌肉，切断胸大肌后可看到腋腔的第二层肌肉。胸大肌打开后，腋腔完全被筋膜覆盖，这类似于腹膜。筋膜覆盖两块肌肉——二头肌短头和胸小肌，它们止于喙突，必须切断。切断后,腋腔及锁骨下内容——臂丛神经（腋动静脉全程伴行）完全被显露。如果必要,可切除锁骨的一部分以便显露锁骨下动静脉。（Courtesy of Martin M. Malawer.）

注意要点

术前评估	■ 行体格及影像学检查以预测肿瘤是否可以切除。肩胛骨和肱骨近端应与胸壁无粘连。远端肢体慢性肿胀、顽固性疼痛、运动障碍及静脉造影证实腋静脉闭塞强烈提示肿瘤无法切除。是否行肩带离断术的最后决定需在术中完成前方对臂丛及神经血管结构的显露探查后作出。
神经血管探查和游离	■ 对所有肩带周围肿瘤是否可行安全而充分切除的关键在于是否可以充分显露、分离和保留所有重要的神经血管结构。为达到充分暴露，自肱骨止点切断胸大肌、自喙突切断带状肌。
切除类型	■ 肱骨近端或肩胛骨来源的高级别肉瘤很可能污染或突破盂肱关节，可以是大体所见，也可以是显微镜下的发现。因此，对这两个部位的高级别肉瘤多采用关节外切除。锁骨肿瘤相对少见，所需的外科切除策略有不同（图 6）。
软组织重建	■ 如果保肢手术后想获得有功能的肢体，软组织重建和骨的重建同样重要。同时使用静态及动态的软组织重建及固定。静态方法依赖粗的不可吸收缝线、Dcarion 带和 Gore-Tex 移植物。动态方法依赖多个肌肉转位和旋转肌瓣。

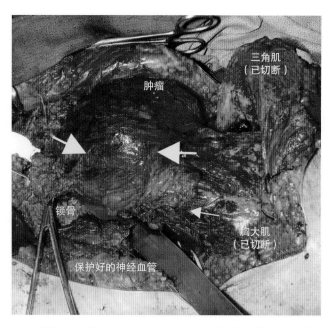

图6 锁骨肿瘤安全显露示例。这是1例锁骨远端的孤立性转移瘤。游离斜方肌，自锁骨切断胸大肌，自肩峰切断三角肌。

结果

■ **图7A**显示了作者所在研究所1980-1998年所做的143例肩带肿瘤的类型、解剖部位和切除类型。这些患者的肱骨近端和肩胛骨假体重建的经验表明假体重建是一种可靠和可接受的重建方法（**图7B-E**）。生存率分析显示肱骨近端假体9年生存率达98%~99%。

■ 未出现假体机械性失败或脱位。其他研究小组已报道了相当高的肩带假体重建后的脱位率，但我们没有观察到。

■ 图7的结果反映了双重悬吊或关节囊重建技术的应用和细致的软组织重建。

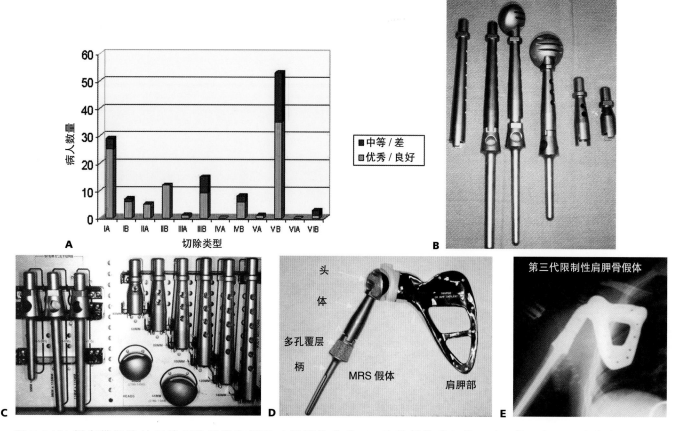

图7 A. 134例肩带切除结果按切除类型和MSTS功能评分分类。**B.** 肱骨假体的组件：头、体及柄。**C.** 史塞克（Stryker Orthopedics）肱骨近端组配式置换系统。**D.** 肱骨近端-肩胛骨假体。**E.** 限制型全肩胛骨假体重建后平片。

参考文献

1. Baumann PK. Resection of the upper extremity in the region of the shoulder joint. Khirurgh Arkh Velyaminova 1914;30:145.

2. Dahlin DC. Bone Tumors: General Aspects and Data on 6,221 Cases, ed 3. Springfield, IL: Charles C Thomas, 1978.

3. Francis KC, Worcester JN. Radical resection for tumors of the shoulder with preservation of a functional extremity. J Bone Joint Surg Am 1962;44A;1423 – 1430.

4. Guerra A, Capanna R, Biagini R, et al. Extra-articular resection of the shoulder (Tikhoff – Linberg). Ital J Orthop Traumatol 1985;11: 151 – 157.

5. Henshaw RM, Jones V, Malawer MM. Endoprosthetic replacement with the modular replacement system: survival analysis of the first 100 implants with a minimum 2-year follow-up. Presented at the Combined Meeting of the American and European Musculoskeletal Tumor Societies, Washington, DC, May 6 – 10, 1998.

6. Linberg BE. Interscapulo-thoracic resection for malignant tumors of the shoulder girdle region. J Bone Joint Surg 1928;10:344.

7. Liston R. Ossified aneurysmal tumor of the subscapular artery. Eduil Med J 1820;16:66 – 70.

8. Malawer MM. Tumors of the shoulder girdle: technique of resection and description of a surgical classification. Orthop Clin N Am 1991;22:7 – 35.

9. Malawer MM, Link M, Donaldson S. Sarcomas of bone. In: DeVita VT, Hellman S, Rosenberg SA, eds. Cancer: Principles and Practice of Oncology, ed 3. Philadelphia: JB Lippincott, 1984:1418 – 1468.

10. Malawer MM, Sugarbaker PH, Lambert MH, et al. The Tikhoff – Linberg procedure and its modifications. In: Sugarbaker PH, ed. Atlas of Sarcoma Surgery. Philadelphia: JB Lippincott, 1984.

11. Marcove RC. Neoplasms of the shoulder girdle. Orthop Clin N Am 1975;6:541 – 552.

12. Marcove RC, Lewis MM, Huvos AG. En-bloc upper humeral interscapulothoracic resection. The Tikhoff – Linberg procedure. Clin Orthop 1977;124:219 – 228.

13. Mussey RD. Removal by dissection of the entire shoulder blade and collar bone. Am J Med Sci 1837;21:390 – 394.

14. Pack GT, Baldwin JC. The Tikhoff – Linberg resection of the shoulder girdle. Case report. Surgery 1955;38:755 – 757.

15. Pack GT, Crampton RS. The Tikhoff – Linberg resection of the shoulder girdle. Clin Orthop 1961;19:148 – 161.

16. Papioannou AN, Francis KC. Scapulectomy for the treatment of primary malignant tumors of the scapula. Clin Orthop 1965;41:125

17. Rosenberg SA, Suit FD, Baker LH. Sarcomas of soft tissue. In: Devita VT, Hellman S, Rosenberg SA, eds. Cancer: Principles and Practice of Oncology, ed 2. Philadelphia: JB Lippincott; 1985: 1243 – 1293.

18. Samilson RL, Morris JM, Thompson RW. Tumors of the scapula. A review of the literature and an analysis of 31 cases. Clin Orthop 1968;58:105 – 115.

19. Syme J. Excision of the Scapula. Edinburgh: Edmonston and Douglas, 1864.

20. Wittig JC, Bickels J, Wodajo F, et al. Utilitarian shoulder approach for malignant tumor resection. Orthopedics 2002;5:479 – 484.

第 **8** 章

全肩胛骨切除及人工假体重建术

Martin M. Malawer, Kristen Kellar-Graney 和 James C. Wittig

陈秉耀 译 校

背景

■ 肩带周围肌肉丰厚，以保护其内的结构。受肌肉的包裹，肩胛骨肿瘤在发现时就可以长的很大。肩胛骨肿瘤患者最常见的主诉是疼痛或肿块，或者二者同时出现。

■ 软骨肉瘤是成人最常见的肩胛骨原发恶性肿瘤，儿童最常见的原发恶性肩胛骨肿瘤是尤文肉瘤。

■ 软组织肿瘤可累及肩胛骨周围肌肉，并可继发侵及肩胛骨。

■ 对绝大多数肩带恶性肿瘤，可安全实施保肢手术，以替代肩带离断术。该部位肿瘤保肢手术的适应证包括大多数高级别骨的肉瘤和一些软组织肉瘤，具体取决于肿瘤侵犯的范围。

■ 肩胛骨肿瘤手术和肱骨近端肿瘤一样，需要详细的术前分期、合适的影像学检查和对局部解剖的全面了解。保肢手术应选择那些肿瘤未侵及神经血管束、胸廓出口和邻近胸壁的患者。

■ 偶尔需要行肩胛带离断术，其适应证主要包括：肿瘤巨大、肿瘤呈蕈伞型生长或肿瘤伴发感染；保肢手术失败的患者；肿瘤侵及主要血管神经或胸壁。

■ 1970 年以前，多数肩胛骨高级别肉瘤患者会被实施肩带离断术[2-4,7]。对肩胛带高级别肉瘤患者进行保肢手术最早由 Marcove 等在 1977 年报道[6]。他们发现应用 Tikhoff-Linberg 切除（图 1A）取得和肩胛带离断术相同的局部控制和术后生存率。最重要的是，该手术保留了有功能的手和肘关节。很快，保肢手术成为该部位高级别肉瘤标准的手术方式。目前，大多数肩胛骨原发或继发累及肩胛骨的恶性肿瘤可安全地实施保肢手术、而不是肩胛带离断术。

■ 肩胛骨部分切除（Ⅱ型切除）后肩关节活动及力量基本正常。但行单纯全肩胛骨切除（Ⅲ型切除）或同时行肩关节外切除（Ⅳ型切除）及肱骨近端切除（Ⅵ型切除）后，肩关节功能、特别是外展功能会明显受损。肱骨近端的悬吊和仔细的软组织重建是维持肩关节稳定及肢体功能的关键。肿瘤切除后如果能保留足够的肩胛周围肌肉（特别是斜方肌和三角肌），行全肩-肩胛骨假体置换可能是理想的重建方式（图 1B-F）。

解剖

■ 肩胛骨肿瘤的局部解剖决定了手术切除及重建方式。因为肩胛骨肿瘤在诊断时往往就体积巨大，术者应仔细评估胸壁、腋动脉、肱骨近端、肩袖和肩胛周围组织是否受累，以制定恰当的手术计划。

■ 累及关节盂、肩胛颈或冈上肌的肉瘤通常也累及盂肱关节及邻近的关节囊。因此，对这些部位的肿瘤应经前后路联合切口行关节外切除。

■ 伴有软组织侵犯的巨大肩胛骨肉瘤可累及腋血管和臂丛神经，同时也应评估邻近区域的淋巴结以决定肿瘤是否可切除。

■ 肩胛上肿瘤难以触诊，而且即便精细的影像学检查也可能误判肿瘤的侵犯范围。该部位的肿瘤还可侵犯颈前三角和颈后三角，导致只能行姑息性切除。

肩胛区关键解剖结构

神经血管束

■ 当臂丛神经穿过锁骨下方时，锁骨下动静脉并入，并开始在神经及血管周围围绕 1 层纤维鞘，因此可被看做 1 个结构（神经血管束）。

■ 肩胛上、肩胛背和旋肩胛血管围绕肩胛骨形成丰富的血管网，在行肩胛骨切除时这些血管必须一一结扎切断。

腋血管

■ 腋血管是锁骨下血管穿过中 1/3 锁骨后的延续，并在越过背阔肌的下缘后被称为肱血管。在到达肱骨近端之前腋血管经过喙突内下方。在走行全长腋血管都被臂丛神经围绕。

■ 腋动脉在行程中发出数个分支。第一个分支是在经过第一肋骨时发出的，称为第一胸内动脉。在进入胸小肌深面后，又相继发出胸肩峰动脉、胸外侧动脉及肩胛下动脉。胸肩峰动脉又发出 4 个分支，分别供应肩峰周围相应区域。

■ 肩胛下动脉分出胸背动脉和旋肩胛动脉，在肩胛骨外侧缘形成血管网，腋动脉藉此完成肩胛骨的供血。

■ 旋肱前、后动脉是腋动脉最后的分支，它们从肩胛下肌下缘水平发出，包绕肱骨颈。腋神经随旋肱后血管走行。旋肱血管像系带一样将神经血管束拴系于肱骨及这一部

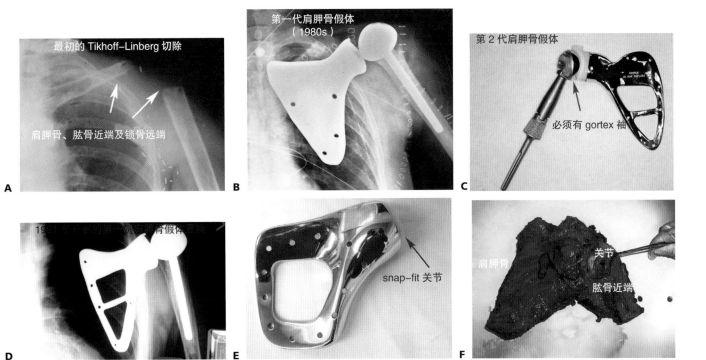

图 1 A. X 线平片显示传统的肩带 Tikhoff-Linberg 切除。Tikhoff-Linberg 切除包括整个肩胛骨和肱骨近端的关节外整块切除。**B.** Howedica 公司设计的第一代肩胛骨假体（Rutherford, NJ, 1991）。该假体结构坚固、尺寸较大，带有重建肌肉的缝合孔，肱骨头与聚乙烯做成的关节盂构成关节，但只是通过肌肉重建和（或）Gore-Tex（Gore-Tex）袖固定。**C.** 第二代肩胛骨假体在 20 世纪 90 年代晚期开始应用，它的肩胛体部设计为窗孔结构，便于周围肌肉重建其上，从而为假体提供更为稳定的附着。同时，通过组配式假体系统，肱骨切除后可以实施更为匹配的肱骨假体置换。这些改进大大提高了医生行肱骨近端及肩带重建的水平。**D.** 肩胛骨血管肉瘤应用该假体置换术后 13 年随访的 X 线片。**E.** Howmedica 公司（现在的 Stryker Orthopedics, Mahwah, NJ）改进的第三代肩胛骨假体，这是第一个本身设计有关节盂的假体，双极人工肱骨头与带有聚乙烯边缘的关节盂构成关节。**F.** 扩大的 Tikhoff-Linberg 切除（Ⅳ 型切除）术后的大体标本，包括整个肩胛骨、关节外切除的盂肱关节和带有全部肌肉附着的肱骨近端。

位的肿瘤。在切除肩胛部肿瘤时，早期结扎旋肱血管很关键，结扎后便于将腋血管及分支和臂丛神经从瘤块上分离。

■ 如果可能，也应该结扎肩胛下或旋肩胛动脉，以便将神经血管束从肩胛骨上分离。有时，腋动脉的分支走行部位存在解剖变异从而导致术中寻找困难。术前血管造影有助于确定这种解剖变异或因肿瘤导致的血管移位。

肩胛上神经

■ 肩胛上神经由臂丛神经上干在越过第一肋骨时发出，向后走行经肩胛切迹进入肩胛横韧带深面，支配冈上肌和冈下肌。

肌皮神经和腋神经

■ 这两个神经往往紧邻或与肩胛周围肿瘤粘连。肌皮神经是臂丛的第一个分支，刚好在喙突远端由外侧束发出，穿过喙肱肌，走行于肱肌和二头肌之间。如果可能，肌

皮神经应尽量保留，以维持肘关节屈曲功能。

■ 肌皮神经走行路径变异较大，一般是喙突下方 2~7cm 处。起自肩胛骨的肿瘤常常向前方推挤此神经至筋膜下方 1~2cm 处。因此在喙肱肌及胸小肌间打开覆盖次神经的筋膜时应非常小心。在切断任一附着于喙突的肌肉时，都应仔细寻找并保护该神经，否则很易损伤。

■ 腋神经起自臂丛后束，在肩胛下肌远端下缘和旋肱后血管一起走行，然后经大小圆肌间支配三角肌。肩胛骨肿瘤多可使腋神经推挤移位或牵拉，但因肩胛下肌的保护作用，该神经通常可免受肿瘤侵犯。

桡神经

■ 桡神经由臂丛后束发出，经过背阔肌-大圆肌肱骨止点前方，正好在该止点远端行向上臂后方，于肱三头肌长头外侧进入三头肌内外侧之间的桡神经沟。在切断肱骨前，必须分离并保护该神经。

上、下肩胛下神经和胸背神经

■ 腋动脉分出肩胛下动脉和旋肱动脉的附近，上、下肩胛下神经和胸背神经也从臂丛后束分出。上下肩胛下神经向下走行并直接进入肩胛下肌，在行肩胛骨切除时必然会切断。胸背神经在胸背血管远侧与其伴行，走行于肩胛下肌前方，支配背阔肌。在行肩胛骨切除时，多数时候该神经可以保留。

适应证

■ 保肢手术适用于多数肩胛骨肉瘤（**图2**）。

■ 侵及肩胛骨的软组织肉瘤通常可施行保肢手术。

■ 侵及腋区的肿瘤如伴有血管或臂丛神经受累，或广泛侵及胸壁者无法应用保肢技术进行切除。

■ 转移癌、骨髓瘤、淋巴瘤完全破坏肩胛骨时如对放疗或化疗无效可考虑实施保肢手术。

■ 如果通过全肩胛骨假体置换重建肩带，几个关键肌和腋神经必须保留，这些肌肉包括：斜方肌、三角肌、菱形肌、前锯肌和背阔肌。这些肌肉可提供必要的软组织覆盖以固定假体并保留其功能。如果这些肌肉无法保留，则无肩胛骨重建必要，肱骨头只能悬吊于锁骨。静态及动力化重建方法用于固定肱骨，这包括3mm涤纶带、粗不可吸收缝线缝合及多个肌肉的转位。

肩胛骨肿瘤保肢手术禁忌证

■ 肿瘤侵及或包绕臂丛和腋血管。单个神经受累不是绝对禁忌证。

■ 广泛的胸壁受累。

■ 相对禁忌证包括：

　● 不恰当的活检手术导致周围软组织广泛污染

　● 伴发感染或曾经发生感染

　● 复发性肉瘤如不实施前1/4截肢可能无法完全切除

　● 肉瘤继发移位的病理骨折经术前化疗后没有愈合

影像学及其他影像学检查

X线平片

■ X线在诊断肩胛骨肿瘤时X线平片往往是首先应考虑的影像学检查。X线平片可显示大多数骨及部分软组织的受累。由于胸腔的遮盖，有时候在X线平片上肩胛骨

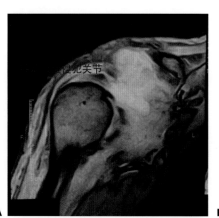

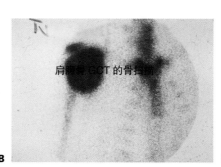

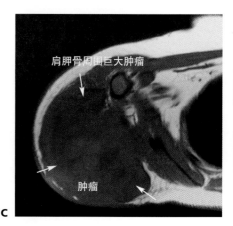

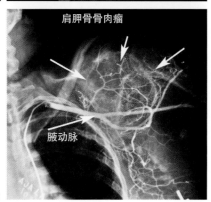

图2 肩胛切除术适应证。**A.**MRI(T2像）显示喙突原发的肿瘤广泛侵及肩胛骨和盂肱关节。**B.** 骨扫描显示肩胛骨巨大骨巨细胞瘤累及整个肩胛骨，基本无正常骨质保留。**C.** 由邻近肩胛骨及肩胛骨周围肌肉的软组织起源的巨大肉瘤也侵及肱骨近端周围肌肉。最初由Tihoff和Linberg(1928年报告）实施的肩胛切除手术就是用于治疗肩胛周围软组织肉瘤，而非原发或转移的骨的肉瘤。**D.** 肩胛骨骨肉瘤化疗前的血管造影，显示丰富的血管支配和腋动脉及旋肱动脉的移位。

显示不清。对骨的肉瘤，X 线平片上出现钙化提示骨肉瘤或软骨肉瘤的可能。

计算机断层扫描和核磁共振成像

- CT 和 MRI 是确定骨外病变范围及其与腋血管、盂肱关节和胸壁关系的最好手段（参见图 1C-E）。
- CT 是评价胸腔的最重要手段。肩胛骨肿瘤对邻近胸腔侵犯的细节显示，CT 较 MRI 更有优势。CT 也是确定瘤内骨化精细情况及确定周围软组织肉瘤侵犯肩胛骨精确范围的最好检查。增强 CT 特别有助于确定肿瘤距离腋动脉、肱动脉及臂丛的距离。
- 在确定肿瘤在骨内及骨外的侵犯范围及是否存在跳跃灶时，MRI 是最好的选择。骨内侵犯范围的确定对决定截骨长度是必需的，肱骨近端通常在距离 MRI T1 像上显示的肿瘤髓内边界以远 2~3cm 处截断。MRI 也可用于评价肿瘤距腋动脉、肱动脉及臂丛的距离。

骨扫描

- 骨扫描有助于评价肱骨近端及邻近肋骨是否受累，以及了解是否在全身骨骼存在转移灶。因为肩胛骨体部绝大部分都非常薄，因而在应用骨扫描来确定肿瘤范围时不像在长骨时那么准确。
- 骨扫描应和 MRI 结果对照。
- 可用于筛查骨转移灶。

- 对评价肱骨近端及胸壁是否受累骨扫描是有益的手段。

血管造影及其他检查

- 血管造影有助于确定血管是否受累及是否存在血管解剖异常。腋动脉的移位提示肿瘤向前侵及腋窝。
- 如临床怀疑臂丛神经受累（神经痛、肢体远端水肿及出现臂丛神经受侵的表现），可实施腋静脉造影。腋静脉的堵塞与臂丛受侵犯关联。

活检术

- 建议在 CT 或透视引导下进行细针或带芯穿刺针穿刺活检，以免误穿神经血管束。
- 应保证只有一个穿刺通道，穿刺针在通过该穿刺道进入瘤体后可变换角度以获得瘤内不同区域的组织标本。
- 活检部位应位于计划中的肿瘤切除手术切口上（图 3）。
- 肩胛骨内肿瘤建议经后方入路活检，应避免经前方活检以尽量减少软组织受肿瘤污染风险。

肩胛骨活检

- 肩胛骨活检较肱骨近端活检更为困难，活检通道应沿肩胛骨外缘（近腋窝侧）而不是椎体侧（内侧），同时也应避开任何可能需应用的皮瓣。
- 活检通道应位于计划中的肿瘤切除切口上。对肩胛骨体部肿瘤推荐进行后方入路的穿刺活检，经前方入路活

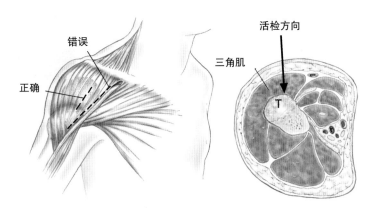

图 3 肩部肿瘤正确的活检技术（Reprinted with permission from Bickels J, Jelinek JS, ShmooklerBM. Biopsy of musculoskeletal tumors. Clin Orthop Relat Res 1999;368:212-219.）

检应避免。

■ 肩胛骨外侧缘或肩胛盂肿瘤的活检应沿肩胛骨后方外侧或腋窝方向、直接经过冈下肌或小圆肌。

手术方法

术前计划

■ 术前应评估所有的影像学资料、特别是 CT、MRI 和血管造影（动脉或静脉），以决定手术的方式和可行性。

■ 应检查患者是否存在远端水肿及运动功能障碍，这提示臂丛受累，在此情况下无法行切除手术。也应检查肩胛骨与胸壁间是否存在活动度以了解胸壁是否受累。

■ 术前应检查远端脉搏是否搏动良好。

■ 通过 MRI 和 CT 影像评估肿瘤与臂丛、腋动脉及胸壁的距离。确定软组织侵犯的范围以判断哪些重要的肩胛骨周围肌肉可以保留，特别是准备行假体重建时。同时也要评估动脉及静脉造影片。即便术前判断肿瘤可行保肢切除，术中还应最后确定肿瘤是否可切除及是否可进行全肩胛置换。

体位

■ 患者置侧卧或半侧卧位以便术中在肩带后方和棘突之间操作。远端肢体应消毒铺单并能自由搬动（**图 4A**）。

手术入路

■ 大多数肩胛骨及肩胛周围软组织肿瘤需经前后联合入路行全肩胛骨切除。这些肿瘤多数伴有前方巨大软组织肿块，紧邻或侵占腋动脉及臂丛的位置。

■ 如**图 4B** 所示，采用实用的肩带切口，前方切口（切口 A）为延长的三角肌切口、切口 B 为后方切口。前方切口很关键，据此将前述血管、神经分离以便安全、充分地切除肿瘤。

■ 偶尔，如不伴明显前方肿块，可仅通过后方切口完成全肩胛骨切除。在单纯采用后方切口时，术者必须对腋动脉和臂丛神经及其全部分支的走行有透彻的了解，这样才有可能安全地实施手术。如果术者有任何疑虑，那还是采用前后联合入路更为安全。

■ 显露腋动脉及臂丛神经并向前牵开，为达到充分的暴露，需切断并反折胸大肌。

■ 经后方入路可切断所有附着于肩胛骨的肌肉。

■ 经关节外切除盂肱关节，截骨平面低于关节囊附着水平。

■ 如有足够的肌肉保留，特别是三角肌、斜方肌、菱形肌和背阔肌，可行肩胛骨假体重建。

■ 如果切除后没有足够的肌肉覆盖，则将肱骨残端通过 Dacron 带（静力悬吊）和联合腱（动力悬吊）悬吊于锁骨上，同时行胸大肌转移皮瓣。

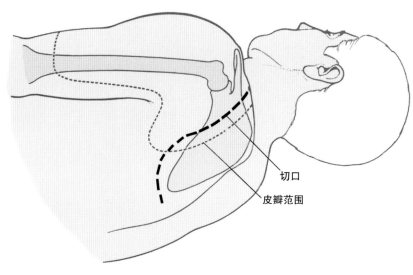

切口

皮瓣范围

A

图 4 A. 患者体位。

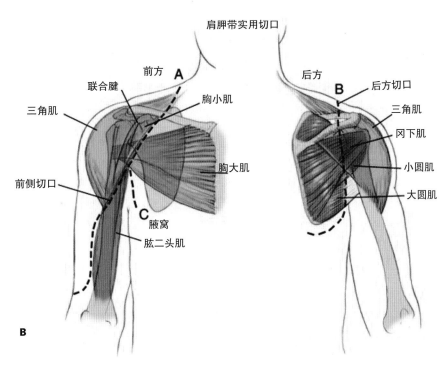

图 4 B. 肩带实用切口。偶尔，可单纯经后方切口切除肩胛骨；但如果存在骨外软组织肿块或前方肿瘤巨大推挤腋动脉移位，则同时附加类似肱骨近端切除的前方切口更为安全。

全肩胛骨及肱骨头的关节外切除（IV 型切除）：Tikhoff−Linberg 手术

- 该手术经关节外对肩胛骨、盂肱关节、肱骨头和锁骨远端行整块切除。
- 切口：前后联合入路。
- 切取大的后方筋膜皮瓣。
- 从肩胛骨脊柱缘切断菱形肌和斜方肌，游离背阔肌但不切断。
- 如果未受肿瘤侵犯，三角肌或斜方肌可保留。经典的 Tikhoff-Linberg 切除不保留前述肌肉。
- 行肱骨头下截骨（盂肱关节加肩胛骨的关节外切除）。
- 假体重建：如果 IV 型肩带切除后重要肌肉得以保留，可行肩胛骨假体重建（技术图 1A）。
- 肩胛骨假体带窗框结构，便于肌肉止点相互缝合。腋缘和脊柱缘有多个小孔便于用 Dacron 带固定。
- 肩胛骨假体先用 Dacron 带与菱形肌缝合，之后将背

阔肌旋转绕过假体体部缝于脊柱缘。
- 接着将肱骨近端假体插入肱骨髓腔，应用 Gore-Tex 囊重建关节囊结构（技术图 1B）。
- 用 3mm Dacron 带将 Gore-Tex 囊一端与肱骨假体近端缝合，另一端与肩胛骨假体的肩胛盂颈部缝合（技术图 1C、D）。
- 三角肌与斜方肌缝合、背阔肌越过菱形肌和前锯肌缝合，完成肌肉闭合。肩胛骨假体安装于前锯肌、背阔肌和菱形肌之间。
- 三角肌和斜方肌被保留并相互缝合。背阔肌向上旋转至三角肌下缘及菱形肌。
- 应用 Dacron 带及 Ethibond 缝线将背阔肌缝于肩胛骨假体腋缘的孔洞及邻近的肌肉组织。

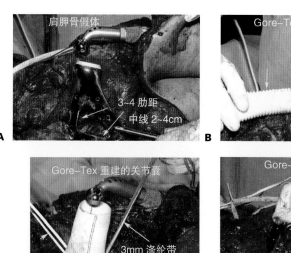
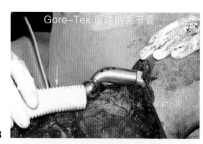
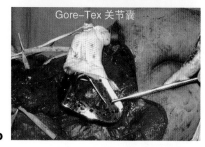

技术图 1　**A~D.** 肩胛骨假体和安装好的肱骨近端假体，在将肩胛骨假体缝合到胸壁之前，先安装骨水泥型肱骨假体。应用 Gore-Tex 材料重建关节囊，人工关节囊的重建对维持关节的功能和稳定性是必要的，因为即便第三代假体可提供匹配的盂肱关节"咬合"，在上肢重力持续牵拉作用下仍有脱位可能。将背阔肌绕向菱形肌缝合、斜方肌与三角肌缝合，完成肌肉重建，各肌止点绕过假体窗框结构反折缝合。

关节内肩胛骨切除（Ⅲ 型切除）

- 这种手术是经关节内行全肩胛骨切除，多数用于侵犯肩胛骨的软组织肉瘤的手术治疗。
- 分别行前后方切口。
- 后方的三角肌自肩峰及肩胛冈分离，斜方肌切断后回缩。
- 菱形肌自肩胛下角分离。
- 抬起肩胛下角，顺次切断内侧附着的肌肉。然后分离并切断外侧肌肉，显露腋窝及胸壁。
- 旋转肩胛下角并牵引臂部，轻柔牵起腋部神经血管。
- 如果没有前方的骨外肿块，可自背侧分离血管神经结构。
- 自胸壁上牵开肩胛骨，显露神经及血管。
- 切断冈上、下肌，进入肩关节。
- 离断前方关节囊及肩胛下肌肌腱。
- 分离并用缝线标记二头肌长头腱，然后切断。
- 分离并切断肩锁关节，或离断锁骨远端。

- 轻柔牵拉肩胛骨，自喙突切断二头肌短头、喙肱肌及胸小肌。
- 注意保护自喙突附近经过的肌皮神经。
- 应用 Dacron 带将肱骨近端悬吊于锁骨远端。
- 应用 Dacron 带将肱骨残端悬吊于锁骨远端，并在锁骨远端钻孔，将二头肌、喙肱肌、三头肌缝于锁骨上。
- 如三角肌能够保留，向前方与大圆肌、斜方肌缝合，以重建肩带前方结构。
- 如有足够的肌肉保留，可行肩胛骨假体置换（参见 Tikhoff-Liberg 手术）以重建缺损（技术图 2）。
- 有两对重要的肌肉必须重建：斜方肌和后方保留的三角肌相互缝合（三角肌缝合后覆盖肩胛骨上 1/3 和盂肱关节）、菱形肌缝于假体上（背阔肌转位覆盖假体）。这样就在背阔肌、菱形肌和前锯肌、胸壁之间形成良好的口袋结构来安放肩胛骨假体。

手术技术

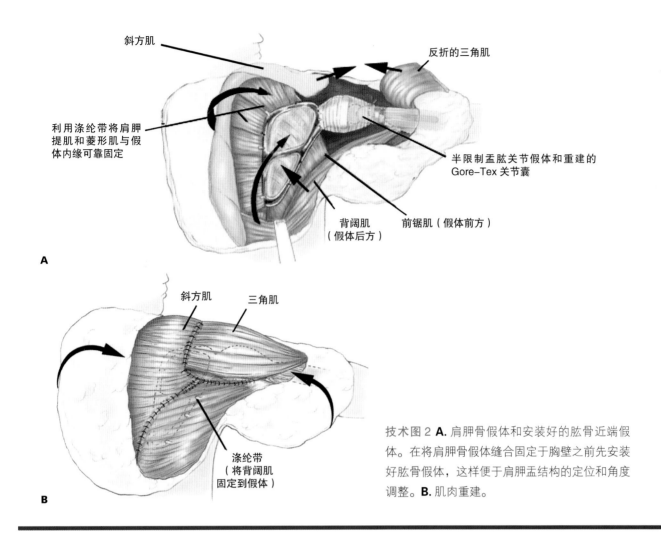

A

B

技术图 2 **A.** 肩胛骨假体和安装好的肱骨近端假体。在将肩胛骨假体缝合固定于胸壁之前先安装好肱骨假体,这样便于肩胛盂结构的定位和角度调整。**B.** 肌肉重建。

注意要点

术前评估	■ MRI 和 CT 对评价肿瘤与神经血管的关系、胸壁及肩胛骨周围其他重要肌肉是否受侵很重要
切除	■ 大多数肩胛骨肿瘤的切除(关节外或关节内)需要经前后联合入路进行。在存在前方较大软组织肿块是这是最安全的做法。
神经血管结构的显露	■ 腋动脉和臂丛最好通过前方切口(延长的三角肌、胸大肌肌间切口)显露,涉及胸大肌自肱骨近端止点及喙肱肌、二头肌短头和胸小肌自喙突止点切断。
后方显露及探查	■ 在行后方切除时,保留肩胛周围肌肉很重要,如可能应尽量保留,这在行假体重建时很关键。这些肌肉包括菱形肌、斜方肌、三角肌、前锯肌和背阔肌。腋神经必须保留。
假体重建	■ 可选择小一些的肩胛骨假体,这会方便软组织的覆盖。肱骨假体可允许 2cm 以内的肢体短缩,这也会方便软组织的闭合。采用限制型全肩胛假体,应用 Gore-Tex 囊重建盂肱关节囊。肩胛骨假体应尽量置于内侧(距离脊柱 1~2cm),固定于菱形肌和前锯肌间的肌袋内。通过相互缝合及与假体的缝合重建三角肌及斜方肌止点。应用背阔肌完成假体的最后覆盖。最后,应确保假体全部被肌肉覆盖。
术后处理	■ 应用支具维持上臂外展 45° ~60° 、肘部屈曲 45° ,共 6 周。

术后处理

■ 常规置神经外周引流管，持续布比卡因（4~8ml 0.25% 布比卡因）灌洗 3~5 天。

■ 术后 6 周内建议佩戴定制支具，保持上臂外展 45°~60°、肘部屈曲 45°。

■ 术后上肢必须悬吊 4~6 周。

■ 术后即刻指导患者进行腕部及手的活动练习，鼓励在悬吊保护下进行肘关节的屈曲练习。

■ 术后 1~2 天可以开始颈部活动和耸肩练习。

■ 术后 2~4 周，只要伤口愈合并拆线，就可以在家属或康复师的帮助下进行摆动及轻柔的肩关节活动（屈伸、内外旋）练习。

■ 同时进行肘关节的屈伸及旋前、旋后练习。

■ 一旦恢复关节活动度，应开始轻柔的力量练习，包括主动活动、等长收缩练习和轻量（2~10 磅）的抗阻锻炼。术后 12 周，可开始使用 Thera 带或其他抗阻练习进行力量锻炼，逐渐达到 10 磅。最终患者可进行 15~20 磅的抗阻练习。

■ 推荐长期坚持 20 磅以内的力量锻炼。

结果

■ 经关节或关节外肩胛骨切除后行假体置换是非常可靠的重建方式。

■ 所有患者都可以获得无痛、稳定的肩带和保留有功能的手部及肘部。肩关节以下的旋转功能得到保留，范围由外旋 10° 至内旋 6°（译者注：此处作者应有笔误，T6 不能解释，似为 +6）。内旋、内收和后伸的肌力正常。

■ 主动的前举和外展（盂肱关节和肩胸关节联合运动）活动范围 25°~45°、肌力 3~4 级。

■ 肩胛骨前伸、回缩和上举肌力恢复。这些肌肉在举重物时参与稳定上肢。患者上肢肌力好于行肱骨旷置或肱骨残端悬吊于锁骨者，可举起并搬运超过 20 磅的物体，大多数患者可做俯卧撑。肌骨肿瘤学会（Musculoskeletal Tumor Society）上肢功能评分可达 24~27 分（恢复到 80%~90%，总分 30 分，图 5）。

■ 所有患者肘、腕和手部握力正常。

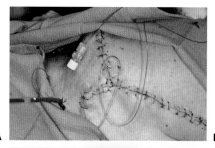
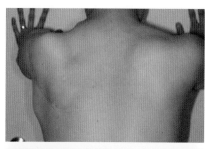
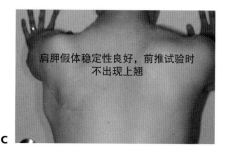
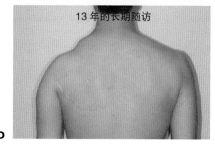
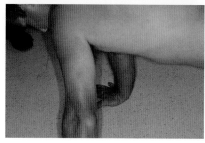

图 5 A. 切口闭合时要保证良好的皮肤对合和无张力缝合，关闭切口前臂丛神经鞘内置入导管，经导管灌注 0.25% 布比卡因，既能达到良好的镇痛效果又对正常的感觉功能影响轻微；**B.** 肩胛骨假体重建术后 13 年大体观，双侧肩胛部对称性极其良好；**C.** 俯卧撑试验（了解菱形肌、前锯肌和背阔肌的功能）时肩胛上翘非常轻微，而且，因为保留了斜方肌和三角肌、外观良好。**D.**、**E.** 患者行俯卧撑，可见肩带力量和稳定性良好。这种稳定性允许患者将手部置于三维空间，这是肩带的正常解剖功能。该手术方式不影响手部和肘部的功能。在极个别的情况下才需要切除臂丛的某些分支，这会导致上肢远端部位的功能。

■ 所有患者患手可够到头顶、对侧肩部和腋窝及会阴区。日常生活不受限制，如进食、穿衣及个人卫生。紧贴躯干时臂部上举能力正常。外观可接受。

■ 主要的功能受限是需要上臂上举高于肩部的文体及其他活动。

并发症

■ 如活检手术导致广泛污染，再行肩胛保肢切除手术将是不明智的。因此，活检手术必须选择正确的切口并按正确的技术实施。

■ 如三角肌不能保留，则不宜实施肩胛骨置换手术。

■ 肩胛带主动活动功能的部分丧失是不可避免的，该手术的目的是保留良好的手部及肘部功能。

■ 很少出现切口皮肤坏死。假体机械脱位也很少见。不足 5% 的患者会出现盂肱关节分离，通常可经保守治疗恢复。

参考文献

1. Bickels J, Wittig JC, Kollender Y, et al. Limb-sparing resections of the shoulder girdle: a long-term follow-up study. J Am Coll Surg. 2002;194:422–435.

2. De Nancrede CBG. The end results after total excision of the scapula for sarcoma. Ann Surg 1909;50:1.

3. Linberg BE. Interscapulo-thoracic resection for malignant tumors of the shoulder girdle region. J Bone Joint Surg 1928;10:344.

4. Liston R. Ossified aneurysmal tumor of the subscapular artery. Edinb Med J 1820;16:66–70.

5. Malawer MM. Tumors of the shoulder girdle: technique of resection and description of a surgical classification. Orthop Clin North Am 1991;22:7–35.

6. Marcove RC, Lewis MM, Huvos AG. En bloc upper humeral interscapulo-thoracic resection. Clin Orthop Relat Res 1977;124:219–228.

7. Syme J. Excision of the Scapula. Edinburgh: Edmonston & Douglas, 1864.

8. Ward B, McGarvey C, Loetz M. Excellent shoulder function is attainable after partial or total scapulectomy. Arch Surg 1990;125:537–542.

9. Wittig JC, Bickels J, Wodajo F, et al. Constrained total scapula reconstruction after resection of a high-grade sarcoma. Clin Orthop Relat Res 2002;397:143–155.

第 9 章

近端肱骨切除异体骨－人工假体复合体重建术

Steven Gitelis, Gregory P. Nicholson, Walter W. Virkus, Martin M. Malawer 和 Benjamin J. Miller

陈秉耀 译 校

背景

■ 有几种手术切除方式用于肩胛带肿瘤。切除的方式决定了重建方式的选择。切除方式从经关节的肱骨近端切除到关节外肱骨及肩胛骨切除，同时会切除不同范围的软组织。

■ 功能恢复程度取决于是否保留腋神经和肩外展肌。如果肩胛盂和外展动力能够保留，可行"功能性"关节置换。

■ 有三种可用的关节置换方式：

　● 植入金属的肱骨假体。因不能建立很好的软组织（肩袖、关节囊、三角肌）附着，功能受限明显。

　● 最常见的是异体骨关节移植，用冷冻的异体骨替代肱骨近段和关节。因软组织和移植物可以更好附着，可获得更好的功能恢复。然而，这种重建存在关节塌陷、骨折及继发关节炎的风险。

　● 另一种选择是异体骨－假体复合体（allograft prosthetic composite，APC）。该方式应用异体骨复合金属假体进行关节重建。肩袖、关节囊和三角肌可缝合于异体骨的软组织伤，以维持肩关节稳定并改善肩关节主动活动范围。金属假体有可能降低单纯骨关节移植的远期并发症。

■ 只有经关节内切除并保留外展肌的情况下才能行功能性关节置换（图 1）。如果腋神经和外展肌都不能保留，则关节置换的意义不大。此时，可考虑其他重建方式，如关节融合或"垫片（spacer）"式金属半关节置换。

适应证

■ 肱骨上端关节内切除适用于良性侵袭性或低度恶性肿瘤，如骨巨细胞瘤或低级别肉瘤，包括软骨肉瘤。对骨肉瘤、尤文肉瘤、恶纤组等高级别肉瘤，如经术前化疗并反应良好，也可考虑该手术。

■ 应进行必要的影像学检查，以评价腋神经、外展肌及肩袖是否能够保留。

■ 如可施行关节内切除，有两种可保留肩关节稳定性及上举功能的功能重建方式：APC 关节置换和异体骨关节置换。APC 置换可降低冷冻异体骨关节置换的远期并发症，如骨折、关节塌陷和关节炎。

解剖

■ 肱骨近端肿瘤既可能局限于骨内，也可能出现软组织侵犯，软组织侵犯可以是局限的也可以是广泛的。肱骨近端的关键肌肉包括三角肌和旋转肌群，前者由腋神经支配，后者由肩胛上神经支配（图 2）。

■ 其他重要的需要重建的肌肉包括胸大肌、背阔肌和大圆肌。二头肌、喙肱肌，连同肌皮神经，通常可经分离移位而保留。在喙突区，臂丛神经和腋动静脉应仔细解剖并保护。

■ 腋神经和旋肱后动脉在支配三角肌前经过四边孔，必须保护好以保留外展功能。桡神经在肱骨后方经过三角肌止点远端时也应注意保护。从肿瘤及小结节分离肩胛下肌。确定肿瘤未侵犯肩关节时，环形切开关节囊，截骨后即可分离近端肱骨。

病史和临床表现

■ 肱骨近端肿瘤患者可出现疼痛、功能障碍和肿块。活动范围受限是特征性表现。当肿瘤影响到肱骨近端周围神经时，患者可出现神经症状，包括感觉减退或过敏。疼痛是最常见的主诉，可以是活动痛也可以是夜间痛，通常需要止痛药。很多患者在叙述病情时会陈述劳动或运动损伤。症状持续时间从数天到数月。

■ 肩带体格检查包括活动度、触诊和详细的神经查体。

　● 活动度可以差别很大，但通常受限，特别是外展和屈曲。

　● 腋窝及肩带的触诊可触及肿块或淋巴结肿大。说明肿块的位置很重要，特别是侵入腋窝及肩带其他区域时。

　● 神经检查包括腋神经、桡神经、正中神经、尺神经和肌皮神经。任一神经的功能丧失都可能提示肱骨近端肿瘤行关节内切除存在困难。

　● 检查肢体循环情况也很重要，检查腋动脉到肱动脉全长直至桡动脉搏动，行 Allen 试验以确定是否存在尺动脉异常。

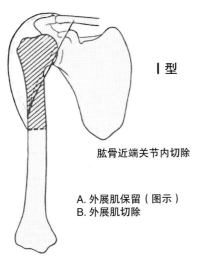

I 型

肱骨近端关节内切除

A. 外展肌保留（图示）
B. 外展肌切除

图 1 I 型切除（关节内），显示保留的外展肌。（Courtesy of Martin M. Malawer）

影像学和其他分期检查

影像学

- 对肱骨近端肿瘤，需要一系列的影像检查确定切除及重建的可行性。

- 前后位、外旋位和腋位平片可为诊断提供重要的线索（图 3A、B），是明确肿瘤性质的最重要的初始检查手段。肱骨近端三维照相也很重要。

- MRI 对评价肿瘤的范围和与神经血管束的关系非常有用（图 3C）。MRI 对确定肿瘤髓内侵犯范围也很有帮助，对软骨肉瘤等肿瘤尤其重要，其髓内侵犯范围可大大超过平片预测的范围。

- CT 扫描对确定骨受累情况更有优势，这对某些肿瘤很有帮助。

- 骨扫描可提示是否存在跳跃病灶或其他部位骨受累，即多骨病变（图 3D）。比如，多中心骨肉瘤并不是十分罕见，可被 Tc 99m 骨扫描发现。

- 现在很少需要血管造影，因为精细的增强三维成像技术（如增强 MRI）可提供足够的信息。

- 如 X 线平片提示肉瘤，因在活检之前行胸部 CT 检查，因活检时全麻或全麻后可能发生的肺不张会干扰诊断。

活检

- 活检对肱骨近端肿瘤最终治疗方案确定非常重要。活检的方式包括细针针吸细胞学检查、带芯穿刺针穿刺组织学检查和切开。

- 活检部位选择很关键（图 4），一般根据 MRI 扫描及软组织肿块的位置确定。

- 标准的活检应优先选择软组织肿块而不是骨质，活检切口的选择应保证在最后行手术治疗时可以同时切除活检通道。

- 活检通道应经过肌肉，可以是三角肌也可以是胸大肌，因为多数肱骨近端手术选择经肌间沟入路，该入路应避免在活检时污染。

- 活检获得足够量的标本以便准确诊断。

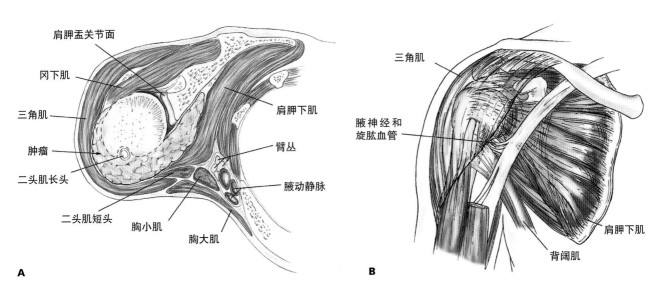

肩胛盂关节面
冈下肌
三角肌
肿瘤
二头肌长头
二头肌短头
胸小肌
胸大肌
肩胛下肌
臂丛
腋动静脉

三角肌
腋神经和旋肱血管
肩胛下肌
背阔肌

A　　　　**B**

图 2 肩部和肱骨上端冠状面（**A**）和横断面（**B**）解剖图。（Courtesy of Martin M. Malawer.）

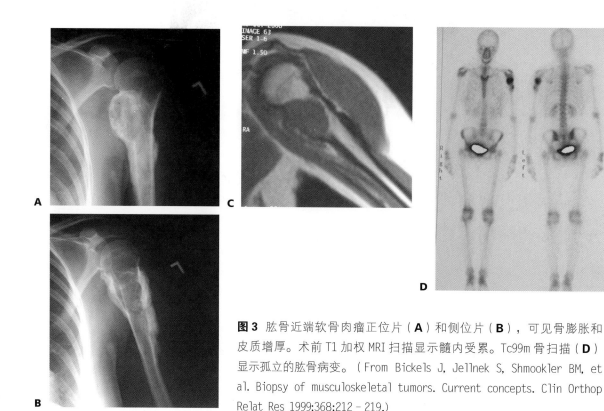

图3 肱骨近端软骨肉瘤正位片（**A**）和侧位片（**B**），可见骨膨胀和皮质增厚。术前 T1 加权 MRI 扫描显示髓内受累。Tc99m 骨扫描（**D**）显示孤立的肱骨病变。（From Bickels J, Jellnek S, Shmookler BM, et al. Biopsy of musculoskeletal tumors. Current concepts. Clin Orthop Relat Res 1999;368:212 - 219.）

■ 应事先和病理科医生沟通以确定合适的活检方式。

■ 对多数高级别骨的肉瘤，包括骨肉瘤、尤文肉瘤和恶性纤维组织细胞瘤（MFH），术前应进行新辅助化疗。

■ 新辅助化疗如效果好，可导致肿瘤坏死和边缘清楚，这有助于更加安全地实施保肢手术、包括肱骨经关节切除。

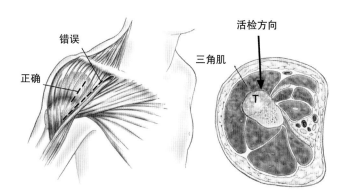

图4 肱骨近端肿瘤正确活检切口示意图。应避免三角肌－胸大肌肌间入路。（Courtesy of Martin M. Malawer.）

手术治疗

术前计划

■ 肱骨近端经关节内切除后 APC 置换需要提前准备特殊的材料。最重要的是冷冻异体骨和长柄假体。医生必须提前与组织库（最好是得到美国组织库协会认证）联系以保证有合适的冷冻肱骨可以使用。

■ 应获得异体骨的 X 线片以便测量尺寸。异体骨应有足够的长度来替代切除的肱骨，同时也应有合适的髓腔直径来容纳长柄肱骨半关节假体。应用带刻度的模板有助于选择合适的异体骨。异体骨摄片也应带标尺。

■ 肱骨异体骨必须保留软组织袖以供软组织修复，如没能保留软组织袖则无法使用。

■ 也应测量关节盂以保证和金属半关节匹配（图5A）。通常使用长柄金属假体。长柄假体穿过异体骨并进入宿主骨，如有良好的压配，则可不需额外的内固定。如长柄只能起到抗弯曲的部分固定作用，则需要在异体骨－宿主骨界面行动力加压或锁定钢板固定以提供旋转稳定性（图5B）。

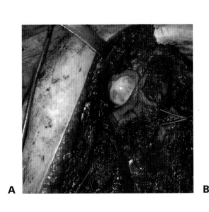
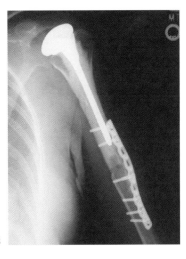

图 5 A. 关节盂及周围结构术中大体观，肩袖、三角肌和胸肌用缝线标记以便随后修复。**B.** 短柄 APC 重建术后片，异体骨－宿主骨结合部用加压钢板固定。

肌间沟解剖

- 在切开肌间沟时活检通道要同时切除。头静脉可牵开或缝线结扎，自锁骨到三角肌止点间解剖肌间沟。于三角肌和胸大肌止点间继续向下解剖。
- 如果需要，可继续向远端显露到二头肌和肱肌外侧（技术图 1A）。
- 沿神经血管束找出肌皮神经和二头肌短头，并向内侧牵开。

软组织分离

- 自三角肌粗隆切断三角肌，自肱骨干切断胸大肌、大圆肌和背阔肌。切断肩袖——肩胛下肌腱自小结节，冈上肌、冈下肌、小圆肌自大结节。
- 肌腱用缝线标记以便识别和牵拉。
- 自肿瘤远段分离出肱骨干。

关节切开

- 先切开前关节囊，确认肿瘤没有污染关节。然后环形切开关节囊，直至可脱出肱骨头。继续向后切开后方关节囊。在切开关节囊时，内收并逐渐外旋上臂，可使腋神经放松便于保护。

截骨

- 在肿瘤远段应用电动摆锯截断肱骨。截骨部位应保证在肿瘤以远正常的骨与髓腔区域，这通过术前 MRI 扫描和测量确定。
- 在骨周围放置 Chandler 牵开器以保护桡神经（技术图 1B）。

四边孔解剖

- 自四边孔内找出腋神经和旋肱后血管，分离保护直至进入三角肌。

瘤段骨截除及切缘检查

- 切断剩余软组织附着，完成瘤段骨截除。截除后通常用摆锯剖开标本并观察截骨边缘（技术图 1C）。也可以取截骨面骨髓送病理检查。

重建

- 重建时重新更换手术衣、手套和手术器械。切除标本在送走前要精确测量。异体骨置林格液中室温下解冻。

异体骨准备

- 异体骨解冻后，测量并检查软组织袖。应用摆锯截取合适长度的异体骨以替代截除的肱骨。
- 由大结节至小结节，自解剖颈截除肱骨头。修整异体骨以便安装金属假体。
- 应用高速旋转刀片磨开近端髓腔，应用圆柱形钻孔器扩髓至合适尺寸。然后处理异体骨髓腔，用合适大小的锉刀或钻头扩髓以便转入肱骨假体。
- 长柄肱骨假体的长度为 17 ～ 20cm，具体长度取决于切除肱骨的长短，肱骨假体安装后末端进入宿主骨的长度应超过骨干直径的 2 倍。假体柄直径由异体骨及宿主骨髓腔尺寸决定。
- 长柄肱骨假体穿过异体骨，末端穿过异体骨并进入宿主骨髓腔。所有的肩关节假体系统现在都提供不同尺寸的肱骨头，并具有偏心的锁扣，可达到解剖匹配和

手术技术

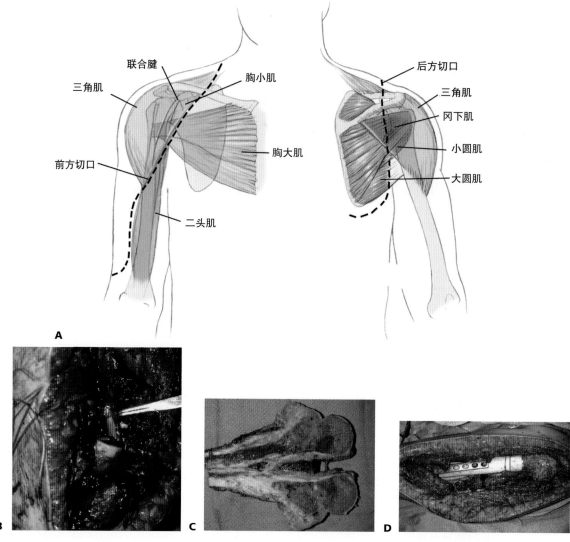

A

B

C

D

技术图 1 A. 肱骨近端关节内切除实用切口示意图。 **B.** 邻近截骨端分离出的桡神经。**C.** 截除骨大体标本，检查外科边界。**D.** 完成加压钢板固定和软组织修复后的术中大体观。

进行精细的稳定性调整。安装肱骨头试模，试装假体复合物并复位，确定肱骨头尺寸、高度及在关节盂内的位置是否合适。这也能让术者评价修复后肩袖的长度和软组织张力。如果偏小，可更换略大的肱骨头。

宿主骨准备

- 对宿主骨骨干扩髓以便安装异体骨假体复合体。如果正好可以压配式嵌入，只需修平骨的边缘即可。如果嵌入困难，则需对宿主骨进行扩髓，使其尺寸大于肱骨柄，但安装后需要附加内固定。

假体试装

- 异体骨假体复合内植物插入肱骨宿主骨，复位肩关

节，确定合适的肱骨头后倾角。

- 肱骨上髁轴线和肱骨头间的后倾角度通常是 30°。另一确定正确旋转角度的方法是在前臂处于中立位时将假体肱骨头直接指向关节盂。确定后倾角后，在假体与宿主骨结合处进行标记。
- 确定后倾位置后应旋转关节判断是否稳定，因为不同个体肱骨近端后倾角并不是固定的。

异体骨骨水泥灌注

- 冲洗异体骨并擦干，之后混合骨水泥。骨水泥注入异体骨后，将金属假体自头侧向尾侧插入异体骨，直至远端穿出。在骨水泥干固前必须清理干净远端假体柄上的骨水泥，以免影响向宿主骨的插入。

- 之后将骨水泥粘合的异体骨假体复合体插入宿主骨，如缺乏合适的压配而不稳定，则需内固定。显然，肱骨近端切除越多，与假体匹配的肱骨髓腔就越长，从而也更容易获得压配稳定性。
- 如果异体骨－宿主骨连接处不能达到充分的旋转稳定性，应按正确的原则使用外侧动力加压钢板或锁定钢板。
- 在异体骨－宿主骨连接处以加压原则固定单皮质或双皮质螺钉。锁定钢板可允许钢丝环扎，可进一步增加固定效果。注意在异体骨上不要留下空的螺钉孔，因为它们可能因应力集中或成为再血管化区域而导致骨折。

软组织修复

- 复位盂肱关节，并修复周围软组织。缝合应使用 5 号不可吸收缝线（至少是 2 号缝线）。关节囊与异体骨上保留的关节囊间断缝合。
- 应用不可吸收缝线重建冈上肌、冈下肌和小圆肌止点。从后方开始修复肩袖更容易一些，先是冈上肌，然后是肩胛下肌。
- 肩胛下肌腱修复对恢复前方稳定性很关键。宿主关节囊和肩袖结构应修复于异体骨上相应的结构上。三角肌也缝于异体骨上三角肌腱上，如果可能，大圆肌也对位修复。
- 软组织修复时保持恰当的张力很重要。将肩关节和上臂保持于 "敬礼" 姿势，然后再保持恰当张力的情况下缝合肌腱。在保持适当压力的基础上，可选择在异体骨－宿主骨连接处行骨移植替代物或自体骨移植（技术图 1D）。

切口闭合和固定

- 切口不同深度放置多根引流管，之后闭合切口。患肩置外展支架，保持肩关节外展 30°、内旋 45°。

注意要点

选择保留软组织袖的异体骨是手术成功的关键	■ 如异体骨没能保留这些腱性结构，则无法应用
在穿过异体骨后，清除假体柄上所有的骨水泥很重要	■ 残留骨水泥会阻止假体插入宿主骨
将异体骨假体复合物试验性复位、标记旋转，这一步对功能及关节稳定性很关键。	■ 确定好 30° 后倾角后，异体骨及宿主骨间行内固定以防止假体移位而出现不稳
如用钢板固定异体骨假体复合体和宿主骨，经骨水泥钻孔会很困难	■ 如使用动态加压钢板，掌握好螺钉方向以避开假体柄很重要。但锁定钢板无法调整螺钉方向，因此可使用钢丝捆扎或单皮质螺钉
异体骨上不要留空的螺钉孔	■ 这种钉孔可导致骨折

并发症

- 感染风险 1%~2%，骨不连风险 10%~20%。
- 最大的问题是盂肱关节半脱位，取决于软组织重建的可靠性。

术后处理

- 患者早期患臂维持于外展矫形器。拔除引流管后患者可出院。
- 肌腱愈合修复时间约需 4 周，4 周后可开始轻柔的肩关节活动。最早可进行肩部的摆动锻炼，然后进行轻柔的被动和被动辅助锻炼。
- 大约术后 6 周，可开始主动活动，但 2 月内不做对抗阻力的锻炼以便软组织完全修复。之后，开始更大范围关节活动和肌肉功能锻炼，以获得最好的功能恢复。
- 应定期拍片检查异体骨－宿主骨连接愈合情况。一般会在术后 3~12 个月愈合。如果骨不连形成，术后 1 年后可行自体骨移植促进愈合。

结果

- 虽然很多骨肿瘤医生应用异体骨－假体复合体行关节重建，但有关该术式的文献很少[6]。
- 2003 年，Dudkiewicz 等[4] 报道 11 例患者行肱骨近端异体骨－假体复合体关节置换术。患者均为骨肉瘤，大多数为ⅡB期。最近的随访中10例患者存活，上肢功能良好。但功能状况没有具体关节活动度、肌肉力量、关节稳定性的评价。作者提及几种并发症，包括异体骨－宿主骨骨不连和伤口感染。

■ Jensen 和 Johnston[7]报告4例患者，应用 Neer 假体异体骨复合体，结果良好。

■ 2005年，Kassab 等8报告3例肱骨异体骨假体复合体置换患者，MSTS评分76%。

■ Damron 等2进行肩关节重建术后的功能评价，认为如外展肌保留异体骨关节置换是最好的。

■ O'Connor、Sim 和 Chao[9]报告了最大宗（57例）行肱骨近端重建的病例。其中有8例行异体骨关节置换，其功能优于其他方式。8例患者中4例出现移植骨骨折。也有其他作者报告了关节内切除后行异体骨关节重建的结果[1,10]。

■ DeGroot 等[3]报道异体骨关节置换后异体骨骨折率有37%，并推荐可用骨水泥填充以降低骨折风险。一些异体骨骨折病例通过异体骨假体复合体置换来补救。

■ Wang 等[11]报告10例异体骨关节置换患者14例出现移植骨骨折。

■ 1999年，Getty 等[5]报告了16例关节内肱骨近端切除后行异体骨关节置换的患者。MSTS功能评价显示平均恢复达到70%。并发症情况4例发生异体骨骨折、1例感染。冷冻异体骨5年存活率68%。其他并发症包括3例出现盂肱关节不稳、8例发生盂肱关节脱位。作者认为异体骨关节置换并发症升高，表示将放弃该术式。异体骨假体复合体置换是否能降低这些并发症仍需观察。

■ 目前，异体骨假体复合体置换是否优于异体骨关节置换仍有争议。

参考文献

1. Cheng EY, Gebhardt MC. Allograft reconstructions of the shoulder after bone tumor resections. Orthop Clin North Am 1991;22: 37 - 48.

2. Damron TA, Rock MG, O'Connor MI, et al. Functional laboratory assessment after oncologic shoulder joint resections. Clin Orthop Relat Res.1998;348:124 - 134.

3. DeGroot H, Donati D, Di Liddo M, et al. The use of cement in osteoarticular allografts for proximal humeral bone tumors. Clin Orthop Relat Res 2004 427:190 - 197.

4. Dudkiewicz I, Velkes S, Oran A, et al. Composite grafts in the treatment of osteosarcoma of the proximal humerus. Cell Tissue Bank 2003;4:37 - 41.

5. Getty PJ, Peabody TD. Complications and functional outcomes of reconstruction with an osteoarticular allograft after intra-articular resection of the proximal aspect of the humerus. J Bone Joint Surg Am 1999;81A:1138 - 1146.

6. Gitelis S, Malawer M, MacDonald D, Derman G. Principles of limb salvage surgery—tumors of the proximal humerus. In: Orthopaedic Surgery. Philadelphia: Lippincott Williams & Wilkins, 2001.

7. Jensen KL, Johnston JO. Proximal humeral reconstruction after excision of a primary sarcoma. Clin Orthop Relat Res 1995;311: 164 - 175.

8. Kassab M, Dumaine V, Babinet A, et al. [Twenty nine shoulder reconstructions after resection of the proximal humerus for neoplasm with mean 7-year follow-up]. Rev Chir Orthop Reparatrice Appar Mot 2005;91:15 - 23.

9. O'Connor MI, Sim FH, Chao EY. Limb salvage for neoplasms of the shoulder girdle. Intermediate reconstructive and functional results. J Bone Joint Surg Am 1996;78A:1872 - 1888.

10. Rodl RW, Gosheger G, Gebert C, et al. Reconstruction of the proximal humerus after wide resection of tumours. J Bone Joint Surg Br 2002;84B:1004 - 1008.

11. Wang J, Dickinson IC. [Functional outcome following shoulder tumor resection and reconstruction]. Zhonghua Wai Ke Za Zhi 2006; 44:809 - 12.

第 10 章

近端肱骨切除人工假体置换术：关节内及关节外切除

Martin M. Malawer、James C. Wittig、Kristen Kellar-Graney
陈秉耀 译 校

背景

■ 肱骨近端是原发骨肉瘤及软骨肉瘤的好发部位。有时转移癌可累及肩带，一般采用同样的切除及重建技术（图1A）。

■ 肱骨近端保肢手术充满挑战。尽管技术复杂，但仍有95%罹患高级别或低级别肉瘤的患者可施行该手术。很少的情况才需要截肢。

■ 对大段肱骨近端骨缺损，假体置换是最常见的重建方式。无论是经关节内（Ⅰ型）还是经关节外（Ⅴ型）切除均适用。这种重建需同时进行局部肌肉转位以稳定肩关节、覆盖假体并保留肘、腕及手部功能（图1B）。

■ 本章介绍肱骨近端肿瘤保肢手术的外科及解剖上的条件，并介绍Ⅰ型及Ⅴ型肱骨近端切除和重建的特殊手术技巧。对全肱骨置换也简略涉及。

■ 肱骨近端是高级别恶性骨肿瘤的最好发部位之一，是骨肉瘤第三好发部位[1]。该部位肿瘤易形成明显的骨外软组织肿块。肱骨近端也可发生转移癌（特别是肾细胞癌）及软组织肉瘤继发累及，其手术切除方式同原发骨的肉瘤伴骨外侵犯者相同。

■ 约有95%的肩带患者可实施保肢手术。

■ 肱骨近端和肩带骨及软组织肿瘤可选择Tikhof-Linberg手术及改良式进行保肢手术。该术式将部分肩胛骨、锁骨及肱骨近端连同附着的肌肉一起切除。应做仔细的术前评估，选择肿瘤未包绕神经血管束或侵犯胸壁的患者进行该手术。

■ 图1B描述了肩带肿瘤切除方式的分类，肱骨近端高级别肉瘤最常用的切除方式是ⅤB型。

■ 对高级别肿瘤，我们不推荐使用Ⅰ型切除，因为局部复发的风险太高。

■ 通过肌肉转位和骨重建获得理想的功能。假体用来维持病变段切除后肩部与肱骨远段之间的长度和稳定。经过本章所述的肩带切除及重建手术，大部分患者能获得稳定的肩关节及功能正常的肘关节、腕关节和手。

适应证

■ 本章所述保肢手术的适应证包括高级别和部分低级别骨的肉瘤，以及累及骨的软组织肉瘤。

■ 肱骨近端孤立性转移癌最好采用广泛切除（如Ⅰ型切除）。

■ 保肢手术决策建立在肿瘤部位及对病史透彻了解的基础上。目前，对病理骨折的患者，经过诱导化疗和制动，如果临床反应良好并骨折愈合，我们也实施保肢手术。

■ 绝对的手术禁忌证包括肿瘤包裹神经血管束或广泛侵及邻近胸壁（图2）。

■ 相对禁忌证包括胸壁受累、实施不佳的活检术或病理骨折后血肿致手术部位肿瘤污染、先前感染或淋巴结受累。

解剖特点

■ 肱骨近端及肩带肿瘤切除重建技术要求很高。

■ 肿瘤的解剖部位往往决定了手术切除的范围。术者必须熟悉肩带周围解剖并充分考虑到具体患者可能的异常。

肱骨近端

■ 恶性肿瘤往往伴有明显的软组织肿物，位于三角肌下并向内侧生长、取代肩胛下肌和喙肱肌的位置[2]。早期也可能出现关节囊周围及肩袖受累，必须进行评估。

盂肱关节

■ 肩关节周围高级别骨的肉瘤较其他关节更易出现关节内或关节囊周围受累。

■ 肿瘤局部扩散有4个基本的机制：直接关节囊侵犯，沿二头肌长头腱生长，病理骨折后血肿扩散，活检手术计划不周。

■ 这导致高级别肉瘤关节内切除较关节外切除局部复发风险更大。因此，对肱骨近端或肩胛骨高级别肉瘤，通常需行关节外切除。

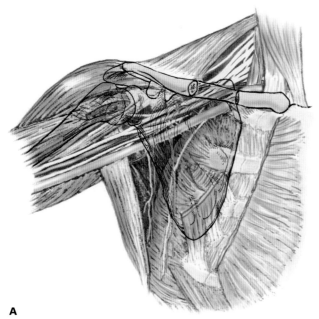

A

图1 **A**.肩胛带解剖**B**.肩胛带切除方式外科分类，该系统最早由Malawer于1991年提出。Ⅰ型~Ⅲ型为关节内切除，而Ⅳ型~Ⅵ型是关节外切除。A分型外展肌保留，B分型外展肌切除。（**A**:Courtesy of Martin M. Malawer; **B**:Reprinted with permission from Malawer MM, Meller I, Dunham WK. A new surgical classification system for shoulder-girdle resections. Analysis of A 38 patients. Clin Orthop Relat Res 1991;267:33-44.)

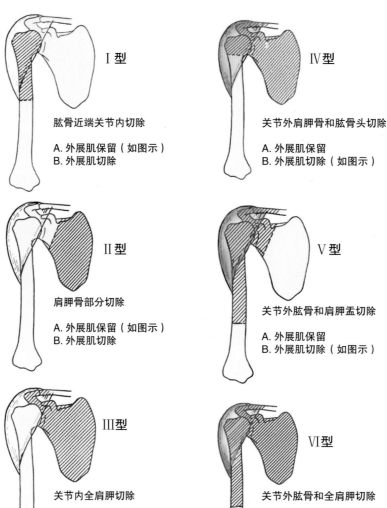

Ⅰ型

肱骨近端关节内切除

A. 外展肌保留（如图示）
B. 外展肌切除

Ⅱ型

肩胛骨部分切除

A. 外展肌保留（如图示）
B. 外展肌切除

Ⅲ型

关节内全肩胛切除

A. 外展肌保留（如图示）
B. 外展肌切除

Ⅳ型

关节外肩胛骨和肱骨头切除

A. 外展肌保留
B. 外展肌切除（如图示）

Ⅴ型

关节外肱骨和肩胛盂切除

A. 外展肌保留
B. 外展肌切除（如图示）

Ⅵ型

关节外肱骨和全肩胛切除

A. 外展肌保留
B. 外展肌切除（如图示）

B

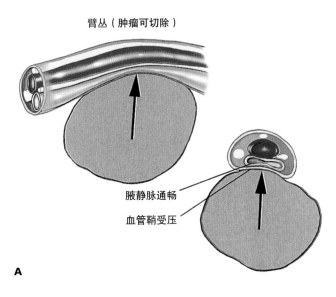

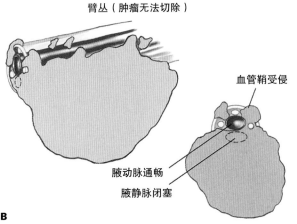

图 2 A. 可切除肿瘤模式图。神经血管束受压移位，但没被肿瘤侵犯或包绕。这种情况通常见于肉瘤治疗中。动脉或静脉造影证实腋血管通畅。**B.** 不可切除肿瘤模式图。肿瘤侵犯神经血管结构、腋静脉消失。静脉造影显示腋静脉闭死，动脉造影显示腋动脉移位但管腔通畅。（Courtesy of Martin M. Malawer.）

神经血管束

■ 锁骨下动静脉在穿过锁骨时加入臂丛神经束。

■ 从这时起，神经和血管可看作一个结构（称为神经血管束）。肩胛骨上端、锁骨和肱骨近端巨大肿瘤可推挤臂丛及腋血管移位。

肌皮和腋神经

■ 肌皮和腋神经通常紧邻或与肱骨近端周围肿瘤相贴。

■ 肌皮神经（译者注：原文如此，应为腋神经）是大小圆肌之间发出的第一个神经，自后方支配三角肌。

■ 肱骨近端肿瘤容易侵犯腋神经，因其紧邻肱骨颈下方（正好在盂肱关节远侧）走行。因此，肱骨近端肿瘤切除往往需要牺牲腋神经和三角肌。

桡神经

■ 桡神经起自臂丛后束，在背阔肌及大圆肌前方走行。在大圆肌远侧，进入肱骨后方，在三头肌内侧头和长头间走行。

■ 虽然大多数肱骨近端肉瘤不会侵犯桡神经，但术中在截骨前必须分离并保护桡神经。

腋及肱动脉

■ 腋动脉是锁骨下动脉的延续，在经过腋窝的下缘后被称为肱动脉。肱动脉被臂丛及其三个束包绕。腋动脉在喙突远端离开外侧束，经过喙肱肌，在肱肌和二头肌间走行。保留肌皮神经和二头肌短头对保留肘关节正常功能很重要。

■ 肌皮神经位置变异很大（距离喙突 6~8cm 以内），术中应仔细辨识以免损伤。

■ 腋神经起自臂丛后束，和旋肱血管一起走行，位于肩胛下肌远端的下方。之后经旋肱前后血管悬系于肱骨。

■ 早期结扎旋肱血管是肱骨近端肉瘤切除的关键步骤，因为这样可允许腋动静脉完全从肿瘤上分离下来。

■ 有时，血管分支的部位可能存在解剖变异，如果事先没有意识到会导致术中定位困难。术前血管造影有助于确定血管移位及可能的解剖变异。

■ 术中最后再判断肿瘤是否可以切除。在切断胸大肌后，应尽早探查神经血管束。此时如决定行肩带离断术，前方皮瓣尚不致破坏。

影像学及其他分期检查

■ 适当的影像学检查对成功切除肱骨近端及肩带肿瘤很关键（图 3A-E）。

■ 最有用的影像学检查是 X 线平片、CT、MRI、动脉造影和骨扫描。有时需要静脉造影。

CT

■ CT 是评价皮质骨改变的最有用手段，也可作为 MRI 的补充手段了解胸壁、锁骨及腋窝是否侵犯（图 3D）。

磁共振成像

■ MRI 对判断骨内肿瘤范围很有用，这对确定截骨长度是必要的。MRI 也是评价肿瘤软组织侵犯的最好手段，特别是盂肱关节周围、关节囊及胸壁。

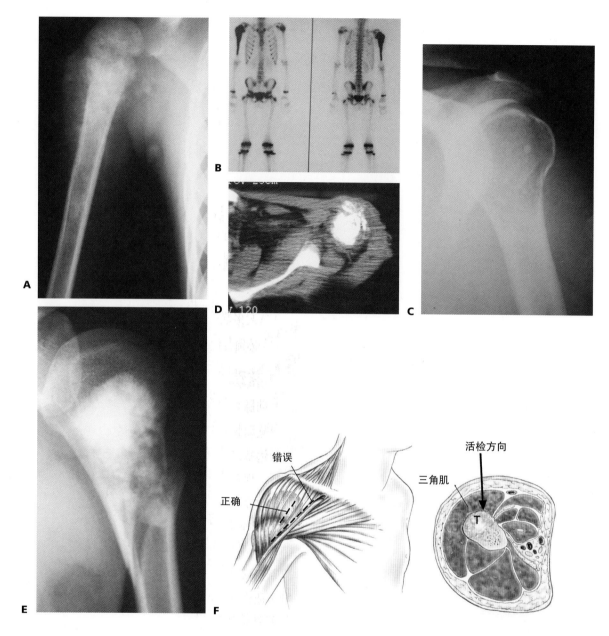

图 3 A. 肱骨近端骨肉瘤，X 线片显示典型的髓内和骨外软组织成骨改变。一般来说，肱骨近端肉瘤可累及肱骨的 1/3~1/2，这在切除时需要包括邻近关节（肩关节）。**B.** 骨扫描显示图 A 病变区核素高摄入。一般来说，手术截骨面应远离高摄入区 3~4cm，这与 MRI 扫描结果对应，MRI 是反映骨肿瘤髓内侵犯范围的最好影像学检查手段。**C.** X 线平片显示肱骨近端透亮病变。穿刺活检证实为骨巨细胞瘤，CT 发现存在微骨折，确定为 III 期 GCT。该患者行肱骨近端 IA 型切除及组配式假体置换。肱骨近端肉瘤很少行关节内切除，因为绝大多数是高级别肿瘤并伴软组织侵犯。**D、E.** 术后影像学检查有助于判断诱导化疗反应，一般来说 CT 及 X 线平片对确定临床效果是否良好是可靠的（**D.** CT 扫描显示肱骨近端病变完全再骨化，且不伴任何软组织侵犯。平片提示原病理骨折愈合，不伴骨外异常骨化；**E.** 肱骨近端骨肉瘤，无骨外侵犯及关节受累的征象。）**F.** 肱骨近端肿瘤活检模式图。活检切口应经三角肌前 1/3 并避免污染肌间沟。推荐应用带芯穿刺活检针。（**F:** Reprinted with permission from Bickels J, Jelinek JS, Shmookler BM. Biopsy of musculoskeletal tumors. Current concepts. Clin Orthop Relat Res 1999;368:212–219.）

骨扫描

■ 骨扫描可用于确定骨内肿瘤范围及发现骨转移灶（图 3B）。

血管造影术

■ 血管造影对评价肿瘤血供及新辅助化疗反应极其有用，同时对确定肱血管和肿瘤的关系及了解是否存在解剖变异也很必要。如果存在远端静脉闭塞（提示瘤栓的存在）肱静脉造影也可能是必要的。

■ 化疗后再次检查确定化疗反应。

活检

■ 肱骨近端穿刺或切开活检应经三角肌前 1/3 进行，而不是经三角肌—胸肌间隙（图 3F）。

■ 经三角肌前 1/3 活检，受肌肉限制，仅形成局部血肿。

■ 这部分肌肉及活检血肿在手术治疗时很容易切除。如经三角肌—胸肌间隙活检，有可能污染重建时必须的胸大肌，同时增加了血肿经腋血管蔓延至胸壁的风险，即便不会失去局部切除的可能，也会增加手术的困难。

■ 如果需要切开活检，应正好在三角肌—胸肌间隙外侧做短的纵切口，切口直接进入三角肌直达肱骨病灶。

■ 在肱二头肌长头外侧显露肱骨。勿做皮下分离，勿进入肩关节。

手术技术

■ 术者应对肩带、腋窝解剖和血管结构非常熟悉。

■ 采用肩带实用切口（技术图 1A–D）。前方是扩大的三角肌 - 胸肌切口，显露胸大肌，切断并向胸壁牵开。这样可暴露腋窝内容并允许探查、解剖血管及臂丛（技术图 1E）。

■ 行关节外切除。显露腋神经并切断。肌皮神经显露后予保护（技术图 1F）。桡神经在三角肌止点水平越过肱骨后方，应注意保护。

■ 截除约 1/2 ～ 2/3 的肱骨（技术图 1G）。

■ 显露盂肱关节的前方及后方，行关节外切除。在喙突内侧截断肩胛骨及锁骨远端，整块切除肱骨近侧 1/2、盂肱关节及锁骨远端。

■ 应用组配式肱骨近段假体重建骨缺损（技术图 2）。

■ 注意必须行肌肉重建使软组织覆盖假体。通过涤纶带进行静态悬吊，将胸大肌缝于残留的肩胛骨上，剩余肌肉缝于胸大肌上。这种重建可获得即刻的稳定并恢复上肢活动能力（技术图 3A、B）。

■ 腋鞘内神经周围置管用于术后镇痛。伤口内置 28 号胸腔引流管负压引流（技术图 3C）。

■ 术后患臂悬吊 2 周。

■ 肱骨近端假体置换

■ 应用模块化置换系统（MRS）行肩带重建。该系统即可用于关节内切除也可用于关节外切除，效果肯定。

■ 肿瘤切除后假体重建具体步骤是：

- 1. 将假体固定于残留远端肱骨。
- 2. 肱骨头假体固定于肩胛骨以提供稳定的肩关节。
- 3. 重建软组织以完全覆盖假体并尽可能改善术后功能。

双悬吊技术

■ 应用双重悬吊（静态和动态）技术保证肩部稳定性（技术图 4）。静态悬吊时，在锁骨及肩胛骨残端钻孔。

■ 用 3-mm 涤纶带将肱骨头内外方向缝合于残余肩胛骨上，提供水平稳定性；然后用涤纶带以头尾方向将肱骨头悬吊于锁骨残端，以提供垂直稳定性。

■ 动态悬吊指的是将二头肌短头固定于锁骨残端，从而提供肘关节屈曲动力。

软组织重建

■ 将剩余肌肉群应用涤纶带缝于胸大肌及肩胛骨截骨缘。这样可提供动力来源、辅助悬吊假体并提供软组织覆盖。软组织覆盖很关键，有助于防止切口并发症和继发感染。

Ⅰ 型切除

■ 肱骨近端关节内切除的适应证包括低级别肉瘤或不伴软组织侵犯的高级别肉瘤（ⅡA 期）（技术图 5A、B）。

■ 外展肌和腋神经通常可以保留。该术式一般不推荐用于伴软组织侵犯的高级别肉瘤。

■ 假体应用 Gore-Tex 补片悬吊于肩胛盂，并用残余关节囊加强（技术图 5C-E）。

■ 只需前方切口。

■ 手术初期即显露腋神经并加以保护。如肿瘤侵及神

手术技术

手术技术

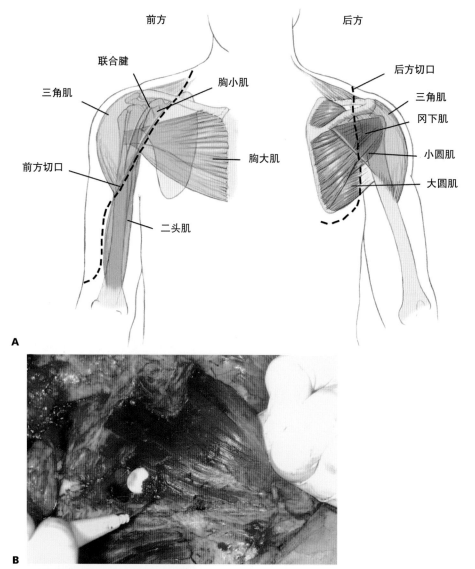

前方

三角肌
联合腱
胸小肌
前方切口
胸大肌
二头肌

后方

后方切口
三角肌
冈下肌
小圆肌
大圆肌

A

B

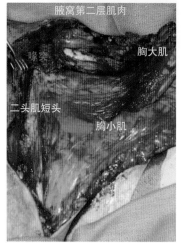

腋窝第二层肌肉
喙突
胸大肌
二头肌短头
胸小肌

C

技术图 1 **A.** 作者所用的显露肱骨近端、肩胛骨或肩带的实用切口。**B.** 肩带关节外切除的实用切口。切断两层肌肉显露前方及腋窝内结构。胸大肌自肱骨近端止点切断并向胸壁反折牵开，整个腋区可被完全显露，包括臂丛锁骨下部分、腋动静脉和喙突、肩胛骨及相应的肌肉。**C.** 在牵开胸大肌后，第二层肌肉必须分离并牵开。这层肌肉包括胸小肌和肱二头肌短头，它们均附着于喙突。此时仔细解剖并保护在喙突附近进入二头肌短头的肌皮神经非常重要。分离这些肌肉并分别向内侧及远侧牵开，以完全显露腋筋膜，可打开腋筋膜以进行后续的分离。

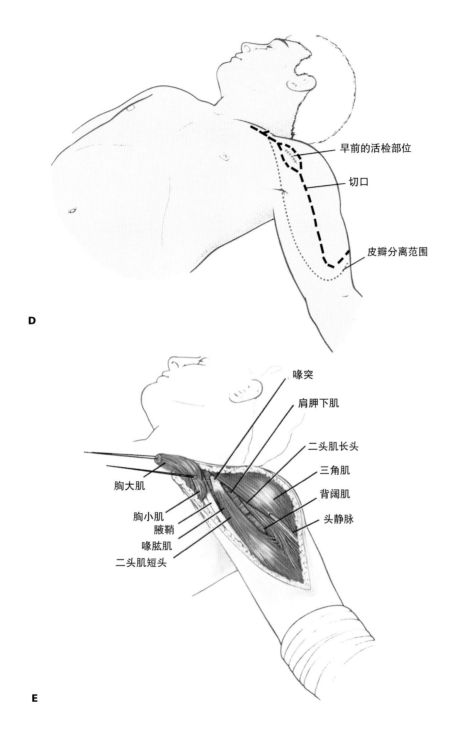

技术图 1 **D.** 体位及切口。术前开始使用抗生素并持续到拔除引流管。患者置仰卧位，上躯干可允许一定的活动。导尿，对侧肢体建立静脉输液通道。皮肤消毒范围向下到手术床水平，远端到脐、近端到发际线。切口自锁骨中内 1/3 交界区开始，沿肌间沟向下直至二头肌内缘。活检通道连同周围 3-cm 正常皮缘一并切除。前方显露完成后再进行后方切口显露。**E.** 显露腋窝结构并一一辨识。自浅筋膜下分离皮肤，注意保留肌肉的深筋膜。前方，皮瓣分离至显露胸大肌远侧 1/3 及二头肌短头。胸大肌覆盖腋窝，分离腋窝脂肪，显露胸大肌肱骨止点。切断止点，并以缝线标记。之后，辨识腋鞘并显露喙突。为显露腋鞘全长，自喙突切断胸小肌、二头肌短头及喙肱肌止点。所有肌肉断端以缝线标记以便后续重建时识别。

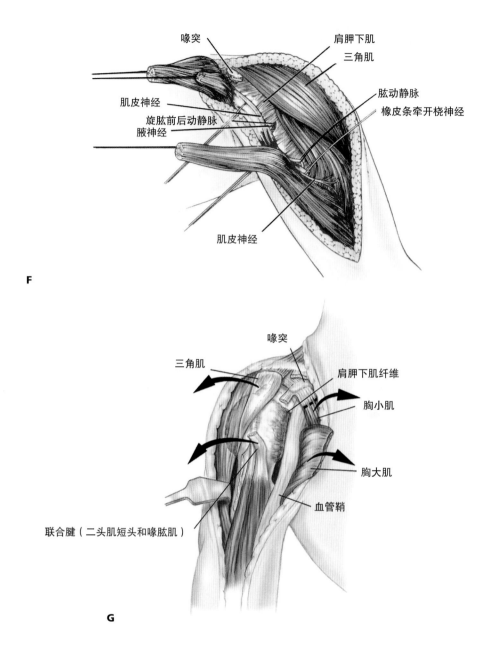

技术图 1 **F.** 神经血管束的解剖。分离神经血管束后在远近端各穿过橡皮条，向内侧牵引以显露腋神经、旋肱后及旋肱前血管，结扎切断上述结构。此时，如发现神经血管束未被肿瘤侵犯，继续分离行保肢手术。除非为了获得无瘤边界必须牺牲，应分离并保护肌皮神经，牺牲肌皮神经会导致术后肘关节屈曲功能丧失。在瘤块的下方，分离二头肌长短头间的深筋膜，尽量分离长短头以显露肌皮神经。在背阔肌下缘寻找桡神经，其经肱骨后方进入肱三头肌。与桡神经伴行的肱深动脉可以结扎。桡神经绕过肱骨中段的后方（螺旋沟），分离使其与肱骨游离，可用一个手指行钝性分离。**G.** 分离前方肌肉显露肩胛颈。二头肌长短头广泛分离以显露肱骨。确定肱骨截骨部位，并在此水平切断二头肌长头和肱肌。寻找背阔肌下缘，切开筋膜以便术者可将手指伸入背阔肌及大圆肌后方，并在距离止点数公分处用电刀切断这两个肌肉。注意勿进入关节腔。所有可保留的肌肉在切断时应做标记以便后续的重建。切断这些肌肉后，肩胛颈的前方获得显露。（**C,D,F,G:**Courtesy of Martin M. Malawer; **E:**Reprinted with permission from Malawer MM. Tumors of the shoulder girdle. Technique of resection and description of a surgical classification. Orthop Clin North Am 1991;22:7 – 35. ）

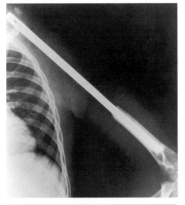
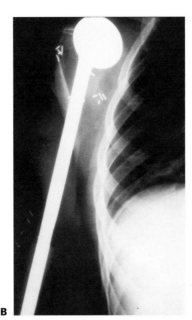
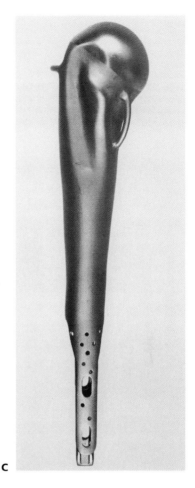
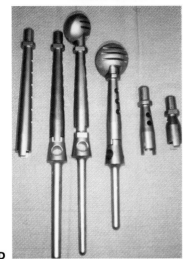

技术图 2　1960~1990 年肱骨近端高级别肉瘤切除后不同的重建方法。**A.** 最早应用克氏棒维持肱骨长度，远端固定于远段肱骨，近端用钢丝或粗的缝线固定于锁骨。该方法最后失败，因为内植物近端经常刺穿皮肤。**B.** 长柄 Neer 假体，重建肱骨长度并可避免近端移位。**C.** 第一代定制假体，发展于 20 世纪 70 年代中期，允许对肱骨近端进行解剖匹配性重建。**D.** 目前使用的组配式假体系统（Modular Replacement System, MRS; Stryker Orthopedics, Mahwah, NJ）。该系统由不同直径和长度的头、体和柄组成，可允许在术中根据患者的解剖需要进行组装。这避免了以前定制假体所需要的等待期。第一个肱骨近端 MRS 型假体置换于 1988 年在华盛顿完成。（ **A - D:** Courtesy of Martin M. Malawer.）

手术技术

技术图 3　**A**. 假体固定。如应用假体，应保留至少 5~7cm 远端肱骨。应用电动扩髓钻将残留肱骨髓腔扩大至超过假体柄 1mm。测量切除骨标本长度，以便选择合适长度的假体。骨水泥注入髓腔并插入假体。调节肱骨头假体方向，以使上臂处于中立位时肱骨头正好对应残留肩胛骨的前方。桡神经置于假体前方，以重建过程中其被卷入肌肉和假体之间。在残留肩胛骨切缘肩胛冈水平及锁骨断端钻孔。用 3-mm 涤纶带以内外方向将肱骨头与残留肩胛骨固定、以提供水平稳定性，用另一根涤纶带以头尾方向将肱骨头与锁骨残端固定，以提供垂直稳定性。**B**. 重建。用胸小肌覆盖神经血管束并与肩胛下肌缝合，从而使神经血管束不与假体直接接触。用胸大肌盖过假体并用不可吸收缝线缝于肩胛骨切缘已钻好的孔洞上。然后将斜方肌、冈上肌、冈下肌和小圆肌缝于胸大肌的上缘及外侧缘，背阔肌和大圆肌缝于胸大肌的下缘。将二头肌短头腱性成分向前以合适的张力缝于锁骨残端上。二头肌长头及肱肌残端以合适的张力缝在二头肌短头上，使其通过二头肌短头腱发挥作用。剩余三头肌向前与二头肌外侧缘缝合以覆盖假体杆的下部及外侧部。理想情况下，当完成近端及远端肌肉重建后，假体应完全被肌肉覆盖。**C**. 切口关闭。切口内放置大孔径负压引流管。可吸收缝线缝合浅筋膜，订皮机订皮。碘伏药膏涂抹切口，无菌辅料包扎，吊带固定患臂。（**A,B**:Reprinted with permission from Rubert CK, Malawer MM, Kellar KL.Modular endoprosthetic replacement of the proximal humerus: Indications, surgical technique,and results. Semin Arthroplasty 1999;10:142 – 153.**C**: Courtesy of Martin M. Malawer.）

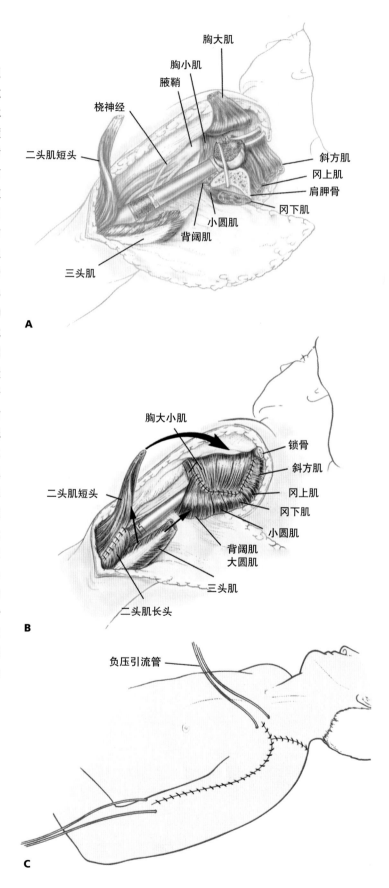

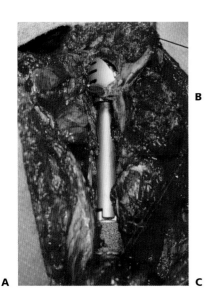

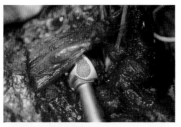

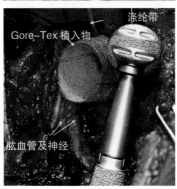

技术图 4　肱骨近端重建。**A.** 最初的固定方式是通过横向及纵向的带子将肱骨头固定于肩胛下窝，这些带子穿过假体及肩胛骨和锁骨上的孔洞，提供即刻的稳定。**B.** 假体置于肩胛骨前方（而非侧方）进入肩胛下窝，胸大肌和肩胛下肌以 3-mm 涤纶带缝于肩胛骨腋缘的孔洞，提供即刻而良好的稳定。**C.** 如果行关节内切除，则应用 Gore-Tex 植入物重建关节囊。

经，则改为行 V 型切除。

- 应用 32-mm Gore-Tex 将肱骨假体悬吊于肩胛盂，并将残余关节囊缝于 Gore-Tex 人工关节囊上。这种处理可避免盂肱关节不稳或脱位。

全肱骨切除和假体重建

- 全肱骨切除并不常用，当尤文肉瘤等肿瘤侵及大部分骨干、或肿瘤充分切除后残留肱骨远端过短时考虑行全肱骨切除。
- 手术需结合肱骨近端及远端切除技术。重建需同时提供肩及肘关节的稳定。

V 型切除切口及显露（技术图 6）

- 全肱骨切除手术切口与 V 型切除类似（实用的前方入路），但需要附加肱骨远端显露及肱血管和桡、尺及正中神经的分离。
- 切口及显露继续沿上臂前内侧向远端延伸，跨过肘窝，如需要，可继续延伸至前臂。在上臂内侧，解

剖肱血管、正中神经及尺神经。

- 切开内侧肌间隔以更好地显露尺神经，并将其同肱血管及正中神经牵向内侧。
- 将二头肌和神经血管束一起牵向内侧。注意找出桡神经，它经肱骨后方进入肱肌和肱桡肌间隙，继续下行进入前臂。
- 在内侧切断旋前圆肌和屈肌群起点，在外侧切断肱桡肌、桡侧腕长伸肌和伸肌群起点，显露肱骨远端。视情况在肿瘤周围保留一层肌肉袖。三头肌内侧头一般需要和肿瘤一起切除，外侧头和长头可以保留。保留三头肌鹰嘴附着，不截断鹰嘴。从前方打开肘关节并环形切断关节囊。然后脱位肱尺和肱桡关节。
- 假体重建、肌肉重建及术后处理
- 全肱骨重建和肱骨近端类似。远端假体柄转入尺骨髓腔并用骨水泥固定，注意保持鹰嘴完整。有几种肘关节端假体可以选用。
- 除了远端软组织和关节囊重建，其余重建和肱骨近端相似。

手术技术

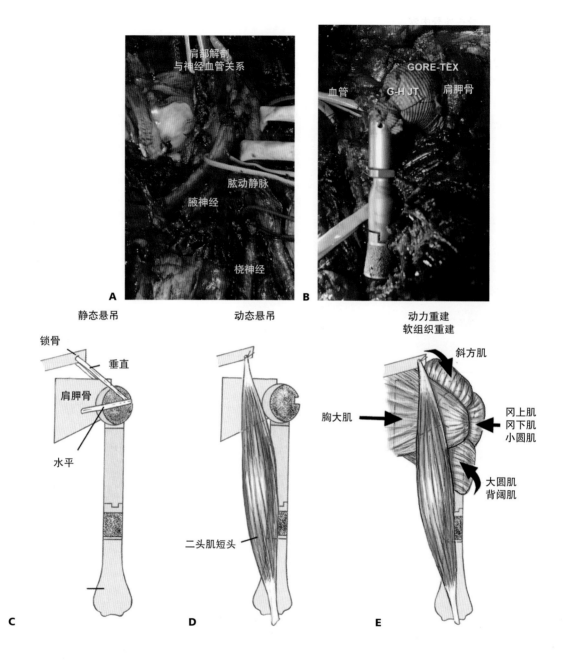

技术图 5 关节内切除术中观。**A.** 肿瘤已切除，显示腋神经与关节囊及关节盂的关系。肱血管已游离并应用血管带标记。肱骨近端周围结构紧邻肩胛下肌和关节囊。这些血管在肿瘤切除前就应被分离牵开。**B.** 应用 MRS 重建肱骨近端。重建关节囊是必要的，因为单纯的肌肉重建并不能维持肱骨头的稳定性及与变浅的关节盂的关系。因此，取 Gore-Tex 植入物缝于关节盂边缘。然后将肱骨头纳入 Gore-Tex 套袖，并经肱骨头上的孔洞用涤纶带缝合在一起。目前这已成为肱骨近端关节内切除后重建的常规技术。**C—E.** 应用动、静态悬吊及肱骨近端假体重建肱骨近端的示意图。Malawer 从 1988 年开始应用该技术，其可提供良好的假体软组织覆盖并重建稳定的可主动活动的盂肱关节。假体应用两根涤纶带悬吊于残留肩胛骨腋缘，另以涤纶带悬吊于锁骨。由此，水平及垂直稳定性得以建立。软组织重建包括将二头肌长头（译者注：原文如此，应为短头）止点重建于锁骨及转位的胸大肌。用 4 块肌肉覆盖假体。胸大肌和肩胛下肌盖过假体以涤纶带缝于肩胛骨残缘的孔洞，这提供了即刻的假体稳定及良好的软组织覆盖。肱骨头向前置于肩胛下窝、而不是侧方。残留大小圆肌和冈下肌牵向前方并缝合，斜方肌在颈肩交界区游离并用于重建。（**C—E:** Reprinted with permission from Rubert CK, Malawer MM, Kellar KL. Modular endoprosthetic replacement of the proximal humerus: Indications, surgical technique, and results. Semin Arthroplasty 1999;10:142-153.）

技术图 6 **A.** 肱骨近端骨肉瘤手术切除标本。这是 VB 型切除，也就是肱骨近端关节外切除加盂肱关节切除。多数体积较大的肱骨近端肉瘤累及三角肌和邻近组织（包括腋神经），肿瘤很容易侵犯关节，因此，我们常规推荐行关节外切除。**B.** 同一标本的 X 线片，显示肩胛骨的切缘在喙突内侧。整个关节连同近侧 1/3 肱骨整块切除。**C.** 骨肉瘤切除大体标本显示软组织受累并侵入关节囊。

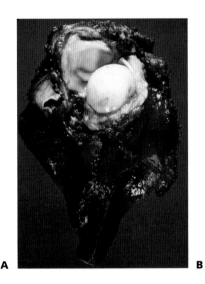
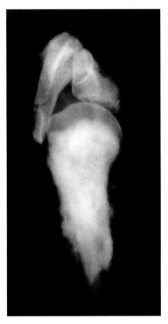
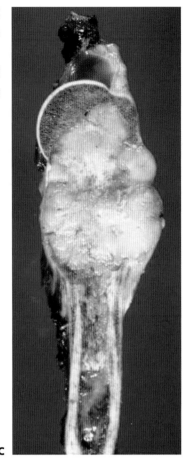

A　　　　　　　　B　　　　　　　　C

注意要点

原则	■ 本章包含对肱骨近端肉瘤患者施行改良的 Tikhoff-Linberg 手术的完整的技术描述。该手术的改良也用于其他解剖部位的肿瘤。肱骨近端肿瘤需要切除约 2/3 的肱骨。 ■ 切除和重建需要对局部解剖的透彻了解和熟练的骨骼肌重建技术。强调几个治疗计划的基本方面。
活检	■ 肱骨近端病变初始活检应经三角肌前部进行。不应经三角肌—胸肌间隙进行，因为经此活检会污染三角肌—胸肌筋膜、肩胛下肌和胸大肌，从而影响经安全边界行充分切除。
切口	■ 行最终切除时，将活检切口沿二头肌内侧扩大，切断胸大肌后暴露神经血管束，从而使医生早期判断是否可行肿瘤切除。 ■ 这种切口的优点是：当患者需要肩带离断时，前方皮瓣重建不受影响。
切除	■ 术前经骨扫描和 MRI 确定截骨长度。避免截骨时出现阳性切面，应在影像学异常区远侧 3~5cm 处进行截骨。 ■ 也有医生选择自体骨（通常是腓骨）或异体骨移植重建骨缺损。我们不推荐异体骨关节移植及对高级别骨的肉瘤实施关节内切除，这些技术发展于 20 世纪 60~70 年代，劣于目前标准。组配式假体置换联合软组织重建已取得优良的结果（图 4）。
重建	■ 对切除后的肱骨缺损进行节段重建以重获肩关节稳定性是必要的。我们不建议遗留连枷式的患肢。重建对维持上臂长度和重建肘关节屈伸止点是必需的。我们推荐定制或组配式假体。 ■ 成功重建的关键是关节稳定性的重建和假体良好的软组织覆盖。

手术技术

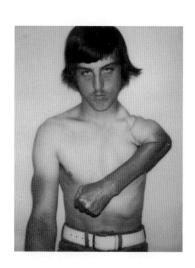

图 4 肩带关节外切除后的原始照片。这是一位大段肱骨及肩胛骨受累的骨肉瘤患者，手术在 20 世纪 60 年代后期完成，是美国首例肩带切除的患者。可发现肢体明显短缩，但有相当正常的手及肘部功能。从此之后，多种技术用于维持肩带的长度及功能。（Courtesy of Ralph C. Marcove, MD.）

参考文献

1. Malawer MM, Link M, Donaldson S. Sarcomas of bone. In: Devita VT, Hellman S, Rosenberg SA, eds. Cancer: Principles and Practice of Oncology, ed 3. Philadelphia: JB Lippincott, 1989.

2. Malawer MM, Sugarbaker PH, Lambert MH, et al. The Tikhoff-Linberg procedure and its modifications. In: Sugarbaker PH, ed. Atlas of Sarcoma Surgery. Philadelphia: JB Lippincott, 1984.

第 11 章

远端肱骨切除人工假体重建术

James C. Wittig 和 Martin M. Malawer

陈秉耀 译 校

背景

- 肱骨远端是原发骨的肉瘤相对罕见的发病部位,更常见的是转移瘤累及。肱骨远端或肘关节也可被邻近肌肉或肌间软组织肉瘤继发累及。前臂屈肌—旋前肌群或伸肌群近端的肉瘤可以直接侵袭或围绕生长累及肱骨远端。肱肌和肱三头肌远端的肉瘤也可累及肱骨远端。

- 切除累及软组织的肱骨远端肿瘤在技术上是有挑战性的。这些肿瘤往往与紧贴远端肱骨和走行于肘窝的神经血管粘连或推挤其移位。

- 安全和成功切除的关键在于识别并从肿瘤和肱骨远端分离所有重要的神经血管结构(如肱动脉和肱静脉、正中神经、尺神经和桡神经)。为了重建后恢复屈肘功能,必须保留肱二头肌。

- 在上臂远端 1/3 的正常组织中辨认靠近肿瘤的每个神经血管结构,沿近端向远端仔细解剖这些结构并与肿瘤分离,直至跨过肘关节。一但将这些结构游离并保护,就可以安全的对肱骨远端肿瘤进行整块切除。

- 在大多数情况下,即使情况很严重,但只要肿瘤只是挤开神经血管结构而不是将其包裹,保肢手术仍是可以替代截肢的选择(图 1)。肿瘤侵犯单一神经不是肘上截肢的绝对适应证。为治愈肉瘤,如其累及多个主要神经或重要血管则是肘上截肢的适应证。如发生转移癌,治疗是姑息性的,行截肢前应考虑辅助治疗如放疗或化疗。

- 切除后行包含半限制、铰链式肘关节的组配式节段型肿瘤假体置换是可靠的重建方法。多个肌肉的旋转皮瓣、维持肱二头肌合适张力及前臂肌肉成形是恢复肘关节屈曲动力的关键。

解剖

神经血管结构

- 要充分、安全地切除累及肱骨远端的肿瘤,应暴露和辨别肱骨远端周围的血管结构。

- 在上臂中间的 1/3 处沿上臂肱肌内侧的肱二头肌和肱三头肌之间,多数重要的神经血管结构位于纤维鞘内,

这些结构包括:

- 由两个小的肱静脉包绕的肱动脉。
- 位于肱动脉前方的正中神经。
- 位于肱动脉浅层的头静脉和前臂内侧皮神经。
- 尺侧回返动脉和两个位于肱动脉内后的小静脉包绕的尺神经。
- 位于皮下组织浅层的臂内侧皮神经。

- 在该水平,于上臂后外侧桡神经走行于肱骨桡神经沟内。

- 肱动、静脉是腋动、静脉在肩胛下肌下缘水平的延续。沿上臂内侧向远端走行,位于筋膜深层,在肱二三头肌之间、肱肌内侧。

- 肱深动脉在背阔肌的下缘由肱动脉的近端分出,向背侧和外侧走行,与桡神经一起进入桡神经沟。

- 肱动脉在行经肱二头肌、肱肌、肱三头肌时发出几个分支。在肘窝,肱动脉位于肱肌表面,紧贴正中神经外侧。肱动脉通过肱二头肌腱膜深部进入前臂。尺下副动脉由肱动脉在进入肱二头肌腱膜前发出,向内沿肱骨内侧髁近端走行。肱动脉通过肱二头肌腱膜深层后,分为尺动脉、桡侧回返动脉和桡动脉。

- 在上臂,正中神经紧邻肱动脉的前方向远端走行。当接近肘窝时,向内侧横跨,在肘窝内紧邻肱动脉内侧和旋前圆肌外侧。

- 在上臂中段,尺神经略偏肱动脉内后走行。在上臂的远端 1/3,尺神经向后穿过内侧肌间隔。走行在肱三头肌的内侧,进入肱骨内上髁后方进入神经沟(肘管)。尺神经被韧带组织拴在神经沟内。继续向远侧走行,在经过肱骨和旋前圆肌的尺侧头进入前臂。在前臂,尺神经位于尺侧腕屈肌的深面。

- 前臂内侧皮神经是一根位于前臂深筋膜下正中神经与尺神经之间的小神经。在前臂远端的 1/3,此神经浅出至皮下组织。

- 桡神经起自臂丛的后束。在背阔肌的下缘,桡神经从其后方通过,与肱深动脉伴行,通过肱三头肌长头和肱骨之间的间隙。然后进入肱骨的桡神经沟,在三头肌内外侧头之间下行,绕过肱骨后方。在前臂远端 1/3,桡神

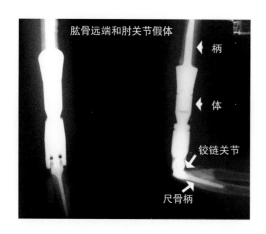

标注：
肱骨远端和肘关节假体
柄
体
铰链关节
尺骨柄

图 1. 术后 X 线片显示肱骨远端和肘关节假体。用假体的嵌入来避免截肢。

经穿过外侧肌间隔，进入上臂前间室，位于肱桡肌和肱肌之间，继续下行进入前臂。在远端肱肌的外侧缘，紧邻旋后肌处，桡神经分为骨间背神经和桡浅神经。骨间背神经穿过旋后肌，绕神经浅支经肱桡肌深面下行。

适应证和禁忌证

手术切除的适应证

- 高级别和部分低级别的骨肉瘤
- 围绕或继发侵犯远端肱骨或肘关节的软组织肉瘤
- 肱骨远端孤立性转移癌
- 转移癌严重破坏肱骨远端骨质，无法行其他切除及固定
- 肱骨远端肿瘤因其他方法治疗导致局部并发症，如放疗后病理性骨折的骨不连

手术切除的禁忌证

- 肿瘤侵犯神经血管束是手术切除的绝对禁忌证。
- 单一主要神经受累不是手术切除的绝对禁忌证，可将这根神经和肿瘤一同切除。
- 肿瘤包裹肱、静动脉或 2 根及 2 根以上主要神经通常无法行保肢手术。
- 最终是否可行保肢手术是在术中显露神经血管结构以后决定的。对转移癌在行截肢前应该考虑像放疗和化疗这些辅助治疗以缓解病情。
- 手术相对禁忌证包括由于操作不佳的穿刺、病理性骨折导致的血肿使肿瘤污染了手术区域及前期或活动性感

染。最近，我们成功的应用化疗和外固定治疗病理性骨折的患者，如果临床反应好并且骨折开始愈合可以施行保肢手术；这些患者的生存期没有减少并且局部复发率少于 10%。

影像学及其他诊断性检查

- 最有用的影像学资料是 X 线平片、CT、MRI、动脉造影和骨扫描。这些资料用于诊断、评估原发和远处转移的肿瘤范围，并且对于术前化疗的肉瘤可评估化疗的反应。影像学资料对明确肿瘤精确的解剖范围并进而制定正确的手术计划是必要的。

X 线平片

- 肱骨和肘关节的 X 线平片能定位肿瘤的解剖起源、辅助诊断并评估肿瘤的范围（**图 2A**）。
- 对于骨肉瘤，在进行术前化疗后，平片能评估化疗药物对肿瘤的效果。瘤内广泛的钙化、骨膜新骨形成以及病理骨折的开始愈合均提示良好的化疗反应（肿瘤坏死率 >90%）。

CT

- CT 是评估肿瘤所致皮质骨改变和皮质破坏程度的最有用的方法。就转移癌来说，它能帮助决定是行瘤段切除假体置换还是肿瘤刮除内固定。累及几乎整个周径的广泛皮质破坏是行肱骨远端切除假体重建的指征。
- CT 也能发现瘤内微细的矿化、钙化或成骨，从而帮助诊断。
- CT，特别是增强 CT，可作为 MRI 的补充用于评估肿瘤软组织侵犯范围及与神经血管结构毗邻关系。
- CT 也能帮助发现 MRI 和 X 线平片未能清晰显示的邻近软组织肉瘤对肱骨远端皮质的微小侵蚀和直接侵犯。
- 骨肉瘤术前化疗后，如反应良好，CT 能显示一个特征性的钙化边。
- 胸部 CT 是发现肺转移癌最敏感的手段。

MRI

- MRI 是目前能最准确确定肿瘤骨内及骨外侵犯范围并发现跳跃病灶的检查方式。骨内侵犯范围的确定对决定截骨长度是必要的。
- 肱骨截骨平面通常距离 MRI T1 扫描像上确定的肿瘤髓内侵犯边界 2~3cm。
- 也可以评估肿瘤骨外部分与肱血管、正中神经、尺神经、桡神经的距离，同样可评估邻近软组织肉瘤是否累及肱骨远端和肘关节。

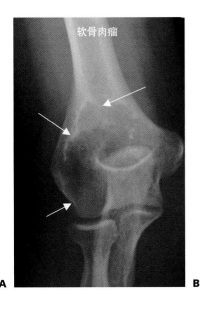

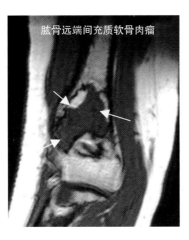

图 2 A. X 线平片显示肱骨远端间充质软骨肉瘤（箭头）。这个部位的原发骨的肉瘤很少见。**B.** MRI 显示肿瘤的范围。施行了肱骨远端切除节段假体重建术。

■ 推荐标准的 T1 加权、T2 加权、抑脂像和钆增强像（图 2B）。

骨扫描

■ 骨扫描用来确定骨内肿瘤的范围并与 MRI 对比来得出更为准确的判断。它也用来发现骨转移和跳跃性转移。

铊扫描

■ 铊 201 是金属钾的类似物，它可通过钠－钾 ATP 酶质子泵活跃的转移。定量的铊扫描能用于确定骨肿瘤的活性，特别是骨肉瘤。

■ 患病侧和健康侧对比，比率低于 4∶1 提示肿瘤坏死率大于 90%（反应良好）。

血管造影术

■ 血管造影对评估富含血管肿瘤是极其有用的方法，也是评估新辅助化疗反应的金标准。高级别肉瘤例如骨肉瘤，在动脉搏动期可出现血管造影剂充盈（由于肿瘤广泛的新血管生成）。当术前化疗反应良好时，新生血管减少因而造影剂充盈消失。

■ 它也是确定肱血管与肿瘤的关系或是否存在血管解剖异常的必要检查。肱骨远端肿瘤的软组织肿块可造成肱血管移位。起自肱骨远端周围的软组织肉瘤通常也会导致肱血管移位。这些结构移位的方向可被双相血管造影确定。

活检

■ 肱骨远端肿瘤的针刺或切开活检应该在最终手术时的计划切口上经肱肌施行，以便穿刺通道能在最终手术时切除。

■ 穿刺绝不应通过肱二头肌施行，如不好避开，宁可从其两侧进行操作。肱二头肌必须保留下来以便能重建肱骨远端并保留肘关节屈曲。

■ 总体来说，活检切口最好直接在前面，正好在肱二头肌腱外侧或肌腹远端，靠近肘前褶皱处。这种方式穿刺通道能在行横切口跨越肘前褶皱时切除。

■ 偶尔，凸向前内侧的巨大软组织肿块可将神经血管结构推向内侧。此时，可行的活检办法是在 CT 引导下判断清神经血管结构的位置后进行，活检部位选择肱二头肌（腱）内缘的内侧。该部位肿瘤正好位于皮下，活检容易进行。无论采用哪种活检入路，均应经肱肌并避免污染肱二头肌，这一点很重要。在行最终手术时，该部分肱肌及活检血肿很容易切除。

■ 对起自肱桡肌和指总伸肌起点的肿瘤的活检应从前方进行，沿肘前褶皱外侧 1~2cm 直接进入肿瘤。必须非常小心，以避免污染桡神经和骨间背神经。

■ 对源自屈肌群起点的肿瘤，活检部位不超过肘前褶皱的内缘，直接进入肿瘤并且与正中神经和肱动脉保持距离。

外科治疗

术前计划

■ 术前应行全面的分期评估。

■ T1 加权的冠状位片能观察整个肱骨的情况，截骨长度主要靠它来确定。截骨水平距离骨内肿瘤边界 2~3cm。

对邻近软组织肉瘤侵及骨质者，距离肿瘤边界 2~3cm 截骨。对跳跃病灶，无论是同一骨内还是跨关节，按跳跃病灶调整截骨水平。术前确定截骨长度以定制假体的各个组件。现在由于应用模块化的节段性假体，在术中可以组装。假体的型号可根据切除的情况进行调整。

■ 阅读 MRI 和 CT 扫描以评估确切的软组织侵犯范围及与神经血管结构的距离。CT 和 MRI 的结果也可评估邻近软组织肉瘤侵犯远端肱骨和肘关节的范围。

■ 血管造影可提供一个"路线图"，直接显示神经血管的移位，也能提醒医生在术中可能遇到的任何解剖变异。

■ 术中需要软扩髓钻、摆锯、电钻或高速磨钻、骨刀、骨水泥、骨水泥枪、圆头导丝、5 号不可吸收缝线、血管圈和 1/4 英寸烟卷引流条。

体位

■ 患者仰卧位，患臂外展，置于垫有软垫的 Mayo 支架上。同侧肩胛下垫小垫，使肩带轻微抬高。整个上肢，从锁骨中点、肩带到指尖，消毒、铺无菌单。

方法

■ 保肢肱骨远端切除术有三个主要部分：
  ◦ 肿瘤的切除
  ◦ 骨骼重建
  ◦ 软组织重建或覆盖（或同时应用）

■ 切除的目的是整块切除全部肿瘤，或者换句话说就是将肿瘤和肱骨远端作为一个整体一起切除。切除的关键在于细致的解剖、分离并将重要的神经血管结构从肿瘤游离。

■ 骨的重建是应用组配式的节段假体置换，它可以在术中调试大小并组装。如果必要，假体的长度可减少几厘米以便软组织覆盖。

■ 软组织重建包括肌肉旋转、重新附着并恢复前臂肌肉和肱二头肌长度—张力的关系，这对于术后得到较好的功能和防止假体的感染非常重要。

肱骨远端切除

■ 做 S 形切口，起自上臂正中，沿肱二头肌内侧向远端延伸，直至肘横纹（技术图 1A,B）。在肘横纹处切口弧向外侧，沿肱桡肌掌侧缘向远端延伸一小段距离。对穿刺通道行梭形切除。

■ 掀起内外侧皮瓣（技术图 1C,D），尽可能做筋膜皮瓣。保护内外侧前臂皮神经。

■ 在上臂近侧（邻近肿瘤的正常组织内），于肱二、三头肌间隙内寻找走行于鞘内的神经血管结构。在神经血管的上方，由近及远纵向打开深筋膜（鞘膜浅层），直至肿瘤或肘窝，打开时注意保护深层结构。一旦鞘膜打开，很容易看到神经血管，并可触及肱动脉。在近侧，分离肱动脉和伴行静脉并用血管环包绕。同样，一一辨识、分离并用血管圈保护正中神经、尺神经和前臂内侧皮神经。

■ 肱动静脉需要从周围软组织和肿瘤的假包膜中细致分离出来，直至越过肘窝。切开肱二头肌腱膜显露肱动脉尺、桡动脉分叉处，分别辨认尺、桡动脉并绕以血管圈。根据肿瘤的部位，可能需要结扎尺侧下副血管以及支配肱二头肌、肱肌或肱三头肌供应支，以便彻底游离肱血管。一旦血管游离后，开始游离主要神经。

■ 由近及远分离正中神经，直至肘窝远端。在肘窝，它正好位于肱动脉内侧。将其一直分离到骨间前神经起点及进入指浅屈肌深层处。

■ 同样由近及远分离尺神经，打开内侧肌间隔，继续向远端分离至肱骨远端内上髁的肘管。纵向打开覆盖肘管筋膜及韧带组织，从周管内轻柔游离出尺神经，一直到肱骨与旋前圆肌尺骨头之间。这使得尺神经可以和肱血管和正中神经一起牵向内侧。

■ 在肱桡肌和肱肌间隙寻找桡神经，向远端分离，越过肘关节，直至发出骨间背神经。近侧桡神经穿过外侧肌间隔走行于肱骨后方的螺旋沟。打开外侧肌间隔，游离桡神经，直至进入背阔肌处。

■ 将肱二头肌从肿瘤和下方肱肌分离。通常，肿瘤不会累及肱二头肌。如果累及，部分肱二头肌需要切除。
（提示：肱二头肌和肱肌对屈肘是必需的；如果将它们全部切除，术后将丧失屈肘功能）。将肱二头肌分离后可便于其根据需要向内侧或外侧牵开。

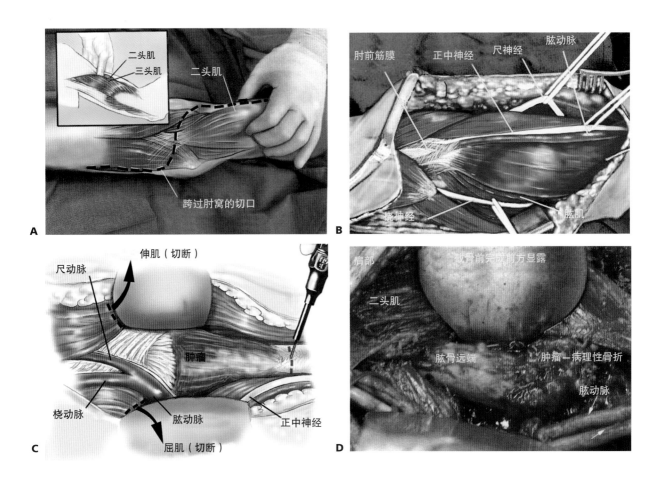

技术图 1. A. 用于肘关节和肱骨远端切除和假体重建的常规前路手术切口。术者能触及正常的解剖结构。纵行切口沿肱二头肌和肱三头肌的肌间隙走行。关节通过近端切口的 S 型延长来暴露。**B.** 前部暴露的绘画示意图。辨认出神经血管结构（如肱动脉、正中神经、桡神经、尺神经）并牵开。这对安全实施手术是必须的。**C.** 需要较宽的内、外侧皮瓣来充分显露。**D.** 肱二头肌和神经血管被牵开。

■ 自肱骨远端内侧切断旋前圆肌和指总屈肌起点，自肱骨远端外侧切断肱桡肌、桡侧腕长伸肌和指总伸肌起点。如果需要，可将一薄层肌肉袖保留于肿瘤上。偶尔，起源于这些肌群中某一块肌肉的软组织肉瘤也需要行肱骨远端切除术。此时，需要在肿瘤远端切断受累的肌肉，以便能达到足够的边界。在切除屈肌 - 旋前肌群时，如果可能，应辨识并保护正中神经支配指浅屈肌的分支。在肘部的外侧，如果肱桡肌和指总伸肌需要切除，应辨识并保留骨间背神经以保留伸腕及伸指功能。

■ 根据肿瘤的范围，需要切除部分甚至整个肱肌。如果肱骨远端肿瘤没有出现软组织侵犯或邻近软组织肉瘤未侵及肱肌，可在远端肱骨前方纵向切开肱肌，从肱骨剥离并保留肱肌。如肱骨远端肿瘤伴软组织肿块或邻近软组织肉瘤侵及肱肌，应自其尺骨止点骨膜下或直接在肘关节以远水平切断。

■ 将肱三头肌从肱骨远端剥离，根据肿瘤范围，可能需要部分或全部切除内侧头，外侧头和长头通常可以保留。肱三头肌肌腱附着在鹰嘴上，鹰嘴不需截断。

■ 从前方打开肘关节，从尺骨鹰嘴及桡骨小头上环形切下关节囊，脱位肱尺及肱桡关节。

■ 距离髓内肿瘤约 2~3cm 截断肱骨（技术图 2A）。清理截骨处覆盖的肱肌及肱三头肌，截骨前辨识并保护桡神经。通常使用摆锯截骨（技术图 2 B,C）。

手术技术

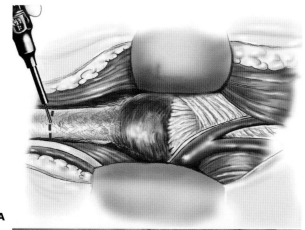

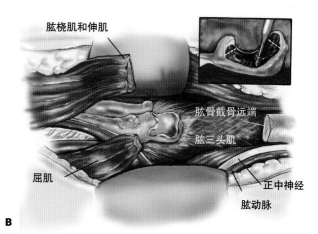

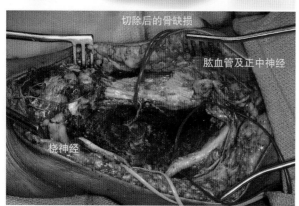

技术图 2　**A.** 恰当的截骨长度由术前的 MRI 扫描决定。一般来说，应切除 2~3cm 的正常骨质。**B.** 切除后缺损的示意图。**C.** 切除后缺损的手术照片。注意广泛的显露，这便于准确的假体定位和对尺骨髓腔扩髓。肱三头肌和周围软组织不做分离

假体重建

■ 用组配式节段性肱骨远端肿瘤假体重建肱骨远端和肘关节。肱骨远端组件包含半限制铰链，与尺骨组件装配来重建肘关节。

■ 股骨远端组件近端通过 Morse 连杆与假体体部安装。假体体部有不同长度，因此在术中假体的型号可以调整。假体体部经由 Morse 连杆与假体柄安装，假体柄插入剩余肱骨髓腔，以骨水泥固定。

■ 尺骨侧假体通过柄部用骨水泥固定于鹰嘴及尺骨近端髓腔。尺骨组件有两个长度可供选择。

■ 假体的长度是可选的。可短缩 2~3cm 以便软组织闭合。假体在现场组装。

■ 对剩余肱骨髓腔扩髓使其尺寸与假体柄匹配，髓腔应比假体柄粗 1~2mm 以便有空间充填骨水泥。用小的高速磨钻打开鹰嘴窝并进入尺骨近端髓腔（技术图 3）。鹰嘴尖可略做修整以适应尺骨柄，使尺骨柄平行插入尺骨髓腔，而不要存在夹角。尺骨髓腔用手钻

扩髓，先安装试模以确定尺骨假体正好位于尺骨近端髓腔内。

■ 分别用骨水泥安装两侧假体。在肱骨假体插入前正确辨识肱骨前表面很重要，装入肱骨远端假体后应使铰链冲前。尺骨假体应在不损害后侧皮质骨的前提下尽可能深地进入鹰嘴窝。在骨水泥干固后，两端假体通过铰链连接。

软组织和肌肉重建

■ 将肱桡肌和桡侧腕伸肌缝合于剩余肱二头肌和肱三头肌上，确保整个肱骨远端假体被软组织覆盖。行屈肌成形术：肘关节保持屈曲 60° 并前臂完全旋后，将肱桡肌和桡侧腕伸肌尽可能牵向近侧并用 5 号不可吸收缝线与二头肌缝合，这样可将二头肌向远端牵拉从而保持张力。这一步骤对选择短缩假体者尤其重要，因为这可以恢复合适的肱二头肌长度 - 张力关系。维持肘部 60° 屈曲并充分旋后，完成后续操作。

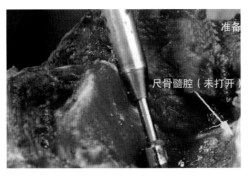

技术图 3. 尺骨髓腔开髓技术。推荐使用高速磨钻。

- 前臂屈曲－旋转肌群的起点也尽可能向近端牵拉并将其缝合到肱二头肌和肱三头肌内侧缘。
- 为了术后镇痛，在血管鞘深面，沿正中神经向近侧置入硬膜外导管，直至当进行布比卡因灌流时可浸润整个臂丛神经。同时放置引流管。
- 对剩余肌肉，通常是肱二头肌－肱肌和肱三头肌，彼此缝合以完全封闭整个假体和神经血管结构（技术图4）。
- 有时，根据随肿瘤切除的软组织的多少，假体需要短缩 2~3cm 以方便软组织的覆盖。此时，对二头肌需要拉紧缝合。同时，对肱桡肌和前臂屈肌止点向近端转位有助于重建屈肘动力。

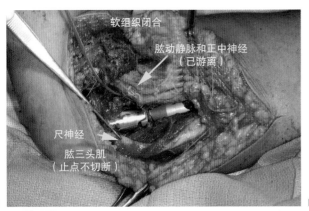

A

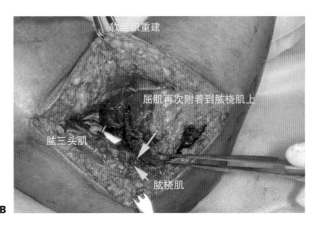

B

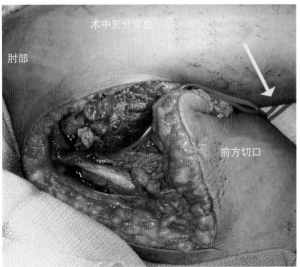

C

技术图 4 软组织闭合。A. 用肌肉将假体完全覆盖。自内侧髁剥离的屈肌和自外侧髁剥离的肱桡肌重新附着在相邻软组织上，不必将其再次附着到假体上。B. 肘部屈肌的重建。虽然不是常规操作，但尺神经可能需要转位。C. 关闭伤口前被动活动肘关节，如果有任何限制，需要检查或移除桡骨头。

注意要点

评估髓内肿瘤的范围	■ MRI 的 T1 加权扫描是最准确评估髓内肿瘤范围的方法。T2 加权图像可以看到明显的癌周水肿区，这样会高估肿瘤的范围。
活检	■ 活检通道应经过肱肌并位于计划中的切除手术切口上，这样在最终手术时可将其切除。绝对不能穿透或污染肱二头肌。保留肱二头肌是对重建后恢复屈肘功能至关重要。
神经血管结构	■ 沿上臂中部内侧，主要的神经血管应在肿瘤近端的正常组织内一一找寻。由近及远解剖、识别、分离所有重要的结构（如肱血管、正中神经、尺神经和桡神经），使其与肿瘤和肱骨远端游离。一旦所有重要的结构得以保护，开始行切除术。当切除屈肌—旋前肌群肿瘤时，应注意保护支配指浅屈肌的神经；同样，当切除肱桡肌和伸肌肌群的肿瘤时，应该注意保护骨间背神经的分支。
骨骼 / 人工关节的重建	■ 如果有必要，人工关节要减小 2~3cm 以方便软组织对其的覆盖。肘关节的屈肌需要为了适合这种短缩而重新拉紧后重建。肱骨假体用骨水泥固定并使铰链向前，尺骨假体在鹰嘴内应尽可能插深。
软组织重建	■ 当行软组织重建时，保持肘关节 60° 的屈曲和充分的旋后是非常重要的。向近端拉紧指总伸肌和屈肌—旋前肌起点并缝合于肱二头肌两边完成肘部屈肌成形术，以帮助恢复肘部屈曲动力力。有必要通过将肱二头肌向远端牵拉并与前臂肌肉在有张力情况下缝合，以恢复它的长度—张力的关系。

术后护理

■ 在术后早期控制水肿至关重要。患者从手到肩膀用厚敷料包扎，并用弹力绑带轻微加压，用夹板维持肘部 60° 屈曲。患肢抬高，卧床休息，3~4 天拔除引流管和神经导管后开始下地活动。约术后 4 天更换敷料并再次应用夹板保持肘部 60° 屈曲。

■ 患肢夹板固定 6 周，以便肌肉充分愈合。肘部在 6 周内禁止活动。

■ 术后即刻至去除手臂夹板前，可进行主动和被动的腕、手及手指屈伸活动和力量锻炼。手和腕部的力量锻炼可贯穿整个康复过程。

■ 6 周去除夹板后，患臂戴铰链式肘关节支具进行主动、主动辅助及被动关节屈伸活动，活动范围 30°~130°，在接下来的 6 周内屈曲不要超过 30°。是悬挂在夹板上并允许活动，协助下活动，被动的从屈曲 30°~130° 范围性活动。患者不能在接下来的 6 周内伸肘关节超过 30° 的弯曲。术后 12 周时，调节支具，允许肘关节充分活动。同时，开始肘关节力量锻炼，此时应限制在 2 磅内。支具再佩戴 6 周，到约术后 18 周。18 周后，为增加舒适度，可吊带悬吊。如果患者可以抵抗 2 磅阻力，此时可开始提高到 5 磅以内的抗阻锻炼。术后 6 个月，抗阻练习课增加到 10 磅以内。不建议患者用患肢提大于 10 英磅的重物。

结果

■ 肿瘤学结果：局部复发小于 5%。我们的 16 例患者，未见局部复发。

■ 假体存活：在我们治疗的小样本 16 例患者，没有假体松动的案例（图 3）。

■ 功能：所有患者无痛并且肘部稳定。患者不需要支具。肘部、腕部和手部功能几乎正常。所有患者能够屈曲肘部 110°~130°。总的来说，患者丧失 10°~30° 活动范围。所有患者能够完成日常活动。MTS（Musculoskeletal Tumor Society，肌骨肿瘤学会）评分 24~27（总分 30，80%~90%）。主要受限的是娱乐活动。大多数患者能弯曲他们的肘部对抗 10 英磅重物。

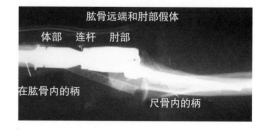

图 3 术后 X 线片显示假体和它的组成部分

并发症

- 暂时性神经麻痹（超过 10%，16 位患者中出现 1 个），在 6 个月内恢复
- 皮肤坏死和伤口感染（超过 10%，16 个患者中出现 1 个），行清创缝合术愈合。
- 无菌性松动（16 位患者中未出现）
- 局部复发（16 位患者中未出现）
- 一例假体轴部断裂并再次置换。

参考文献

1. Malawer MM, Link M, Donaldson S. Sarcomas of bone. In: DeVita VT, Hellman S, Rosenberg SA, eds. Cancer: Principles and Practice of Oncology, ed 3. Philadelphia: JB Lippincott; 1989.
2. Malawer MM, Sugarbaker PH, Lambert MH, et al. The Tikhoff - Linberg procedure and its modifications. In: Sugarbaker PH, ed. Atlas of Sarcoma Surgery. Philadelphia: JB Lippincott, 1984.

第 12 章

骨转移癌的外科治疗：肱骨病变

Jacob Bickels and Martin M. Malawer

宋光泽 译 陈秉耀 校

背景

■ 肱骨是需要手术治疗的骨转移瘤常见部位。当转移灶位于患者惯用侧的肢体时，将对其日常活动产生即刻和严重的影响。因此，手术质量在恢复其重要功能方面至关重要。

■ 术前必须进行详细的临床和影像学评估，以确定病变的形态特征。从而明确是否存在手术适应证，并确定哪些患者需要进行病灶刮除骨水泥填充、哪些患者需要行瘤段切除人工假体重建 [2,3,5,6]。

■ 不同于肱骨原发肉瘤，转移性肿瘤即便已出现广泛的骨破坏通常软组织肿块较小。这种特征可允许仅行骨性成分的切除，保留骨皮质外的结构，比如关节囊、覆盖的肌肉、肌肉附着点，这将为利用其行重建和功能保留提供机会（图 1A,B）。也正是基于这一点，肱骨近端骨转移瘤手术显露时可直接劈开三角肌肌腹而不是象原发肉瘤那样经由三角肌胸大肌间隙，因为后者必须将三角肌连同肿瘤行整块切除。此外，对上肢来说，因为空间位置上的微小调整可以很好地弥补肢体长度差异带来的缺陷，所以上肢骨段切除术后数厘米的短缩对功能影响甚微。

■ 相反，正常的步态需要下肢长度几乎相等。双下肢不等长不可避免会造成跛行，其程度与下肢短缩的多少有关 [2]。

■ 由于解剖结构和手术注意事项的不同，肱骨近端（Ⅰ型）、肱骨干（Ⅱ型）、肱骨远端（Ⅲ型）手术将单独讨论（图 2）[1]。

解剖

肱骨近端：Ⅰ型转移

■ 肱骨近端前方和侧方被三角肌覆盖。

■ 关节囊包绕肱骨头，依附于肱骨解剖颈基底部。

■ 肱骨近端是肩袖的附着点。前方有肱二头肌长头跨过，走行于肌间沟内。

肱骨干：Ⅱ型转移

■ 上半段肌肉附着：
  ◆ 内侧：大圆肌、背阔肌、喙肱肌
  ◆ 外侧：胸大肌、三角肌
■ 桡神经在上臂中段水平由内侧转向外侧。
■ 下半段肌肉起点：
  ◆ 内侧：肱肌
  ◆ 外侧：肱桡肌
■ 神经血管束沿其内侧走行。

肱骨远端：Ⅲ型转移

■ 神经血管束沿内侧走行，位于肱二头肌和肱肌之间。
■ 桡神经沿外侧走行，位于肱肌和肱桡肌之间。

适应证

■ 病理性骨折
■ 即将出现病理性骨折
■ 局部病变进展致顽固性疼痛，止痛药物和放疗控制不佳。
■ 单发骨转移者

影像学及其他分期检查

■ 必须行全肱骨的 X 线平片检查，以排除是否存在其他转移灶，这可能会改变手术的切除范围和方式。CT 扫描可以明确骨破坏和软组织的范围。全身骨显像可以明确有无其他骨骼的转移。做完这些影像学检查，应该可以回答以下问题：

  ◆ 有无肱骨其他部位的转移？如果有，是行保守治疗还是需要手术治疗？

  ◆ 有无其他骨骼的转移？如果有，是行保守治疗还是需要手术治疗？

  ◆ 什么是最恰当的手术方法？如果残存骨皮质可允许行内固定，肿瘤刮除、骨水泥填充将是标准的选择；否则，可能需要行瘤段骨的切除假体重建。

肱骨近端高级别肉瘤

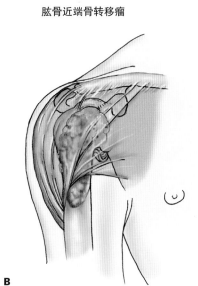

三角肌
肩袖
关节囊

图 1 A. 原发骨的肉瘤通常有相当大范围的软组织侵犯。肱骨近端原发骨的肉瘤切除时应连同其周围的三角肌、肩袖和关节囊一并整块切除。**B.** 然而对于骨转移瘤，通常只累及一小部分软组织，切除时仅需将瘤段骨和它周围的软组织薄层切除。

肱骨近端骨转移瘤

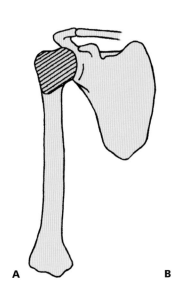

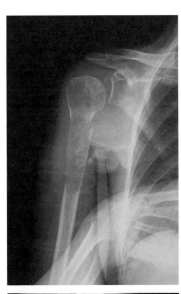

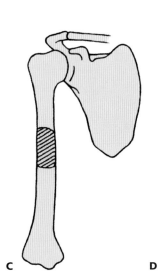

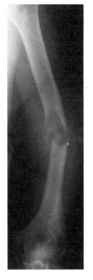

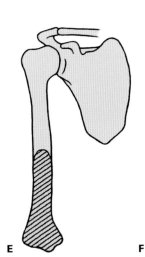

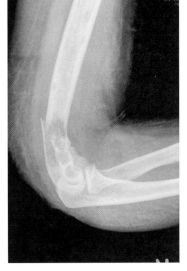

图 2 A.B. Ⅰ型肱骨转移瘤累及肱骨解剖颈到肱骨头。**C，D.** Ⅱ型肱骨转移瘤累及肱骨干，界于肱骨解剖颈和肱骨髁上之间。**E，F.** Ⅲ型肱骨转移瘤累及肱骨髁，低于髁上嵴。(Reprinted with permission from Bickels J, Kollender Y, Wittig JC, et al. Function after resection of numeral metastases. Analysis of 59 consecutive patients. Clin Orthop Relat Res 2005;437:201-208.)

手术技术

Ⅰ型和Ⅱ型转移

体位和切口

■ 患者置于半外展位，作前方实用肩带切口。起自锁骨中内 1/3 交界处，经过喙突，沿三角肌胸肌间沟向下，至肱二头肌内侧缘（技术图 1A,B）。

显露

■ 纵行切开三角肌，显露肱骨头和肱骨干近端 1/3。纵行切开肱肌以显露剩余肱骨干。应用电刀和剥离子分离骨皮质外的附着骨膜和肌肉，显露皮质（技术图 1C,D）。

肿瘤切除

■ Ⅰ型转移
  ● 应用电刀将肩袖自肱骨分离，在肱二头肌长头肩

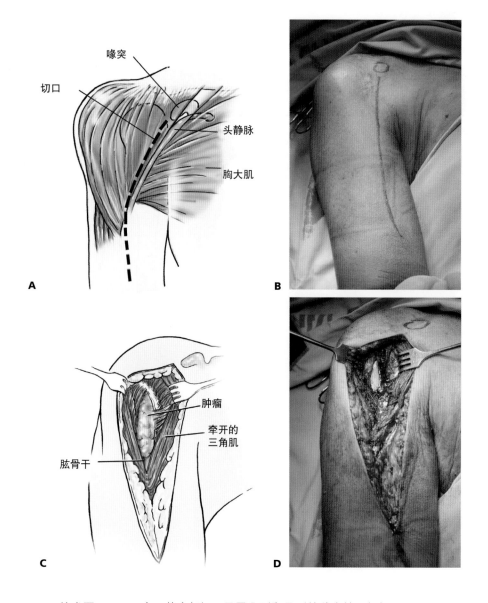

喙突
切口
头静脉
胸大肌

A

B

肿瘤
牵开的
三角肌
肱骨干

C

D

技术图 1 **A，B.** 实用的肩部切口显露Ⅰ型和Ⅱ型转移病灶。根据需要，切口可起自锁骨中内 1/3 交界处，经过喙突，沿三角肌胸肌间沟及肱二头肌内侧缘向下，直至上臂远端。**C，D.** 纵行切开三角肌和肱肌，显露肱骨头和肱骨干。同法切开骨膜，连同肌肉一起翻开，显露其下的皮质。

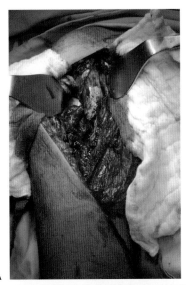 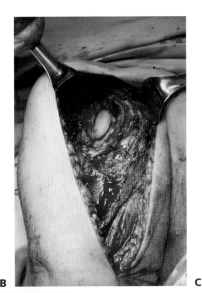 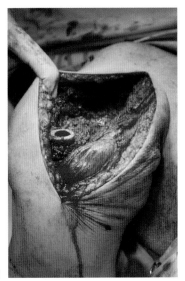

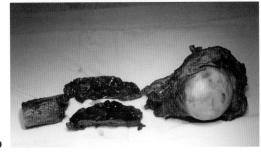

技术图 2 **A~C**. 图 1C X 线所示 I 型转移性肾细胞癌的切除。切断肩袖和肱二头肌长头，打开关节囊。截骨将肱骨近端切除。**D.** 手术标本。

盂盂止点处将其切断，打开关节囊。在肱骨外科颈以下水平截骨、距肿瘤边缘 1~2cm，截除肱骨近端（技术图 2）。

- II 型转移
  - 在肱骨病灶处骨皮质，纵行开一个椭圆形的窗（技术图 3A）。用刮匙去掉肉眼肿瘤（技术图 3B,C）。仔细刮除至瘤腔内只可能残留镜下病灶。然后应用高速磨钻打磨瘤腔内壁（技术图 3D-F）。偶尔可见瘤段骨皮质完全破坏，这时只得进行瘤段骨切除。距瘤段骨近端、远端肿瘤边缘 1-2cm 行截骨（技术图 3G-I）。

力学重建

- I 型转移
  - 骨水泥型假体重建（技术图 4）。假体的设计允许肩袖附着。
- II 型转移
  - 介绍髓内钉方法。确定好合适的长度和位置后，将髓内钉略向后退，瘤腔内填满骨水泥（技术图 5A,B）后再将髓内钉置入髓腔，用交锁螺钉固定，

或者用侧方钢板加固（技术图 5C,D）。如果行瘤段骨切除，则遗留的骨缺损用骨水泥填充（技术图 5E-G）。

软组织重建和创面关闭

- I 型肱骨转移性疾病
  - 使用 3mm Dacron 带（Deknatel, Falls River, MA）或 5 号 Ethibond 缝线（Ethicon, Somerville, NJ；技术图 6)将肩袖缝合于假体肱骨头处。胸大肌、大圆肌、背阔肌和喙肱肌应用相同方法缝合于假体上。同法，假体肱骨头通过钻孔固定于相邻肩关节、肩峰、锁骨和肩胛盂周围。其次，将三角肌和肱肌缝合覆盖于假体上。
- II 型肱骨转移性疾病
  - 三角肌和肱肌缝合覆盖肱骨干。

III型肱骨转移性疾病

- III型骨转移累及肱骨髁下。大部分此类患者，骨破坏程度仍允许行肿瘤刮除、骨水泥重建术（该术在下面会讲到）。只有极少的肱骨远端骨破坏需要行肱骨假

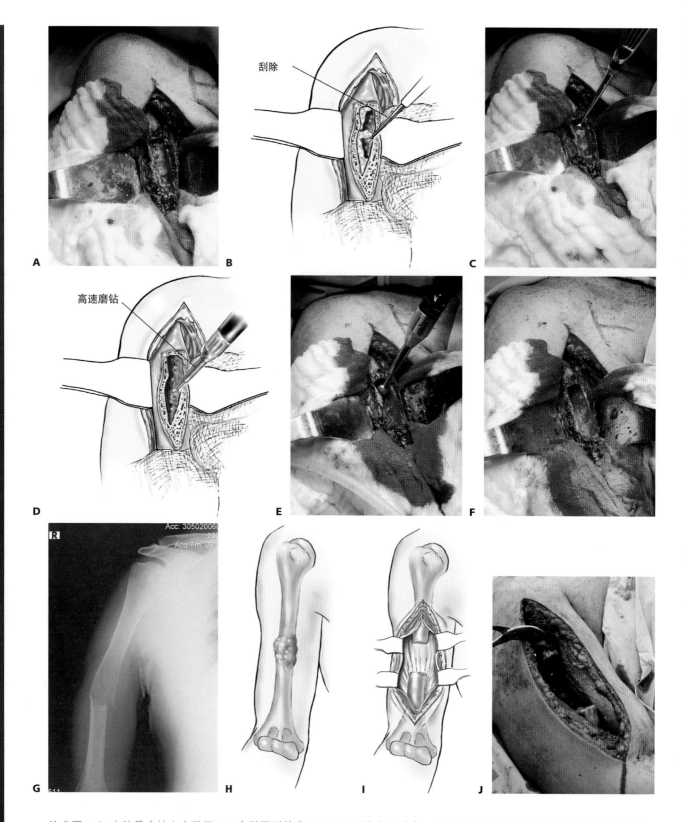

技术图 3 **A.** 在肱骨病灶上方纵行开一个椭圆形的窗。**B，C.** 刮除肉眼肿瘤。刮除应仔细彻底，瘤腔内只残留镜下病灶。**D，E.** 应用高速磨钻打磨瘤腔内壁。**F.** 刮除和打磨后的瘤腔。**G.** 甲状腺癌 Ⅱ 型转移的 X 线片。骨皮质破坏程度较大不适合行刮除和高速磨钻打磨，建议行瘤段骨切除。**H~J.** 距近端、远端肿瘤边缘 1~2cm 行瘤段骨切除术。

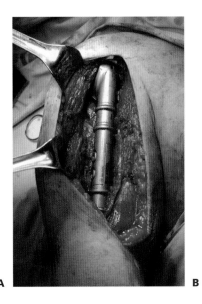
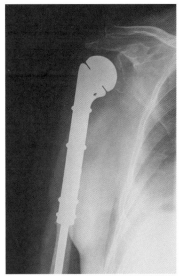

技术图 4 术中照片（**A**）和 X 线片（**B**）显示肱骨近端肿瘤假体应用于 I 型骨转移瘤切除后重建。

体重建术。

体位和显露

- 患者仰卧于手术床上，患肢置于胸部。沿上臂外侧作一弧形切口跨过肘关节肱骨髁（技术图 7A）。
- 在肱桡肌和三头肌间显露肱骨远端。将肱桡肌牵向前方，将三头肌牵向后方。然后向后方分离肘肌，分离伸肌群起点并向前方牵开显露桡骨小头（技术

图 7B）。

肿瘤切除和力学重建

- 在肱骨病灶上方纵行开一个椭圆形的窗。用刮匙刮除肉眼肿瘤（技术图 8A），应用高速磨钻打磨瘤腔内壁（技术图 8B）。
- 通过瘤腔置入髓内钉，然后填充骨水泥。沿肱骨外侧髁置入重建钢板以加固稳定（技术图 8C）。

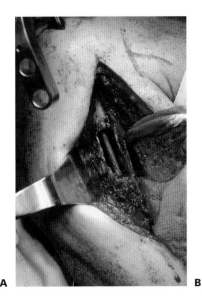
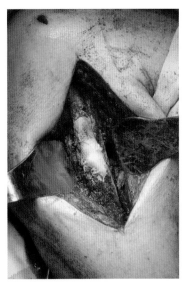
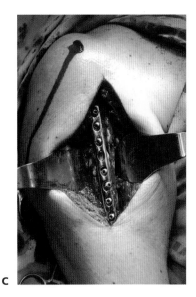

技术图 5 **A.** 置入髓内钉。**B.** 确定好合适的长度和位置后，将髓内钉退出，瘤腔内填充骨水泥。再将髓内钉置入髓腔，用交锁螺钉固定。术中照片（**C**）和 X 线片

手术技术

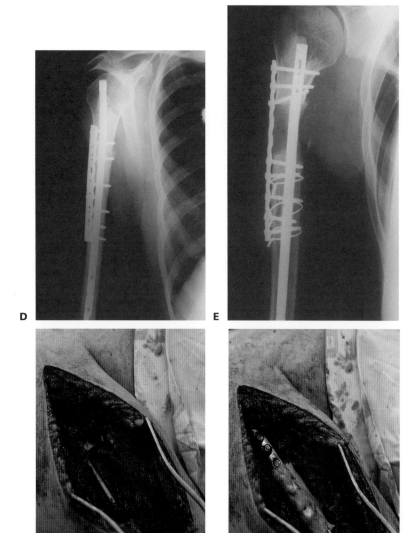

技术图 5 （**D**）显示骨水泥复合肱骨髓内钉固定后应用侧方钢板加固。X 线片（**E**）术中照片（**F，G**）显示 II 型肱骨转移行瘤段骨切除后应用侧方钢板加固。骨缺损用骨水泥填充。

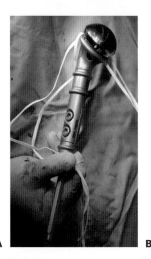

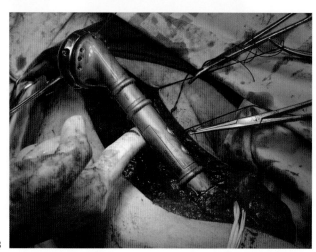

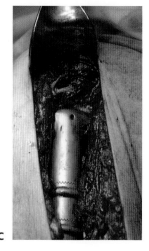

技术图 6 用 3mm Dacron 带（**A**）或 5 号 Ethibond 缝线（**B**）将假体肱骨头缝合固定于周围肩峰、锁骨和肩胛盂上，将肩袖缝于其上。**C.** 将肩袖缝合于假体肱骨头处。

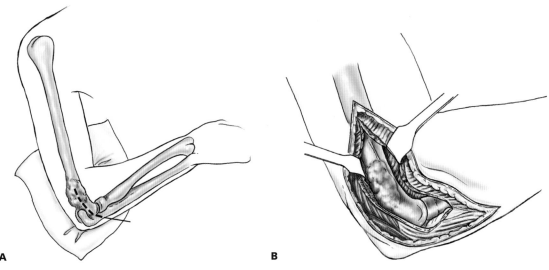

技术图 7 A. 为显露肱骨远端病变，患者仰卧于手术床上，患肢置于胸部。沿上臂外侧作一弧形切口跨过肘关节肱骨髁。**B.** 在肱桡肌和三头肌间显露肱骨远端和桡骨头。

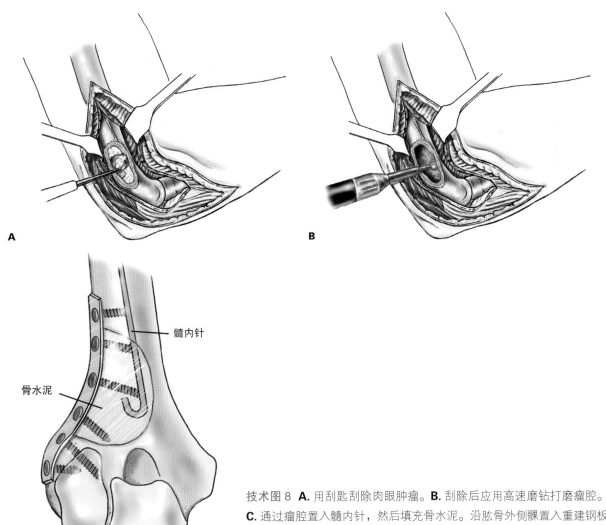

髓内针

骨水泥

技术图 8 A. 用刮匙刮除肉眼肿瘤。**B.** 刮除后应用高速磨钻打磨瘤腔。**C.** 通过瘤腔置入髓内针，然后填充骨水泥。沿肱骨外侧髁置入重建钢板以加固稳定。

注意要点

Ⅰ型和Ⅱ型转移术前	■ 整个肱骨充分的影像学资料——以便决定行肿瘤刮除、瘤段骨切除还是肿瘤切除假体重建术
术中	■ 应用实用的肩部切口 ■ 通过正确的体位和足够大的骨皮质开窗扩大瘤腔视野 ■ 仔细刮除并应用磨钻打磨 ■ 骨水泥重建 ■ 如果行假体重建术：①将假体的肱骨头固定在周围的骨性结构上，增加肩部稳定性；②将肩袖缝于假体肱骨头以恢复肩关节功能。
术后	■ 肩部制动 3 周，然后才能开始关节活动度的功能锻炼。
Ⅲ型转移	■ 充分显露肱骨远端 ■ 仔细刮除并应用磨钻打磨 ■ 骨水泥重建 ■ 术后早期行肘关节功能锻炼

术后护理

Ⅰ型和Ⅱ型转移

■ 引流需要 3~5 天，围手术期静脉应用抗生素直到拔除引流。如果行假体置换术，肩关节应悬吊制动 3 周。在此期间，可以进行肘、腕、指关节对抗重力的关节活动度（ROM）康复锻炼。3 周后，逐步开始进行肩关节的主动和被动 ROM 锻炼，重点练习前屈、外展和耸肩。

■ 若行肿瘤刮除术，术后应立即开始进行 ROM 功能锻炼。一般术后 3~4 周，伤口一旦愈合，建议行术后辅助放疗。对行肱骨近端肿瘤切除、假体重建者一般不需要放疗。

Ⅲ型转移

■ 伤口内放置引流管。引流需要 3~5 天，围手术期静脉应用抗生素直到拔除引流。

■ 拔除引流管后即开始进行肘关节主动及被动 ROM 锻炼。

■ 一般术后 3~4 周，伤口一旦愈合，建议行术后辅助放疗。对行肱骨远端肿瘤切除、假体重建者一般不需要放疗。

结果

■ 大部分进行肱骨转移瘤切除术的患者，术后可以立即缓解肿瘤转移性疼痛。Ⅱ型转移进行刮除术或瘤段骨切除术的患者比进行肱骨近端或远端切除、假体重建术的患者具有更好的关节活动度和功能。

■ Bickels 等人[2] 报告他们 56 位（95%）进行过肱骨转移瘤切除术的患者总体功能超过正常上肢功能的 68%，这是上肢重建术后的平均肢体功能评分[4]。

并发症

■ 血栓、深部感染和假体松动（很少）。

■ 由于与相邻骨性结构固定不牢和软组织覆盖不充分，导致肱骨近端假体脱位。

■ 由于肩袖没有很好地缝于假体肱骨头上，使肩关节的活动范围减小。

■ 肱骨远端病变术后肘关节活动范围减小。

■ 如果肿瘤切除充分并且行术后辅助放疗，则肿瘤局部复发率小于 5%。

参考文献

1. Bickels J, Kollender Y, Wittig JC, et al. Function after resection of humeral metastases. Analysis of 59 consecutive patients. Clin Orthop Relat Res 2005;137:201 - 208.

2. Bickels J, Wittig JC, Kollender Y, et al. Limb-sparing resections of the shoulder girdle. J Am Coll Surg 2002;194:422 - 435.

3. Eckardt JJ, Kabo JM, Kelly CM, et al. Endoprosthetic reconstructions for bone metastases. Clin Orthop Relat Res 2003;415(Suppl): s254 - 262.

4. Enneking WF, Dunham W, Gebhardt MC, et al. A system for functional evaluation of reconstructive procedures after surgical treatment of tumors of the musculoskeletal system. Clin Orthop Relat Res 1993;286:241 - 246.

5. Flemming JE, Beals RK. Pathologic fractures of the humerus. Clin Orthop Relat Res 1986;203:258 - 260.

6. Harrington KD, Sim FH, Enis JE, et al. Methylmethacrylate as an adjuvant in internal fixation of pathological fractures: Experience with three hundred and seventy-five cases. J Bone Joint Surg Am 1976; 58A:1047 - 1055.

第 13 章

腋窝肿瘤的探查和切除

James C. Wittig, Martin M. Malawer, Kristen Kellar-Graney 和 Robert M. Henshaw

宋光泽 译 陈秉耀 校

背景

■ 腋窝是原发性软组织肉瘤以及累及腋窝淋巴结的转移癌（如晚期乳腺癌或恶性黑色素瘤）的常见发病部位。

■ 肉瘤通常来自腋窝的肌肉（图 1）。然而，有时直接来自于臂丛神经和腋血管（例如恶性外周神经鞘瘤、神经肉瘤、平滑肌肉瘤）。几种类型的恶性肿瘤会累及腋窝，可能需要外科手术切除。原发性肉瘤发生于构成腋窝结构的肌肉（例如胸大肌、背阔肌、大圆肌、肩胛下肌）。罕见情况下可在腋窝脂肪组织发生。更常见的情况是，区域淋巴结转移造成的大的、融合成团的软组织包块可能需要切除。最常见的是转移性恶性黑色素瘤和复发性乳腺癌。此外，有一些原发肿瘤起源于臂丛神经或血管。比如起源于腋静脉的平滑肌肉瘤和起源于邻近神经的神经纤维肉瘤。

■ 小的包块可能临床上无症状，但是大的肿物累及臂丛神经不可避免地导致明显的疼痛和功能的缺失。

■ 静脉闭塞可能被忽视，巨大的肿瘤导致的坏疽是截肢甚至危及生命的一种预兆。

■ 历史上，这个位置的肿瘤的外科治疗往往需要肩胛带离断术；影像学、辅助治疗和外科手术技术的发展，大大提高了我们进行保肢术的能力。切除腋窝肿瘤达到足够、安全的外科边界的重点，在于完全的视野显露以及锁骨下部分的臂丛神经、腋动脉、腋静脉及其分支的分离。一般来说，影像学在确定腋窝血管或神经鞘是否受累方面是不可靠的。多种影像资料是必需的，但是能否施行保肢手术，最终的决定是基于术中探查时的情况。

■ 腋窝肿瘤沿胸壁蔓延经常使其下的肋骨隆起；当肿瘤侵犯到肋间隙时，为达到安全边界，可能需要行开胸手术和肋骨切除术。

解剖学

■ 腋窝是一个金字塔形的空间，位于胸壁和上臂及其周边肌肉之间；无论从冠状面还是轴状面看，都像是一个三角形结构。

■ 锁骨与第一肋骨交叉处构成了金字塔的顶端，在喙突内侧 1~2cm 的部位。

■ 腋窝的肌肉边界包含胸大肌前面；肩胛下肌、大圆肌、背阔肌后面；喙肱肌、肱二头肌短头、肱三头肌外侧。

■ 腋部的重要结构包括锁骨下的臂丛神经和腋血管及其主要分支。在这一区域的任何手术都要详细了解和熟悉这些结构。

■ 锁骨下的臂丛神经

  • 在胸小肌水平可见锁骨下臂丛神经的外侧束、后束和内侧束，并形成 5 个主要的分支：正中神经、尺神经、桡神经、肌皮神经和腋神经。神经束及其分支沿着腋窝血管鞘通过腋窝。

  • 外侧束分出肌皮神经，该神经沿着联合肌腱的内侧走形，支配喙肱肌和肱二头肌短头。因为肌皮神经位于腋窝脂肪的浅层，在探查时首先被发现。外侧束的大部分和内侧束联合形成正中神经。

  • 后束分出腋神经，该神经位置较深，通过肩关节和肩胛下肌，支配三角肌。后束的主要部分移行为桡神经，沿腋鞘后方走行，与其一起离开腋窝。

  • 内侧束分出尺神经，该神经在腋鞘的最内侧，一起向远端走行。因为它在腋鞘的内侧，最易被臂丛下方的肿瘤累及，出现相应区域的肢体无力或神经性疼痛。正中神经由外侧束和内侧束联合构成，在鞘的外侧走行，和腋鞘一起离开腋窝下缘。

■ 腋部血管

  • 腋动脉和腋静脉是锁骨下血管的延续，当进入锁骨和第一肋下腋窝顶点时改名。这些血管在一个单一的鞘内走形，被臂丛神经包绕。血管通过腋窝时在喙突和肱骨干内侧走行。在大圆肌远端，改成为肱血管。腋窝的主要血管分支包括胸肩峰动脉（胸肌、三角肌、锁骨和肩峰的分支）、胸外侧动脉、肩胛下动脉、旋肱前后动脉。

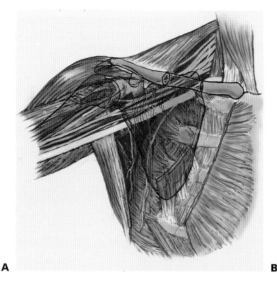

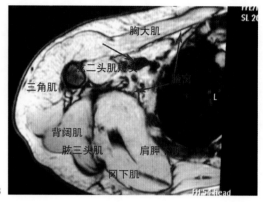

图 1 腋窝的解剖。**A.** 肩带和腋窝的示意图显示骨和软组织结构。腋动脉从锁骨进入，从胸大肌和背阔肌水平出腋窝。可以看到上覆的胸大肌形成腋窝前壁，背阔肌形成后壁。**B.** 核磁扫描的正常腋窝。所有前、后壁的肌肉以及三角肌得到显示。

- 淋巴管
  - 血管鞘通过腋窝时有大量脂肪围绕，脂肪内有淋巴管和淋巴结走行。沿肱血管和腋血管、胸外侧血管（前腋窝淋巴结）、肩胛下血管（后腋窝淋巴结）分布着一些淋巴结群。可因淋巴结转移发生腋窝肿瘤，任一部位沿腋血管走行的淋巴结均可发生转移，最常见的是腋血管的远端。

适应证

- 如果预测存在恶变可能或肿瘤继续生长可导致神经痛，腋窝的任何肿块都应考虑行活检或切除。
- 触诊尺、桡动脉搏动，检查静脉淤血或肿胀。用静脉造影评估静脉回流中断提示肿瘤累及臂丛。
- 动脉血流的减少是一个提示无法保肢的晚期征象——考虑肩胛带离断术。
- 检查腋神经、桡神经、正中神经、尺神经的感觉和功能。神经功能的缺失是典型的肿瘤累及臂丛的晚期标志——考虑肩胛带离断术。

影像学及其他分期检查

- 腋窝的三维成像在肿瘤的精确的解剖定位和手术计划方面非常重要。CT、MRI、血管造影和三相骨扫描在评估该部位肿瘤的意义和其他部位肿瘤一样。除此之外，我们发现血管静脉造影术（腋静脉和肱静脉）在腋窝和臂丛神经肿瘤的评估方面有很大作用。

X 线平片

- 仔细观察胸部正位、前肩、腋窝的平片可以显示因腋窝肿瘤导致的软组织密度增高。
- 应重视骨组织的受累和软组织的钙化灶。

CT 和 MRI

- 多平面成像的 MRI 在腋窝解剖结构和确定肿瘤的解剖范围方面是极有帮助的（图 2A ~ C）。
- 增强的轴位 CT 成像，可以显示大血管结构和主要的肌肉轮廓，并显示精细的肿瘤内基质构成。CT 在评价腋窝的骨性结构方面是最有用的，尤其是肱骨、盂肱关节和肩胛骨（图 2D）。
- 某些肿瘤，如脂肪瘤或血管瘤，可能在 MRI T1 和 T2 加权像上有特征性的表现，从而提示组织学来源。面对有转移癌病史的患者时，更应特别注意有无淋巴结受累。
- 虽然臂丛神经可能很难显现，尤其是当肿瘤压迫致周围的脂肪层变形或压缩，但是通过神经鞘和血管的解剖关系有助于判断它们的位置。
- 肺部 CT 已经成为患者的常规检查，应仔细检查以排除肿瘤累及肋骨和胸腔。

核成像

- 正电子断层扫描成像（positron emission tomography, PET）结合 MRI 和 CT，可以大大提高腋窝或腋窝周围肿

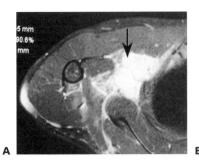
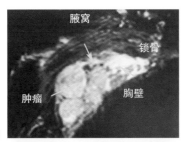
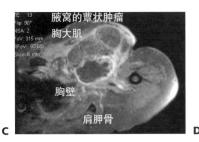
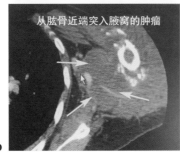

图 2 腋窝的影像学检查。**A.**MRI 的 T2 加权像显示大的肿块（箭头处）侵占腋窝。**B.** 冠状面 MRI 的 T2 加权像显示胸大肌下方的大块肿瘤填满了腋窝，从锁骨到腋窝底部。**C.**MRI 的轴状面扫描显示腋窝蕈伞状肿瘤，该肿瘤凸向前方，没有肌肉及皮肤毗邻。**D.**CT 扫描显示骨原发肉瘤伴大的骨外肿块、侵占腋窝。该情况是大的肱骨近端肿瘤切除时应用肩带实用切口前方切口的适应证，整个腋窝内结构均应显露并游离腋血管。

瘤淋巴转移的检出率。标准摄取值（SUV）与肿瘤的代谢对比，可能有助于区分良恶性病变。

血管造影术和其他检查

■ 血管造影术在腋窝影像学检查中仍然是一个非常有价值的方法，尤其在术前计划方面。因为肿瘤可以挤压血管致扭曲变形或生成新生血管（例如，供应肿瘤形成异常血管; 图 3）。静脉造影术，无论是否结合动脉血管造影，可显示静脉是否被周围肿瘤压迫。腋动脉壁很厚，很少会出现闭塞，而腋静脉是一薄壁结构，很容易被肿瘤挤压和浸润。因此，腋静脉闭塞强烈提示血管鞘和臂丛受累。腋静脉闭塞，造影时可发现无血液流通，特征性提示肿瘤侵及臂丛，此时应慎重考虑保肢是否可行。腋静脉闭塞、远端肌肉无力、神经性疼痛三联证是肿瘤浸及臂丛神经鞘的非常可靠的指征。

■ 在行切除术前，必须行锁骨下臂丛神经和血管的探查。肿瘤累及这些结构时通常意味着必须行肩带离断术。

活检

■ 芯针穿刺活检是诊断的首选方法，因为它在损伤和污染腋窝结构方面风险最小。如果怀疑是转移病灶，那么细针抽吸是检出肿瘤细胞最合适的方法。

■ 大或表浅的肿块可以在病房行穿刺活检术，而深部的病灶取材需要在 CT 或 B 超的引导下进行。

■ 活检针道应咨询手术医生后确定，以确保日后行切除术时可以一并切除。活检术应通过腋底进行，避免通过胸大肌或靠近血管鞘进行，这在 CT 引导下非常容易完成，靠近胸壁的深部病变也可以应用这种方式。有时腋窝前部的病灶，可以通过胸大肌下份穿刺，活检针道在行肿瘤切除术时必须全部一并切除。

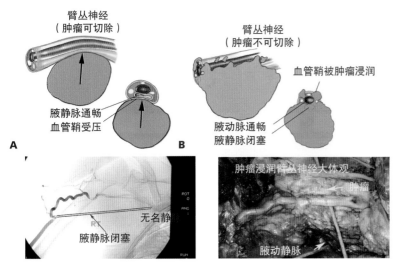

图 3 腋窝肿瘤与腋鞘的关系示意图。**A.** 肿瘤不侵犯神经血管鞘，但压迫动脉、静脉和伴随神经。**B.** 肿瘤侵犯神经血管鞘并阻断腋静脉。静脉造影术时这是提示血管受累的明显发现。**C.** 腋窝静脉造影显示腋静脉完全闭塞（红线）。肿瘤周围可见侧支循环。静脉闭塞经常可以表明锁骨下神经丛已经受到肿瘤浸润。**D.** 肩带离断术后大体照显示肿瘤浸润并包绕臂丛神经及分支和腋动、静脉。

■ 当针芯活检术不能明确诊断或需要更多的肿瘤标本作检查时，可以考虑行切开活检术。必须非常小心避免关键结构和其他组织的污染。建议在腋窝侧面作一个小的切口，避开胸大肌和腋窝神经血管鞘。

■ 虽然小的肿瘤可以行切除活检术，但该肿瘤被证实为恶性肉瘤时应将整个假包膜一并切除。

手术治疗

■ 尽管许多腋窝肿瘤的患者可以安全接受保肢手术，但是巨大的或延误治疗的肿瘤仍然可以累及腋窝的血管和臂丛。

■ 有血管受累的证据，从而提示神经鞘受累，此时应慎重考虑患者是否适合行保肢手术；肩胛带离断术可能是必须的。

■ 合适的活检通道在减少腋窝结构损伤或肿瘤污染风险方面至关重要；大而缺乏计划的切开活检通道可能需要行肩胛带离断术。

■ 辅助放疗会显著增加淋巴水肿风险，从而导致功能缺陷和伤口愈合问题。

术前计划

■ 仔细研究分析术前影像学资料对制订手术计划非常必要。

■ 手术切除的范围由肿瘤的大小、分期以及是行姑息性还是治愈性手术来决定。

■ CT 或 MRI 检查怀疑有血管受累时应考虑行血管造影术或静脉造影术。

■ 术前影像学检查提示肋骨受累时术中应放置双腔气管导管，在行肋骨切除时先肺部放气有助于保护肺实质。

体位

■ 腋窝肿瘤患者行手术切除时的体位由肿瘤的大小和其解剖范围决定。

■ 大部分腋窝肿瘤患者取仰卧位，经可延长的前方切口可很好显露。患者被摆放在手术台边缘，在肩胛骨内下方放置大垫块以便于充分显露。上臂、腋窝和前肩带消毒、铺单，上肢放在 Mayo 支架上，术者站在腋窝里侧。助手最好站在上臂上方以便可牵回上臂。

■ 腋窝后部或下部受累相对少见，此时需要显露腋窝的后壁以及肩带。在这种情况下，患者应采用侧卧位以便于显露整个肩带。由助手将患者上臂抬起高于其头部，这样更有助于显露腋窝。医生应该站在患者前面，这样更方便显露臂丛。

入路

■ 前 / 内侧实用入路。腋窝肿瘤切除术的最常用手术入路，沿三角肌—胸大肌间沟可延伸至肩带和上臂。胸大肌构成腋窝的前部解剖边界，切断其止于肱骨的宽大肌腱对良好显露腋窝结构至关重要（图 4）。

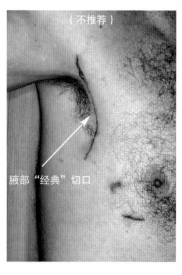
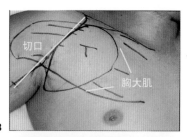
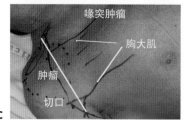
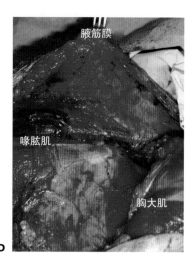

图 4 切口。**A.** 腋窝经典切口，主要由普外科医生用于行腋窝淋巴结清扫。该切口不适合行腋窝肉瘤或较大肿块的切除。**B.** 肩带的前侧实用切口，用于大的腋窝肿瘤切除。该患者可触及大的腋窝肿块（T）。通过分离胸大肌，可以显露整个腋腔。**C.** 发生于喙突的大的转移性肿瘤。在切除肿瘤前经由肩带前方切口游离腋血管。**D.** 术中照片显示切断和向内侧牵开的胸大肌。可以看到覆盖整个腋窝结构的腋筋膜（箭头）。

■ 传统的沿着腋窝下界的切口对于腋窝结构的显露是有限的，对臂丛的辨认也很困难的。这种切口适用于肿瘤仅限于胸壁（腋窝下部切除）或腋窝后部（背阔肌）。

■ 传统的腋窝切口与前侧的可延长的切口可以联合使用，通过延长皮肤切口跨过胸大肌，在喙突附近与前侧切口汇合（图 5）。这种切口可用于经下腋窝行保肢切除或切开活检的患者。

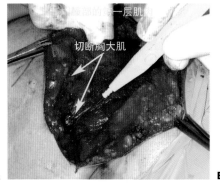
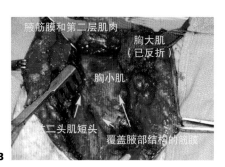
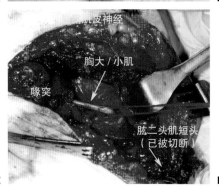
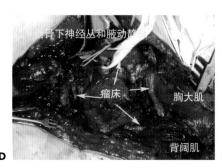
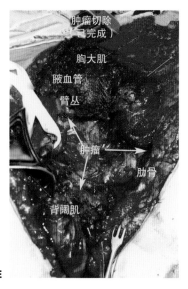

图 5 腋窝肿瘤显露和切除的外科技术。**A.** 应用前侧肩带实用切口。这是一个可扩展的三角肌 – 胸大肌间沟切口，可弧向后方到达腋窝。距离肱骨止点 1cm 切断胸大肌，这是第一层肌肉。**B.** 术中照片显示的是第二层肌肉。肱二头肌短头和胸小肌附着于喙突。包括腋窝的血管、神经在内的腋窝内容被脂肪及筋膜覆盖而没被显露。**C.** 肌皮神经位于喙突远端 1~2cm 处，胸小肌止点深面、邻近的肱二头肌短头。在切断第二层肌肉之前必须把该神经显露出来。**D, E.** 腋窝肿瘤切除后的瘤床。在锁骨水平结扎所有向下、向远端进入肿瘤的血管分支是十分必要的。很多肿瘤发生于血管神经束的下方。

腋前路的探查

■ 确定解剖标志

● 触诊并标记骨性标志：喙突、肩峰、肩锁关节。

● 触诊三角肌与胸大肌肌间沟。

● 切口

● 皮肤切口应沿三角肌 – 胸大肌间沟至喙突，必要时可弧向腋窝。打开间隔，保留头静脉，必要时可结扎。

● 切断胸大肌（技术图 1）

● 找到胸大肌于肱骨干的止点，距离止点约 1cm（保留足够的止点是为了重建）切断胸大肌。将胸大肌完全离断后，向内侧牵向前胸壁，显露前锯肌，

注意保留胸大肌的血管蒂。

● 腋前筋膜显露

● 沿胸锁筋膜显露，该筋膜厚而界限清楚，覆盖腋腔及其内容

● 切断联合腱和胸小肌

● 触诊止于喙突的联合腱并切断。显露下方臂丛时避免过度向远方牵开这些肌肉，以免损伤肌皮神经进入肌腹的支配支。切断这些肌肉对于显露血管鞘和臂丛非常重要。

■ 神经探查

● 辨识位于联合腱深面的臂丛和腋血管鞘。肌皮神

手术技术

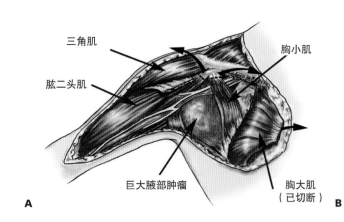

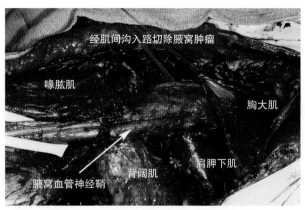

技术图 1 **A.** 切断前方肌肉显露其下大的腋窝肿瘤的示意图。涉及两层肌肉：胸大肌、胸小肌和肱二头肌短头。两层肌肉均附着于喙突。在切断第二层肌肉的时候应该把肌皮神经显露并保护起来。**B.** 术中照片显示腋窝肿瘤切除后所有的腋窝肌肉、腋鞘和臂丛各束。

经来自喙突下缘胸小肌深面。腋神经位置更深，来自脊髓束，走行向肩关节。术中应该找到这两个神经。

- 血管探查
  - 完全显露并保护好腋血管和臂丛，在近端打开鞘膜，在重要结构下穿过橡皮环；术中仔细解剖，向远端分离这些结构，直至上臂。游离这些血管神经对行肿瘤切除前的充分显露是必要的。
- 肿瘤切除
  - 结扎和切断所有供应肿瘤的血管分支。将腋窝脂肪保留于肿瘤上作为唯一的边界。切除肿瘤、标记方向、送病理做切缘及组织学评价。

腋前部和胸壁肿瘤的切除术

- 分离并保护好重要神经血管结构以后，可以安全切除累及胸大肌和前锯肌的肿瘤；这些肌肉可以直接向上牵离胸壁。
- 高级别肉瘤的切除为了达到安全切除边界，需要牺牲一个或更多臂丛神经的主要分支。正中神经的缺失对手部功能影响最大。
- 胸壁受到侵犯时，需要行开胸术和相邻肋骨切除术；在打开胸腔之前，开胸前应排空该侧肺气体以免损伤。
- 开胸后触诊胸膜表面来确定胸腔内肿瘤的范围；直视下允许行受累胸壁整块切除时使用肋骨骨刀截断肋骨。
- 腋窝淋巴转移经常发生在乳腺癌患者，术中需要对近侧腋窝和锁骨下血管进行细致的解剖；对于癌或黑色素瘤患者来说，淋巴结活检是非常重要的。

腋后部肿瘤的切除术

- 向远端延伸探查血管和神经直至上臂，扩大显露腋窝，以便达到腋窝后部或远端的肿瘤（技术图 2）。
- 辨别背阔肌到肱骨的止点，其位于胸大肌止点的下后方，构成腋窝的后壁。
- 在切断背阔肌肌腱之前，辨别并保护肌腱近端的腋神经和肌腱远端的桡神经；这两个神经对臂丛有固定作用，减少臂丛回缩的游离度。
- 累及到背阔肌的肿瘤可能需要牺牲腋神经或（和）桡神经。
- 必要时将背阔肌从胸壁上掀起以便于切除肿瘤。
- 胸壁受到侵犯时，需要行开胸术并切除临近肋骨；在打开胸腔之前，开胸前应排空该侧肺气体以免损伤。
- 开胸后触诊胸膜表面来确定胸腔内肿瘤的范围；直视下允许行受累胸壁整块切除时使用肋骨骨刀截断肋骨。

肿瘤切除后的重建

- 在行腋窝肿瘤切除术后，腋窝的修复和重建是十分必要的。
- 将一个神经外膜导管插入臂丛神经鞘内，以便灌注局麻药（如布比卡因）从而减轻术后疼痛。
- 用不可吸收缝线把联合腱和胸小肌重新附着到喙突，覆盖臂丛和腋血管。

手术技术

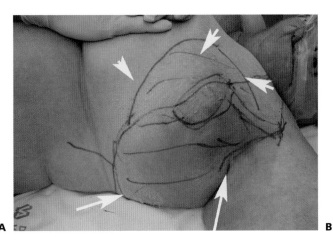

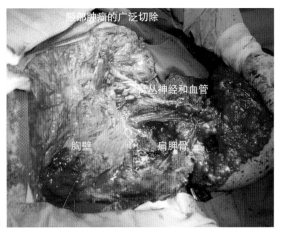

技术图 2　**A.** 腋窝巨大的低分化纤维肉瘤范围自胸廓出口到腋后线以及乳腺水平。通过前后路联合的肩带实用切口切除肿瘤。**B.** 术中照片显示的是后侧肌群及前侧胸大肌重建之前的情况。这张照片显示了前路经胸大肌切口联合后侧切口的优势。

- 胸壁缺损可通过背阔肌或胸大肌的旋转来覆盖、必要时可将其与肩胛下肌腱缝合。
- 仔细缝合、封闭引流并在腋下放置吸水性良好的衬垫可以降低皮肤浸渍和伤口感染风险。应用悬吊带或肩部固定器固定患肩后可允许患者早期活动。
- 因臂丛神经部分切除导致的功能缺陷有可能需要在完成术后辅助治疗后行二期重建手术。

注意要点

术前动脉及静脉血管造影	■ 除了可以显示血管走行，肱静脉或腋静脉血流的减少是个令人不安的征象，提示肿瘤累及神经血管鞘。神经血管鞘受累经常是肿瘤不能切除（图 6）从而需要行肩胛带离断的首要指征。
腋部切口	■ 腋部切口不易延伸，这严重限制对血管神经束的解剖。这种切口在腋窝肿瘤切除时很少使用。
胸大肌	■ 其肱骨止点的切断是打开腋窝并探查所有重要结构的关键步骤。不是必须将该肌缝回止点，胸大肌旋转肌瓣对重建肩关节周围软组织缺损非常有用。
肌皮神经	■ 术中对联合腱过度牵拉可能导致肌皮神经损伤，将引起肘部屈曲障碍。当肿瘤累及联合腱时肌皮神经损伤不可避免。

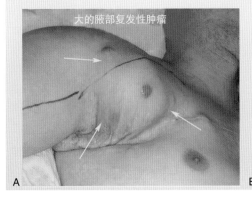

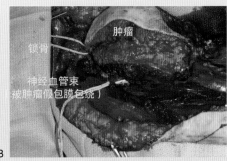

图 6 腋窝不可切除的恶性肿瘤。**A.** 多次复发，形成大的软组织肿块。**B.** 经前侧入路显露的术中照片，可见肿瘤包裹腋鞘。

术后护理

■ 术后应用悬吊带或肩部固定器支持上臂。引流减少时拔除封闭负压引流。

■ 术后第一天，鼓励患者从躺到站、坐。一旦能耐受鼓励患者步行以改善肺功能。

■ 应用悬吊带直到皮肤伤口完全愈合。

■ 只要伤口情况允许早期辅助下开始肩关节活动。

■ 如果有证据证明出现淋巴水肿，加压包扎臂部并佩戴定制的加压手套。

预后

■ 术后功能取决于切除肌肉的数量及是否牺牲特定神经。

■ 肩部活动受限导致轻度残疾，这很容易通过另一侧肢体的过顶活动来补偿。

并发症

■ 尽管并不多见，腋部肿瘤切除术后最常见的并发症是第三间隙积液伴随继发伤口问题。曾行过放疗的患者该并发症风险增高。使用负压引流和加压包扎可减轻该并发症。

■ 神经切除后会出现慢性疼痛，放疗患者尤甚。术后应用神经鞘导管内输注局麻药物，可以降低神经性疼痛的发病率。

■ 淋巴水肿可能会导致重大残疾和慢性疼痛；早期积极治疗可以减少肿胀严重程度和持续时间。这是术后和放疗后最大的风险。

■ 因为庞大的皮下血管网灌注肩带，术后感染和皮瓣坏死在腋部肿瘤切除术后很少发生。

参考文献

1. Kim JY, Subramanian V, Yousef A, et al. Upper extremity limb salvage with microvascular reconstruction in patients with advanced sarcoma. Plast Reconstr Surg 2004;114:400‑408.

2. Kim JY, Youssef A, Subramanian V, el al. Upper extremity reconstruction following resection of soft tissue sarcomas: a functional outcomes analysis. Ann Surg Oncol 2004;11:921‑927.

3. Lohman RF, Nabawi AS, Reece GP, et al. Soft tissue sarcoma of the upper extremity: a 5‑year experience at two institutions emphasizing the role of soft tissue flap reconstruction. Cancer 2002;94:2256‑2264.

4. Murray PM. Soft tissue sarcoma of the upper extremity. Hand Clin 2004;20:325‑333.

5. Nelson AA, Frassica FJ, Gordon TA, et al. Cost analysis of functional restoration surgery for extremity soft‑tissue sarcoma. Plast Reconstr Surg 2006;117:277‑283.

6. Popov P, Tukiainen E, Asko‑Seljavaara S, et al. Soft‑tissue sarcomas of the upper extremity: surgical treatment and outcome. Plast Reconstr Surg 2004;113:222‑230.

7. Toomayan GA, Robertson F, Major N, et al. Upper extremity compartmental anatomy: clinical relevance to radiologists. Skeletal Radiol 2006; 35:195‑201.

第 14 章

肩胛带离断术

Jacob Bickels 和 Martin M. Malawer

宋光泽 译 陈秉耀 校

背景

■ 肩胛带离断术（肩胸间截肢术）是指将整个上肢连同肩胛骨和锁骨外侧整块切除。传统来讲，这种伤残性的截肢适用于肱骨近端和肩胛骨的高级别肉瘤（图1）[1,3,6-9]。由于放化疗的开展和植入式假体的应用，目前很少实施这种手术，90%~95% 的这类患者可安全实施保肢手术。

解剖学

■ 上肢和肩胛骨通过软组织结构（菱形肌、肩胛提肌、斜方肌、胸大肌、胸小肌、背阔肌、大圆肌、前锯肌）和一块骨头（锁骨）连接于躯干上部和胸壁。在施行肩带离断术时所有这些结构都要切断。

■ 腋血管和臂丛神经锁骨下部分通过易于触及的喙突下方，位于三角肌筋膜的深层。在手术前应该评估这些结构来确定易于安全切断和结扎的节段，特别是因为大的肿瘤可能会靠近胸廓出口。

■ 肩胛周围的巨大肿瘤易于向颈后三角、相邻椎旁肌及其下的胸壁侵犯。这种部位肿瘤的侵犯情况应在术前做仔细的评估，以确定是否需要连同部分胸壁做整块切除或行颈部淋巴结清扫术。

适应证

■ 上臂近端或腋窝巨大软组织肿瘤包绕神经血管束或侵及并跨越关节。

■ 肱骨近端和肩胛骨的巨大骨肿瘤（原发性肉瘤或转移病变），伴有广泛软组织侵犯并侵及肩关节和周边肌肉。

■ 肩带周围广泛的局部肿瘤复发。

■ 肿瘤导致顽固性疼痛或呈覃伞样生长、肿瘤生长迅速且对放化疗不敏感（图2）。

■ 当肿瘤累及胸壁、颈后三角和椎旁肌时，通常是肩带离断术的禁忌证。对这类患者应严格筛选，对不伴发转移、联合行受累胸壁切除或颈清扫术后可达到阴性切缘、同时患者心理上能接受这种联合手术者可考虑手术[4,5]。

影像学和其他分期检查

■ CT 和 MRI 相结合可以确定肿瘤骨与软组织的侵犯范围，从而估计颈部、椎旁肌和胸壁的软组织切缘（图3）。

■ 血管造影术在定位腋血管和肱血管解剖位置，以及评估这些结构是否受累方面，是非常有帮助的。偶尔，身体的异常结构（例如，一条重复的腋动脉）能被检查到。血管造影术可以准确定位结扎腋血管的最佳位置。没有哪种影像学检查可以准确区分臂丛神经受到肿瘤侵犯还是血管神经仅仅移动，它们只能间接地提供证据证明肿瘤累及神经。腋血管的静脉造影术可以简单而准确的推测臂丛神经受累。肱静脉造影当腋静脉完全梗阻时提示肿瘤浸润臂丛神经，而如果静脉只是移位但血流通畅，表明肿瘤紧邻神经丛，但并未浸润神经。

外科治疗

体位

■ 患者完全侧卧于手术台上，臀部用约束带固定，或者用醋酸乙烯支架固定躯干。腋下放置腋垫以抬高胸部，臀部下方放置海绵垫预防皮肤缺血性坏死。保持患臂可自由移动，常规消毒铺单（图4）。

上肢切断术

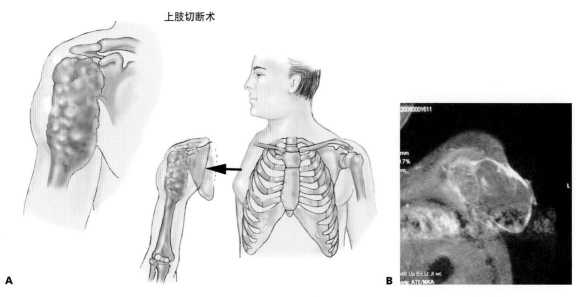

图 1 A. 肩胛带离断术需要整块切除上肢、肩胛骨和锁骨的外侧。**B.** MRI 扫描显示累及肩关节的腋窝巨大肿瘤，行肩胛带离断术。相对于过去来说，现在肩胛带离断术不常用。最常见的适应证包括肩胛带受累的腋窝巨大肿瘤或癌，或者蕈伞样肿瘤穿透腋窝。有时候，乳腺癌腋窝转移臂丛神经受累时也需要行肩胛带离断术（作为一种姑息治疗）。

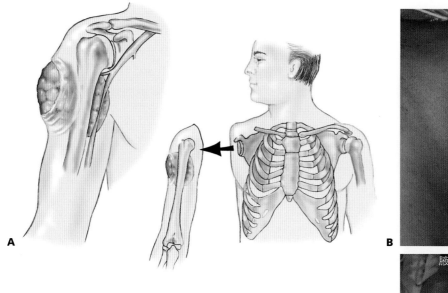

淋巴瘤和臂丛神经
S/P RT

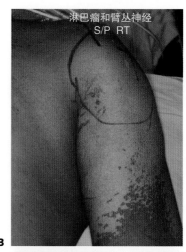

腋部的蕈伞样肿瘤

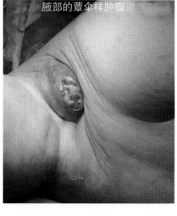

图 2 A. 手术图解。**B.** 肩带和臂丛神经的淋巴瘤合并病理性骨折骨不连，对放疗无反应。该患者上肢基本无用，且非常痛苦。很少出现淋巴瘤对辅助治疗无效的情况。**C.** 临床照片显示蕈伞样肿瘤突破皮肤。

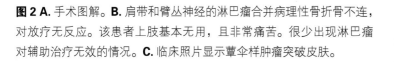

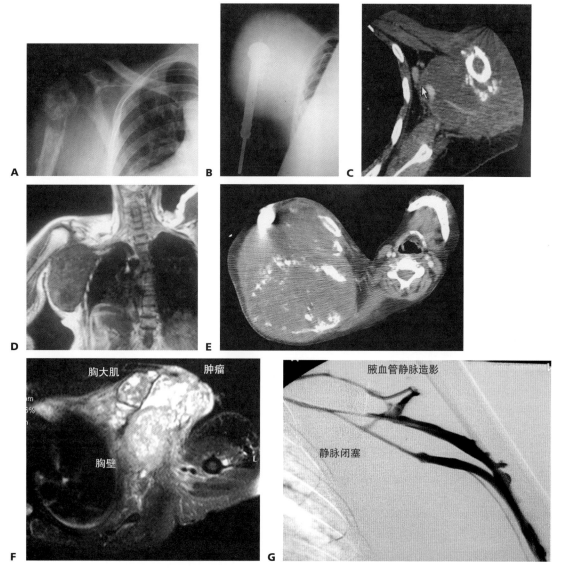

图 3 **A.**X 线平片显示肱骨近端和肩关节的破坏，伴骨折骨不连。**B.**X 线平片显示尤文肉瘤骨外生长出现腋区巨大软组织肿瘤。**C.**CT 扫描显示大的瘤块突向腋窝生长，臂丛神经可能受累。**D.** 冠状位 MRI 扫描显示一个 63 岁女性腋窝的蕈状肿瘤，向上臂近端和肩胛骨扩张。神经血管束被肿瘤包绕、压迫，患者上肢出现明显水肿，桡神经和正中神经功能受损。**E.**CT 扫描显示巨大的尤文肉瘤。**F.**MRI 扫描显示腋窝肿瘤蕈状生长，向外穿透皮肤，深部靠近胸壁、前锯肌。**G.** 腋血管静脉造影显示腋静脉被周围肿瘤压迫几乎完全阻塞。这种表现是证明臂丛神经受累的一个非常可靠的征象。如果腋窝静脉造影显示腋静脉阻塞，则行探查时会发现通常需要行肩胛带离断术。

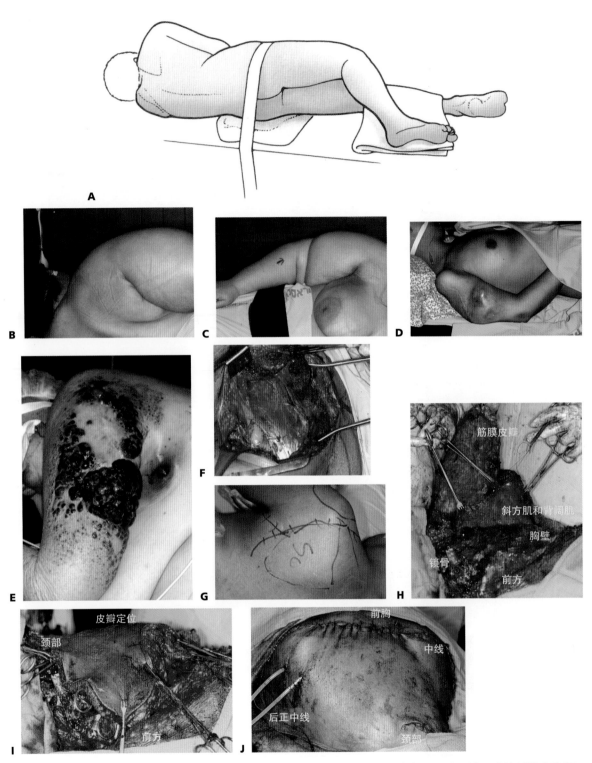

图 4 A. 患者侧卧于手术台上，臀部用约束带固定，或者用醋酸乙烯支架固定躯干。腋下放置腋垫以抬高胸部，臀部下方放置海绵垫预防皮肤缺血性坏死。保持患臂可自由移动，常规消毒铺单。**B，C.**35 岁女性，腋窝肿瘤复发。在肌间沟标记上一次的手术切口瘢痕。**D.** 术中照片显示一个 34 岁患者上臂近端和腋窝的局部复发性骨肉瘤。**E.**59 岁女妇女恶性黑色素瘤局部复发，虽然经过化疗、免疫治疗以及放疗，但仍生长迅速，广泛累及上臂、腋窝和肩部。**F.** 前侧入路。第一层切断的结构是胸大肌。**G.** 后侧入路。切口自肩关节近侧开始，沿着肩胛骨腋缘向远端延伸，弧向中线。切取大的皮瓣或筋膜皮瓣。胸大肌已被切断；这张图片显示胸小肌覆盖肿瘤（原文如此）。**H.** 腋窝巨大蕈状瘤行肩带离断术后的后方大块筋膜皮瓣。由此，大块的后方筋膜皮瓣可以由上臂后 2/3 的皮肤构成。当前方皮瓣受累时经常采用这一技术。**I.** 扩展的后方筋膜皮瓣非常可靠，可以闭合大的侧胸壁、前方以及颈后三角缺损。**J.** 闭合整个手术缺损。注意该皮瓣覆盖了延伸至前正中线、颈基底部和临近胸壁的巨大缺损。（**A:** Martin M. Malawer 供图．）

切口

- 前方切口起自锁骨，距胸锁关节外侧约 2cm。后方切口应向尾侧位于或接近肌间沟；上方，切口从肩峰尖端通过。前后切口在腋下汇合，腋下切除范围包括带有腋毛的皮肤以及由于活组织检查造成的血肿（技术图 1）。

- 最终的皮瓣形状以及手术切口的选择可能由于肿瘤特异的侵犯范围而改变。因为这个区域拥有良好的血液供应，长的前、后方皮瓣即使闭合时有较大张力，一般情况下也会存活。偶尔，巨大肿瘤扩展到覆盖其的皮肤，需要大面积皮肤的整块切除。这将导致大的创面不能行一期闭合，需要植皮或延期闭合创面。

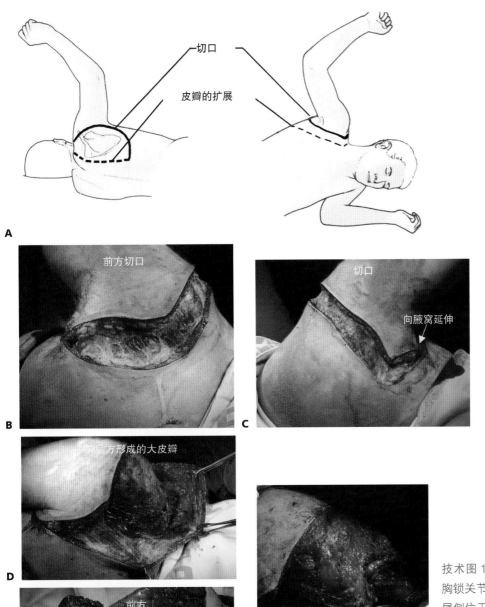

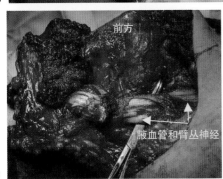

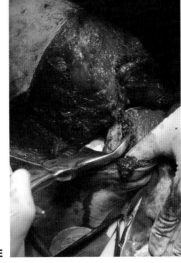

技术图 1 **A.** 前方切口起自锁骨，距胸锁关节外侧约 2cm。后方切口应向尾侧位于或接近肌间沟；上方，切口从肩峰尖端通过。术中照片显示前方（**B**）和后方（**C**）切口。这两条切口在腋下汇聚，腋下包括带有腋毛的皮肤。**D.** 翻起前方皮瓣，显露锁骨、肩峰和胸大肌起点。**E.** 肌肉起点自锁骨切断后行截骨术。**F.** 寻找并钳夹下面的臂丛和锁骨下血管。

■ 前方皮瓣可以扩展到胸骨中线，当术者面向患者时通常首先切取。然后术者变换位置站在患者身后，切取后方皮瓣，扩展至肩胛骨后缘。

去除受累肢体及肩胛骨

■ 自锁骨分离胸大肌，探查前方血管。于锁骨近 1/3 处截骨，寻找下方的臂丛和锁骨下血管。沿着血管可以放置 Statinski 夹，使得手术可以按计划进行。

■ 后方入路用于从菱形肌、斜方肌、肩胛提肌以及背阔肌分离肩胛骨。通过自内板切断前锯肌和自最低点切断背阔肌可以将肩胛骨从胸壁上提起。这样可以显露后方胸壁，容许医生将手放入腋窝内部检查胸壁或肋间肌受累情况，于是按计划继续行截肢术。

■ 如果胸壁受累，可以行胸壁与上肢截肢联合手术方式。腋部切口将连接前后路切口。在结扎和切断臂丛和锁骨下血管后切除整个上肢（技术图 2）。

软组织重建与创面闭合

■ 该区域血供丰富。大块的后方皮瓣可以覆盖剩余的胸壁创面（技术图 3A,B）。多余的皮肤会产生令人难以接受的臃肿外观，所以我们要努力确保皮瓣与创面缺损相接近。

■ 长的后方皮瓣中段应与前方皮瓣中段靠拢缝合，这样可避免难看的皮肤皱褶。分层关闭创面，先是浅筋膜，然后是皮肤。在前后方皮瓣下方充分放置引流管（技术图 3C,D）。当引流很少时，拔除引流管。

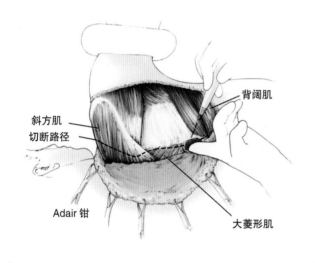

斜方肌
切断路径

Adair 钳

背阔肌

大菱形肌

A

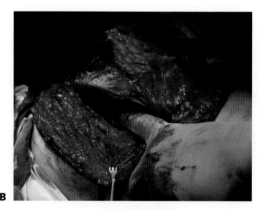

B

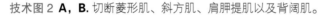
技术图 2 **A，B.** 切断菱形肌、斜方肌、肩胛提肌以及背阔肌。

手术技术

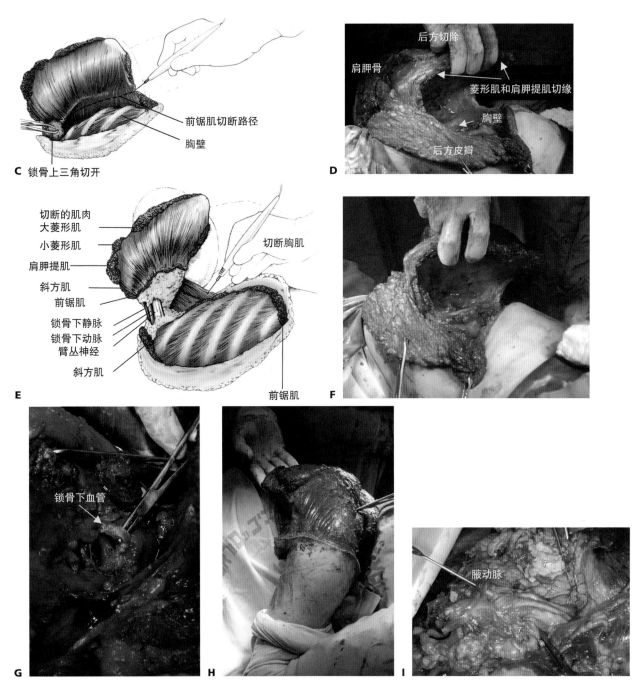

C 锁骨上三角切开

前锯肌切断路径
胸壁

D
后方切除
肩胛骨
菱形肌和肩胛提肌切缘
胸壁
后方皮瓣

E
切断的肌肉
大菱形肌
小菱形肌
肩胛提肌
斜方肌
前锯肌
锁骨下静脉
锁骨下动脉
臂丛神经
斜方肌
切断胸肌
前锯肌

F

G 锁骨下血管

H

I 腋动脉

技术图 2 **C, D.** 自内板分离前切断锯肌、自最低点切断背阔肌，将肩胛骨提离胸壁。**E, F.** 显露后方胸壁。这样医生可以触摸胸壁和腋窝表面，探查肿瘤。这对于决定是按计划行截肢术还是需要连同胸壁一同切除是很重要的。**G.** 结扎锁骨下血管，切断臂丛。**H.** 完成肩带离断。Ⅰ 肉眼见肿瘤累及臂丛和腋动静脉。因为肿瘤毗邻颈部，故结扎锁骨下动脉近端。

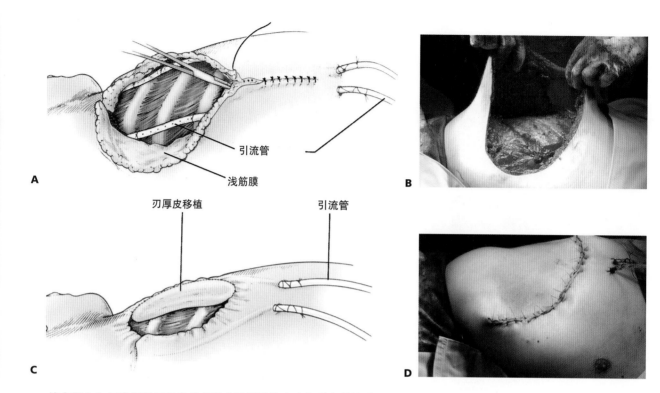

技术图 3 **A.** 示意图显示行肩带离断术后暴露的胸壁和剩余的筋膜皮瓣。**B.** 术中照片显示翻起后方大皮瓣向前覆盖胸壁。示意图（**C**）和术中照片（**D**）显示应用刃厚皮移植覆盖由于肿瘤累及较大范围胸壁皮肤切除后的创面。

注意要点

术前	■ 对肿瘤软组织侵犯范围及血管解剖进行详细的影像学评估，确定胸壁及颈部有无受累。如果确实受侵犯并且可以行截肢术，应做好充分准备行胸壁切除或颈部清扫。
术中	■ 患者置于侧卧位。先行锁骨截骨术，并夹闭锁骨下血管。 ■ 术中触诊胸壁评估肿瘤范围。 ■ 修整后方皮瓣避免多余形成皮肤皱褶。 ■ 布比卡因（麻卡因）通过导管灌输到神经鞘减弱术后疼痛和灼痛感。
术后	■ 术后他人搀扶行走，避免失平衡跌伤。早期行职业疗法。

术后护理和康复

■ 持续引流通常需要 5~7 天，围术期静脉持续应用抗生素直到拔除引流管。幻肢痛（灼痛）是高平面截肢术后主要的问题。我们术中可以将神经外导管置于腋鞘内，灌输 0.25% 布比卡因直到术后 3~5 天。这样可以减轻术后疼痛和迟发的灼性神经痛综合征。

■ 患者最初很难保持平衡，原因在于上半身的重力失衡而向对侧倾斜。经过几天的辅助下行走，这个问题通常会自行解决。

■ 术后早期职业治疗师参与康复治疗显得至关重要，指导患者使用一侧上肢完成日常生活活动。当截掉患者惯用的肢体时，这一点更加重要。

■ 伤口愈合且水肿消退后可以安装美容假体，通常要等术后 4~6 周，

预后

■ 肩胛带离断术是一种肢体伤残的手术，会对患者的美观、心理和功能产生深刻的影响。此外，大的具有侵袭

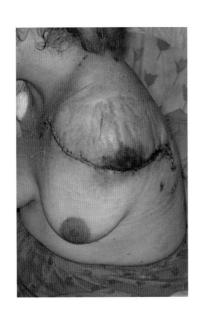

技术图 4　一位 37 岁局部进展性恶性黑色素瘤患者行肩带离断术后 3 天出现表层皮瓣局部缺血。该症状 5 天后自行消失。

性的肿瘤行此手术还存在很高的远处转移风险。大多数行肩带离断术的患者虽可获得肿瘤的局部控制，但仍存在远处转移的可能。

■ 对放化疗不敏感且迅速生长的肿瘤，可行姑息性的截肢以控制顽固性疼痛，可达到缓解疼痛、提高生活质量的目的。大多数行肩带离断术的患者可以恢复适当的功能，能够进行大部分日常活动。

■ 肩胛带离断术后，与高平面的下肢截肢术后相比，幻肢痛的发生率和承担都相对较轻，原因尚不明确。

并发症

■ 由于肩胛带良好的血液供应，皮瓣缺血通常是表层的

或边缘的（技术图 4）；通常会自行好转。

■ 偶尔出现后侧皮瓣全层坏死。一般在术后 4~7 天界限清晰，此时可行清创及一期缝合。

■ 幻肢痛

■ 肿瘤局部复发

参考文献

1. Bhagia SM, Elek EM, Grimer RJ, et al. Forequarter amputation for high-grade malignant tumours of the shoulder girdle. J Bone Joint Surg Br 1997;79B:924 - 926.

2. Bickels J, Wittig JC, Kollender Y, et al. Limb-sparing resections of the shoulder girdle. J Am Coll Surg 2002;194:422 - 435.

3. Ferrario T, Palmer P, Karakousis CP. Technique of forequarter (interscapulothoracic) amputation. Clin Orthop Relat Res 2004;423: 191 - 195.

4. Fianchini A, Bertani A, Greco F, et al. Transthoracic forequarter amputation and left pneumonectomy. Ann Thorac Surg 1996;62: 1841 - 1843.

5. Kuhn JA, Wagman LD, Lorant JA, et al. Radical forequarter amputation with hemithoracectomy and free extended forearm flap: technical and physiologic considerations. Ann Surg Oncol 1994;1: 353 - 359.

6. Levine EA, Warso MA, McCoy DM, et al. Forequarter amputation for soft tissue tumors. Am Surg 1994;60:367 - 370.

7. Merimsky O, Kollender Y, Inbar M, et al. Is forequarter amputation justified for palliation of intractable cancer symptoms? Oncology 2001;60:55 - 59.

8. Roth JA, Sugarbaker PH, Baker AR. Radical forequarter amputation with chest wall resection. Ann Thorac Surg 1984;37:423 - 427.

9. Wittig JC, Bickels J, Kollender Y, et al. Palliative forequarter amputation for metastatic carcinoma to the shoulder girdle region: indications, preoperative evaluation, surgical technique, and results. J Surg Oncol 2001;77:105 - 113.

第 15 章

肘上和肘下截肢术

Jacob Bickels, Yehuda Kollender 和 Martin M. Malawer
宋光泽 译 陈秉耀 校

背景

■ 上肢肿瘤可以引起广泛软组织侵犯和骨的破坏，进而累及神经血管。在这种情况下，保肢手术可能不可行。为达到广泛切除边界以及局部肿瘤控制需施行截肢术。

■ 前臂与肘关节附近的骨与软组织高级别肉瘤可能需要行肘上截肢术（图 1A）。前臂与手部的肿瘤需行肘下截肢术（图 1B）。

■ 由于上臂、肘部、前臂是骨骼肌肿瘤少见发病部位，而且即便发生也容易在早期被发现、大多数情况下是可以切除的，所以很少需要施行肘上、肘下截肢术。此外，术前化疗和隔离肢体灌注技术的应用，使大部分这些部位大的肿瘤也可以得到控制。

■ 尽管如此，肘上、肘下截肢术在上肢骨与软组织肿瘤的治疗上仍是最后的手段。

解剖学

■ 肘上截肢术可经肱骨干骺端（近端）、骨干或髁上水平。

■ 高位肘上截肢术是指三角肌粗隆以上水平的截肢。施行三角肌和胸大肌止点以上水平截肢的患者较远端截肢患者更难适应假肢。

■ 肘下截肢术应尽可能保留尺桡骨的长度。手部肿瘤可实施标准的肘下截肢术、即前臂远端 1/3 截肢，但前臂远端肿瘤应经更高水平截肢并需要特殊的考虑。从桡骨粗隆算起，至少需要保留 2.5 ~ 3.0cm 的骨骼残端以保留肘关节功能。通过剥离二头肌肌腱可以少量增加残端长度，肱肌可以提供足够的肘屈曲动力。

适应证

■ 肿瘤致广泛的骨与软组织破坏，切除后无法重建且无法保留必要的功能（图 2A–E）。

■ 局部肿瘤复发以前被认为是截肢术的首要指征，但目前单发转移不再是截肢的绝对指征。是否在行复发肿瘤切除术后不丧失肢体功能是决定截肢与否的先决条件（**技术图 2F**）。

■ 主要血管受累

　● 在上臂神经血管束紧密整合，走行于一个封闭的解剖间室。当肱或腋静脉不得不牺牲时，头静脉通常可以提供充分的侧支回流。然而，在此情况下尽管偶尔经仔细操作肿瘤可以与肱动脉分离，但多数可能肱动脉也被肿瘤广泛包裹，不得不施行截肢术。

　● 由于腕部血管排列紧密，当大的肿瘤侵犯前臂掌侧的时候，很可能尺桡动脉同时受累。在此情况下，利用血管移植重建其中一个血管的失败率是非常高的。

■ 主要神经受累

　● 通常情况下，上肢的一根神经可以牺牲，牺牲两根神经也是可以接受的。如果牺牲三根主要神经会使患者肢体丧失功能，还不如截肢。

　● 正中、尺、桡神经的移植术尚未发展到可使肢体获得满意功能的水平。

影像学及其他分期检查

■ 患者因为软组织或骨原发性肉瘤需行肘上或肘下截肢术者术前应进行全面的分期评估，以确定截肢的平面和软组织切除的范围。全面的分期评估可确定肿瘤的整个范围，由此确定皮肤切口、皮瓣的形状以及截骨水平。

■ 在确定肿瘤在骨与软组织内向近端的侵犯范围方面，X 线、CT、MRI 联合应用显得十分必要。一般来说，两种成分（即骨与软组织）内肿瘤侵犯范围更高者决定了截肢平面。

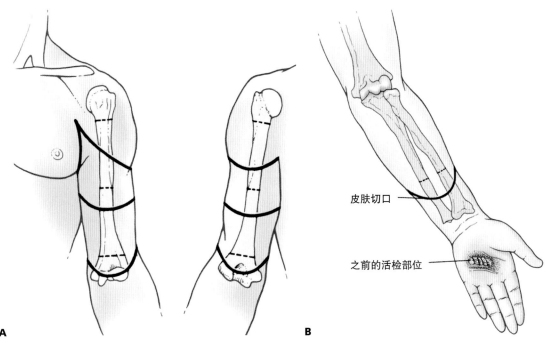

图 1 A. 因前臂进展性骨与软组织肉瘤施行肘上截肢术。肱骨干骺端（近端）、骨干、髁上部位行肘上截肢术采用的皮肤切口和截骨部位。**B.** 因前臂和手的进展性骨与软组织肉瘤施行肘下截肢术。肘下截肢术采用的皮肤切口和截骨部位。(Courtesy of Martin M. Malawer.)

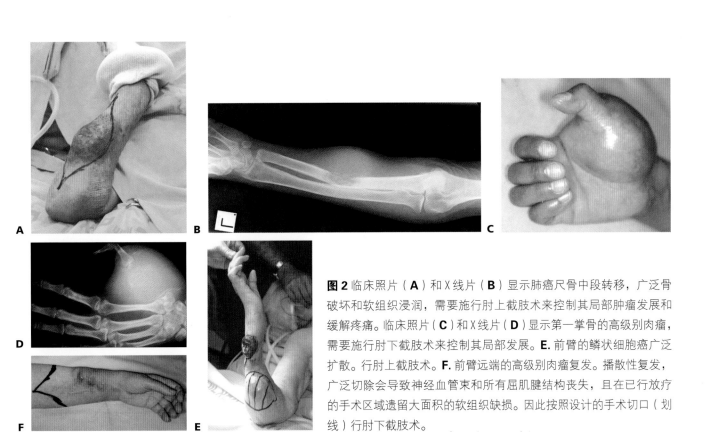

图 2 临床照片（**A**）和 X 线片（**B**）显示肺癌尺骨中段转移，广泛骨破坏和软组织浸润，需要施行肘上截肢术来控制其局部肿瘤发展和缓解疼痛。临床照片（**C**）和 X 线片（**D**）显示第一掌骨的高级别肉瘤，需要施行肘下截肢术来控制其局部发展。**E.** 前臂的鳞状细胞癌广泛扩散。行肘上截肢术。**F.** 前臂远端的高级别肉瘤复发。播散性复发，广泛切除会导致神经血管束和所有屈肌腱结构丧失，且在已行放疗的手术区域遗留大面积的软组织缺损。因此按照设计的手术切口（划线）行肘下截肢术。

手术技术

肘上、肘下截肢术

- 患者仰卧位,患肩略抬高。采用标准的前—后"鱼嘴"皮瓣(技术图 1A)。偶尔,因肿瘤解剖特点,可采用内—外侧皮瓣。因为上肢丰富的血液供应,不管采用何种皮瓣,很少出现伤口愈合问题。垂直于皮肤表面切开皮肤和浅筋膜。

- 大血管先结扎后缝扎。神经需要精巧处理,先自肌肉床牵出约 2cm,应用单丝不可吸收缝线行双重结扎,然后利刃切断。

- 根据皮瓣的设计切断肌肉,根据术前影像学检查确定的合适部位截断肱骨或尺桡骨(技术图 1B,C)。尺桡骨应横行切断以保证相同的长度。

- 为获得最优的残肢功能和活动度,将切断的肌肉按正确的部位紧密固定于截骨残端是很重要的(技术图 2A,B)。肌肉固定术是通过 Dacron 带将肌肉固定在已经打孔的骨骼残端。关闭浅筋膜和皮肤,覆盖闭合引流管(技术图 2C,D)。神经鞘内置入神经周围导管,灌流 0.25% 布比卡因(技术图 2E)。

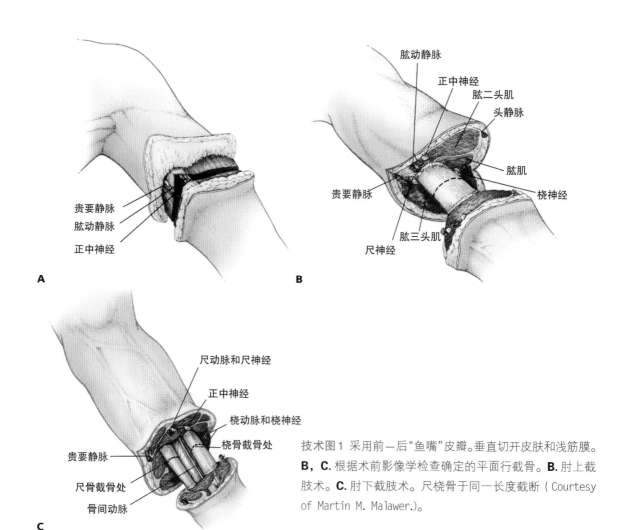

技术图 1 采用前—后"鱼嘴"皮瓣。垂直切开皮肤和浅筋膜。**B,C.** 根据术前影像学检查确定的平面行截骨。**B.** 肘上截肢术。**C.** 肘下截肢术。尺桡骨于同一长度截断(Courtesy of Martin M. Malawer.)。

手术技术

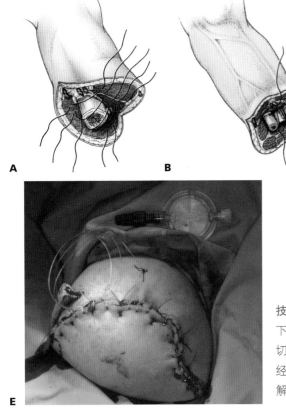

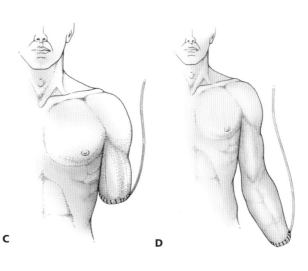

技术图 2 肌肉群被紧密而可靠地固定在骨残端。**A.** 肘上截肢术。**B.** 肘下截肢术。**C, D.** 浅筋膜和皮肤覆盖闭合引流管。**C.** 肘上截肢术最终切口闭合。**D.** 肘下截肢术、置闭合引流管。**E.** 关闭后的手术伤口。神经周围导管插入神经鞘内，可持续灌注局麻药（0.25% 布比卡因）以缓解术后疼痛。（A－D:Courtesy of Martin M.Malawer.)

注意要点

术前	详细的术前影像学评估肿瘤范围
术中	功能性和紧密的肌肉重建，包裹骨残端
术后	加压包扎和关节活动度锻炼

术后护理

■ 术后即刻加压包扎有助于减轻疼痛和水肿，并促进残端成形（**图 3**）。对于直接覆盖在骨表面的皮肤更要精心护理。

■ 上肢截肢术后残端水肿一般不会有明显影响，术后应尽早行假肢训练。

■ 需要持续引流 3~5 天，静脉应用抗生素直到拔除引流管。

■ 在可以耐受的情况下，积极行肩、肘关节（如果存在的话）的主被动活动度练习。

并发症

■ 伤口裂开

■ 深部感染

■ 肘关节运动的丧失（行肘上截肢术后）

■ 幻肢痛

技术图 3 加压包扎可以减轻术后疼痛和水肿。**A.** 肘上截肢术 **B.** 肘下截肢术 (Courtesy of Martin M. Malawer.)

第三篇 脊柱和骨盆

第 16 章

脊柱原发及转移性肿瘤：全椎体切除术

Katsuro Tomita, Norio Kawahara 和 Hideki Murakami

韦兴 译校

背景

- 传统意义上，刮除或分块切除是治疗椎体肿瘤的手段。
- 但是，这些方法显然是有不足之处，比如很可能将肿瘤污染到周围组织或结构，以及造成肿瘤的局部残留，因为有时很难将肿瘤与健康组织区分开。
- 这些不彻底的切除，将导致脊柱恶性肿瘤的局部的高复发率。
- 为了减少局部复发率和提高生存率，我们采用全椎体切除术（TES）[10, 11, 14]。
- 该方法包括，整个椎体，或者包含恶性肿瘤的椎体切除，整块的椎板切除，整块的椎体次全切，使用线锯经后方切除椎弓根[9]。
- 使用这种技术，我们可以得到一个广泛或安全的整体肿瘤的边界。

解剖

- 下列组织可视为脊柱肿瘤的屏障：前纵韧带（ALL）、后纵韧带（PLL）、椎管周边的骨膜、黄韧带（LF）、椎板和棘突的骨膜、棘间韧带（ISL）、棘上韧带（SSL）、含软骨的终板及纤维环。但是，无论是 PLL 还是椎体侧方的骨膜，都是"脆弱"的解剖屏障，相反，ALL，终板软骨及纤维环是"坚固"的屏障。在脊柱上，单一椎体可以被视为一个肿瘤间室，周围组织可以视为肿瘤进展时的屏障（图 1）[5]。

适应证

- 原发肿瘤的手术适应证
  - 作者所在机构的原发肿瘤外科分期是基于 Enneking 的肌肉骨骼肿瘤的概念[3]（表 1）。
- 转移性肿瘤的手术指征
  - 脊柱转移癌的外科分期（表 2）参考 3 个因素：①恶性肿瘤的分级；②内脏转移情况；③骨转移情况[12]。
- 脊柱转移癌的处置是依据脊柱肿瘤的外科分级（表 3），区别选择适当的、可行的手术方法，如全椎体切除、分块切除、刮除或姑息手术。

影像学及其他分期检查

- 平片
- CT/MRI
- 骨扫描
- 血管造影及其他检查
- 活检

外科治疗

- TES 手术的设计是完全整块切除肿瘤，包括椎体间室内的主要和卫星显微病灶，以避免局部复发。
- TES 手术主要适用于原发恶性肿瘤（1~2 期）；侵袭性良性肿瘤（3 期）以及有较长生存期的孤立性转移癌（表 1，表 2）
- 从肿瘤生长的角度来看（参见外科分期；表 3），3 型、4 型和 5 型的病变推荐 TES，1 型、2 型和 6 型为相对适应证。
- 1 型或 2 型可接受放疗、化疗、椎体次全切或半椎体切除。
- TES 不适用于 7 型。系统治疗或住院关怀可能是较好的选择[10, 11, 13]。但是，最终的个体化的决定，应基于患者、家庭及医生间的讨论分析。

术前栓塞

- 病变椎体的供应动脉，以及上、下节段的供应动脉均应术前栓塞。这种栓塞技术可以显著减少手术中的出血，而且不会影响脊髓功能[4, 8, 15]。

体位

- 患者俯卧于 Relton-Hall 四点框架上，避免腔静脉受压，后侧入路。

入路

- 手术入路取决于肿瘤累及的脊柱节段水平。

单纯后路

- 对于 L4 以上，且肿瘤未侵犯主要静脉或节段动脉，TES 可选择单纯后路，而不是全、后路联合。

前、后双入路

- 对于 5 型、6 型肿瘤，累及主要静脉或节段动脉，应先行全路手术分离，再行后路 TES。当前，也有采用胸腔镜或小切口入路完成前方的分离。

后、前双入路

- 对于 L4、L5 水平的脊柱肿瘤，需先行后路的椎板减压和内固定，再行前路整块椎体次全切以及放置椎体假体，解剖上的髂骨翼和腰骶干神经带来了技术上的挑战。

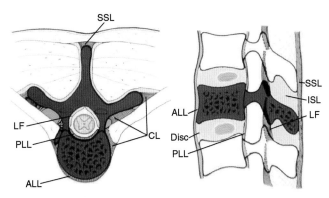

图 1 间室和屏障

表 1	**原发脊柱肿瘤的外科治疗策略**

外科分期	污染／残留肿瘤	外科边界	脊髓抢救性手术
良性肿瘤			
1. 静息的			千万别碰！
2. 活跃的	可以／可以	囊内	减瘤术（分块切除）
3. 侵袭的	不可以／不可以	囊内或边缘	彻底切除（分块切除／大块切除）
恶性肿瘤			
Ⅰ 低度恶性	不可以／不可以	边缘或广泛 （根治：不可实行）	全椎体切除
Ⅱ 高度恶性	不可以／不可以		
Ⅲ 有转移	不可以／不可以		

表 2	**脊柱转移癌的外科治疗策略**

最低要求：　ECOG 评分　0 ←— 3 ---- 5 ◆→
　　　　　和
　　　　Karnofsky 评分：　0　30　0% ◆→

预后评分系统				总的预后评分	预期寿命	治疗目标	手术方法
因素 评分	原发肿瘤	重要脏器转移	骨转移				
1	生长缓慢	没有：0	孤立	2 3 4	大于 2 年	长期局部检测	大块切除
2	生长中度	可控制	多发	5 6	1—2 年	中期局部检测	或病术
3	生长迅速	不可控制		7 8	6—12 月	短期姑息治疗	姑息收或压
				9 10	小于 3 月	临终关怀	不手术

表2附表　每一种原发肿瘤的分值

1分＝缓慢生长
　　　乳腺癌 *
　　　甲状腺癌 *
　　　前列腺癌、睾丸癌

2分＝中度生长
　　　肾细胞癌 *
　　　输尿管癌、卵巢癌
　　　结直肠癌

4分＝快速生长
　　　肺癌
　　　胃癌、食管癌
　　　鼻咽癌
　　　肝细胞癌
　　　胰腺癌等
　　　膀胱癌
　　　黑色素瘤
　　　肉瘤（骨肉瘤、尤文肉瘤、平滑肌肉瘤等）
　　　原发灶不明的转移癌
　　　其他少见的癌
　　　……等

* 下列少见的癌应等同快速生长肿瘤，得"4分"
1，炎性乳癌；2，未分化型甲状腺癌；3，炎性肾细胞癌

表3　脊柱肿瘤的外科分型

间室内	间室外	多发
1型 椎体	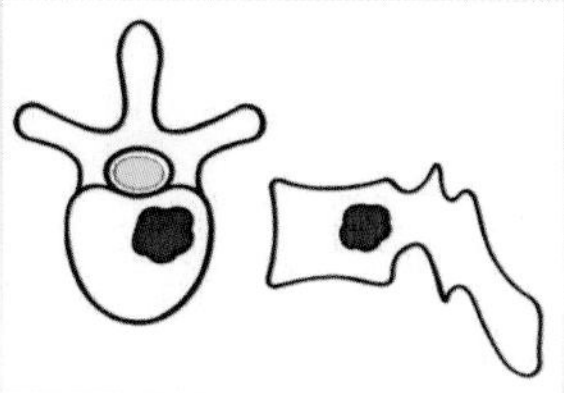 4型 椎管侵犯	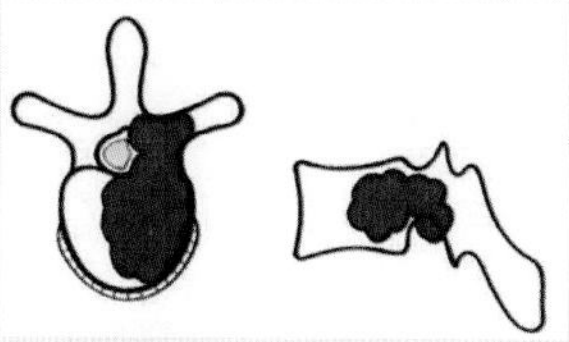 7型 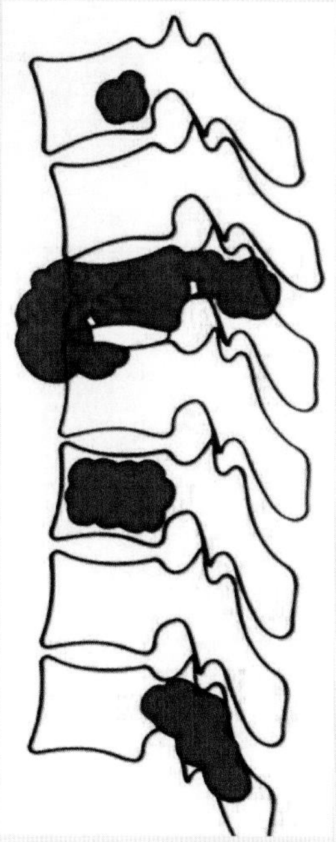
2型 椎弓根侵犯	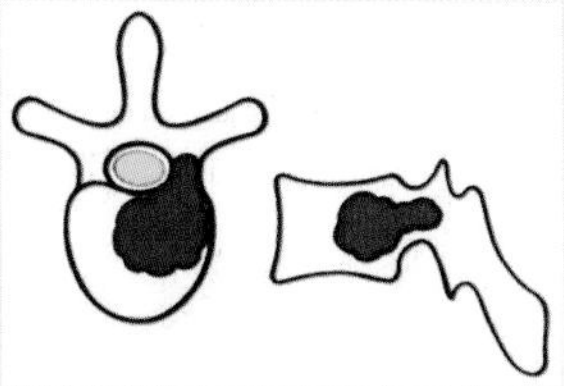 5型 椎旁侵犯	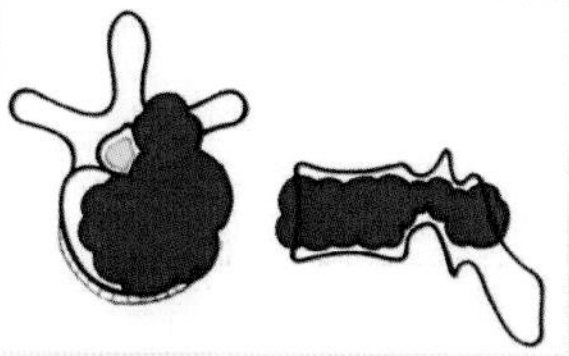
3型 体部－椎板 侵犯	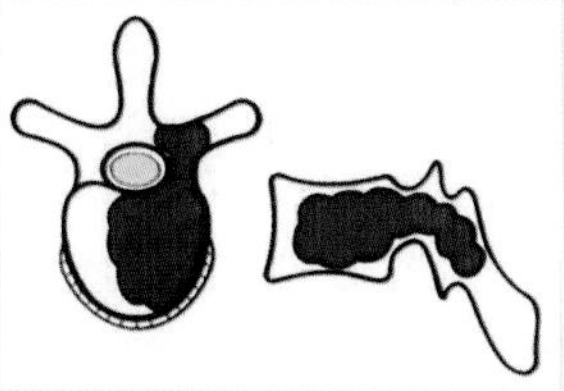 6型 邻近椎体侵 犯	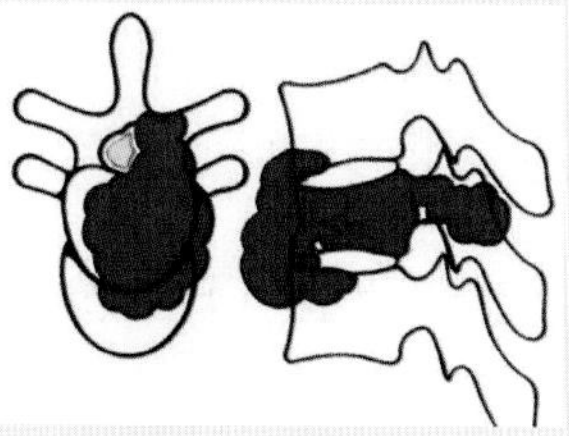

手术技术

显露

- 后正中直行皮肤切口，范围超过病灶节段的上、下各 3 个节段的棘突。
- 从棘突及椎板上剥离椎旁肌肉，两侧牵开。
- 如果患者曾行后路常规活检，应借鉴肢体保肢手术中的做法，将穿刺针道仔细切除。
- 充分显露术野，至小关节，使用一个大拉钩，一种为此类手术定制的单关节自动拉钩。
- 将小关节周围的肌肉拉开，获得一个宽大的显露。
- 两侧的术野必须足够宽，以允许进行横突平面以下的剥离。
- 在胸椎，病变节段的肋骨应从肋椎关节以外 3 ~ 4cm 切断，胸膜从椎体上钝性分离（技术图 1）。
- 显露下位椎体的上关节面，自相邻椎体的下关节突、棘突截骨，切除相连的软组织，包括黄韧带。

导入线锯导向器

- 在神经根通道内设置一线锯导向器入口，清除小关节周围软组织尽量避免损伤神经根。
- 一个 C 形弯的可塑的线锯导向器，经椎间孔，由头端向尾端导入。

- 在这一过程中，线锯导向器的尖端应沿着椎板及椎弓根的内侧皮质，以确保不损伤脊髓和神经根（技术图 2）。
- 线锯导向器通过后，可以从小关节的内、下方看见穿过神经根管的导向器的尖端。
- 线锯经由丝的导引，穿过导向器的孔，两端用线锯把持器把持。
- 撤移线锯导向器，保持线锯的张力。

切断椎弓根和椎板整块切除

- 保持线锯的张力下，使用一特制的工具，将线锯放置在上关节突及横突的下方。在此过程中，线锯绕在椎弓根上。
- 将线锯来回拉动，切断椎弓根，这样整个脊柱后方单元（棘突、上、下关节突、横突和椎弓根）被整块切除（技术图 3）。
- 用骨蜡封闭椎弓根的截面，以减少出血，并且减少肿瘤细胞的的污染[1]。
- 为了保持前柱节段切除后的稳定性，应进行一个暂时的后路固定（"两上、两下"节段固定）。

围绕椎体的钝性剥离

- 节段动脉的脊柱支，沿神经根走形，予分离并节扎。

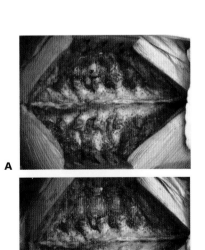

技术图 1 **A.** 显露。**B.** 病变节段的肋骨应从肋椎关节以外 3 ~ 4cm 切断。

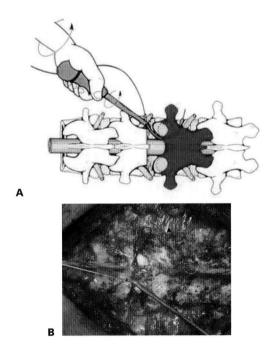

技术图 2 **A.** 线锯导入器示意图。**B.** C 弧形可塑形导丝由右侧椎间孔自头端向尾端导入。

手术技术

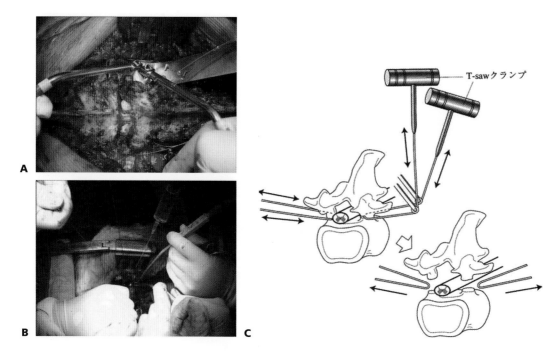

技术图 3 **A**, **B**. 往返移动线锯，切断右侧椎弓根。**C**. 切断椎弓根示意图。

在胸椎，切断一侧的病变节段的神经根，以方便病变椎体的取出。

- 分别从两侧的胸膜（或髂腰肌）与椎体间行钝性分离（技术图 4）。
- 通常，椎体外侧使用弧形椎体压舌板分离会更容易些。
- 在从两侧向前逐渐分离至椎体前方时，使用压舌板和医生的手指小心地将主动脉后缘与椎体前缘剥离。
- 当医生的手指尖分别从两侧在椎体前缘会合时，使用系列压舌板由小到大依次扩大分离范围。
- 将大号的压舌板放置在分离区域，以防止周围组织或脏器的医源性损伤，并且保证术者有足够的空间处理前柱。

脊髓的分离和整块椎体切除

- 使用脊髓剥离器，将脊髓（硬膜）从周围静脉丛和韧带组织上游离出来。
- 先用针头穿刺确认椎间盘，在病灶椎体的近、远端截除水平导入线锯。最近，一种菱形线锯也被应用。

- 可应用一种齿状脊髓保护器，即两侧有齿状物以防止线锯的意外滑动损伤脊髓。
- 使用线锯切断椎体的前柱，包括前、后纵韧带（技术图 5）。
- 将游离的前柱旋转绕过脊髓，并小心移出，避免损伤脊髓。
- 至此，一个完整的脊髓的前方、后方（环形）减压，以及椎体肿瘤的整块切除已完成。

前柱重建和后路内固定

- 在两端保留椎体的终板上开槽作植骨床。椎体重建可应用填充了自体骨、异体骨或骨水泥的圆柱形钛网（技术图 6），两端插入健康的椎体骨槽中。
- 透视检查重建椎体假体（spacer）的位置是否合适，然后安装后路内固定，并给予前路植入物以轻微的压力。
- 通过这种"脊髓短缩"，使圆柱钛网得以锁紧，这样前、后柱 360° 的脊柱重建完成。
- 如果同时切除 2～3 个椎体，则要求在前方钛网与后方固定棒之间辅以连接装置（人工椎弓根）。

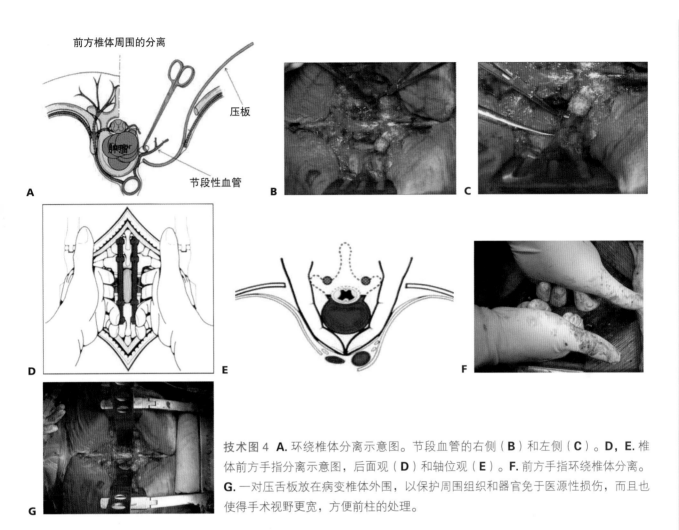

技术图 4　**A.** 环绕椎体分离示意图。节段血管的右侧（**B**）和左侧（**C**）。**D, E.** 椎体前方手指分离示意图，后面观（**D**）和轴位观（**E**）。**F.** 前方手指环绕椎体分离。**G.** 一对压舌板放在病变椎体外围，以保护周围组织和器官免于医源性损伤，而且也使得手术视野更宽，方便前柱的处理。

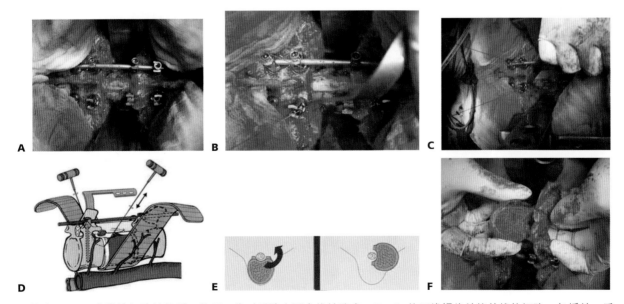

技术图 5　**A.** 节段性切除前柱后，使用一临时后路内固定维持稳定。**B，C.** 使用线锯将前柱的椎体切除，包括前、后纵韧带。两侧应用齿状脊髓保护器，防止线锯伤及脊髓。**D.** 前柱切除示意图。**E.** 整块椎体切除示意图。**F.**T7 椎体切除标本的术中照相。（接后）

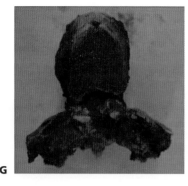
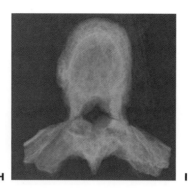
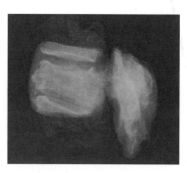

技术图 5.（接前）**G.** 符合间室及屏障概念的切除标本。**H，I.** T7 转移癌全椎体切除后的 X 线，水平位（**H**）和侧位（**I**）。

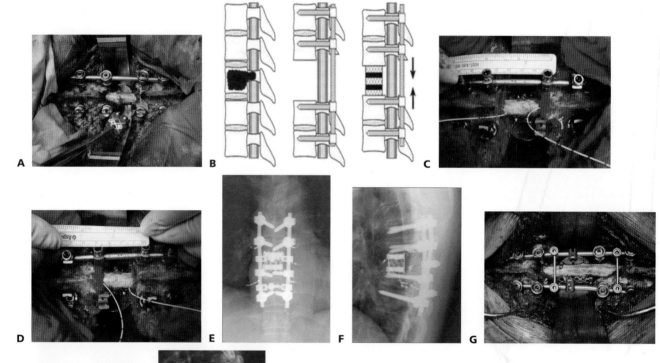
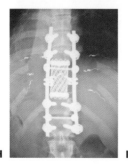
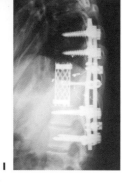

技术图 6. **A.** 椎体假体（spacer）置入上下正常椎体的槽中。**B.** 重建示意图（侧位观）。**C，D.** 术中 X 线检查，确认椎体替代物位置后，调整后路内固定，稍微压缩（本病例 10mm）。**E，F.** 术后 X 线显示脊柱短缩，以及 3 对术前栓塞的线圈。**G–I.** 切除两个椎体。**G.** 两侧防止人工椎弓根。**H，I.** 带有人工椎弓根的重建术后 X 线片。

注意要点

硬膜静脉丛出血[12]	■ 整块椎体切除后，在硬膜周围，包括头端和尾端的方向，注射 1.5ml 的纤维凝胶，以减少硬膜静脉丛渗血。
围绕椎体的钝性剥离	■ 根据解剖，逐步仔细剥离很关键。 ■ 在进行全椎体切除时，对于节段动脉被肿瘤累及的患者，采用前路胸腔镜或者前路微小切口处理椎体周围血管，可能要比单纯后路更安全。 ■ 病灶在 L1 和 L2 时，在分离腰动脉之前，应先从椎体上剥离膈肌入口，因为节段动脉行走于椎体与膈肌入口之间。
结扎节段动脉	■ 同时节扎 3 个椎体水平的节段动脉，甚至是包括前大根动脉（Adamkiewicz 动脉）的一个分支，都不会影响脊髓的诱发电位及脊髓功能[4, 8, 15]。
脊髓损伤	■ 对神经结构的机械损伤，特别是针对脊髓的侧方移动、扭转、上、下的悬吊等，均应避免。 ■ 脊髓的拉伸可造成不可逆的机械损伤，过度地牵拉神经根也可能损伤脊髓，源于神经根的撕裂。
肿瘤细胞污染的风险[13]	■ 反复使用蒸馏水和高浓度顺铂水冲洗有助于消灭污染的肿瘤细胞。
脊柱短缩	■ 调整后路内固定，使前方植入物轻微压缩（5~10mm），更加稳定，TES 中脊柱重建的最后一个步骤。 ■ 脊柱短缩这一步有 2 个优点：①增加前、后柱的稳定性；②增加脊髓的血供，有利于改善脊髓功能[7]。

术后护理

■ 手术后负压引流 3～5 天。

■ 手术后 1 周内允许患者行走。

■ 术后佩戴胸腰背骨科支具 3~6 个月，直到获得骨性融合。

结果

■ 自 1989 年至 2003 年，手术治疗 284 例脊柱肿瘤（原发，86 例；转移，198 例），最短随访 2 年。

■ 86 例原发肿瘤中的 33 例进行了 TES，其中 17 例为恶性肿瘤（骨肉瘤 3 例、尤文肉瘤 3 例、浆细胞瘤 3 例、软骨肉瘤 2 例、其他 6 种肿瘤各 1 例），还有 16 例良性侵袭性肿瘤（骨巨细胞瘤 4 例、骨母细胞瘤 3 例、有症状的血管瘤 3 例，其他 6 种肿瘤各 1 例）。

■ 17 例行 TES 的原发恶性肿瘤（1～2 级）的 5 年生存率为 67%，16 例行 TES 的良性侵袭性肿瘤（2～3 级）的 5 年生存率为 100%。

■ 在此期间，对 198 例脊柱转移癌中的 64 例实施了 TES。64 例转移癌的来源分别是：肾癌 18 例、乳腺癌 15 例、甲状腺癌 9 例、肺癌 4 例、肝癌 4 例、其他 14 例。

■ 64 例行 TES 的患者中评分 2、3、4 的 43 例，2 年生存率为 66.6%，5 年生存率为 46.6%。

■ 97 例中的 92 例（95%）在去世前或最末次随访时没有肿瘤复发。

■ 97 例中的 5 例（5%）有局部复发，平均复发时间是术后 22.1 个月。

■ 5 例局部复发患者，复发均是源于残留肿瘤组织。

并发症

■ 大出血

■ 钝性分离椎体时损伤主要血管

■ 脊髓损伤

■ 肺或胸膜损伤

■ 术后血肿

■ 积液

■ 胸膜渗出

■ 乳糜胸

■ 内固定失败

■ 感染，特别是术前接受过放疗

参考文献

1. Abdel-Wanis ME, Tsuchiya H, Kawahara N, et al. Tumor growth potential after tumoral and instrumental contamination: an in-vivo comparative study of T-saw, Gigli saw, and scalpel. J Orthop Sci 2001;6:424-429.

2. Akamaru T, Kawahara N, Sakamoto J, et al. The transmission of

stress to grafted bone inside a titanium mesh cage used in anterior column reconstruction after total spondylectomy: a finite–element analysis. Spine 2005;30:2783 – 2787.

3. Enneking WF, Spanier SS, Goodmann MA. A system for the surgical staging of musculoskeletal sarcoma. Clin Orthop 1980;153: 106 – 120.

4. Fujimaki Y, Kawahara N, Tomita K, et al. How many ligations of bilateral segmental arteries cause ischemic spinal cord dysfunction? An experimental study using a dog model. Spine 2006;31: E781 – 789.

5. Fujita T, Ueda Y, Kawahara N, et al. Local spread of metastatic vertrebral tumors. A histologic study. Spine 1997;22:1905 – 1912.

6. Kawahara N, Tomita K, Baba H, et al. Cadereric vascular anatomy for total en bloc spondylectomy in malignant vertebral tumors. Spine 1996;21:1401 – 1407.

7. Kawahara N, Tomita K, Kobayashi T, et al. Influence of acute shortening on the spinal cord. an experimental study. Spine 2005;30: 613 – 620.

8. Numbu K, Kawahara N, Murakami H, et al. Interruption of bilateral segmental arteries at several levels. Influence on vertebral blood flow. Spine 2004;29:1530 – 1534.

9. Tomita K, Kawahara N. The threadwire saw: a new device for cutting bone. J Bone Joint Surg Am 1996;78A:1915 – 1917.

10. Tomita K, Kawahara N, Baba H, et al. Total en bloc spondylectomy. A new surgical technique for primary malignant vertebral tumors. Spine 1997;22:324 – 333.

11. Tomita K, Kawahara N, Baba H, et al. Total en bloc spondylectomy for solitary spinal metastasis. Int Orthop 1994;18:291 – 298.

12. Tomita K, Kawahara K, Kobayashi T, et al. Surgical strategy for spinal metastases. Spine 2001;26:298 – 306.

13. Tomita K, Kawahara N, Murakami H, et al. Total en bloc spondylectomy for spinal tumors: improvement of the technique and its associated basic background. J Orthop Sci 2006;11:3 – 12.

14. Tomita K, Toribatake Y, Kawahara N, et al. Total en bloc spondylectomy and circumspinal decompression for solitary spinal metastasis. Paraplegia 1994;32:36 – 46.

15. Ueda Y, Kawahara N, Tomita K, et al. Influence on spinal cord blood flow and spinal cord function by interruption of bilateral segmental arteries at up to three levels: experimental study in dogs. Spine 2005; 30:2239 – 2243.

第 17 章

骨盆切除概述：外科考虑及分类

Ernest U. Conrad III, Jason Welsstein, Jennifer Lisle, Amir Sternheim 和 Martin M. Malawer

李南 译 校

背景

■ 骨盆是肌肉骨骼系统原发及继发性肿瘤相对常见的好发部位。在这一部位进行外科手术切除比其他部位更加困难，因为解剖结构复杂且邻近重要的腹部脏器及主要的神经血管。决定肿瘤是否可以手术切除时应评估可能的骨及神经血管受侵，及可能的邻近脏器（即肠管、输尿管及膀胱）的侵犯。因此，术前的评估及影像学检查非常重要。施行骨切除及重建常常邻近重要的神经，或邻近膀胱或肠管。

■ 全部部位的骨盆肿瘤的手术，均有非常高的并发症、感染及力学失败的发生率。

解剖（图1）

骨盆神经

坐骨神经

■ 坐骨神经来源于 L4、L5、S1、S2 及 S3。神经由坐骨大切迹处梨状肌下方穿出骨盆，在坐骨结节外侧进入大腿。约有 10% 的患者，坐骨神经穿过梨状肌。坐骨神经与臀下动脉伴行。

■ 在大多数手术中需要早期保护坐骨神经。在骨盆中，需要在坐骨结节处由远端找到坐骨神经。在近端需要在腰大肌下方找到神经。坐骨神经在腰骶丛汇合部两干合并处形成。

■ 必须小心神经在坐骨大切迹出骨盆处，不要损伤伴行的臀上下动脉及神经，这些血管神经支配外展肌及臀大肌。臀大肌对于闭合大多数骨盆切除伤口非常重要。

股神经

■ 股神经来源于 L2 及 L3 神经腹支的后侧分支，行经腰大肌及髂肌的下外侧。在髂肌浅层表面经过，由腹股沟韧带下方，股动脉外侧进入大腿。

■ 在骨盆切除时几乎都能够保留这根神经。在大多数手术时应早期找到并保护此神经。可以在神经出骨盆处，髂肌及腰大肌之间找到此神经。股神经位于筋膜下方，跨越两块肌肉间隙，位于股动静脉外侧。

闭孔神经

■ 闭孔神经来源于 L2、L3 和 L4 的前支，是腰丛前支形成的最大的神经。神经沿髂腰肌下行，经骶骨翼表面向远端至小骨盆，位于输尿管外侧，髂内血管下方。此后穿过闭孔在耻骨上支下方进入大腿内侧，分为前支及后支。

■ 在肿瘤底切除（3型），由于神经紧邻肿瘤，常需要切断此神经。

腰丛感觉神经

■ 髂腹下神经（L1）、髂腹股沟神经（L1）、生殖股神经（L1，L2）和来源于 L2 和 L3 股外侧皮神经，在髂腰肌外侧下行，穿过腹股沟韧带外侧下方，经髂前上棘内侧及远端，支配大腿前外侧。

■ 在大多数骨盆手术时需要牺牲这些神经。

骨盆血管

主动脉分叉

■ 主动脉在腹部下腔静脉左侧下行，在 L4 水平分叉，在 L4~L5 水平形成髂总血管。髂总血管在 S1 神经水平分叉为髂内及髂外血管。这些分叉的水平可能有变异，尤其是当邻近的巨大肿瘤推挤血管时。

■ 在结扎血管之前分清这两处分叉水平非常重要：主动脉分叉及髂总血管分叉。即使是最好的医生，也可能由于扭曲的解剖结构而结扎了错误的血管。当肿瘤越过中线时更容易发生这种错误。术前需要行血管造影评估以避免这种情况。

髂总动脉

■ 必须早期找到髂总动脉，以正确的识别主动脉及髂内（下腹）动脉。医生需要了解的髂总动脉的主要的解剖特征如下：

　● 此动脉不发出任何动脉分支（尽管有主要的分支——髂腰静脉——在这一水平汇入髂总静脉）

　● 髂总动脉在输尿管跨过邻近腹膜表面的水平分为髂

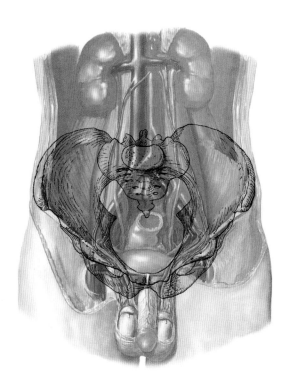

图 1 骨性骨盆及其与主要血管、神经及脏器的关系。（Courtesy of Martin M. Malawer.）

内及髂外动脉。在腹膜后分离时，常规在这一部位找到输尿管。

髂外动脉
■ 髂外动脉发出腹壁下动脉，继续向远端续为股动脉至股三角，这是一处识别邻近结构的非常重要的标志。

髂内动脉
■ 髂内（下腹）动脉由腰骶关节向下至坐骨大切迹，分支为几支动脉。常常很难找到或结扎髂内动静脉。髂内动脉位于髂内静脉上方，静脉常常很粗并容易损伤。在改良半骨盆切除和很多骨盆肿瘤切除术中，常规结扎髂内动脉。

■ **前支**
■ 闭孔动脉经闭孔管穿出骨盆（在耻骨上支下方）。
■ 臀下动脉在第一二或第二三骶神经之间拐向后方，此后穿行于梨状肌和尾骨肌之间，或在梨状肌下方穿过坐骨大切迹至臀区。

■ **后支**
■ 髂腰动脉在闭孔神经及髂外血管后方上行至腰大肌内侧缘。随后分为供应腰大肌和腰方肌及脊髓的腰支，及供应髂骨、臀肌及外展肌的髂支。术中常常结扎髂支。
■ 臀上动脉在腰骶干和第一骶神经之间走向后方，在坐

骨大切迹处梨状肌上方或下方穿出骨盆。当进行 1 型或 2 型切除时，必须注意小心保护臀肌血管及神经。

输尿管
■ 输尿管在 L1 水平起源于肾盂，在腹膜后方走形至腰大肌内侧表面，睾丸或卵巢血管跨过其上方。在髂总分叉水平，输尿管由外侧向内侧跨过腹膜表面。这是在初期分离后腹膜过程中非常好的标志。输尿管随后在坐骨结节水平行向内侧进入膀胱三角。

死亡之冠
■ 死亡之冠指大约距离耻骨联合 3cm 处的耻骨后区域所含有的包括髂外、腹壁下及闭孔血管的血管区。在髂腹股沟入路时如果撕裂会导致大量出血。耻骨及膀胱之间的腹膜后区域称为"Retzius 间隙"。

腹股沟管
■ 腹股沟管的解剖定义为腹股沟深环至皮下浅环之间的 4cm 长的结构。这一"深环"是指来源于腹壁下血管外侧的"直接的"腹股沟间隙。海氏三角是指来源于腹壁下血管内侧的"间接的"疝出间隙。
■ 腹股沟管内容物因性别而不同：
  • 在男性，精索中包含有输精管，睾丸动脉，精索静脉丛，淋巴管，自主神经，生殖股神经的髂腹股沟及生殖支，提睾肌及动脉以及精索内筋膜。
  • 在女性，腹股沟管内包括圆韧带及髂腹股沟神经。
  • 腹股沟管前壁由腹外斜肌腱膜及腹内斜肌（外侧）构成。
  • 腹股沟管后壁由内侧至外侧，分别由腹股沟韧带反折，腹股沟镰及腹横筋膜构成。
  • 腹股沟管的上（头端）壁由腹内斜肌的弓状肌纤维和腹横肌构成。
  • 腹股沟管的下（尾端）壁由腹股沟韧带及腔隙韧带构成。

边界
坐骨切迹
■ 在术中早期从内外两侧找到坐骨切迹，以保护坐骨神经和臀肌血管。

骨性边界
■ 骨盆的上界（头端）由髂骨及坐骨大切迹边缘构成。

后界
■ 骨盆的后界由梨状肌和臀上血管神经构成。在梨状肌后方，阴部内血管及神经向内离开坐骨神经及股后皮神经，至梨状肌前方。

下界

■ 在 1 型及 2 型切除中，需要切断骶棘韧带及骶结节韧带。

适应证

复发的良性肿瘤

■ 在良性肿瘤中很少行主要的骨盆切除。少数情况下，当肿瘤反复复发或肿瘤局限于耻骨上下支时，可以行骨盆切除。

■ 这些良性肿瘤包括很大的骨软骨瘤，或多发遗传性骨软骨瘤病中的累及骨盆的任何大小的骨软骨瘤，由于其发展成软骨肉瘤的可能性很高。

■ 发生于髂骨或髋臼周围的成骨细胞瘤。

■ 巨细胞瘤或动脉瘤样骨囊肿好发于耻骨上支及髋臼上缘。

原发恶性骨肿瘤

■ 骨肉瘤
　● 全部骨肉瘤中约 5% 发生于骨盆。需要部分骨盆切除或半骨盆切除（截肢），常在化疗后进行。

■ 尤文肉瘤

　● 全部尤文肉瘤中约 25% 发生于骨盆。需要手术切除。
　● 在治疗骨盆尤文肉瘤时，是否放疗仍有争议。
　● 须在诱导化疗后再行切除术。

■ 软骨肉瘤
　● 软骨肉瘤是骨盆最常见的原发恶性骨肿瘤。
　● 这些肿瘤常比平片显示的病灶要大很多。进一步的 CT 及 MRI 检查常可发现很大的粘液瘤样成分。

转移性腺癌：乳腺、前列腺、肾、肺、结肠

■ 转移性腺癌最常累及髂骨和髋臼周围部位。绝大多数转移至骨盆的肿瘤，放疗即已经足够。偶见明显的髋臼破坏，即将发生病理性骨折，需要手术切除。

■ 肾细胞癌（肾上腺样瘤）转移是一个例外。这种转移灶常需要手术切除，可以切除、刮除或冷冻消融。通常需要对这些血管性肿瘤进行术前栓塞，以避免严重的术中出血。

软组织肉瘤

■ 腹膜后软组织肉瘤比腹膜内肉瘤更为常见，必须评估是否有胃肠道，生殖道输尿管，内脏及外周神经侵犯。

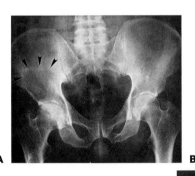
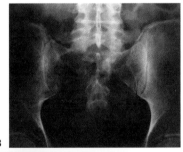
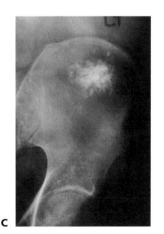
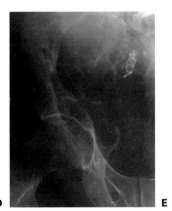
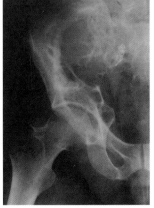

图 2 A. X 线平片显示右侧髋臼周围区域大范围溶骨性病变。X 线平片上显示骨皮质仍是完整的。**B.** 骨盆前后位 X 线平片，读片显示正常。**C.** X 线平片显示左侧髂骨成软骨样病变。只根据 X 线平片检查，这似乎是一个骨内病变。骶骨病变（注意线圈）CT 引导穿刺活检术后 24 小时（**D**）及 6 周后（**E**）的平片。

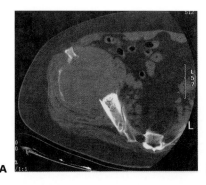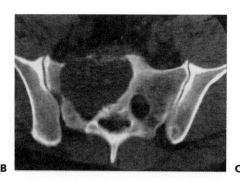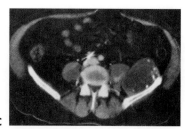

图3 A.CT显示广泛的骨破坏,肿瘤侵犯骨盆及右侧臀区。**B.**骨盆CT显示巨大的骶骨破坏。**C.**CT显示髂骨内侧巨大肿瘤组织,内板破坏侵犯骨盆。（A,B: Courtesy of Martin M. Malawer; C: Reprinted with permission from Cancer: Principles and Practice of Oncology, 5th ed. Philadelphia: Lippincott Williams & Wilkins, 1997;38.3:1789–1852.）

影像学及其他分期检查

X 线平片

■ 平片（**图2**）在评估骨盆病变时作用有限。影像常受遮挡造成混淆。

■ 很难早期发现骨盆尤其是骶骨的病变,主要的骨骼病变最初很可能被忽略。因此经常需要接受进一步的检查,尤其是初诊或术后检查评估重建效果时。

CT 及 MRI

■ 静脉增强CT及三维重建是评估肿瘤侵犯及破坏程度、骨性解剖结构,及肿瘤与骨盆的主要神经血管关系的理想方法（**图3**）。注意任何的骨盆解剖结构的破坏,决定骨盆肿瘤是否可以切除。胸部CT对于评估肺转移的分期很重要。

■ 增强MRI对于评估软组织（如血管、神经、肌肉）和骨外侵犯很重要。MRI对于评估软组织和髓内侵犯非常有帮助。对于评估骨外病变及骶骨侵犯很有用,对评估新辅助（术前）化疗的效果很有帮助。

骨扫描

■ 应用三相骨扫描检查排除转移性疾病,在初期灌注相评估局部骨的侵犯及肿瘤的血管分布。化疗后血管分布减少提示化疗有效。

血管造影

■ 骨盆巨大肿瘤常常会造成血管的扭曲,因此血管造影对于评估血管的解剖结构是必要的（**图4**）。术前必须明确不同分叉的水平,排除肿瘤侵犯血管。术前栓塞肿瘤供血血管对于减少出血,尤其是对血管性肿瘤或累及骶骨的肿瘤很有帮助。

静脉造影

■ 骨盆的静脉常比对应的动脉粗大很多。术前静脉造影用于排除软骨肉瘤及骨肉瘤中常见的肿瘤栓子。如果有栓子可能会改变计划好的手术入路。

FDG-PET

■ FDG-PET对于评估恶性肿瘤的"分级",评估肿瘤的化疗反应及监测局部复发很有帮助。正电子发射成像（PET）结合CT或MRI对于"共同注册"影像有帮助。PET CT可以早期发现小的复发病灶。但是对于术前决定肿瘤的切除范围方面作用有限。

活检

■ 活检的目的是提供明确的肿瘤诊断（良恶性）,肿瘤

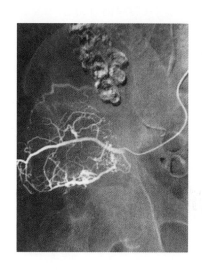

图4 图3A 转移癌患者术前血管造影及栓塞治疗。（Courtesy of Martin M. Malawer.）

分级（高度恶性或低度恶性）及肿瘤亚型（如平滑肌肉瘤及恶性纤维组织细胞瘤）。

- 可以切开或穿刺活检。

- 由于骨盆切开活检创伤较大，因此对于原发及转移性骨盆肿瘤，常常首先采用穿刺——尤其是 CT 引导的穿刺活检。

- 活检应遵循活检指南，在计划的切口上进行，尽可能少的污染正常组织（在闭合活检切口时充分止血），并获得冰冻活检的充足的标本。应避免在臀肌或腹股沟区域活检，因为如果有可能需要半盆切除术后，这一区域是前方或后方覆盖伤口需要采用的皮瓣部位。

- 建议做骨盆实用切口切开活检。

解剖学考虑

- 不能只根据单一的影像学检查对骨盆肿瘤进行充分的解剖学侵犯程度评估。结合两种以上的影像学检查，可以更加准确地了解解剖学侵犯。即使这样做，骨盆肿瘤的侵犯程度术前也常被低估。

- 在读骨盆影像学检查时，由于解剖结构复杂，必须系统地读片。作者习惯由后方（骶骨中部区域）开始读片，沿骨盆环至前方（耻骨联合），后面会详述。

骶骨，骶骨翼及骶髂关节

- 大多数行广泛半骨盆切除的患者，需要经同侧的神经孔截断骶骨，仍能够保留胃肠道及泌尿生殖道功能。但如果损伤对侧的骶神经则会造成严重的功能障碍。通常认为不能切除穿透骶骨跨越中线生长的肿瘤，因为肿瘤累及了双侧的神经根（图 5）。肿瘤本身是可以切除的，但是其带来的严重并发症是否值得肿瘤学获益仍有争论。

- 髂总血管就位于骶骨翼前方，这一部位的肿瘤造成皮质破坏，可能直接侵犯血管。骶髂（SI）关节是重要的

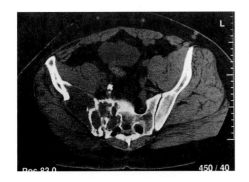

图 5 右侧骶骨、髂骨及髋臼周围的高度恶性软骨肉瘤，包绕同侧骶孔生长。广泛切除需要切除对侧的骶孔，导致不能接受的功能障碍。（Courtesy of Martin M. Malawer.）

解剖标记。主要的神经血管均位于其内侧；因此骶髂关节外侧的肿瘤或骨盆切除不会影响主要的神经血管束。如果骶髂关节受累，术前必须联合应用 CT、MRI 及骨扫描检查评估情况。

主要的骨盆血管及结构

- 髂总动脉在骶骨翼处分叉，输尿管在两侧跨过髂总动脉分叉。骶骨翼周围巨大肿瘤通常推移偶见直接侵犯这些结构。这种少见的主要血管或骨盆脏器受侵并不代表不能切除。肿瘤直接侵犯少见。如果需要计划行广泛切除，这些结构均可以同肿瘤一同大块切除，随后应用替代物修补。但是如果计划进行联合切除（骨盆骨及脏器切除），必须事先通知患者，并且事先准备好相关的器械。

骶丛

- 目前的影像学技术并不能够准确地识别神经。因此需要根据疼痛类型、体格检查及肿瘤邻近主要神经或神经丛的位置，来判断是否有神经侵犯。如果发现股神经或坐骨神经损害的临床表现，常提示肿瘤的直接侵犯。在大多数情况下，只有在术中才能证实及判断神经侵犯的程度。骶丛侵犯对于确定累及骶骨的肿瘤是否可以切除同样非常重要；如果双侧骶丛受侵提示不能切除。

坐骨切迹和神经

- 坐骨切迹是髂骨或髋臼周围切除，或改良半盆切除的截骨部位。CT 可以显示肿瘤是否侵犯坐骨切迹这一坐骨神经及臀上神经血管通过的狭窄间隙（图 6）。梨状肌是分隔坐骨切迹的重要结构，坐骨神经由其下方穿出骨盆，而臀上动脉由其上方穿出。可以通过血管造影显示供应臀肌的臀上、臀下动脉是否通畅。充足的血供是考虑设计臀肌皮瓣时的重要因素，在骨盆切除时如果不影响肿瘤学切除原则，必须保护这一动脉。动脉距离坐骨切迹顶部骨膜仅几毫米，必须小心分离。

髂骨

- 髂骨的内侧面由起自髂嵴的髂肌覆盖。髂肌可以被生长的恶性骨肿瘤"推起"，作为阻止肿瘤直接侵犯骨盆解剖结构的重要屏障。因此，髂肌可以作为切除的安全的肿瘤边界。与之相反，骨盆转移癌容易在早期侵犯覆盖的肌层，不容易分清肿瘤及周围结构的边界（图 7）。尽管肿瘤可能侵润任何的骨盆器官，但是邻近肌肉前后方的结构（即骶丛、坐骨切迹和神经、股血管和神经、膀胱及前列腺）更容易受到肿瘤的直接侵犯。

盆腔脏器侵犯

- 骨盆肿瘤直接盆腔脏器侵犯少见。由于左侧胃肠道更

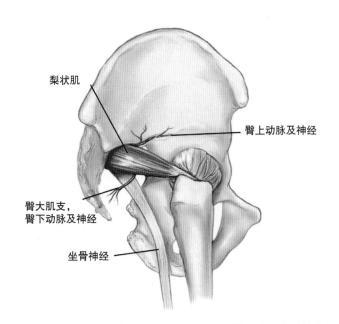

图 6 坐骨切迹是一个有坐骨神经和臀上下血管及神经穿过的狭窄间隙。坐骨神经在梨状肌下方穿出骨盆，臀上血管在其上方穿出。（Courtesy of Martin M. Malawer.）

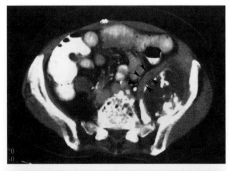

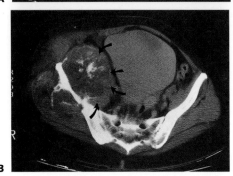

图 7 A. 髂肌（箭头）被生长的肿瘤"推起"，作为阻挡肿瘤直接侵犯盆腔脏器的屏障。左侧髂骨高度恶性肉瘤向中线方向"推起"髂肌。**B.** 骨盆转移癌（箭头）容易侵犯覆盖的肌层。（Courtesy of Martin M. Malawer.）

加邻近骨盆环，因此左侧的骨盆肿瘤更加容易侵犯胃肠道。在骨盆切除手术之前插入肛管，以便于分离显露时方便找到直肠。

髋臼和髋关节

■ 髋臼周围骨肿瘤的广泛切除与髂骨或耻骨不同，会造成髋关节功能的严重影响。常需要大块切除股骨近端及进行复杂的人工假体重建。

耻骨

■ 穿过股三角的神经血管束就位于耻骨上支的前方。侵犯至或来源于耻骨支的肿瘤紧邻股动脉、静脉及神经。此外，尿道位于耻骨联合下方。在切除之前必须找到并游离一些容易受损伤的结构如重要血管、神经及脏器。在寻找及分离重要结构时，医生一定要避免分离时的医源性损伤。一旦确定了这些易损伤结构与肿瘤的关系，医生可以决定是否可以行保肢手术或截肢术，准备血管移植（如果需要），从而进行安全的切除。

外科治疗

术前计划

再分期检查

■ 术前计划对于获得满意的肿瘤学及功能结果至关重要。

■ 影像学检查对于解决以下问题很重要：肿瘤的部位及侵犯程度，充分切除肿瘤所需的骨盆切除类型，肿瘤侵犯周围重要的结构（输尿管、主动脉、下腔静脉、膀胱），以及可行的重建类型。

   ● X 线平片、CT、MRI、骨扫描及三维 CT 血管造影应用评估所有层面的骨性及软组织的侵犯程度。仔细检查重要的邻近结构：膀胱、结肠、输尿管、下腔静脉、骶骨翼及可能的腰椎侵犯。

   ● 应用血管造影、静脉造影及考虑采用术前血管栓塞、评估血管的解剖扭曲、管腔阻塞和静脉栓子。

■ 如果存在输尿管梗阻或移位，考虑术前安放预防性输尿管支架。

■ 内科和麻醉科医生会诊，评估内科风险，术前实验室检查及是否需要输血（如准备红细胞、凝血因子、血小板及血浆）。假设有术中重大出血的风险，常等于一次全身输血量〔大于体重（kg）的 7%〕。

■ 考虑术前进行肠道准备及预留 ICU 病房。

■ 术前定制骨科支具。

■ 如果肿瘤侵犯左侧结肠，或巨大的左侧骨盆肿瘤，需要考虑可能行结肠造瘘术并进行术前训练，这两种情况均可以通过增强 CT 及结肠镜得到证实。

■ 选择合适的假体植入物（如全髋关节或马鞍状假体），异体骨或其他必须预定的假体。

体位

■ 全部患者均应插尿管和肛管。在肛管周围闭合直肠避免术中医源性污染。术中医生可以通过触摸膀胱中的尿管球部及直肠中的肛管而定位这些结构。这对于巨大骨盆肿瘤非常有帮助，尤其是位于左侧时。

■ 1 型切除（髂骨）：患者侧卧位，前倾以便显露后方（图 8A–D）。

■ 2 型切除（髋臼周围）：患者侧卧位，可以显露前后方骨盆（图 8E，F）。

■ 3 型切除（骨盆底）：患者仰卧位，下肢屈曲外展，显露腹膜后间隙、股三角、会阴、耻骨联合及坐骨直肠间隙（图 8G–I）。

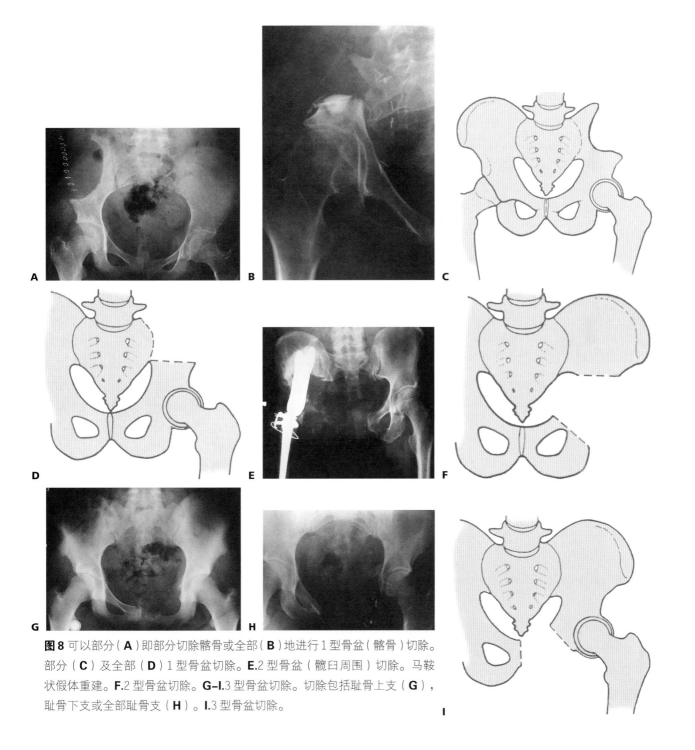

图 8 可以部分（**A**）即部分切除髂骨或全部（**B**）地进行 1 型骨盆（髂骨）切除。部分（**C**）及全部（**D**）1 型骨盆切除。**E.** 2 型骨盆（髋臼周围）切除。马鞍状假体重建。**F.** 2 型骨盆切除。**G–I.** 3 型骨盆切除。切除包括耻骨上支（**G**），耻骨下支或全部耻骨支（**H**）。**I.** 3 型骨盆切除。

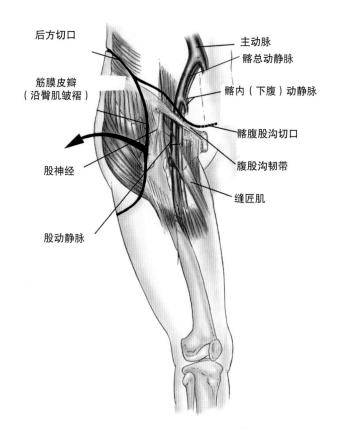

图中标注：
后方切口
筋膜皮瓣（沿臀肌皱褶）
股神经
股动静脉
主动脉
髂总动静脉
髂内（下腹）动静脉
髂腹股沟切口
腹股沟韧带
缝匠肌

图9 骨盆实用切口。（Courtesy of Martin M. Malawer.）

入路

■ 这里介绍骨盆实用切口（**图9**）。
■ 切口起自髂后上嵴，向前经髂嵴至髂前上棘。随后分为两支：一支继续沿腹股沟韧带至耻骨联合；另一只向远端跨越大腿近端1/3，转向外侧在大粗隆下方股骨干后方至臀大肌止点处。掀开后方臀大肌皮瓣显露后臀肌间隙、近端1/3股骨、坐骨切迹、坐骨神经、骶结节韧带、骶棘韧带、腘绳肌坐骨起点、骶骨外侧边界及全部臀部。
■ 骨盆活检及切除最有用的入路是骨盆实用切口。应用全部或部分切口及可以充分显露及切除主要的骨盆肿瘤。
■ 需要特别注意由于活检或骨盆肿瘤切除可能会造成的间室外肿瘤细胞种植，很难在理想的止血的情况下完成手术，因此必须避免不必要的活检。如果需要活检，必须选择合适的技术及恰当的入路。活检通道必须位于计划手术切口或延长线上，远离主要神经血管束及外展肌。CT引导穿刺活检是更加准确及安全的诊断肌肉骨骼系统肿瘤的诊断工具，作者即采用这种方法。可以采用实用切口进行半骨盆离断术，延长原切口的远端部分向后绕向大腿后方，至前方耻骨下支及耻骨联合，环绕大腿但仍保留有很大的后侧皮瓣，用于一期闭合伤口。

1型切除：髂骨切除

■ 髂骨切除的切口是髂腹股沟切口，沿髂嵴向后方转向骶髂关节水平。随后沿骶髂关节向下外侧显露髂骨外侧、坐骨切迹和臀后间隙。

2型切除：髋臼周围切除

■ 联合前方腹膜后入路及沿股骨的前外侧切口并转向后方切口，用于髋臼周围切除。掀起基于后外侧的筋膜皮瓣，即臀肌瓣。这可以很容易地见到臀后间隙：髋关节、坐骨切迹、坐骨神经、髂骨及用于上方截骨的髋臼上区。

3型切除：骨盆底和耻骨

■ 切除骨盆底和耻骨需要三处切口。主要切口是腹膜后（髂腹股沟）切口以显露腹膜后，游离主要的神经血管。另外需要两处纵行切口，掀起大腿前方远端基底皮瓣，显露股三角及收肌在闭孔上的附着。一个切口沿会阴皱褶，另一个在髂前上棘水平起自髂腹股沟切口的外侧部分。

1型：髂骨切除

■ 患者侧卧位，后倾。
■ 采用骨盆实用切口。其髂腹股沟部分向内侧延伸至耻骨联合，后方至骶髂关节水平（**技术图1A，B**）。
■ 除了髂肌、臀小肌及部分臀大肌连同肿瘤一起大块切除外，从髂嵴上切断全部肌肉的附着点。由髂嵴处切断腹壁肌层、缝匠肌、阔筋膜张肌，并从髂骨上掀开。

保留股直肌完整。在髂肌起点处横断髂胫束并沿臀大肌掀向后方。向内侧及后侧掀起很大的筋膜皮瓣。
■ 小心分离出髂肌及腰大肌之间的间隙，股神经即位于这一间隙中。向内侧牵开腰大肌和股神经，在肌腹横断髂肌（**技术图1C**）。
■ 髂外动脉位于髂骨下缘处，没有主要的分支至髂骨

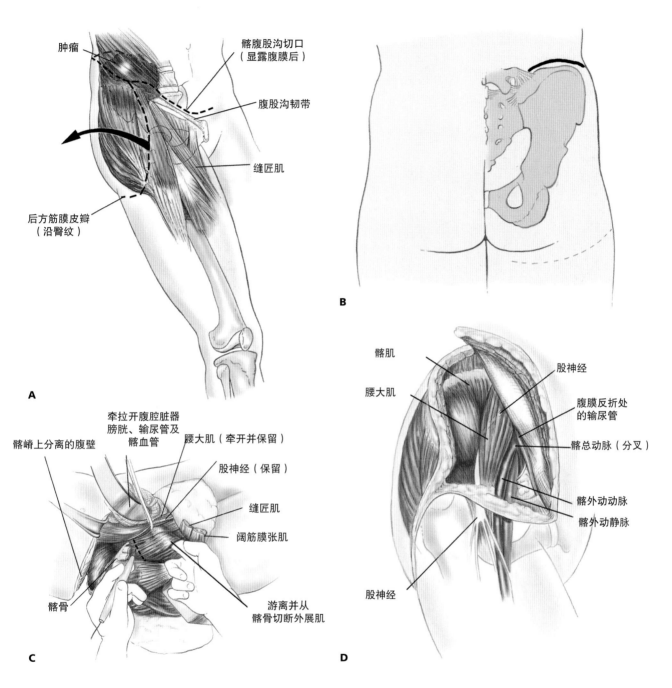

技术图 1 A. 切口和外科入路。1 型切除需要全部的实用切口。后方的筋膜皮瓣显露全部臀后区域：坐骨切迹、坐骨神经、外展肌和髋关节。这一入路可以很好地显露腹膜后间隙及臀后区，可以安全地切除髂骨。髂腹股沟切口伸向内侧至耻骨联合，后方切口至骶骨（**B**）。**C.** 后方显露及肌肉松解。由髂嵴切断腹壁肌层。在腱性部分切断缝匠肌和阔筋膜张肌并掀向远端。保留股直肌的完整。向内侧及后侧掀起大的筋膜皮瓣。在髂肌起点处切断髂胫束沿臀大肌掀向后方。**D.** 前方（腹膜后）显露。通过髂腹股沟切口很容易显露及探查腹膜后间隙。向内侧牵开腰大肌和股神经，在肌腹处横断髂肌。保留股神经。（接下）

手术技术（竖排侧标）

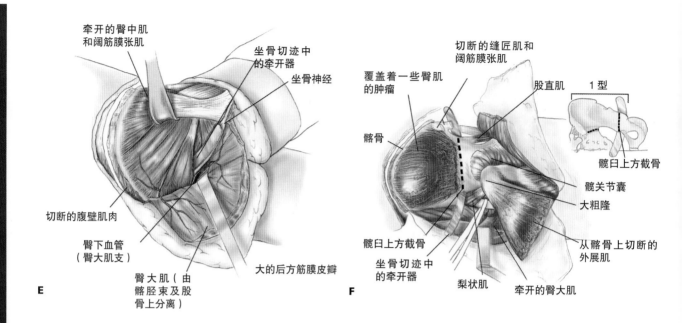

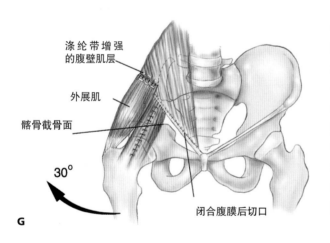

技术图 1（接上）**E.** 后方暴露及分离臀肌。显露臀后区域。由髂胫束及股骨上分离臀大肌并向后方掀起。找到并保护坐骨神经。由髂骨翼切断全部残留的腹肌。在肿瘤下缘远端2~3cm肌腹处横断臀中肌。尽可能地保留肌肉组织非常重要。**F.** 髋臼上截骨及骶髂关节脱位。应用可弯曲的牵开器插入坐骨大切迹，至内板下缘，外侧至髂前上棘下方，保护盆腔脏器。在髋关节囊上方截断髂骨，保留股直肌起点和髋臼顶部的完整性。注意不要进入髋关节。插图：在骨盆内打开骶髂关节。在打开骶髂关节之前，必须游离并牵开髂血管。**G.** 软组织重建。在同侧下肢外展位时，将臀中肌与腹壁肌层缝合。应用涤纶带加强这一重建。同样也可以用重叠缝合阔筋膜张肌和缝匠肌来增强这一缝合。（Courtesy of Martin M. Malawer.）

内板；因此在 1 型骨盆切除中不需要结扎大的血管。大部分骨肿瘤会突破髂骨外板，向外侧推挤臀中肌。在肿瘤下缘远端 2 ~ 3cm 肌腹处横断臀中肌（技术图 1D，E）。应尽可能地保留肌腹，这是骨盆重要的软组织覆盖，并对于重建外展功能非常重要。

■ 在截骨时应用可弯曲的牵开器插入坐骨大切迹，至内板下缘，外侧至髂前上棘下方，保护盆腔脏器（技术图 1F）。按图中点状线示意截断髂骨，保留股直

肌起点及髋臼顶部的完整性。随后截断髂骨后方；将可弯曲的牵开器沿髂骨后缘插入坐骨切迹，与同侧的骶骨翼平行（插图，技术图 1F）。

■ 最重要的软组织重建是将臀中肌的近端与腹壁肌层缝合。即使可以保留全部的臀中肌，缝合这两组解剖上并不相连的肌群，也将会产生明显的张力，可以通过患肢外展体位得以减轻。可以应用 3mm 涤纶带缝合阔筋膜张肌和缝匠肌加强这一缝合（技术图 1G）。必

须小心缝合肌层，否则伤口愈合不良或裂开将会暴露腹腔及盆腔，很难处理。

选择性重建

- 尽管有报道应用异体骨重建，这种骨缺损的重建并不是必须的。
- 当重建髂骨时，应在恒温的组织培养液中复温异体骨。革兰染色假阳性率很高，应避免进行这一检查。
- 小心的修整异体骨后，应用 4.5mm 重建钢板固定。术中透视确定螺钉的位置。
- 在筋膜深方安放 2 根引流管（前后方）。

2 型切除：髋臼周围切除

- 患者侧卧位，后倾以利于前方的显露。
- 应用实用切口显露骨盆前方（骨盆内）及后方（骨盆外）。应用髂腹股沟切口显露腹膜外间隙，掀开臀大肌筋膜皮瓣显露臀后区。
- 首先游离髂血管，找到并结扎髂内动脉。找到并保护坐骨神经和股神经。
- 在骨盆内确定髂骨及耻骨上支的截骨平面。确定耻骨上支时，需要游离跨越其上方的髂外血管及股血管（技术图 2）。
- 连同臀大肌掀起很大的后方肌皮瓣。在髂胫束及股骨上切断臀大肌并牵向后方。显露臀后区域：髂骨、坐骨切迹、坐骨神经及髋关节。
- 通过后方切口找到坐骨，在股二头肌肌腱附着处上方截断坐骨。
- 完全切除髋臼尚需要切断骶棘韧带及部分盆底肌肉。应用髂腹股沟切口及单独的髋关节后外侧切口以显露及置换髋关节、后柱截骨及显露坐骨神经。
- 髋臼切除需要三处截骨：①髋臼上方截骨；②耻骨上支截骨；③坐骨截骨。
- 显露全髋关节确认坐骨神经和后柱。首先切断外旋肌群及截断股骨颈，与全髋关节置换相同。
- 在标准股骨颈长度处（小粗隆近端 1cm 处）截断股骨

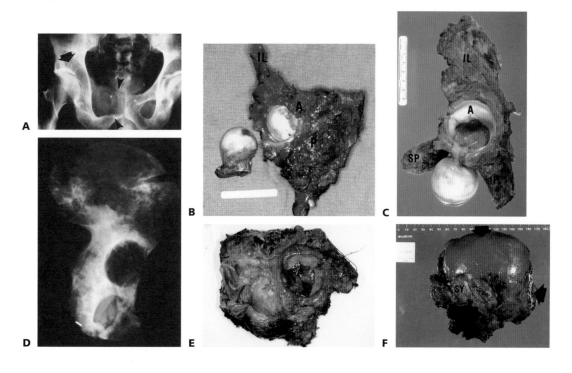

技术图 2　**A.** X 线平片显示耻骨上下支恶性程度极高的恶性纤维组织细胞瘤，肿瘤累及整个闭孔、骨盆底、髋臼内侧及上方（实性箭头）。**B.** II 型 /III 型骨盆切除后的大体标本。**C.** 完全内半盆切除（I型 /II 型 /III 型切除）的大体标本。**D.** 大体标本 X 线平片显示肿瘤累及全部骨盆。上方的缺损是切开活检所致。**E.** 联合 II 型 /III 型切除术后大体标本。**F.** III 型切除术后的大体标本。可见闭孔内肌来源的巨大的肿瘤包块（实性箭头）。A，髋臼；IL，部分髂骨；IP，耻骨下支及耻骨；P，全部的盆底，包括耻骨上下支；SP，植骨上支；SY，耻骨联合。（Courtesy of Martin M. Malawer.）

颈。

- 环形切开关节囊，分离坐骨神经至近端坐骨切迹处。
- 至此充分显露前后柱以进行髋臼截骨。在后柱截骨时需要小心显露，牵开坐骨神经和臀肌血管。

2 型切除术后的重建

- 2 型切除术后有几种可行的重建方法：复合异体骨、马鞍状假体（Link，America）；部分骨盆假体（Stryker，Mahwah，NJ）；不同大小的重建环及坐股成形术。每一种重建方法都有独特的技术、并发症、功能缺陷及结果。

复合异体骨髋臼重建

- 股骨部分：在髂骨截骨之前，通过后外侧入路研磨并插入非骨水泥型股骨部分。
- 髋臼：研磨异体骨的髋臼以适应髋臼假体，将髋臼假体（骨水泥和螺钉）植入异体骨，在应用骨水泥及螺钉固定之前，透视确认异体骨髋臼的在体位置。
- 在固定和安放骨水泥前后，透视检查髋臼的位置。在调整髋臼位置之前首先调整髂骨植骨的位置，应用重建钢板螺钉固定。应用扩大的聚乙烯髋臼杯及较大的股骨头（32~36mm）以改善术后的稳定性。
- 闭合伤口。应用腹股沟韧带重建外展肌，尤其是当进行粗隆截骨时。放置引流后，在髂嵴和腹股沟管处缝合伤口。

2 型：切除及马鞍形假体重建

切迹成形术（技术图 3A–C）

- 应用高速磨钻在残余的髂骨上磨出一处切迹。应在残留髂骨最厚的部位磨出切迹（常常是内侧）。

准备股骨近端

- 与标准股骨近端假体相同的准备股骨近端。研磨股骨近端髓腔以接受最大直径的假体柄，周围预留 2mm 的间隙以填充骨水泥。研磨完成后，选择合适的（直径及长度）假体柄，在选择的假体柄远端 2cm 处插入骨水泥塞。应用盐水冲洗髓腔后填入纱布。骨水泥（聚甲基丙烯酸甲酯）准备好后移除纱布，在股骨近端应用骨水泥安装股骨假体部分。

试模复位

- 应用试模复位对于评估基底组件（节段性部件）的精确长度及确定满意的软组织张力至关重要（技术图 3D-K）。应根据髂骨及股骨颈截骨处的距离决定基底

组件的长度，因为基底组件上标注的长度是马鞍切迹至股骨颈的全部长度。应当选择合适的基底组件，使得复位非常困难，并且复位后的关节"活动"非常小。医生应当应用截断的大粗隆重建外展肌功能。

- 试模复位同样可以检查术中活动时，马鞍状假体撞击切迹的位置。可以应用高速磨钻进一步修整这些区域以避免撞击，否则可能会导致活动受限及脱位。在没有撞击及脱位的情况下，髋关节活动度应达到屈曲至少 90°，后伸 30°，外展 45°，内收至旋转中立位。

外展肌重建

- 应用线缆将截断的大粗隆及外展肌重新固定在原来的位置。如果大粗隆连同肿瘤一同切除，可以用 3mm 涤纶带或线缆系统重建外展肌。完成重建后再次检查软组织张力及假体稳定性。将梨状肌及外旋肌群向前方固定于股骨近端（或假体）。随后应用不可吸收线将臀大肌重新固定至其止点（技术图 3L-N）。
- 骨盆的闭合包括将腹股沟管及腹壁固定于耻骨联合及外侧髂嵴。外展肌重建后再次检查软组织张力及假体稳定性。将梨状肌及外旋肌群向前方固定于股骨近端（或假体）。随后应用不可吸收线将臀大肌重新固定至其止点（译者注：与上一段完全重复，原文如此）。
- 对于位置很高的 II 型骨盆切除，需要用部分骨盆假体（Stryker，Mahwah，NJ）进行重建。

3 型切除：骨盆底

- 应用骨盆实用切口，并向会阴部延长（三切口入路）。
- 患者同侧髋关节稍抬高。
- 采用骨盆实用切口的髂腹股沟切口及向外侧及会阴部（内侧）延伸切口。这一切口可以通过远端基底的前侧皮瓣，显露和游离股血管和神经。
- 切口向会阴部延伸用于显露坐骨，当切除较大的耻骨病变时，需要通过坐骨直肠窝切断坐骨。
- 掀起很大的肌皮瓣。向内侧牵拉精索。在耻骨止点处横断腹股沟韧带并翻向外侧。
- 向外侧牵开神经血管束（即股动脉、静脉及神经），显露大收肌及耻骨肌的起点，横断并翻向远端。
- 应用切口的外侧部分，从坐骨上切断腘绳肌、内收肌群、股薄肌并翻向远端（技术图 4）。
- 第一个可弯曲的牵开器置入耻骨联合后方，膀胱前

手术技术

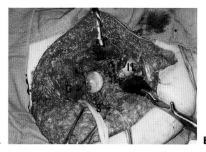

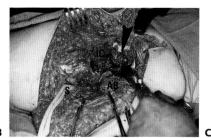

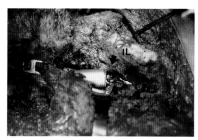

A　**B**　**C**

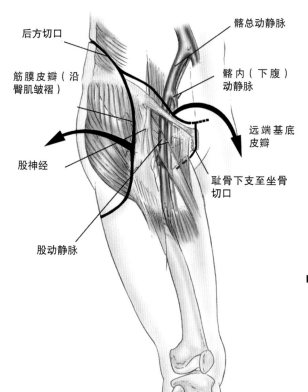

后方切口

筋膜皮瓣（沿臀肌皱褶）

股神经

股动静脉

髂总动静脉

髂内（下腹）动静脉

远端基底皮瓣

耻骨下支至坐骨切口

D

髂骨截骨

耻骨上支截骨

髋臼下截骨

牵开的股血管及神经

F

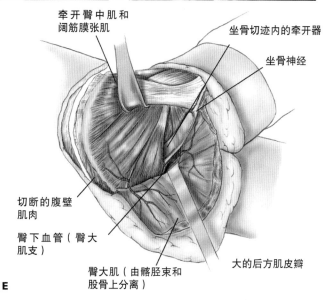

牵开臀中肌和阔筋膜张肌

坐骨切迹内的牵开器

坐骨神经

切断的腹壁肌肉

臀下血管（臀大肌支）

臀大肌（由髂胫束和股骨上分离）

大的后方肌皮瓣

E

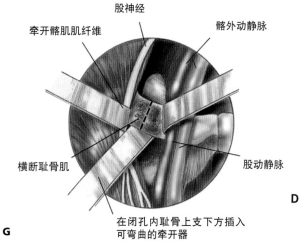

牵开髂肌肌纤维

股神经

髂外动静脉

横断耻骨肌

股动静脉

在闭孔内耻骨上支下方插入可弯曲的牵开器

G　**D**

技术图 3 **A.** 髋臼周围切除术后术中像显示残留的髂骨（il）、坐骨神经（S）、大粗隆截骨（G）及股骨头。**B.** 术中像显示制造一处很深的切迹（大箭头）。**C.** 将马鞍状假体复位至髂骨切迹（IL）。切迹（实性箭头）需与马鞍状假体同深，可以有近 45° 的屈伸，内收外展活动度。**D.** 应用骨盆实用切口进行外科显露。**E.** 采用基于内侧基底的大的后方筋膜皮瓣可以切断臀大肌。**F.** 示意图显示髋臼周围结构的分离显露，完全切除髋臼需要三处截骨。**G.** 示意图"特写"显示耻骨上支截骨。（接下）

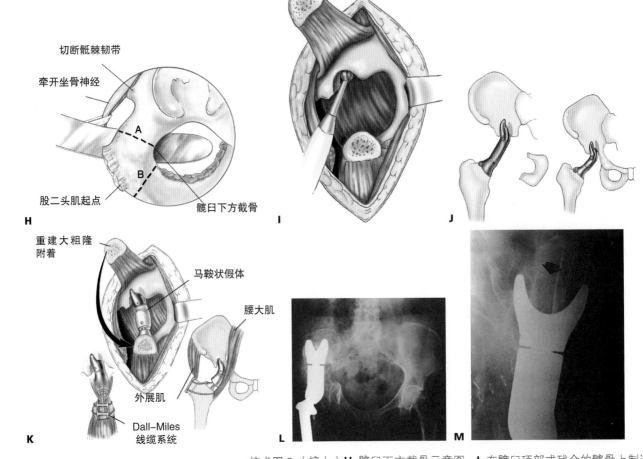

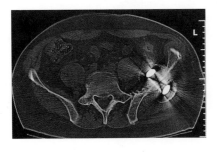

技术图 3 （接上）**H.** 髋臼下方截骨示意图。**I.** 在髋臼顶部或残余的髂骨上制造一处切迹以安放马鞍状假体。**J.** 马鞍状假体复位于切迹内的示意图。**K.** 髋臼周围肉瘤切除术后或巨大的髋臼转移癌刮除术后，应用马鞍状假体的示意图。术后 X 线平片及 CT 显示常见的术后影像。**L.** 骨盆前后位平片显示马鞍状假体在位。**M.** 骨盆受累侧 45° 斜位 X 线平片。**N.**CT 显示经典的马鞍状假体位置良好。AB，外展肌；G，臀肌；IC，髂肌；S，坐骨神经。（**A-C, L-N:** Courtesy of Martin M. Malawer; **D-K,** Reprinted with permission from Malawer M. Reconstruction following resection of primary periacetabular tumors. Semin Arthroplasty 1999;10: 171-179.）

方。第二个置入耻骨上支后方、耻骨下支前方，根据所需的肿瘤学边缘置于坐骨内侧或外侧（技术图 4C）。

■ 经过耻骨联合和耻骨支截骨。特别注意打磨尖锐的截骨断端，尤其是可能顶到膀胱的截骨端。

■ 腹股沟附近的伤口特别容易裂开和感染。因此必须放置充分的引流，并且仔细的缝合伤口。术后持续引流 3~5 天。拔除引流之前围手术期持续静脉应用抗菌药物。

■ 术后可以在耐受的程度内负重活动。

■ 少数情况下需要用 Marlex（CR Bard, Cranston, RI）网修补重建骨盆底。

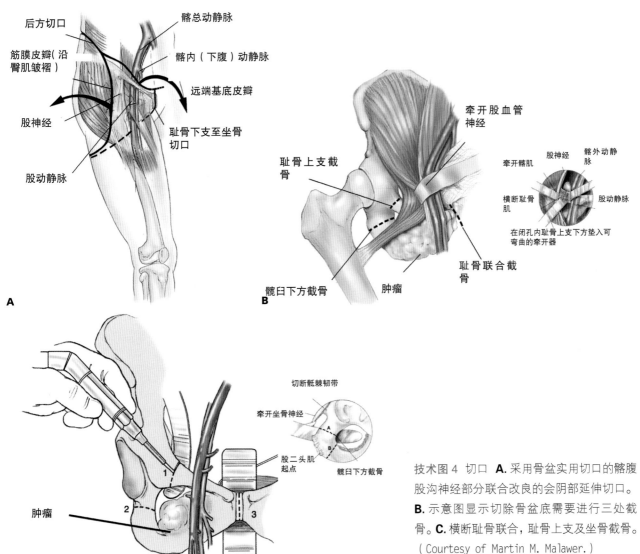

技术图 4　切口　**A.** 采用骨盆实用切口的髂腹股沟神经部分联合改良的会阴部延伸切口。**B.** 示意图显示切除骨盆底需要进行三处截骨。**C.** 横断耻骨联合，耻骨上支及坐骨截骨。（Courtesy of Martin M. Malawer.）

4 型切除：半骨盆切除

- 表 1 介绍了半骨盆切除及其他技术。
- 需要联合广泛切除耻骨联合至骶髂关节的全部骨盆。
- 需要完全分离坐骨切迹、髋关节、坐骨神经和股血管。
- 骨盆重建更加困难，需要在骶骨和耻骨联合处固定，骨盆移植物很难对位。

- 一些医生不建议行重建术，而骨盆长支具而接受下肢 3 英寸的短缩。
- 术中会大量出血，同时半骨盆移植固定困难。

表 1　骨盆切除及重建技术

外科技术	体位	切口	显露	血管神经	切除	重建	闭合伤口
1 型：后方髂骨切除	侧卧前倾	髂腹股沟切口或向骶部延伸	腹外斜肌和腹肌	小心分离股神经及血管，髂、臀血管	髂腰肌，在髂嵴截骨	4.5mm 钢板固定异体骨	放置 2 根引流后，应用不可吸收线将腹肌固定于骨盆
2 型：外侧髋臼切除	侧卧位	髂腹股沟切口及单独的髋关节后外侧切口	髂嵴上分离腹外斜肌，显露髋关节	髂外动静脉，闭孔神经，臀肌血管，坐骨神经	髋关节，坐骨切迹，外旋肌群，股骨颈截骨	研磨异体骨安放髋臼；4.5mm 钢板骨水泥螺钉固定	将腹股沟管和腹壁固定于耻骨联合和外侧髂嵴
3 型：前方闭孔	仰卧位	髂腹股沟切口向前方延伸	耻骨联合至髂嵴后外侧	股鞘，股外侧皮神经，闭孔神经动静脉	根据肿瘤的位置切除耻骨下支和坐骨	如果髋臼前柱完整，应用 Martex/筋膜材料重建软组织，如果不完整，采用骨性闭孔移植物	放置引流，不可吸收线缝合腹股沟管，防止腹股沟疝
半骨盆	侧卧位	髂腹股沟切口	耻骨联合至髂嵴外侧及外侧髂肌	髂外血管	髂骨，髋关节，或闭孔	异体骨或马鞍状假体	外侧髂嵴和腹股沟管
臀肌	俯卧位	后方臀肌	臀肌	坐骨神经，臀肌神经，动静脉	深至后方大粗隆近端，如果位于切记下方		
腹膜后（软组织）	仰卧位	耻骨联合至后外侧髂骨	如果肠管受侵显露至中线，髂嵴上分离腹外斜肌	髂及臀肌血管，输尿管，股血管及神经，坐骨神经	髂腰肌	重新固定腹外斜肌至骨盆边缘	腹外斜肌至骨盆边缘
腹股沟区域	仰卧位	耻骨结节至外侧髂嵴	腹股沟韧带，精索，脐带	股鞘，腹壁下血管	腹股沟管	腹股沟韧带	

注意要点

血管问题	■ 总是控制主要血管的远近两端，无论动脉还是静脉
术中出血	■ 常常在静脉发生严重出血，而不是动脉。缝合结扎全部的严重出血
栓塞	■ 所有的患者均有可能在术中或术后形成动脉栓塞，应在术中和术后 72h 详细评估。在离开手术前之前，确保有效的止血且远端血流通畅。如果有疑问，行术中或术后的血管造影
术后出血及凝血治疗	■ 如果持续出血，凝血因子检查排除弥漫性血管内凝血，强烈建议返回手术室处理。或者行血管造影，准备进行出血血管的栓塞。根据出血的程度及时间决定正确处理方法 ■ 如果分离过程中大量出血（>4.0~4.5L），局部压迫止血直至患者血压稳定 ■ 术中及术后 24~48 小时内每 6 小时检查凝血素时间，部分促凝血酶原时间及血小板 ■ 几乎全部患者术后均需要加强监护
低钙血症及低镁血症	■ 术中均需要补钙（Ca^{2+}）。术中及术后检查血钙水平。 ■ 大出血后镁（Mg^{2+}）的丢失很常见，尤其是曾接受过术前化疗的患者。主要造成镁丢失的药物是顺铂。接受这种化疗的患者术后需要大剂量的补充镁。如果纠正不足，会发生心跳骤停。

（续表）

神经损伤	■ 可能发生股神经、坐骨神经及骶神经根的医源性损伤。可能在分离（神经麻痹）或骶骨螺钉固定时发生损伤。牺牲闭孔神经不会造成明显的功能障碍
输尿管和膀胱损伤	■ 对所有的巨大肿瘤患者考虑行术前输尿管插管。插入尿管术中可以触摸确认膀胱位置 ■ 2 层或 3 层修补膀胱壁。如果术中出现血尿或少尿，需要仔细检查有无膀胱损伤
髋关节	■ 在闭合伤口前后分别拍片检查髋关节稳定性
汇总	■ 注意避免损伤这些提到的重要结构的第一步原则是在手术分离时，花费时间找到并标记这些结构

术后护理

■ 术后立即检查肢体远端脉搏，术后 24 小时内每小时检查一次。晚期栓塞常由于内膜损伤造成。

■ 持续的伤口引流常由于巨大的腹膜后引流导致。如果术后 4 ~ 7 天仍有很多的引流，需考虑在手术室进行伤口的冲洗和引流。

■ 全部患者在术后两周内一周拍一次骨盆 X 线平片。

■ 术后一周内每日一次，此后每周二次行血常规检查。

■ 术后根据个体情况决定活动方案：

　○ 1 型切除。术后卧床 7 天维持腹壁及外展肌处于外展位，此后应用骨盆—大腿支具避免过度内收。

　○ 2 型切除及重建各有不同。接受马鞍状假体及复合异体骨重建的患者术后 3~6 个月部分负重，前 2~3 个月佩戴骨盆—大腿支具。

　○ 3 型切除患者，无论是否接受 Marlex 重建，需要卧床患肢中立位（注意避免外展）以避免会阴伤口裂开。3 个月内应用骨盆大腿支具。如果髋臼内壁没有受到侵犯，可以早期完全负重。

并发症

早期

■ **出血**。术中主要的出血是静脉出血，而不是动脉。需要止血药物及大量输血是常见的问题。需要检测凝血因子、Ca^{2+} 及 Mg^{2+} 水平。术中及术后根据需要输入浓缩细胞，新鲜冰冻血浆，血小板、Ca^{2+} 和 Mg^{2+}。

■ 由于血管内膜瓣撕裂会导致动脉血栓，通过 B 超监测远端的脉搏，术后 24 小时内每小时一次。如果发生动脉血栓，需要立即行血栓摘除术。

■ **神经**。术后股神经及坐骨神经麻痹常见，需要注意观察。

■ **输尿管 / 膀胱**。术中需要注意观察患者有无血尿或少尿，这可能提示膀胱或输尿管损伤。术中每小时测量尿量。保留尿管 4~7 天。

■ 肠管损伤需要修补或切除，及必要时行结肠造瘘术。

■ 广泛的骨盆切除术后，肠梗阻较常见。患者需禁食水，插胃管，直至肠鸣音恢复（通常 3~4 天）。

晚期并发症

■ 感染。术后 20%~30% 的患者会发生深部感染。如果发生感染，必须返回手术室，移除全部假体和异体骨，维持连枷骨盆。

■ 脱位。马鞍状假体的脱位发生率是 5%~10%。在"复合"重建中，这一发生率会更高。

■ 异体骨重建失败包括异体骨骨折或内固定失败。

■ 假体失败包括重建环、髋臼杯、螺钉及钢板的失败。

■ 骨盆切除术后的并发症发生率和死亡率仍然较高。局部肿瘤复发，感染或难以控制的出血可能需要进行半骨盆切除。

参考文献

1. Aboulafia AJ, Buch R, Mathews J, Li W, Malawer MM. Reconstruction using the saddle prosthesis following excision of primary and metastatic periacetabular tumors. Clin Orthop Relat Res 1995;(314):203 - 213.

2. Aljassir F, Beadel GP, Turcotte RE, et al. Outcome after pelvic sarcoma resection reconstructed with saddle prosthesis. Clin Orthop Relat Res 2005 Sep;(438):36 - 41.

3. Cottias P, Jeanrot C, Vinh TS, et al. Complications and functional evaluation of 17 saddle prostheses for resection of periacetabular tumors. J Surg Oncol 2001;78:90 - 100.

4. Enneking WF, Dunham WK. Resection and reconstruction for primary neoplasms involving the innominate bone. J Bone Joint Surg Am 1978;60:731 - 746.

5. Hillmann A, Hoffmann C, Gosheger G, et al. Tumors of the pelvis: complications after reconstruction. Arch Orthop Trauma Surg

2003;123:340 - 344.

6. Ozaki T, Hoffmann C, Hillmann A, et al. Implantation of hemipelvic prosthesis after resection of sarcoma. Clin Orthop Relat Res 2002 Mar;(396):197 - 205.

7. Renard AJ, Veth RP, Schreuder HW, et al. The saddle prosthesis in pelvic primary and secondary musculoskeletal tumors: functional results at several postoperative intervals. Arch Orthop Trauma Surg 2000;120:188 - 194.

8. Shin KH, Rougraff BT, Simon MA. Oncologic outcomes of primary bone sarcomas of the pelvis. Clin Orthop Relat Res 1994 Jul;(304): 207 - 217.

9. Wirbel RJ, Schulte M, Mutschler WE. Surgical treatment of pelvic sarcomas: oncologic and functional outcome. Clin Orthop Relat Res 2001 Sep;(390):190 - 205.

第 18 章

髋臼上方转移癌切除与重建的手术技术

Martin M. Malawer 和 Amir Sternheim

王硕 译　韦兴 校

背景

- 对局限于髋臼上方的转移癌尽量行切除及重建术，避免髋关节置换[3]。
- 治疗目的是缓解疼痛、术后尽早下床活动，及减少围术期并发症和死亡率。
- 髋臼周围病变可依据 Harrington 分类法进行分类。髋臼上方病变归类为 I 类。
- 手术方式包括关节外刮除固定及关节内刮除髋臼假体重建术，即全髋关节置换术。
  - 关节外入路手术创伤较小（< 1 小时，少量失血），术后留院时间短，髋关节成形术后出现感染和不稳定的风险低。
  - 关节内途径，或者全髋置换费用相对高，手术创伤较大，平均失血量 1800ml，平均手术时间 140 分钟，平均住院时间 14 天[1,3]。

解剖

- 骨转移癌一般不侵犯软骨。因此，髋臼周围病变常并不累及软骨。刮除后，对病变部位的固定，为软骨提供足够的支撑而免于侵犯关节（类似于骨巨细胞瘤的刮除和骨水泥充填）。
- 重建时需要考虑到髋关节软骨的凹度。

适应证

- 髋臼周围转移癌可以出现负重时疼痛。
- 这些病变的治疗多数可选择放疗。
- 手术治疗适用于即将发生的病理性骨折及放疗无效的疼痛性病变（图 1）。

- Harrington 分类 I 型的病变，肿瘤侵犯广泛，髋臼完整性保留。内侧壁有微小病变。
- 如果肿瘤侵及同侧股骨头则不适合该治疗。

影像学及其他分期检查

影像学

- 骨盆和髋关节的 X 线平片和 CT 对于明确病变范围是必须的。
- 近年来更多的使用三维重建 CT 来显示残存骨的状况。
- MRI 有助于确定髋臼软骨的连续性（图 2A）。
- 骨扫描有利于除外同侧股骨转移病灶（图 2B）。
- 对于血管病变的转移癌（例如肾细胞癌和甲状腺癌）非常建议应用血管造影和栓塞。

活检

- 对于转移癌，可术中进行活检。冰冻切片能提供充足的诊断信息。

外科治疗

- 术前 CT 扫描，可以明确髋臼上方肿瘤的具体位置，包括内壁的微小病灶。
- 患者侧卧位。
- 皮肤切口从髂后上嵴至大粗隆（图 3A）。
- 臀大肌从髂胫束分离，牵拉显露臀后区域。注意不要打开髋关节。
- 从梨状肌下方分离、提起坐骨神经，并标记。找到坐骨切迹，保护神经（图 3B）。
- 牵开前方的臀中肌和臀小肌，显露髋臼上方的髂骨。注意不要损伤臀上及臀下血管。

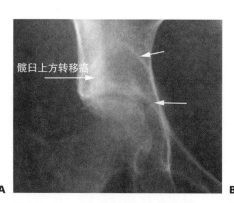

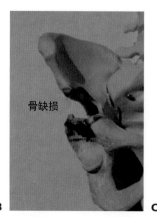

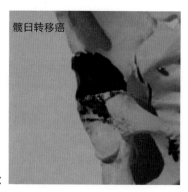

图 1 A. 髋臼上方的转移灶溶骨性破坏。关节轮廓保留。**B.** 骨盆模型中的髋臼上方缺损。**C.** 缺损的重建。

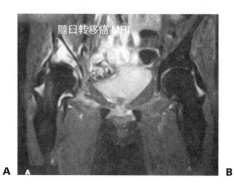

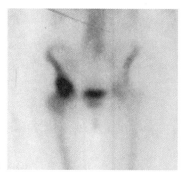

图 2 A. MRI 的 T2 加权像示右髋关节软骨完整。**B.** 骨扫描显示摄取锝 99m 的髋臼上方区域。同侧股骨及髋臼内侧壁没有摄取。

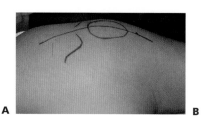

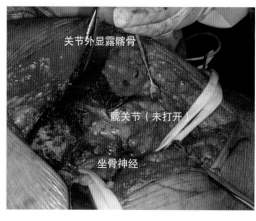

图 3 A. 患者侧卧位。皮肤切口从髂嵴至股骨近端。**B.** 显露。标记并保护坐骨神经，找到坐骨切迹。不要进入髋关节。向前方掀起臀中肌和臀小肌显露髂骨。

刮除和重建

- 开窗、刮除病灶（技术图 1A）。
- 用高度交联聚乙烯胫骨衬垫支撑髋臼软骨和剩余的软骨下骨，选择与之相应的凹陷形状。切削以适应大小（技术图 1B）。
- 用骨水泥填充剩余的缺损（技术图 1C,D）。

- 如果髂骨的内壁已破损，可能需要用斯氏针进行额外的支持，在髂嵴和病变的区域之间顺行或逆行插入斯氏针。
- 用神经外导管插入坐骨神经鞘，以缓解术后疼痛。通过这个导管，可在术后 72 小时持续给予 0.25% 布比卡因。

手术技术

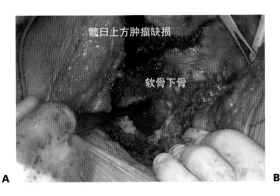

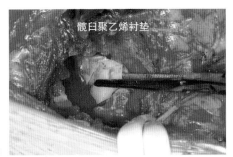

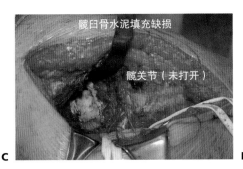

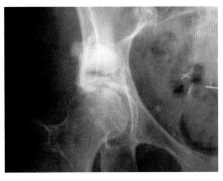

技术图 1 **A.** 开窗刮除转移病灶。保留支撑骨关节的软骨下骨。 **B.** 根据缺损的大小，高度交联聚乙烯被切成不同大小。将全膝关节置换的胫骨聚乙烯衬垫的凹面，置于髋关节面。**C.** 剩余的缺损填充骨水泥。**D.** 术后 X 线可见骨缺损处填充有聚乙烯和水泥。该患者术后放疗后可拄拐无痛行走。

注意要点

CT 与 X 线平片	■ 髋臼成形术只适用于髋臼上方的病变或伴有微小内侧壁受累。
避免伤及臀上血管	■ 分离臀大肌后识别神经与血管。

术后护理

■ 因为结构是稳定的并近乎无痛，允许即刻负重。

结果

■ 允许完全负重
■ 较小失血量（＜ 300 ml）
■ 至今无感染
■ 避免了全髋关节置换术后可能发生的并发症
■ 极少见肿瘤进展

并发症

■ 由于手术范围小，因此术后感染的风险也小。

■ 由于保留了关节的完整性，避免了髋关节脱位。

参考文献

1. Harrington KD. The management of acetabular insufficiency secondary to metastatic malignant disease. J Bone Joint Surg Am 1981;63A:654–664.
2. Malawer M, Sugarbaker PH. Musculoskeletal Cancer Surgery: Treatment of Sarcomas and Allied Diseases. Dordrecht, The Netherlands: Kluwer Academic Publishers, 2001.
3. Marco R, Sheth D, Boland P, et al. Functional and oncological outcome of acetabular reconstruction for the treatment of metastatic disease. J Bone Joint Surg Am 2000;82A:642–651.

第 19 章

臀大肌切除术

James C. Wittig 和 Martin M. Malawer

王硕 译 韦兴 校

背景

■ 臀大肌（臀部）是高度和低度恶性软组织肉瘤常见的好发部位。对于软组织肉瘤来说，臀大肌是一个"安静区域"，除非特别巨大的肉瘤，否则很难出现症状。臀部软组织肉瘤，无论是高度恶性还是低度恶性，传统的治疗方法都是后方皮瓣半骨盆切除术。现在，大多数臀大肌肉瘤都能在具有安全边界的情况下切除；不再需要半骨盆切除术。保肢手术的进步，减少了该区域行半骨盆切除术的需要。

■ 臀大肌的肿瘤一般局限在肌肉内，不侵犯下方的臀后间隙，也不累及骶骨或股骨。在臀后间隙最重要的需要评估的结构是坐骨神经。很少需要重建。对于术后的患者最重要的一点就是尽量采取措施避免术后巨大血肿的形成。切除臀大肌后对髋关节的伸展功能只有很小的影响。步态仍然正常。

■ 对于臀部软组织肉瘤，很少需要进行半骨盆切除术，除非巨大肿瘤或伴有蕈伞样突出、感染、肿瘤侵及坐骨直肠间隙、骨盆或髋关节。肿瘤直接侵犯骶骨或髂骨很少见，需要截肢手术。

■ 目前约 90% 的臀部软组织肉瘤可以通过保肢体手术充分的切除和治疗。臀大肌的低度恶性软组织肉瘤通常只需要手术切除；在此区域的高度恶性软组织肉瘤，与其他解剖部位类似，需要术前和（或）术后的化疗和（或）放疗来治疗。

■ 对于高度恶性软组织肉瘤，作者常行诱导化疗后保肢手术。如果需要，这个区域也可以行术后放疗。

■ 截肢术主要适应证是侵犯邻近骨、坐骨神经或坐骨直肠陷窝的巨大肿瘤。

解剖

■ 臀大肌起自骶骨、髂嵴和坐骨，斜行向下至髂胫束近端的止点。这一止点起自大粗隆上方，向下方至大粗隆下方 4~5cm，随后附着于邻近的股骨。臀大肌下方的区域称为臀后间隙。这个区域由髋关节后方的肌肉组成，包括外旋肌群和部分臀中肌。坐骨神经也行经臀后间隙。臀大肌在覆盖臀后间隙时并不与其中的结构附着。这使

得在该区域手术时比较容易分离，从而在很多时候能保护坐骨神经。

■ 由骶骨至股骨的臀大肌覆盖了骶髂关节、骶棘韧带、骶结节韧带和一部分坐骨直肠陷窝。

■ 最重要的一点，坐骨神经在梨状肌下方经坐骨切迹穿出骨盆。该神经紧贴臀大肌后方的筋膜；因此，臀大肌的巨大肿瘤可能累及坐骨神经。但肿瘤很少直接侵犯坐骨神经，大多数情况下推挤坐骨神经至包膜或假包膜。臀下血管由梨状肌下方进入臀大肌中部。术中常规结扎臀下血管。

适应证

■ 臀大肌切除术的适应证是局限于臀大肌内的低度恶性和高度恶性肉瘤。

禁忌证

■ 累及真骨盆或坐骨直肠陷间隙的巨大肿瘤

■ 肿瘤累及骶骨或髂骨

■ 肿瘤累及坐骨神经（虽然有时坐骨神经可以切除）

■ 肿瘤通过坐骨切迹侵犯骨盆

影像学检查

CT 和 MRI

■ CT 和 MRI 经常用来确定臀大肌内肿瘤的范围

■ 详细评估相邻的骶骨、股骨和坐骨神经。重点要评估臀后间隙的结构，包括髋关节、坐骨神经和坐骨直肠窝。臀部肿瘤可能通过坐骨切迹进入骨盆。

骨扫描

■ 肿瘤有可能侵犯髂骨翼、骶骨和股骨近端。这些部位需要通过骨扫描进行评估。

血管造影术

■ 血管造影并不是评估臀大肌肿瘤的常规方法。它一般用于术前栓塞或术前动脉内化疗。

活检

■ 如果需要，活检部位必须位于半骨盆离断术的手术切

口上。肿瘤的活检术应该由手术医生实施，因此医生必须熟悉前方皮瓣、后方皮瓣半骨盆切除手术切口（详见第 21 和第 22 章）。

■ 如 Sugarbaker 等报道[1]，对于巨大的臀部肉瘤应选择前方皮瓣半骨盆切除术。该术式中，整块肌肉和皮肤随着离断肢体被切除，然后用前方肌皮瓣和股四头肌覆盖残端。

■ 如果用后方皮瓣，应避免污染后方的皮肤和筋膜。因此，穿刺点必须在后方切口的外侧，并且避开大粗隆、坐骨神经以及坐骨直肠陷窝。

手 术 技 术

臀大肌切除术

■ 起自髂后上棘的大弧形皮肤切口，弧线沿臀大肌外侧缘至髂胫束（技术图 1A，B），超过股骨大粗隆以远 6cm 处，然后沿臀纹，弧向大腿的后、内侧，该切口可掀起一个巨大的后方皮瓣。

■ 坐骨神经是决定切除边界的关键，它决定了是否可切除或可手术。一般可在内外侧腘绳肌间或坐骨外侧神经穿入臀大肌下方前找到坐骨神经。在臀大肌下方朝向梨状肌方向触及坐骨神经（技术图 1C）。

■ 自髂胫束和远端的股骨切断臀大肌。向内侧掀开臀大肌，显露臀下血管和神经并结扎。在分离过程中将坐骨神经向前方游离并保护。

■ 自骶结节韧带、骶棘韧带、椎板以及骶骨翼将臀大肌分离、切除（技术图 1D）。

■ 为了防止术后大的血清肿形成，必须小心将大的后方筋膜皮瓣与下方残余的肌肉临时缝合。放置多根大号引流管（技术图 1E）。

■ 患者需要保持仰卧位 72 小时以防止形成血清肿。

手术技术

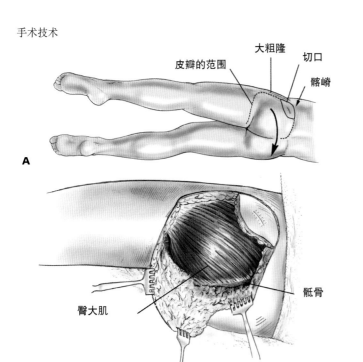

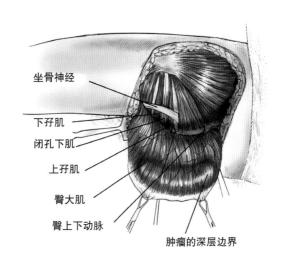

技术图 1 **A.** 侧卧位。自腹壁至足部消毒铺巾患肢。沿髂嵴做切口，绕过活检口外 2~3cm，延长至大粗隆并沿臀纹走形。该切口可以广泛切除下方的臀大肌，早期显露并保护坐骨神经。如果肿瘤不能切除，需要行前皮瓣半骨盆切除术。**B.** 掀起筋膜瓣，用电刀向臀大肌起点处分离（骶骨）。这样可以显露全部臀大肌。活检部位也要随臀大肌一起大块切除。如果肿瘤非常巨大，则只能应用皮下皮瓣，将深筋膜留在肿瘤的表面。**C.** 示意图中可见臀后间隙由髋关节的旋转及外展肌群，以及坐骨神经构成。在下方沿大腿后方深筋膜游离臀大肌，自髂胫束至髂嵴切断。然后在骶骨翼、骶结节韧带和骶棘韧带起点处切断。术者可以将手置于臀大肌下方初步显露坐骨神经，以确认肿瘤未累及神经。（接后）

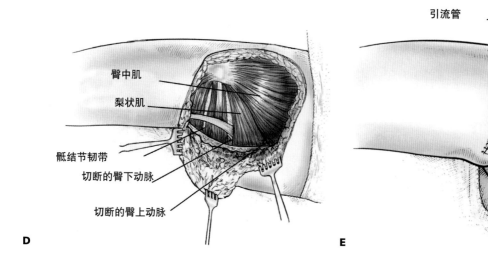

技术图 1 （接前）**D.** 最后将臀大肌在其起点的骶结节韧带和骶棘韧带处将其切断完全切除肿瘤。术中注意不要进入坐骨直肠间隙。应当触及坐骨，然后将一只手置于坐骨上方、臀大肌下方的位置切除肿瘤。**E.** 闭合后方巨大的筋膜瓣，放置大号引流管。关闭时需要将皮瓣与下方的外旋肌和外展肌缝合，避免术后形成血清肿。患者术后平卧，术后 48~72 小时内应加压包扎，术后平卧位。（Courtesy of Martin M. Malawer.）

术后护理

- 伤口良好愈合后，对于高度恶性肿瘤需要立刻开始术后放疗（术后 4~6 周）。
- 术后化疗在放疗后进行。

结果

- 臀大肌切除后唯一的缺陷就是髋关节后伸无力。髋关节代偿性伸肌能部分代偿髋关节后伸功能，并使患者的步态几乎恢复正常。
- 如果需要切除坐骨神经，可能导致足、踝失去控制，因此患者需要应用足踝矫正器。
- 根据坐骨神经切除的节段，第一分支控制股二头肌的部分可能保留。如果保留了，可以获得良好的膝关节屈曲功能。膝关节的屈曲也依赖于缝匠肌（股神经支配），股薄肌（闭孔神经支配），腓肠肌的两个头的止点也通过了膝关节。

并发症

- 最常见的术后并发症是形成巨大血清肿，由于只有皮下皮瓣覆盖巨大的死腔。我们曾用股方肌在坐骨神经上方翻转覆盖神经，对神经进行软组织覆盖。
- 同样可将梨状肌向远侧翻转。在皮瓣的中部应与下方组织缝合尽量减少"死腔"。放置一根 20 号胸腔管和两个 Jackson-Pratt 引流管后，缝合其余部分皮瓣。伤口加压包扎 72 小时。
- 在臀大肌复发性肉瘤，肿瘤呈蕈伞样生长，广泛污染，或肿瘤广泛侵犯邻近结构时，建议行前方皮瓣半骨盆切除术（详见第 22 章中的相关讨论）。

参考文献

1. Sugarbaker PH, Chretien PA. Hemipelvectomy for buttock tumors utilizing an anterior myocutaneous flap of quadriceps femoris muscle. Ann Surg 1983;197:106 - 115.

第 **20** 章

骨转移癌的外科治疗：骨盆病变

Jacob Bickels 和 Martin M. Malawer
任刚 译　韦兴 校

背景

■ 骨盆转移性肿瘤可引起疼痛、主要功能和负重能力丧失。由于盆腔容积相对较大，内容器官有较好弹性以及周围较厚的肌肉组织，发生在盆腔的肿瘤往往在出现临床症状之前可以生长到很大的体积。骨盆一些部位（如坐骨、耻骨）的转移癌对骨盆的稳定性和功能没有影响，髂骨后方的肿瘤可影响腰骶部的完整性，髋臼的肿瘤可严重影响髋关节的功能和下肢的负重能力。

■ 原发肿瘤和转移性肿瘤通常都会有较明显的软组织侵犯。由于肿瘤对放疗较敏感，对转移性肿瘤的切除并不需要大块切除覆盖的肌肉组织，辅助放疗可以治疗微小的残余肿瘤组织。由于骨盆解剖结构的复杂性，骨盆手术需要详细的术前影像检查、显露和重建技术计划和细致的手术操作。

■ 骨盆转移性肿瘤可以进行刮除术及骨水泥内固定重建，或广泛切除。这些治疗方法根据 Enneking 分级共同命名为骨盆切除术，并根据髂骨截骨范围分类为 I 型，髂骨；Ⅱ型，髋臼周围区；Ⅲ型，耻骨。连同骶骨翼的后方髂骨的广泛切除分类为扩大 I 型或Ⅳ型切除术。（**图**1）。

解剖

髂骨

■ 髂嵴是腹壁肌肉和腰方肌的附着点（**图**2）。

■ 髂肌覆盖髂骨内板，股神经位于髂肌内侧，髂肌与腰大肌之间。

■ 臀肌覆盖髂骨外板。

髋臼

■ 髋臼在上内侧力学支撑髋关节。

■ 髋臼没有肌肉附着。

耻骨

■ 髋关节内收肌起点为于耻骨下方。

■ 神经血管束走行于耻骨前方。

■ 膀胱位于耻骨后方。

适应证

■ 髋臼病理性骨折。

■ 即将发生的髋臼病理性骨折，指肿瘤侵犯至髋臼顶部并伴有局部皮质破坏和负重剧烈疼痛。

■ 顽固性疼痛伴局部病变进展，对镇痛药和术前放疗治疗反应不佳。

■ 有选择的孤立性骨转移癌患者。

影像学和其他分期检查（图 3）

■ 必须行骨盆及髋关节平片及 CT 检查以评估骨破坏、软组织侵犯的全部范围，及髋关节的完整性。MRI 很少有更多的帮助；除非肿瘤有广泛的髓内侵犯，CT 则常会疏漏，如多发骨髓瘤。骨扫描用于检查其他骨骼可能同时存在的转移灶。影像学检查完成后，医生应能回答如下的问题：

● 肿瘤累及的全部范围及软组织侵犯程度？病变是否即将发生骨折？如果不是，最好行非手术治疗。

● 用何种切口可以获得最好的显露？

● 如果需要，最好进行何种切除及重建？

● 是否有其他的转移灶？如果有，是否可以非手术治疗或需要何种手术方法？

● 富血管肿瘤（如转移性肾癌及甲状腺癌）可以出血剧烈，可以在显露及刮除肿瘤时，数分钟内导致致命性出血。强烈建议对这些肿瘤进行术前栓塞以减少术中出血[4,5]。

外科治疗

体位

I～Ⅲ型切除术

■ 患者俯卧位，患侧臀部稍抬高。

Ⅳ类切除术

■ 患者正侧卧位，患侧骨盆向上。手术台在弯折处弯曲，弯折点对着健侧髋关节，这种体位可以增大髂嵴和胸壁下方之间的间隙，可以在此部位轻松显露和便利操作（图4）。

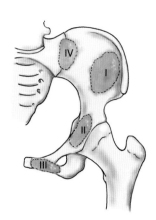

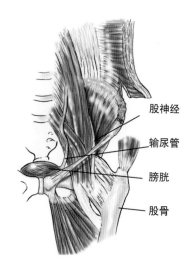

股神经

输尿管

膀胱

股骨

图 1 髂骨、髋臼周围、耻骨和骶骨周围的转移性肿瘤需分别行Ⅰ、Ⅱ、Ⅲ和Ⅳ类骨盆切除术。

图 2 髋臼周围的肌肉附着及相关结构。

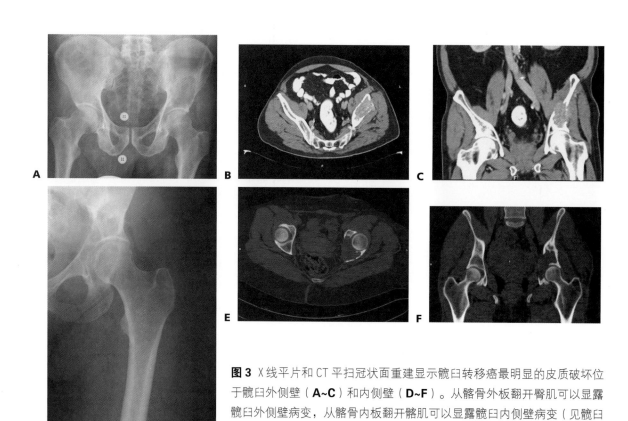

图 3 X线平片和 CT 平扫冠状面重建显示髋臼转移癌最明显的皮质破坏位于髋臼外侧壁（**A~C**）和内侧壁（**D~F**）。从髂骨外板翻开臀肌可以显露髋臼外侧壁病变，从髂骨内板翻开髂肌可以显露髋臼内侧壁病变（见髋臼入路）。

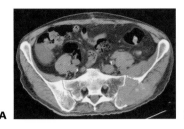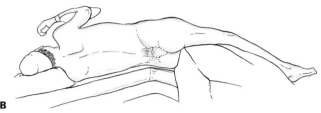

图 4 A. 髂骨后方转移癌。**B.** 患者正侧位，在髋关节水平弯曲手术台以利于显露侧腹部。

手术技术

切口

- 骨盆实用切口是骨盆切除术最有用的入路（**技术图 1A**）。应用全部或部分切口可以完成骨盆转移癌充分的显露和切除。切口始于髂后下棘，沿髂嵴至髂前上棘。于髂前上棘分成两支：一支沿腹股沟韧带至耻骨联合，另一支转向远端经大腿前方至大腿 1/3 处，然后于大粗隆下水平转向股骨干后方，沿臀大肌止点走行。

- 翻开臀大肌后侧皮瓣可以显露股骨近端 1/3，坐骨切迹，骶结节韧带和骶棘韧带，腘绳肌位于坐骨的起点，骶骨外侧缘和全部臀部。在后方，切口沿后方髂嵴延伸，可以显露髂后下棘和同侧半骶骨（**技术图 1B**）。

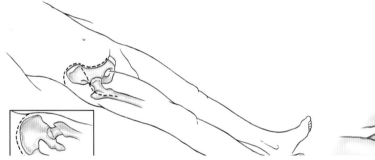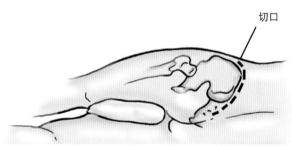

技术图 1 A. 骨盆实用切口。**B.** 切口的后方部分，可显露并切除后方髂骨和骶骨的肿瘤。

显露

Ⅰ 型切除术

- 应用实用切口的中间部分可以显露髂嵴。用电刀从髂骨外板分离并翻开臀肌。同样从髂骨内板分离并翻开髂肌（**技术图 2**）。

Ⅱ 型切除术

- 对于髂骨外侧皮质破坏的肿瘤，可应用实用切口的中间部分，至髂前上棘并向切口的大腿外侧分支延伸 5cm。用电刀从髂骨外板分离并翻开臀肌，显露髋臼的外侧壁（**技术图 3**）。

- 对于髂骨内侧皮质破坏的肿瘤，可应用实用切口的中间部分，至髂前上棘并向切口的腹股沟分支延伸 5cm。用电刀切断髂肌并从髂骨内板处翻开，显露髋臼的内侧壁（**技术图 4**）。

- 对于位于髂骨内外侧中间部位的肿瘤，建议使用外侧入路，这一侧入路技术上更加容易操作。

Ⅲ 型切除术

- Ⅲ型切除采用实用切口的腹股沟部分，从髂前上棘至

手术技术

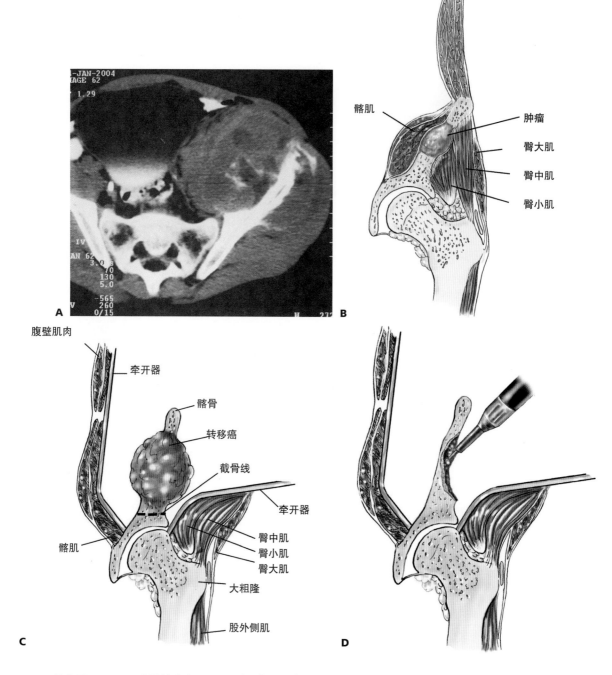

技术图 2. **A, B.** 髂骨转移癌。**C.** 分别从髂骨内外板分离和翻开臀肌和髂肌后显露肿瘤。**D.** 翻开臀肌和髂肌后显露髂骨。

超过耻骨联合 2cm 处。找到神经血管束，用血管带标记并游离。显露耻骨后间隙，纱垫垫于膀胱和耻骨之间。随后在耻骨下缘断开附着的肌肉（**技术图 5**）。

Ⅳ 型切除术

■ Ⅳ 型切除术可以采用实用切口的后方部分。用电刀在后方髂嵴上分离臀肌止点并翻开（**技术图 6**）。

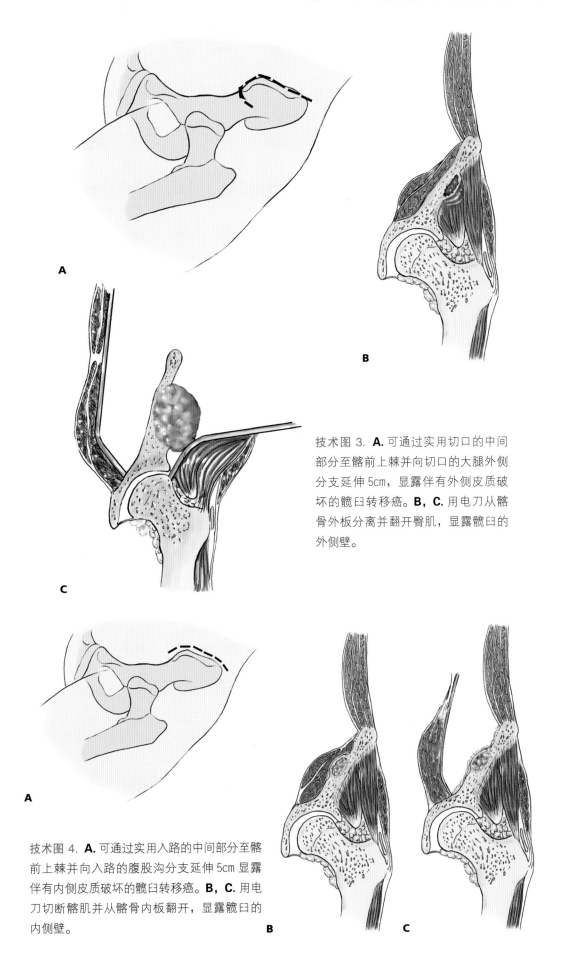

技术图 3. **A.** 可通过实用切口的中间部分至髂前上棘并向切口的大腿外侧分支延伸 5cm，显露伴有外侧皮质破坏的髋臼转移癌。**B，C.** 用电刀从髂骨外板分离并翻开臀肌，显露髋臼的外侧壁。

技术图 4. **A.** 可通过实用入路的中间部分至髂前上棘并向入路的腹股沟分支延伸 5cm 显露伴有内侧皮质破坏的髋臼转移癌。**B，C.** 用电刀切断髂肌并从髂骨内板翻开，显露髋臼的内侧壁。

手术技术

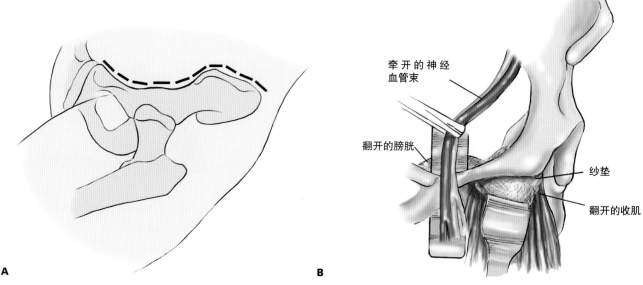

A

B

技术图 5　**A.** Ⅲ型切除采用实用切口的腹股沟部分，从髂前上棘至超过耻骨联合 2cm 处。**B.** 在耻骨前方找到并游离血管神经束后，显露受累骨，从其后方翻开膀胱，在耻骨下缘处切断并翻开收肌起点。

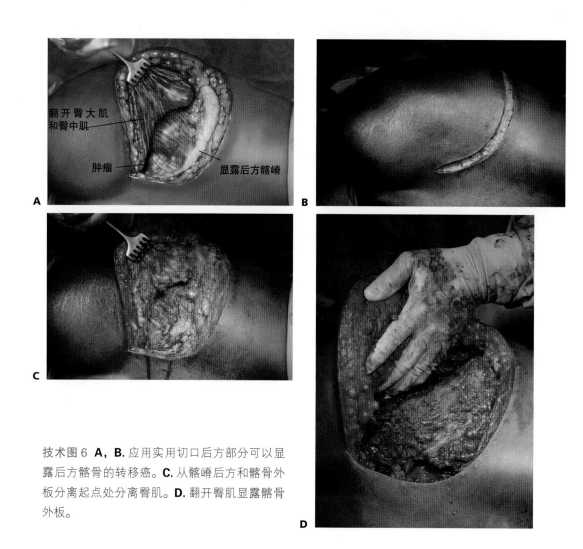

技术图 6　**A，B.** 应用实用切口后方部分可以显露后方髂骨的转移癌。**C.** 从髂嵴后方和髂骨外板分离起点处分离臀肌。**D.** 翻开臀肌显露髂骨外板。

肿瘤切除

Ⅰ型切除术

- Ⅰ型切除术主要是肿瘤附近的髂骨截骨术。对于这一部位的转移癌，1~2cm 的边缘就足够了（技术图 7）。此部位行肿瘤刮除术既不容易又不合理，因为髂骨切除不影响髋臼和骶髂关节的完整性，极少影响功能。

Ⅱ型切除术

- 在肿瘤上方开一个很大的皮质窗（技术图 8A）。徒手刮除大块肿瘤组织（技术图 8B,C）。仔细刮除肿

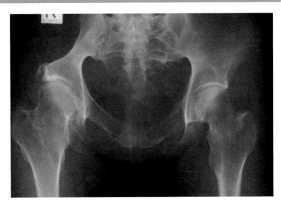

技术图 7　X 线平片显示 Ⅰ 型切除术后的髂骨。骶髂关节和髋臼是完整的，因此功能应该不受影响。

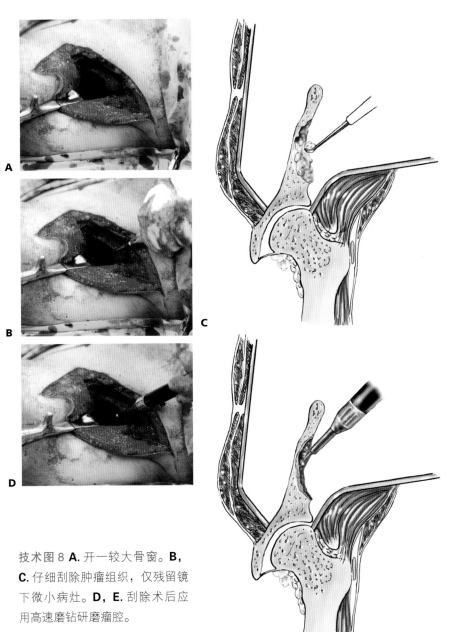

技术图 8 **A**. 开一较大骨窗。**B**, **C**. 仔细刮除肿瘤组织，仅残留镜下微小病灶。**D**, **E**. 刮除术后应用高速磨钻研磨瘤腔。

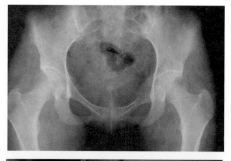

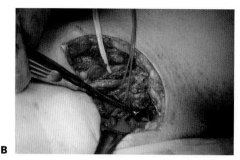

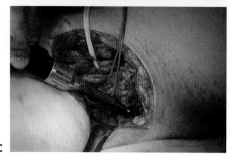

技术图 9 **A.**X 线平片显示耻骨上支转移癌。**B.** 刮除肿瘤后的瘤腔。股血管和股神经分别以红色和黄色血管带标记。**C.** 刮除术后高速磨钻处理瘤腔。

瘤并仅留镜下微小病灶于瘤腔壁。刮除后高速磨钻研磨瘤腔内壁（技术图 8D,E）。

■ 如果整个髋臼被完全破坏并且没有足够的骨皮质以容

纳内固定和骨水泥，可应用原发肿瘤切除的原则进行标准的肿瘤切除（详见第 17、18 章）。沿大腿上部延长切口，切口髋关节囊，脱位股骨，进行髋臼截骨

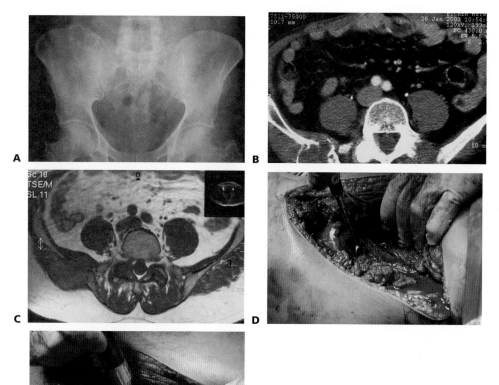

技术图 10 X 线平片（**A**）、CT（**B**）和 MRI（**C**）显示髂骨右后方的转移癌。**D.** 仔细刮除髂骨后部的肿瘤，只残留镜下病灶。**E.** 高速磨钻处理肿瘤刮除后瘤腔。

并切除。

III型切除术

■ 于病灶上方开一纵行卵圆形皮质窗，与II型切除术相同方法刮除肿瘤并用高速磨钻处理瘤腔（技术图9）。

■ 如果耻骨已经破坏并没有足够的皮质允许行肿瘤刮除和高速磨钻处理瘤腔，可延长切口显露与肿瘤两端相连的完整的皮质，进行标准的耻骨瘤段切除术。

IV型切除术

■ 于病灶上方开一纵行卵圆形皮质窗，与II型切除术相同方法刮除肿瘤并用高速磨钻处理瘤腔（技术图10）。

■ 如果髂骨后部已经破坏并没有足够的皮质允许行肿瘤刮除和高速磨钻处理瘤腔，可行后方髂骨段广泛切除术。这类切除术常需要大块切除邻近的骶髂关节结构，可能会影响后方骨盆环的稳定性。

力学重建

I型和II型切除术

■ I型切除术不需要重建。

■ 在完成肿瘤刮除和高速磨钻研磨瘤腔后，可通过斯

氏针－骨水泥重建瘤腔，斯氏针需贯穿髂嵴。放置斯氏针至软骨下骨后，骨水泥填充瘤腔（技术图11A–C）。

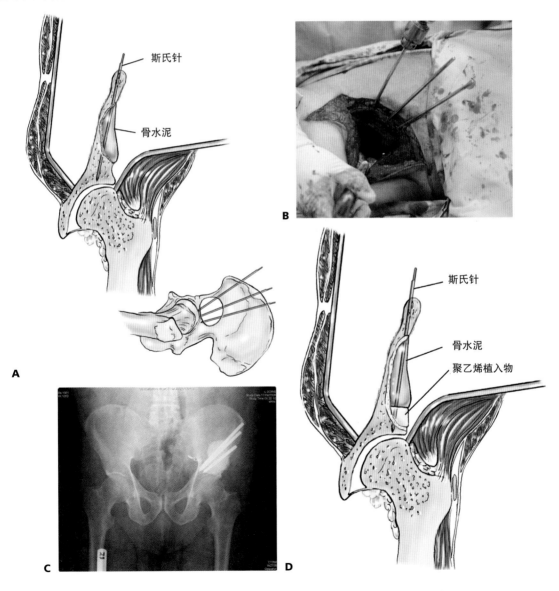

技术图11 **A，B.** 斯氏针穿过髂嵴，通过瘤腔达到髋关节软骨下骨。置入斯氏针后，骨水泥填充瘤腔。
C. 平片显示用斯氏针－骨水泥重建的髋臼瘤腔。**D.** 可通过聚乙烯假体植入重建关节软骨缺损。

- 髋臼转移癌可破坏软骨下骨并使关节软骨游离。在这种情况下可行髋臼关节面重建，高速磨钻研磨塑性聚乙烯假体，以匹配相应的股骨头凸面，植入聚乙烯假体（技术图 11D）。
- 髋臼切除后可行两种治疗方案：①用马鞍状假体重建；或②不进行重建，旷置形成连枷髋。
- III 型切除术刮除后瘤腔填充骨水泥，虽然并不增加骨盆稳定性，但术后影像学检查及辅助放疗时可以方便地确定肿瘤的范围，同时也可以早期发现水泥－骨接触面的肿瘤局部复发。耻骨瘤段切除术后不

需要重建。

IV 型切除术

- 刮除术后，骨水泥填充瘤腔，方法与骨水泥修补耻骨缺损方法相似。
- 较小的骶髂关节缺损不需要骨水泥重建。中等大小的缺损需要应用钢板内固定加强以防止关节的分离。完全的骶髂关节切除对骨盆环后部稳定性影响较大。
- 很容易发生负重时髂骨逐渐上移及下肢不等长（技术图 12）。采用下肢牵引后保护下负重的方法有利于减轻下肢短缩的程度。

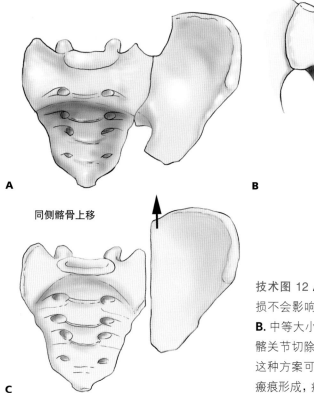

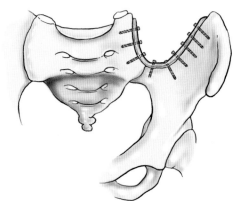

同侧髂骨上移

技术图 12 **A.** IV 型切除术后较小的骶髂关节缺损不会影响骨盆环稳定性，因此此不需要重建。**B.** 中等大小的缺损需要加强固定。**C.** 完全的骶髂关节切除需要皮牵引和保护下的负重锻炼。这种方案可以使在患肢牵引至正常长度时术区瘢痕形成，瘢痕可预防下肢上移和下肢不等长。

软组织重建和伤口闭合

- 臀肌和髂肌缝合并覆盖髋骨，之后二者缝合于腹壁肌肉（技术图 13）。这三组肌肉必须缝合恰当：正确的复原肌肉的附着点可以更好保留臀肌和髂肌功能，恢复腹壁肌肉连续性可以预防盆腔脏器向侧腹壁疝出。
- 放置引流管后关闭伤口，使用外展枕使肌肉缝合处张力减小以利于伤口愈合。在行完全骶髂关节切除术后失去后方骨盆连续性的情况下，皮牵引患侧下肢可避免下肢短缩畸形的发生。

手术技术

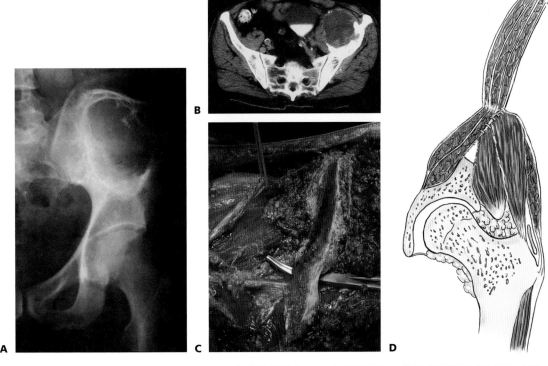

技术图 13　骨盆平片（**A**）和 CT（**B**）显示左髂骨转移癌。**C.** 术中照片显示截骨术后髂骨残余部分（股神经由一根血管环提起，弯钳穿过坐骨切迹）。**D.** 臀肌与髂肌缝合覆盖髂骨残端，之后二者缝合于腹壁肌肉以避免盆腔脏器向侧腹壁疝出。

注意要点

- 详细的术前影像学检查和肿瘤解剖学分型
- 合理选择切除方法和范围（刮除或切除），如果需要，要选择合理的重建技术
- 富血管肿瘤术前行血管栓塞
- 选择恰当的骨盆实用切口部分以充分显露肿瘤
- 应用刮除术后行高速磨钻研磨的方法切除肿瘤；如果不宜行刮除术不则选择切除术
- 应用骨水泥内固定进行重建
- 重建肌群功能
- 除了行全骶髂关节切除术的患者，应尽早进行不限制负重的行走
- 术前放疗

术后护理

- 伤口持续负压引流 3~5 天，围术期静脉输入抗菌药物至拔除引流管。康复应包括尽早行不限制体重的行走和髋关节活动范围内的主动与被动活动。

- 对于行全骶髂关节切除术的患者，术后 10 天需持续皮牵引，术后 3 周开始负重下地。这一治疗方案允许骶髂缺损区周围形成瘢痕组织，可以减轻髂骨移位的程度。

- 一旦伤口愈合，通常在术后 3~4 周，应建议患者行局部放疗治疗。

结果

- 绝大多数行骨盆转移癌切除术的患者术后疼痛明显减轻，并且可以完全负重下行走。然而，由于相对缓慢的恢复和肿瘤进展与营养消耗引起的肌肉萎缩，大多数人

不能完全恢复全部能力。

■ 如果能够正确选择内固定类型、恰当地安装，并应用骨水泥加强固定，内固定失败很少见。如果术中充分切除肿瘤及实施术后放疗，局部复发率低于10%[2,3]。

并发症

■ 深部感染
■ 由营养和代谢状态很差引起的伤口开裂
■ 深静脉血栓
■ 负重后骶髂分离及下肢上移短缩
■ 盆腔脏器向侧腹壁疝出
■ 局部肿瘤复发

参考文献

1. Enneking WF. The anatomic considerations in tumor surgery: pelvis. In Enneking WF, ed. Musculoskeletal Tumor Surgery, vol. 2. New York: Churchill Livingstone, 1983:483 - 529.
2. Harrington KD. Impending pathologic fractures from metastatic malignancy: evaluation and management. Instr Course Lect 1986;35: 357 - 381.
3. Harrington KD, Sim FH, Enis JE, et al. Methylmethacrylate as an adjunct in internal fixation of pathological fractures. J Bone Joint Surg Am 1976;58A:1047 - 1055.
4. Kollender Y, Bickels J, Price WM, et al. Metastatic renal cell carcinoma of bone: indications and technique of surgical intervention. J Urol 2000;164:1505 - 1508.
5. Roscoe MW, McBroom RJ, Louis E, et al. Preoperative embolization in the treatment of osseous metastases from renal cell carcinoma. Clin Orthop Relat Res 1989;238:302 - 307.

Martin M. Malawer 和 James C. Wittig

任刚 译　　韦兴 校

背景

■ 尽管化疗疗效日益提高，以及髋关节骨盆周围保肢手术取得了长足的进步，臀部截肢（半骨盆切除）通常仍然是原发性大腿近端、髋部和骨盆肿瘤的理想手术方案。

■ 半骨盆切除同时也是严重骨盆创伤或下肢不可控制感染时挽救生命的治疗，对难以控制的转移性肿瘤也可以作为一种姑息性治疗。为了减少手术造成的术中和术后并发症，有必要对骨盆的解剖知识（图 1A，B）及手术入路和操作步骤有详尽的了解。

■ 早期半骨盆切除手术技术，重点强调选择合适的患者和及时纠正术中出血 [2,4,5,7,8,12-14,16-19,21,22]。对于这一手术的新的描述已经有报道 [1,3,6,15]。

■ 当前，对于经骨盆的截肢术这一专业术语的解释往往是过于简单并且是混乱不清的。当提及任何经骨盆的截肢术时，经常互换使用"臀部截肢"和"半骨盆切除"这两个术语。早前用来描述这一手术的术语还包括"盆腹间截肢"或者"髂腹间截肢" [20]，都代表相同的手术方法。

■ 骨盆保肢切除术的出现需要区分内部和外部半骨盆切除术，这一区别取决于是否保留患侧肢体。对由"内半骨盆切除术"这一名词引起混淆，可以通过使用标准的骨盆切除分型避免。

■ Sugarbaker 和 Ackerman [21] 和其他学者报道了应用基于股血管蒂的肌皮瓣及大腿前间室，闭合肿瘤累及后方臀部结构患者的伤口。这一方法命名为"前方皮瓣半骨盆切除术"，以便与更为常用的"后方皮瓣半骨盆切除术"相区别。前方皮瓣半骨盆切除术适用于肿瘤侵及臀部以及需要良好血管化皮瓣覆盖的特定患者。

■ 后方皮瓣半骨盆切除术有不同的亚型。经典半骨盆切除术这一学术用语常用来指经耻骨联合和骶髂关节离断、切断髂总血管以及用后方筋膜皮瓣覆盖完成的骨盆环离断的手术（图 1C）。

■ 经典的半骨盆切除术主要适用于起源于骨盆内的巨大肿瘤。"改良半骨盆切除术"是指保留供应臀大肌的下腹（髂内）血管和臀下血管的术式，可以形成带血管的

后方肌皮瓣以闭合伤口。这一术语也用来描述对经典术式的改变，包括经髂骨翼或对侧坐骨支的切除。

■ 改良半骨盆切除术最常用于保肢相对困难的累及大腿或臀部的肿瘤。"扩大半骨盆切除术"是指经骶骨翼和骶神经孔的半骨盆切除术，因此可以切除到达或累及骶髂关节的肿瘤（图 2）。

■ 如果不考虑为闭合伤口选择的皮瓣类型，"联合半骨盆切除术"指切除相邻的脏器，包括膀胱、直肠、前列腺或子宫（怀疑肿瘤侵及脏器，或者充满盆腔的巨大肿瘤可经腹膜内入路探及）。

解剖

■ 骨盆的骨性解剖和内容物是复杂的，如果没有直接手术经验，也是很难形容的。主要部分的胃肠道、泌尿道、生殖器官、供应下肢的神经血管束均共存于骨性骨盆的界限内。

■ 熟悉骨盆的三维解剖，对于半骨盆切除术中找到并且保护这些结构十分重要（图 1A ~ C）。肿瘤可能会扭曲正常解剖结构。找到相对容易触及和见到的解剖标志，可以帮助确定重要的结构。

■ 半骨盆切除术的外科入路继续循序的显露及找到这些标志和结构。

骨性解剖

■ 基本的骨盆骨性解剖最好想象成由后方骶骨至前方耻骨联合的环形。主要的关节包括大的、扁平的骶髂关节，髋关节和耻骨联合。髋关节通过活动下肢很容易定位；其他关节通过触诊也可以很容易的定位和识别。其他容易触诊的骨性突起包括：髂峰、髂前上棘、坐骨结节和股骨大粗隆。

■ 这些标志对于术中做出合理手术切口十分重要。同样，找到内部骨性标志可以帮助定位邻近结构。

■ 通过触诊骶髂关节可以找到腰骶丛，坐骨切迹下方可以找到坐骨神经和臀血管，尿道位于耻骨联合弓的下方。

血管解剖

■ 结扎正确的盆腔血管对于成功截肢至关重要。分类表

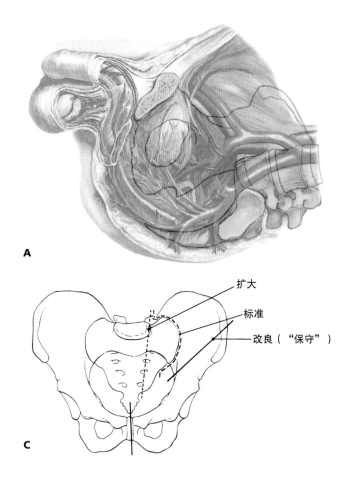

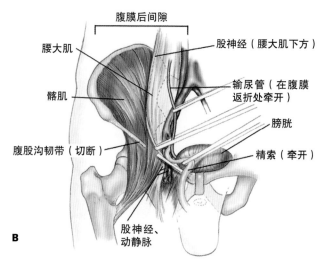

图1 **A.** 骨盆解剖。**B.** 腹膜后间隙及重要的解剖结构。**C.** 半骨盆切除术的类型（Courtesy of Martin M.Malawer）

显示出正确结扎的重要性，结扎血管水平决定了实行截肢术的类型。腹主动脉和下腔静脉下降至骨盆并分叉，形成髂总动静脉。分叉处一般位于L4，分叉最低处可位于S1。在盆腔中，位于左侧的主动脉、髂动脉和髂外动脉位于主要静脉的前方。髂总动脉下行至坐骨切迹处从其后方分出髂内动脉（下腹动脉）。

■ 骨盆内的肿瘤会扭曲这些解剖结构，因此在结扎前，必须见到并且分离每一根血管（见图1A）。

■ 髂内（下腹）血管供应骨盆底、直肠、膀胱和前列腺，以及臀肌。结扎这一血管不会影响骨盆内部结构的供血，

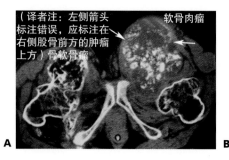

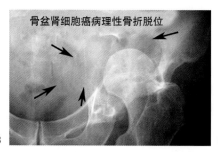

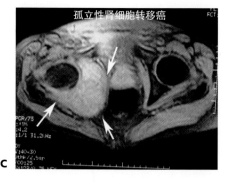

图2 **A.**CT显示起源于左侧股骨近端的巨大的软骨肉瘤。同侧（译者注：作者笔误，应为对侧）股骨可见良性的骨软骨瘤。该患者患有遗传性多发性骨软骨瘤。该患者非常适合行半骨盆切除术。软骨肉瘤是骨盆最常见的恶性肿瘤。**B.** 左侧骨盆的巨大肾细胞癌中的病理性骨折（脱位）（译者注：distal location应为dislocation）。巨大的软组织肿块扩张几乎超过中线。**C.** 右股骨近端的孤立性肾细胞癌转移癌侵犯进入骨盆。MRI显示巨大的骨外肿瘤包块几乎完全破坏髋臼周围区域，肿瘤充满坐骨直肠间隙。孤立性肾细胞癌转移癌是为数不多的适于行根治性截肢术的转移癌之一。（接后）

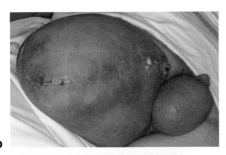

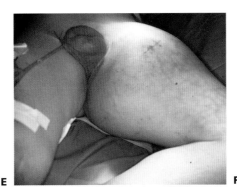

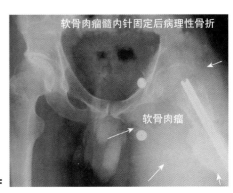

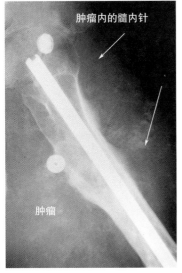

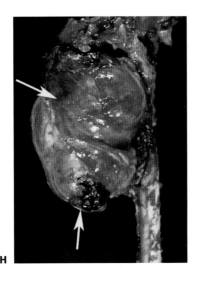

图 2　（接前）**D.** 右大腿膝上截肢术后巨大复发性肉瘤。**E.** 髓内钉置入术后的右大腿广泛水肿。**F.**X线平片显示软骨肉瘤造成软组织广泛水肿，可见很小软组织钙化点。**G.** 股骨近段 X 线平片显示髓内钉由髋关节向远端穿入，污染全部大腿外侧。**H.** 半骨盆切除术后大体标本显示起源于股骨近端的巨大软骨肉瘤。

因为有对侧的血供和丰富的交通血管，但这会明显减少臀大肌的血供。经典的半骨盆切除术需要切断这些血管，会直接引起相当数量的伤口并发症。

盆腔脏器

■ 除了重要的血管结构，在半骨盆切除术中，可以见到和显露主要的胃肠道和泌尿生殖道器官。术前需对这些结构完全细致评估。

■ 膀胱和尿道，以及男性的前列腺位于耻骨联合的上下方。术前置入导尿管并充分扩张球囊可使这些结构在术中容易触及。在离断耻骨联合时必须格外仔细，以防损伤尿道。另外，前列腺周围的静脉丛是术中一个重要的出血部位，即使有很好的视野也很难控制。输尿管在从外侧向内侧跨过髂血管时容易损伤。输尿管的蠕动可协助分辨这些结构。

■ 在女性患者，需要找到卵巢、输卵管、子宫、宫颈及阴道并加以保护。术前采集完整的病史，可发现曾行子宫切除术的女性。在未行这类手术的女性患者，可于膀胱下方和附近找到子宫。可以很容易并安全地从术野中牵开。

■ 大部分的胃肠道被腹膜覆盖并保护，可轻轻从术野中牵开。施行左侧截肢术时，需要特别小心并保护乙状结肠。在完成骨盆切除术之前，最后切断盆底悬吊肌时，必须找到并保护结肠和直肠。术前插入肛管可以协助找到结肠直肠并可协助减压。因为这些结构有细菌污染的可能，需要术前肠道准备和适当应用抗菌药物。

适应证

累及多间室的化疗不敏感肉瘤

■ 半骨盆切除术的最常见适应证是对新辅助化疗和放疗不敏感的非转移性肉瘤。此外，对于累及大腿多间室的巨大肉瘤的患者需立刻行截肢手术以避免肿瘤局部扩散、出血以及继发性感染。根据肿瘤的解剖位置和肿瘤切除后可能形成的缺损范围，决定半骨盆切除术的类型。

■ 例如，侵犯臀部及坐骨神经的后方肿瘤如果不能采用臀部切除，则可以通过前方带血管蒂皮瓣半骨盆切除切除及覆盖创面。

污染周围结构

■ 由于活检部位不合适或对骨盆、髋关节及大腿近端肉瘤进行意外的囊内切除术，造成多间室的广泛的污染，也可以进行半骨盆切除术。此外，股骨近端病理性骨折常常会污染无法预计的大范围组织（图2）。

■ 通常采用半骨盆切除术治疗这些骨折常，但也有中心尝试在积极地术前（新辅助）化疗和髋"人"字石膏固定后，进行保肢手术。

没有活力的肢体不能行保肢手术

■ 伴有严重周围血管疾病的老年患者，或肉瘤伴有局部扩散，感染的患者无法行保肢手术，可以采用半骨盆切除术。

■ 相反，非常年轻或骨骼尚未发育常熟的儿童，由于保肢术后难免造成肢体长度的偏差、不等长，可能需要进行半骨盆切除术。

■ 通常，患者年龄越小，适应失去肢体能力越强，对日常生活影响越小。此时对此类患者的家长和家庭，心理咨询是非常重要的。

早前切除手术失败

■ 当大腿或臀部肿瘤行积极的外科手术及内科治疗后仍然出现局部复发时，半骨盆切除术可以作为最终挽救措施。

■ 在这种情况下，必须仔细评估排除肿瘤转移。

■ 半骨盆切除术也可以用于控制髋关节和骨盆周围保肢术后的感染。

姑息性治疗

■ 应用根治性截肢术姑息治疗骨转移癌患者十分罕见。半骨盆切除术姑息治疗的适应证包括肿瘤侵犯腰骶神经丛、坐骨神经及股神经引起的无法控制的疼痛。

■ 对于包括放疗、化疗等所有的传统治疗方法无效的骨转移癌患者，局部症状难以控制，也可以通过截肢术获益。

■ 这种情况下，需要引导患者及家庭有现实的期望及进行心理咨询。

非肿瘤学适应证

■ 改良或前方皮瓣半骨盆切除术可能用于治疗因长期瘫痪而无法控制髋部及骨盆的压疮和骨髓炎。当外科清除慢性感染后，患者功能和心理健康状况都会得到迅速改善。

■ 对于部分骨盆离断或开放骨盆骨折出血的患者，急诊行半骨盆切除术可以挽救患者生命。以上两种情况不需要确定肿瘤边界，使得手术更容易进行。

影像学和其他分期检查

■ 选择合适的患者及制定术前计划必须进行完整的影像学检查及分期。术前常规分期检查包括胸部 CT 及全身骨扫描以检查有无转移病灶。

■ 对于像黏液样脂肪肉瘤这类可以在非常规部位出现转移病灶的肿瘤，还需要做肝或腹部的影像学检查。

标准 X 线平片

■ X 线平片仍然是检查及诊断恶性骨肿瘤的金标准。怀疑有骨盆、髋或大腿肿瘤的患者，均需要拍摄标准前后位（AP）骨盆 X 线平片，范围上至髂嵴顶部，下至耻骨联合下方。

■ 额外的骨盆特殊位片也许会有帮助，包括 Judet 描述的髂骨斜位、闭孔斜位和入口位及出口位。由于骨盆解剖的复杂性，横断面影像学至关重要。

CT 与 MRI

■ CT 与 MRI 均可以提供骨盆横断面的影像资料。MRI 还可以很好地显示冠状面及矢状面的影像。通过口服、静脉或直肠使用造影剂，可以极大地增强 CT 对于盆腔器官的成像能力。

■ CT 对于评估骶髂关节、坐骨切迹及耻骨联合非常有用。

■ MRI 能更好地检查软组织及肉瘤在髓腔延伸范围。上述两种方法都可以检查腹膜后淋巴结。

■ 由于上述两种方法之间互为补充，需要同时进行检查才能得到完整的评估。

血管造影

■ 术前骨盆血管造影对明确髂血管与肿瘤之间的关系非常有帮助。老年患者行前方皮瓣半骨盆切除术时，可能存在隐匿性股血管硬化，会危及皮瓣手术的成功。

■ 如果拟行改良半骨盆切除术，血管造影可以显示髂总动脉分叉的水平。此外，在实行姑息性截肢手术前采用血管栓塞的方法还可以减少术中出血。

静脉造影及其他检查

■ 为了完善盆腔脏器结构的评估，还需要进行其他检查。如果怀疑肿瘤累及结肠、直肠、膀胱、尿道或输尿管，需要用造影剂进行特殊的影像学检查。在某些患者，还可以使用乙状结肠镜及膀胱镜来做直视检查。如果怀疑存在静脉阻塞（如远端水肿）时，需要行盆腔静脉造影检查。静脉瘤栓好发于巨大的骨盆软骨肉瘤，术中需去除肿瘤栓子。

活检

■ 施行骨盆和股骨近端肿瘤的活检前必须行完备的术前计划，以避免污染半骨盆切除术最长采用的后方皮瓣。在活检过程中，准备施行截肢术的骨肿瘤医生需在场，以确保施行正确及恰当的活检手术（图3）。

外科治疗

体位

■ 患者置于改良的半仰卧位。首先切开腹壁，分离显露腹膜后的髂血管。根据实施半骨盆切除术类型选择性结扎髂总、髂外或髂内（下腹）血管。

入路

■ 显露耻骨、膀胱颈和尿道以便切开耻骨联合。随后显露并切断髂骨翼、骶髂关节或骶骨以完成截肢术。同时在骶骨或骨盆水平切断腰骶丛。形成筋膜皮瓣或肌皮瓣（包括后方皮瓣的臀大肌或前方皮瓣的大腿前方间室）。屈曲、内收和外展髋关节以使术者可以切断骨盆底的肌肉和韧带，最后完成截肢术。

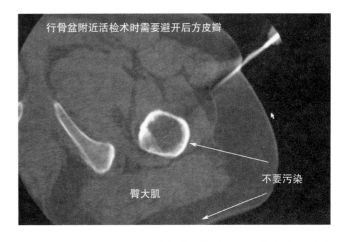

图 3 施行骨盆和股骨近端肿瘤的活检前必须行完备的术前计划，以避免污染半骨盆切除术最常采用的后方皮瓣。半骨盆切除术的后方皮瓣包括覆盖臀大肌的筋膜皮瓣，或者如果行改良半骨盆切除术，包括筋膜皮瓣及下方的臀大肌。

■ 经典的后方皮瓣半骨盆切除术包括五项主要的手术步骤。

经髂腹股沟切口前方腹膜后入路

■ 通过此切口（技术图 1A），可以在髂腹股沟韧带上方由髂嵴上切断腹壁肌肉，以显露腹膜后间隙（技术图 1B）。对于较大的髂骨肿瘤，可以通过侧方进入腹膜后间隙，侧方有较多游离腹膜后脂肪。随后由肿瘤表面剥离腹膜，扩大腹膜后间隙。输尿管仍位于腹膜反折部。结扎并切断髂总动脉或髂内血管，横行切断腰大肌和股神经，自耻骨联合到髂后上棘由髂骨翼上切断腹壁肌肉。只有当切断并游离全部前方结构后，才能实行下一操作。为避免错误结扎血管，在最初显露时确认全部血管非常重要。技术图 1B 的插图示意显示切断和结扎髂血管及其两个主要分支（髂内和髂外血管）。经典半骨盆切除术需结扎髂总动静脉。改良半骨盆切除术需要保留髂内动脉尤其是第一分支臀上动脉（技术图 1C）。结扎髂外动静脉。前方皮瓣半骨盆切除术需完整保留

髂外动脉，它是股四头肌的主要供血动脉。因此在髂内动脉自髂总动脉分叉处结扎髂内动脉。不要结扎髂外动脉。

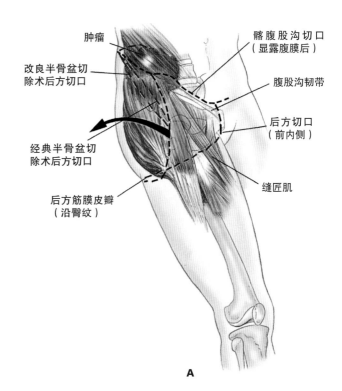

技术图 1 **A.** 髂腹股沟腹膜后切口及入路。患者半卧位。可以通过前方入路进行前方腹膜后手术。随后可以通过外展屈曲髋关节进行会阴切口的操作。与其他术者常用的经典侧卧位不同，我们采用患者半侧卧位完成臀部切口。（接后）

A

手术技术

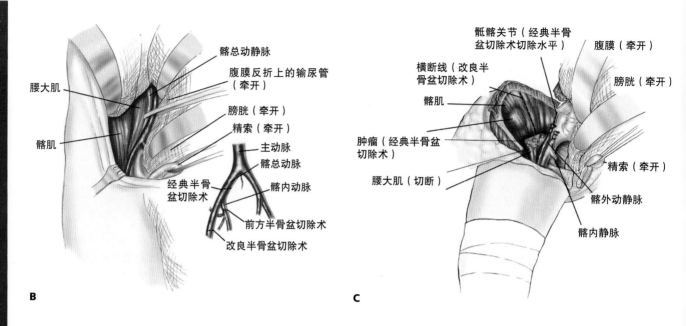

B

C

技术图 1 （接前）**B.** 在髂腹股沟韧带上方由髂嵴上切断腹壁肌肉，很容易显露腹膜后间隙。随后由肿瘤表面剥离腹膜，扩大腹膜后间隙。为避免错误结扎血管，在最初显露时确认全部血管非常重要。**C.** 改良半骨盆切除术是一种保留部分髂骨翼、臀大肌和其主要供血血管臀下血管的截肢手术。

会阴切口

■ 第二项主要手术步骤是会阴切口。此切口自耻骨联合向下，沿着耻骨下支走行至坐骨。沿耻骨下支至耻骨联合切口可以显露坐骨直肠间隙。切断耻骨联合时，用可弯曲的牵开器牵开膀胱，并用另一个小的可弯曲的牵开器置于耻骨联合切迹处保护尿道。因为尿管在位，很容易触及尿道并通过牵开器加以保护（技术图 2）。对于骨盆底的巨大肿瘤，尿道可能位于肿瘤假包膜周围。因此，需格外小心以避免进入肿瘤或前列腺周围结构。

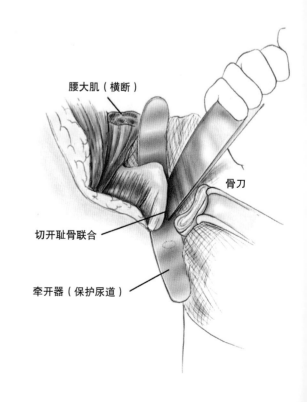

技术图 2 外展及屈曲患肢后开始会阴切口操作。应用小的骨刀或电刀切开耻骨联合。

后方皮瓣显露臀后区

■ 手术的第三步是沿髂胫束和大粗隆至骶髂关节，游离后方筋膜皮瓣或皮下皮瓣。经典的半骨盆切除术，要求切除全部臀肌，只保留皮下皮瓣（技术图 3）。经典的半骨盆切除术包括骶髂关节离断，因此切断全部腹壁肌肉至椎旁肌肉。髂腰韧带是很好的外科标志：它恰好在骶髂关节上方止于髂骨后方。这对于肥胖患者非常有帮助，这类患者很难触及骶髂关节。

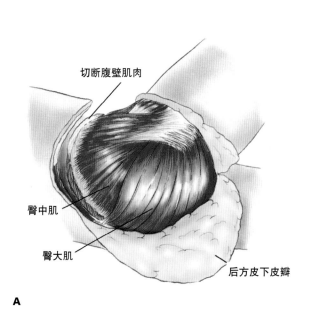

A

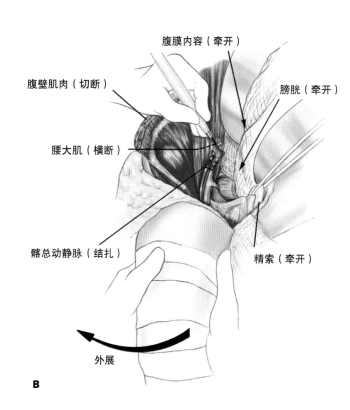

B

技术图 3　**A.** 由髂嵴上切断腹壁肌肉，保留一圈 1 ~ 2cm 的肌肉组织于髂骨。**B.** 腰大肌容易术后出血，因此需要缝合。根据所行的半骨盆切除术类型（经典或改良），切断腹壁肌肉的水平及后方截骨的水平不同。

切断骨盆底肌肉

■ 在此手术步骤中，要求髋关节屈曲外展，术者站于双下肢之间，面向骨盆。当助手外展髋关节时，自耻骨支至骶髂关节，用克氏钳钳夹以拉紧并结扎盆底肌肉（技术图 4）。

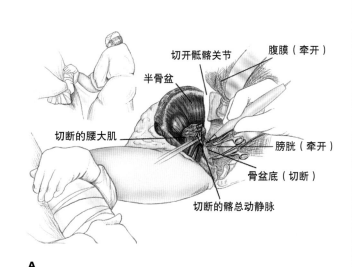

技术图 4　**A.** 切断盆底肌肉完成截肢术。截肢术的最后一步是切断骶髂关节及残余的附着于髂骨和骨盆底的盆底悬吊肌。（接后）

A

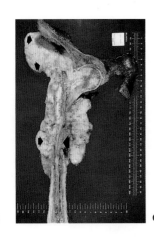
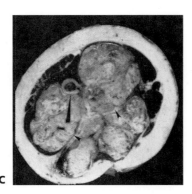

技术图 4 （接前）**B.** 多次复发转移性肾癌半骨盆切除术后的大体标本。小箭头指示复发性肿瘤；大箭头指示髓内部位。**C.** 这一肿瘤跨越几处解剖边界，累及大腿前方、后方及内侧间室。大箭头指示股骨的位置，小箭头指示肌间隔。（Courtesy of Martin M. Malawer.）

离断骶髂关节完成截肢术

■ 将腹腔内容物和髂血管断端牵开保护，使用大的骨刀离断骶髂关节后完成截肢。助手站于术者同侧，屈曲外展下肢以利于术者显露盆底肌肉。于伤口下方用海绵棍将直肠从骨盆底悬吊肌中推开。如果行左半骨盆切除术时，需要十分注意游离直肠以免损伤。用克氏钳夹住盆底肌并将其切断。此时唯一残余的需要切开或切断的结构是骶髂关节前方关节囊，及少数情况下的腰骶干神经。为了避免骶周静脉丛损伤出血，不要过早地切断骶髂关节。

■ 如果实行后方改良半骨盆切除术，可在坐骨切迹到髂骨中段处切断髂骨翼。保留髂内动脉，结扎髂外

动脉。术前需要明确施行经典半骨盆切除术或改良后方皮瓣半骨盆切除术。通常改良半骨盆切除术主要适应于大腿和腹股沟肿瘤，而经典半骨盆切除术适应于真性骨盆来源的肌肉和骨性肿瘤（**技术图5A**）。

■ 改良的半骨盆切除术保留了一部分髂翼及臀大肌和其主要血管臀下血管。因此需要在坐骨切迹处开始行髂骨翼截骨。在内侧切断髂肌，纵行（后方）切断外展肌。此时切断全部骨盆前方的肌肉。从前方找到骶髂关节，游离骶髂关节表面的血管以准备骶髂关节离断，这是手术最后一步。

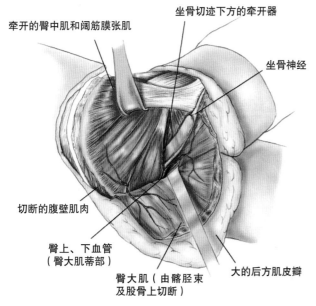

技术图 5 **A.** 改良后方皮瓣半骨盆切除术后方皮瓣的变化。改良后方皮瓣半骨盆切除术是一种通过髂骨翼保留了臀大肌及其主要供血血管臀下血管的截肢技术。（接后）

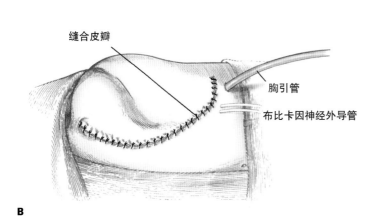

B

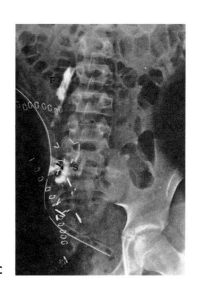

C

缝合皮瓣

胸引管

布比卡因神经外导管

技术图 5　（接前）**B.** 皮肤缝合。应用 28 号胸引管引流。**C.** 扩大半骨盆切除术（骶骨翼缺如）的术后平片，将造影剂注入术中置于股神经鞘及腰骶丛周围的布比卡因导管。F，股神经；S，坐骨神经；箭头指示坐骨神经鞘内的造影剂。（Courtesy of Martin M. Malawer.）

- 置入 28 号胸腔引流管后闭合伤口（技术图 5B）。置入布比卡因神经外导管用于术后持续镇痛（技术图 5C）。置入两根管：一根位于腰骶神经丛，另一根置于股神经。

- 通过将准备好肌皮瓣旋转缝合于腹壁和躯干而闭合伤口。

注意要点

术前	■ 为减少由半骨盆切除术引起的并发症和死亡率，术前需对患者做好充分的生理和心理准备。接受术前放化疗的患者需要时间以便从营养不良和贫血中恢复。应用支持性生长因子，如红细胞生长因子和粒细胞集落刺激因子均有明显益处。通过输血纠正贫血及纠正凝血异常对减少术中死亡率很重要。 ■ 肿瘤导致的营养不良和化疗引起的恶心呕吐的患者，术前及术后需要应静脉营养支持以减少伤口愈合问题。
术中	■ 为减少术后感染，术前需对所有患者行肠道准备。 ■ 围手术期抗菌药物使用应覆盖皮肤需氧菌群和胃肠道厌氧菌群。 ■ 如果肿瘤包绕或侵及主要血管，应预计可能会大量出血。大量失血及超过 1～2 倍患者循环血量的输血都可以造成危及生命的凝血和肺部并发症。 ■ 术中牵拉腹膜和术后应用镇痛药物会导致肠梗阻，可能持续一周或更长的时间。
术后	■ 应用大孔径引流管和绷带加压包扎可避免术后血肿和血清肿形成。导尿管和胃肠减压管可用来预防腹胀，同时也可以减少伤口的张力。为减少伤口裂开的危险，皮肤缝线或皮钉应保留 3～4 周。 ■ 为避免恶心、呕吐、呛咳、腹胀和伤口并发症，需常规放置胃管和禁食。应考虑早期使用静脉营养支持。 ■ 行半骨盆切除术的患者面临独特的双重心理压力，包括失去肢体和潜在的疾病会导致失去生命。及时对患者及家属进行心理支持是十分重要的。 ■ 骶神经切断会导致患侧膀胱和阴茎的失神经支配，会导致膀胱无力和阳痿。随着对侧神经支配逐渐增强，这些问题经常是一过性并常在 1～3 月内缓解。留置尿管至患者可以活动，拔除尿管后需要测定残余尿量。 ■ 应对全部患者提供假肢，即使并非全部患者都会穿戴假肢。如果保留了一部分髂骨留，可以使用悬吊带。

术后护理

■ 患者应当了解术后会出现幻肢感觉异常，但可以通过镇痛药缓解。这种不适随时间延长会逐渐减轻。

■ 虽然成功的康复很大程度上取决于患者态度，物理治疗师仍然可以有极大的帮助。早期术后活动可以增加患者对功能恢复的积极态度，使患者迅速的达到目标。使患者与其他曾面临康复挑战的患者进行联系是一种非常好的方法，可以极大的增加患者的信心。肿瘤医生、康复理疗师和其他术后护理相关人员必须通力合作。

结果

■ 绝大多数患者在经过适当的康复及穿戴半盆切除假肢后可以行走。

■ 绝大多数从疾病中幸存的患者可以享受高质量的生活，并且能够参与丰富多彩的活动（**图4**）。

■ 最近一系列的半骨盆切除术患者报道，显示手术死亡率较低，在恰当选择的患者中获得了可接受的生存率。

■ 生活质量研究显示接受这种根治性截肢术患者的长期并发症率，并不比接受其他肿瘤治疗方法的患者高。

■ 高龄和肥胖患者由于下地行走负重增加，可能需要依赖轮椅。一些儿童和成年人发现穿戴假肢减慢了他们挂拐行走的能力。但是穿戴假肢可以不需要辅助站立更长的时间，并且能解放双手进行其他活动。

并发症

■ 全部行半骨盆切除术的患者均会有相当明显的幻肢感觉异常。它对患者的长期折磨可能尤甚于失去肢体本身带来的问题。对患者宣教、积极的药物治疗及严格物理康复治疗，在减少这些感觉异常所造成的影响中起重要作用。注射和局部输注局麻药至腰骶神经丛及坐骨神经和股神经残端，可以明显减轻术后即时的实际疼痛和幻觉。

■ 另一种严重的术后并发症是伤口坏死。经典半骨盆切除术中结扎髂总血管，牺牲了皮瓣的主要血供，有10%～15%患者出现有临床意义的缺血。长时间躺或坐于皮瓣上方造成的压迫，可引起缺性坏死。早期发现坏死并再次手术对于减少额外的并发症十分重要。注意保留筋膜皮瓣的血管和一部分臀大肌，可以减少缺血坏死的发生。

■ 全部行半骨盆切除术的患者均有很高的发生感染的危险因素，如肿瘤相关的分解代谢、慢性营养不良以及化疗引起的贫血和白细胞减少。因此这类患者术后感染率约为15%。其他增加感染危险的因素包括手术应激，输血和心理抑制。减少感染发生的方法包括：术前肠道准备，术中应用荷包缝合缝合肛门，围手术期使用广谱抗生素，应用大口径引流管防止腹膜后血肿。感染可明显延迟伤口愈合，常需要积极伤口清创和长时间的伤口换药。

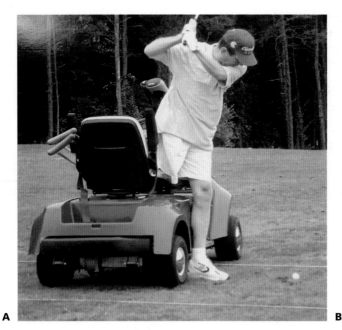
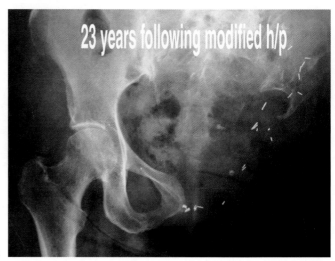

图4 **A.** 图中所示患者在半髋切除术后5年打高尔夫球，使用高尔夫球车作为支撑。**B.** X线平片显示一例最长随访时间的后皮瓣休整半髋切除术病例（随访23年），这位患者通过使用半髋切除后假体可以自由行走。残留的部分在髂骨提供了半髋切除后假体再次休息的余地。

参考文献

1. Banks SW, Coleman S. Hemipelvectomy: surgical techniques. J Bone Joint Surg 1956;384:1147 - 1155.

2. Beck NR, Bickel WH. Interinnomino-abdominal amputations. Report of twelve cases. J Bone Joint Surg Am 1948;30A:201 - 209.

3. Francis KC. Radical amputations. In: Nora PF, ed. Operative Surgery. Philadelphia: Lea & Febiger, 1974.

4. Gordon-Taylor G. The technique and management of the "hindquarter" amputation. Br J Surg 1952;39:536 - 541.

5. Gordon-Taylor G, Wiles P. Interinnomino-abdominal (hindquarter) amputation. Br J Surg 1935;22:671 - 681.

6. Higinbotham NL, Marcove RC, Casson P. Hemipelvectomy: a clinical study of 100 cases with a 5-year follow-up on 60 patients. Surgery 1966;59:706 - 708.

7. King D, Steelquist J. Transiliac amputation. J Bone Joint Surg Am 1943;25A:351 - 367.

8. Leighton WE. Interpelviabdominal amputation. Report of three cases. Arch Surg 1942;45:913 - 923.

9. Malawer MM, Buch RG, Thompson WE, et al. Major amputations done with palliative intent in the treatment of local bony complications associated with advanced cancer. J Surg Oncol 1991;47:121 - 130.

10. Malawer MM, Zielinski CJ. Emergency hemipelvectomy in the control of life-threatening complications. Surgery 1983;93:778 - 785.

11. Merimsky O, Kollender Y, Inbar M, et al. Palliative major amputation and quality of life in cancer patients. Acta Oncol 1997; 36:151 - 157.

12. Morton JJ. Interinnomino-abdominal (hindquarter) amputation. Ann Surg 1942;115:628 - 646.

13. Pack GT, Ehrlich HE. Exarticulation of the lower extremity for malignant tumors: hip joint disarticulation (with and without deep iliac dissection) and sacroiliac disarticulation (hemipelvectomy). Ann Surg 1949;58:867 - 874.

14. Pack GT, Ehrlich HE, Gentile F deC. Radical amputations of the extremities in the treatment of cancer. Surg Gynecol Obstet 1947; 84:1105 - 1116.

15. Phelan JT, Nadler SH. A technique of hemipelvectomy. Surg Gynecol Obstet 1964;119:311 - 318.

16. Pringle JH. The interpelvic - abdominal amputation; notes on two cases. Br J Surg 1916;4:283 - 295.

17. Ravitch MM. Hemipelvectomy. Surgery 1949;26:199 - 207.

18. Saint JH. The hindquarter (interinnomino-abdominal) amputation. Am J Surg 1950;80:142 - 160.

19. Slocum DB. An Atlas of Amputations. St. Louis: CV Mosby, 1949: 244 - 249.

20. Speed K. Hemipelvectomy. Ann Surg 1932;95:167 - 73.

21. Sugarbaker ED, Ackerman LV. Disarticulation of the innominate bone for malignant tumors of the pelvic parietes and upper thigh. Surg Gynecol Obstet 1945;81:36 - 52.

22. Wise RA. Hemipelvectomy for malignant tumors of the bony pelvis and upper part of the thigh. Arch Surg 1949; 58:867 - 874.

第22章　前方皮瓣半骨盆切除术

Martin M. Malawer 和 James C. Witting

任刚 译　韦兴 校

背景

■ 前方皮瓣半骨盆切除术是经典的后方皮瓣半骨盆切除术的一种改良术式。在骶髂关节和耻骨联合处截肢后，采用大腿前侧肌皮瓣覆盖腹膜，从而代替传统的臀部后方皮瓣覆盖腹膜。这种改良术式可以在肿瘤侵犯或污染后侧皮瓣时，治疗难治的臀部及骨盆肿瘤。

■ 伴有广泛侵犯的臀部软组织肉瘤或骨盆恶性骨肿瘤向后方侵犯的患者，如果标准的后方皮瓣半骨盆切除难以治疗，通常可以用前方皮瓣半骨盆切除术来治疗。

■ 该术式最初是采用带有部分股动脉的前方皮肤瓣[1]，后改良为采用大腿前侧全厚肌皮瓣[2,7]。

■ 前方皮瓣半骨盆切除术主要优势是能获得比较大的带血管肌皮瓣，可以非常理想地覆盖后方的大块缺损（图1）。需保留多少大腿前间室，取决于需要覆盖的缺损大小。当然，选择适宜的患者进行该手术才能得到比较好的手术效果。年老患者及糖尿病并伴有隐匿性股血管粥样硬化的患者，术前需通过血管造影仔细评估。

■ 第21章描述的半骨盆切除术需要用臀部的皮瓣覆盖手术缺损。前方皮瓣半骨盆切除术可以切除臀中线外侧的全部臀部及覆盖皮肤和软组织。即使肿瘤污染达到臀中线，也有可行的治疗方法[10-11]。

■ 如果可能，对于在这一区域的肿瘤，特别是低度恶性肿瘤，尽量切除臀大肌（臀肌切除术）进行治疗。但是如果肿瘤侵犯超过臀大肌，侵及臀中肌或臀小肌，或肿瘤包绕坐骨神经，或肿瘤直接邻近骨盆骨，则可以应用前方皮瓣半骨盆切除术进行根治性截肢。

解剖

■ 手术医生必须熟悉骨盆、大腿肌肉及股血管的解剖。这种手术解剖的关键是骨盆和肢体的主要血管蒂。对骨盆肿瘤侵犯骨与软组织的肿瘤学方面的考虑，详见第21章后方皮瓣半骨盆切除术。

■ 髂外血管离开骨盆穿过股三角，延续形成股总血管。可以在紧邻腹股沟韧带下方髂外血管的内侧找到一根供应髂嵴的独立分支。股血管在缝匠肌下方沿绝大部分大腿全长走形，并穿过收肌裂孔，在膝关节后方延续为腘血管。在股三角的主要分支是股深动脉，它从股动脉后侧分出，深至股骨后方表面。需结扎股深动脉才能掀起前方皮瓣。保留股总血管和股血管。

■ 股四头肌、内收肌、缝匠肌都由起自股动脉的分支供血。从深动脉发出的穿支进入股外侧肌，在它们穿过肌间隔时可见。

■ 在髌骨近端切断股四头肌腱可以从股骨上掀起全部前、内侧间室，从前方股骨骨膜表面剥离全厚层肌皮瓣。为了防止出血，小心结扎所有穿支血管和在内收肌孔处结扎股血管。

■ 在腹股沟管处切开皮肤，切断结扎多余的髂外血管分支，可以使整个皮瓣旋转覆盖截肢后缺损的区域。

■ 应用这种皮瓣可以改善外观和便于穿戴假肢改善功能。同时还能对存留的骨盆进行放疗且无任何伤口并发症。这种前方皮瓣覆盖的半骨盆切除术比传统后方皮瓣半骨盆切除术，可以进行更大范围的后方切除。

■ 可以安全地切除全部臀部间室（即臀肌、坐骨神经、骶棘韧带和骶骨翼）。

■ 前方肌皮瓣由通过股动脉血管蒂供血的部分或全部股四头肌群构成。这一皮瓣可以覆盖全部腹膜表面，通常顺利愈合很少出现并发症。

影像学和其他分期检查

■ 除了常规影像学[X线平片、CT（图2）、MRI和骨扫描]来评估半骨盆切除术适应证外，行前方皮瓣半骨盆切除术的患者应考虑行股血管造影。

■ 如股深动脉变异、常见的老年患者股动脉隐匿性粥样硬化或患者有吸烟史，都会大大影响手术效果。另外，骨盆血管的成像可以帮助确认血管没有受到肿瘤侵犯。

■ 需要行 CT 和 MRI 检查以明确肿瘤是否累及骶骨或椎体。脊柱侵犯是这种手术的禁忌证（图2）。

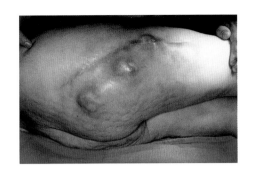

图1 临床照片显示大腿后方肉瘤行切除术及放疗后局部复发。可以见到原先的后侧切口（箭头）（图中未见箭头）。这是前方皮瓣半骨盆切除术的典型适应证，这种手术用来替代经典后方皮瓣半骨盆切除术。（Courtesy of Martin M. Malawer.）

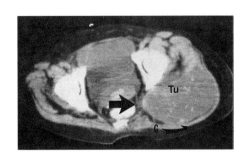

图2 CT 显示臀部巨大骨外软骨肉瘤（Tu），臀大肌被挤压成薄薄一层（G）。可见肿瘤早期经坐骨迹侵犯进入骨盆。（Courtesy of Martin M. Malawer.）

适应证

■ 前方皮瓣半骨盆切除术适应于不能通过非根治性切除治疗的累及臀部的肿瘤。无论是否接受放疗的保肢手术失败患者，或肿瘤原发侵犯大腿后侧和坐骨神经的患者适用于这种手术。

■ 这一手术方法也可以用于不能进行保肢手术的患者[5]，也适应于非肿瘤性截肢患者（如无法控制的骶骨感染或粗隆骨髓炎）。

■ 非肿瘤性适应证也包括伴有骨盆或髋关节无法控制的慢性骨髓炎的适合的截瘫患者。

外科治疗

术前计划

■ 为达到理想的治疗效果，需要详细的术前计划。在做任何切口之前按计划画好前方皮瓣半骨盆切除术的手术切口，以便能够看清切口的各个部分（图3）。

■ 术前准备应包括纠正贫血和完善的肠道准备。女性患者还要行阴道准备。确保动静脉通路，膀胱留置导尿管。

体位

■ 患者先仰卧于手术台上，然后侧向一方，使髂嵴位于手术台的折弯处（图4）。患者体位放置好后，在右髂嵴和大转子下放置垫子防止皮肤压疮。在腋窝处塞入软垫保证胸腔能充分扩张，同时防止臂丛损伤。

■ 左臂放置在 Krasky 支架上。使用弹力绷带或弹力袜防止对侧下肢血流淤积。手术台弯曲使髂棘和腰椎打开成一角度。肛门临时缝闭。左下肢备皮消毒、包裹，保证从膝到髂棘的皮肤外露。

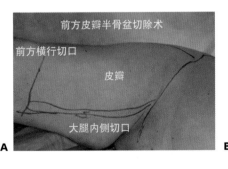

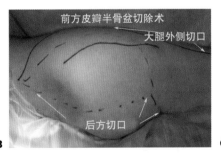

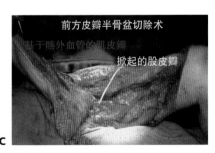

图3 **A.** 术前描画的前方皮瓣切口临床照片。前侧肌皮瓣包括大腿前方皮肤的大部分、皮下组织及其下方的股四头肌。这一皮瓣基于股总动脉和股动脉。提起皮瓣时结扎股深动脉。在缝匠肌下方沿大腿内侧面延伸这一切口，即可以找到股动脉并于远端结扎，以保留股四头肌充分血供。在膝关节上几英寸处做横切口。**B.** 图中标记的后方切口沿前侧切口延长，沿骶髂关节向下至臀皱褶。之后向后方横行走行与前方皮瓣汇合。这一切口避免了任何的后方切口污染的可能。20 世纪 80 年代美国国立肿瘤研究所的 Paul H.Sugarbaker 医生开始推出这种手术方法。**C.** 术中照片显示了前方皮瓣半骨盆切除的第一步骤是自股骨上掀起很大的股四头肌肌皮瓣。结扎股深动脉以提起皮瓣至腹股沟韧带上方，以便进行半骨盆切除术的腹膜后操作。（Courtesy of Martin M. Malawer.）

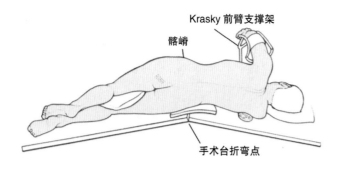

图 4 患者体位（Courtesy of Martin M.Malawer.）

前后方皮肤切口

■ 手术前应确定股四头肌上方肌皮瓣足以覆盖因手术造成的臀部缺损。用记号笔画出合适的切口范围，并将皮瓣的宽度和长度与预计的臀部缺损相比较。一旦确认皮瓣能充分覆盖缺损，完成切口剩余部分的标记（**技术图 1**）。

■ 首先，在肿瘤内侧的肛门上方后正中线或近中线处开始施画切口。切口向上方及外侧平行于髂骨翼至髂前上棘。随后继续向远端沿着大腿外侧中点延长切口，直到大腿中下 1/3 处。

■ 内侧切口走行于肛门外侧 2 ～ 3cm 处，随后沿着臀纹向前至耻骨结节。继续沿大腿中点直至大腿中下 1/3 处。

■ 两个纵向切口分别在大腿内外侧下行，由大腿前方的横行切口连接。横行切口的位置决定了肌皮瓣的长度。因此当横行切口的位置确定后，皮瓣的顶端应该可以到达髂骨翼水平。

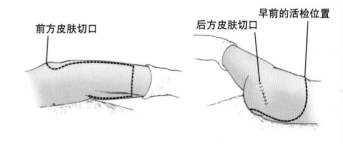

技术图 1 手术切口（Courtesy of Martin M.Malawer.）

后方切口决定手术的可行性

■ 切除臀部肿瘤时，肿瘤内侧缘通常最靠近切缘。因此，分离肿瘤时先从内侧开始，以便于术者在截肢术结束前评估手术切除肿瘤的可行性（**技术图 2**）。

■ 最初的切口应在骶骨中线的表面，切开筋膜进入骶中棘。应保留肛门周围 2 ～ 3cm 的一圈皮肤。

■ 从骶中棘和背侧骶孔之间的起点处切断附着于骶骨的臀大肌和竖脊肌。对内侧切缘进行活检。如果需要可切除骶骨外板对骶神经进行活检。如果冰冻组织学活检结果阴性，可以继续进行截肢手术。

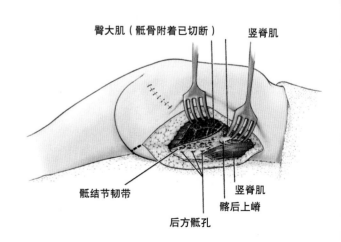

技术图 2 后方切口决定手术的可行性（Courtesy of Martin M. Malawer.）

从髂嵴上切断背部肌肉

- 在肌肉附着于骨的水平切断起自骶骨、髂嵴的腹部和背部肌肉以减少出血。需要切断肌肉包括腹外斜肌、竖脊肌、背阔肌、腰方肌（**技术图 3**）。

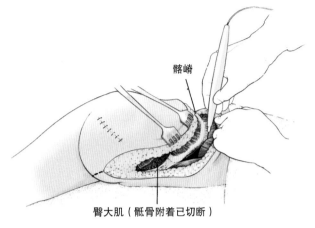

技术图 3　从髂嵴上切断背部肌肉（Courtesy of Martin M. Malawer.）

在坐骨直肠间隙行后方分离

- 屈曲髋关节，使臀纹部的组织保持一定的张力，沿臀纹向耻骨结节方向延长肛周切口。由直肠外侧进行深部分离至坐骨直肠窝内。此时切断残余的附着于尾骨和骶结节韧带的臀大肌（**技术图 4**）。

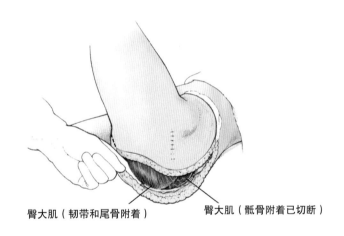

技术图 4　在坐骨直肠间隙进行后方分离（Courtesy of Martin M. Malawer.）

肌皮瓣的外侧切口

- 此时术者从患者后方移至患者前方。继续做前方切口至大腿中下 1/3 处，一直深入直至股骨，横断全部股四头肌（**技术图 5**）。
- 在外侧，切口向大粗隆向上方直至髂前上棘。将阔筋膜张肌从其筋膜上分离，连同肿瘤一同切除阔筋膜张肌。

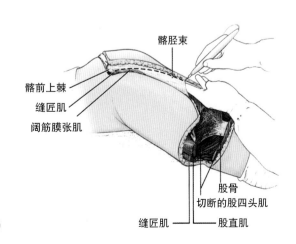

技术图 5　肌皮瓣的外侧切口（Courtesy of Martin M.Malawer.）

手术技术

切断股外侧肌

- 自屈肌群上剥离股外侧肌筋膜，一直到其股骨附着点。用电刀将外侧肌从股骨上切断。此处游离时小心，不要使肌皮瓣的肌束与上方的皮肤和皮下组织分离（技术图6）。

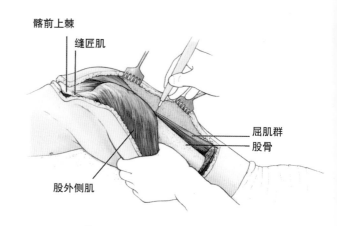

技术图6　从股骨上分离股外侧肌。（Courtesy of Martin M.Malawer.）

切断股动脉

- 内侧皮肤切口从Hunter管到耻骨结节。在股血管进入外展肌（译者注：作者笔误，应为内收肌）处找到血管，在此水平结扎和切断血管。这些血管沿着肌皮瓣深层边界走形，沿着血管继续分离可以追踪血管至腹股沟韧带上方。钳夹切断及结扎股血管进入外展肌（译者注：作者笔误，应为内收肌）的多个小分支（技术图7）。

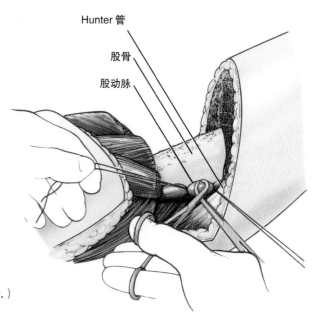

技术图7　切断股动脉（Courtesy of Martin M.Malawer.）

从股骨分离股四头肌瓣

- 用力向上牵引肌皮瓣，可以在股骨起点处切断股中间肌和股内侧肌。继续向骨盆游离肌皮瓣，可以找到股深血管。由股总动脉起点处结扎切断股深血管（技术图8）。
- 采用如下步骤从骨盆附着处游离肌皮瓣。从髂嵴处切断腹肌和筋膜；于髂前上棘处切断缝匠肌的起点。

于髂前下棘处切断股直肌起点；切断髋关节表面的股鞘。从耻骨上切断残余的腹直肌。

- 向内侧牵引肌皮皮瓣，可以充分显露骨盆。沿着股神经钝性分离，可以快速分离进入骨盆，显露下一步手术中需要切断的血管神经。

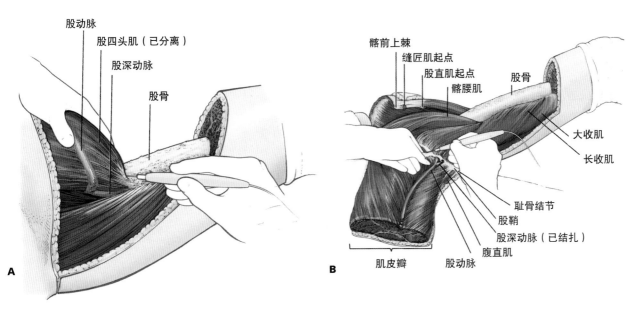

技术图 8　**A.** 从股骨上分离股四头肌。**B.** 从骨盆上分离肌皮瓣。（Courtesy of Martin M.Malawer.）

切断耻骨联合

- 为了分离耻骨联合，需保护膀胱和尿道，用手术刀切断软骨性关节（**技术图 9**）。

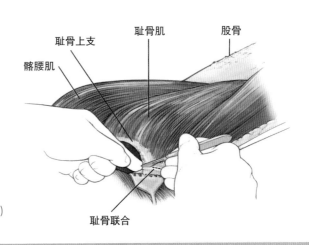

技术图 9　切断耻骨联合（Courtesy of Martin M.Malawer.）

切断髂血管

- 从髂总血管起点处切断髂内动静脉。在骶神经根表面水平，切断多支由髂内血管发出内脏分支。行进在骶神经表层，予以切断。用力向内牵拉内脏可以帮助显露这些血管。完成此阶段分离时，应该清楚地见到神经根在骨盆内的全部走行（**技术图 10**）。
- 需要注意这种术式中保留髂总淋巴结，与标准半骨盆切除术中切除髂总淋巴结不同。

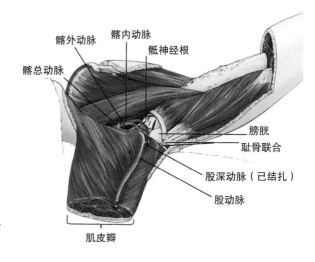

技术图 10　切断髂内血管及其分支。（Courtesy of Martin M.Malawer.）

手术技术

切断腰大肌和神经根

- 在与髂肌汇合处附近切断腰大肌。切断此肌深面的闭孔神经。注意保护走行于肌皮瓣中的股神经。在腹侧骶孔处结扎并切断腰骶神经和骶神经根（**技术图 11**）。

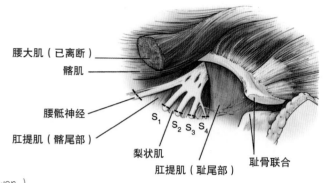

腰大肌（已离断）
髂肌
腰骶神经
肛提肌（髂尾部）
S₁ S₂ S₃ S₄
梨状肌
肛提肌（耻尾部）
耻骨联合

技术图 11 切断腰大肌和神经根（Courtesy of Martin M.Malawer.）

切断盆膈及骶骨

- 抬高下肢使构成盆腔膈的肌肉保持张力。注意保护尿道、膀胱和直肠。切断泌尿生殖膈、肛提肌和梨状肌。在骨盆附着处附近切断这些肌肉（**技术图 12**）。
- 术者需再次变换位置至患者后方。将骨刀置于尾骨尖端，在骶孔正中水平截骨切断尾骨和骶骨。
- 开始时，骨刀应平行于骶中棘。站于患者后侧的术者可用左手在尾骨附近的骶骨上找到 S5 神经孔。位

于骶骨与尾骨的连接处。右手持骨刀，这样可以准确控制截骨方向。助手用骨锤进行截骨。

- 在骶骨的上部，小心避免意外的骨折。切断腰骶韧带，患肢离体。

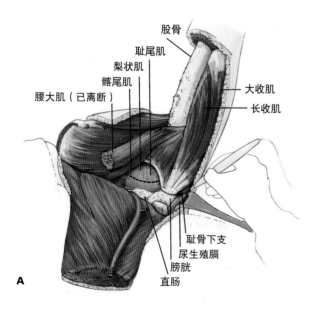

股骨
耻尾肌
梨状肌
髂尾肌
腰大肌（已离断）
大收肌
长收肌
耻骨下支
尿生殖膈
膀胱
直肠

A

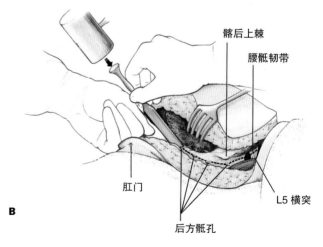

髂后上棘
腰骶韧带
L5 横突
肛门
后方骶孔

B

技术图 12 **A.** 切断盆膈。**B.** 切断骶骨（Courtesy of Martin M.Malawer.）

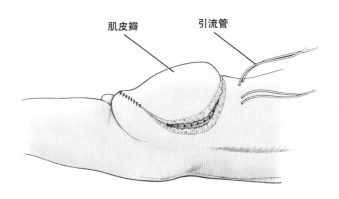

关闭切口

- 充分冲洗手术区和肌皮瓣，彻底止血。放置两根引流管后，向后方翻折肌皮瓣覆盖手术缺损区。将股四头肌的筋膜与前方腹壁的肌肉、背部肌肉、骶骨、盆膈的肌肉缝合。间断缝合皮肤（**技术图 13**）。

技术图 13 关闭切口（Courtesy of Martin M.Malawer.）

注意要点

闭合伤口	- Sugarbaker[5,8]和其他作者[1,2,4,9]报道了使用基于股血管和大腿前方间室的肌皮瓣闭合侵及臀后方结构的肿瘤术后形成的伤口。 - 这一术式主要的优点是大腿的前方皮瓣可以用来重建巨大后方缺损，皮瓣缺血坏死的风险较低。拟行术后大剂量放疗的患者如果可能，尽量采用考虑这一术式，因为这种有良好血供的肌皮瓣可以很好的耐受放疗。 - 在分离皮瓣时应非常小心，尽量避免分离或撕裂股四头肌上方的皮下组织和皮肤，否则会影响皮肤的血供。 - 偶尔，为了切除股动脉上方的肿瘤组织或放疗后的皮肤，可能需要切除皮肤蒂部。这种情况下，需采用岛状肌皮瓣覆盖。

术后护理

- 患者应当了解术后会出现幻肢感觉异常，但可以通过镇痛药缓解。这种不适随时间延长会逐渐减轻。
- 虽然成功的康复很大程度上取决于患者态度，物理治疗师仍然可以有极大的帮助。早期术后活动可以增加患者对功能恢复的积极的态度，使患者迅速地达到目标。使患者与其他曾面临康复挑战的患者进行联系是一种非常好的方法，可以极大地增加患者的信心。肿瘤医生、康复理疗师和其他术后护理相关人员必须通力合作。

结果

- 此手术方式的康复潜力相当好。去除患肢负担的患者很喜欢穿戴假肢。穿戴假肢的患者可以行走，无需使用拐杖或手杖。
- 由于此皮瓣的血供特性，绝大部分患者手术切口愈合很快。同样在后方皮瓣半骨盆切除术中发生率为10% ~ 30%的皮瓣缺血性坏死，在前方皮瓣切除术中并未发生。因此，术后围手术期感染率也明显降低。

- 术后康复和幻肢痛的风险和其他半骨盆切除术类似。由于这类皮瓣手术伤口愈合速度快，可更早佩带假肢。

并发症

- 到目前为止，这一术式未发生任何早期术后并发症。没有出现在经典后侧皮瓣半骨盆切除术中发生率约25%的皮瓣缺血坏死的严重问题。
- 这一术式最令人困扰的长期术后并发症是幻肢痛（也存在于经典半骨盆切除术）。约20%存活患者伴有严重幻肢痛并需每日服用镇痛药物。但是幻肢痛的发生率与经典半骨盆切除术没有显著性区别。

参考文献

1. Bowden L, Booher RJ. Surgical considerations in the treatment of sarcoma of the buttock. Cancer 1953;6:89 - 99.
2. Frey C, Matthews LS, Benjamin H, et al. A new technique for hemipelvectomy. Surg Gynecol Obstet 1976;143:753 - 756.
3. Gebhart M, Collignon A, Lejeune F. Modified hemipelvectomy: conservation of the upper iliac wing and an anterior

musculocutaneous flap. Eur J Surg Oncol 1988;14: 399 - 404.

4. Larson DL, Liang MD. The quadriceps musculocutaneous flap: a reliable, sensate flap for the hemipelvectomy defect. Plast Reconstr Surg 1983;72:347 - 354.

5. Lotze MT, Sugarbaker PH. Femoral artery based myocutaneous flap for hemipelvectomy closure: amputation after failed limb-sparing surgery and radiotherapy. Am J Surg 1985;150:625 - 630.

6. Luna-Perez P, Herrera L. Medial thigh myocutaneous flap for covering extended hemipelvectomy. Eur J Surg Oncol 1995;21:623 - 626.

7. Mnaymneh W, Temple W. Modified hemipelvectomy utilizing a long vascular myocutaneous thigh flap. J Bone Joint Surg Am 1980;62A: 1013 - 1015.

8. Sugarbaker PH, Chretien PA. Hemipelvectomy for buttock tumors utilizing an anterior myocutaneous flap of quadriceps femoris muscle. Ann Surg 1983;197:106 - 115.

9. Temple WJ, Mnaymneh W, Ketcham AS. The total thigh and rectus abdominis myocutaneous flap for closure of extensive hemipelvectomy defects. Cancer 1982;50:2524 - 2528.

10. Workman ML, Bailey DF, Cunningham BL. Popliteal-based filleted lower leg musculocutaneous free-flap coverage of a hemipelvectomy defect. Plast Reconstr Surg 1992;89:326 - 329.

11. Yamamoto Y, Minakawa H, Takeda N. Pelvic reconstruction with a free fillet lower leg flap. Plast Reconstr Surg 1997;99:143.

第 23 章

髋关节离断术

Daria Brooks Terrell

王硕 译　韦兴 校

背景

■ 髋关节离断术是一种经髋关节囊的下肢截肢术。虽然大多数下肢肿瘤已经可以应用保肢手术，但一些股骨和大腿的肿瘤侵犯非常广泛，必须行髋关节离断术才能充分切除肿瘤。

■ 随着假肢设计的改进，行髋关节离断术的患者已经可以应用假肢行走，尽管会比那些远端截肢术的患者消耗更多的体力。即使不穿假肢，大多数患者也能顺利行走和完成日常的活动。

■ 在一些病例中，行髋关节离断术可能比保留很短的膝上残端更好，否则很难穿假肢。

解剖

■ 髋关节区域由若干主要动脉供血。熟悉这些结构，在需要的时候找到并结扎这些血管，可能使术中出血大大减少。这些动脉包括股深动脉，旋股内、外动脉，闭孔和臀上、下动脉。

■ 阔筋膜张肌、臀大肌、髂胫束构成包绕髋关节的外层肌层，通常需要劈开其中之一才能通向髋关节。

■ 术中必须找到股三角，从而找到重要的血管神经结构。它的上界为腹股沟韧带，内侧界为长收肌，外侧界为缝匠肌。

■ 髋离断术是一种经过髋关节囊的截肢术。这一强大的纤维层覆盖髋关节前面至粗隆间线，但后方的大部分股骨颈却暴露在外。

■ 肿瘤经常侵犯至坐骨直肠窝，可以通过术前的 CT、MRI 检查明确。坐骨直肠窝的内侧壁为肛门外括约肌和盆膈下筋膜，外侧壁为坐骨结节和闭孔筋膜，前壁为被筋膜覆盖的会阴浅横肌，后壁为臀大肌下部分和骶结节韧带。评估此区域肿瘤侵犯程度在术前皮瓣设计中非常重要。

适应证

■ 未超过大腿中部的近端肿瘤
■ 股骨干肿瘤向近端髓内侵犯

■ 大腿软组织肉瘤侵及股骨或血管神经结构
■ 不可切除的局部复发病灶，特别是放疗后
■ 病理性骨折行诱导化疗和制动治疗无效
■ 减缓广泛肿瘤的痛苦

影像学及其他分期检查

CT 和 MRI

■ CT 能有效地显示肿瘤对骨的结构完整性的影响。也可以显示肿瘤侵犯周围软组织的情况，特别是坐骨直肠窝、髋关节和腹股沟的情况。MRI 能显示髓内肿瘤在骨内的扩散，因此它可以帮助确定截肢的水平及是否需要行髋关节离断术。

骨扫描

■ 骨扫描可以评估股骨、骨盆、髋臼的骨性侵犯情况。髋臼侵犯是髋关节离断术的禁忌证。

血管造影术和其他检查

■ 血管造影术能在手术前确认髂外动脉、股动脉、股深动脉情况。

活检

■ 在大多数截肢术前需要进行活检。考虑到髋关节离断后潜在的功能限制并且需要安装假肢，建议在髋关节离断术前一定要进行活检。

外科治疗

■ 髋离断术前应该评估淋巴结转移情况。淋巴结侵犯是髋关节离断术的相对禁忌证，除非是为了缓解症状。

■ 髋离断术经常是在化疗效果不理想或者肿瘤侵犯程度加重时应用。这些情况增加了不安全外科边界的可能，容易局部复发。

■ 必须详细地评估全部影像学资料，确认小粗隆近端没有肿瘤侵犯，否则会增加阳性切缘或临近切缘的可能性。

■ 皮瓣的设计对于很好地闭合伤口和愈合是至关重要的。在对位于中部或远端股骨或大腿肿瘤进行髋关节离断术时，常应用不规则形状的皮瓣。陈旧的瘢痕、放射

野和肿块决定了哪里是可以选用的最好的皮肤。如果可能尽量应用皮肤筋膜皮瓣以利于伤口的愈合。

■ 术前改善患者全身状况及营养情况，对于促进伤口愈合及减少围手术期并发症十分重要。

术前计划

■ 越邻近近端静脉附近的操作，越容易导致深静脉血栓的发生。这些更加近端的静脉血栓常常能形成栓子并且导致致命的肺栓塞。如果患者有深静脉血栓或肺栓塞病史，在术前就要考虑为患者放置静脉滤器，降低肺栓塞的风险。

■ 截肢术是改变患者一生的事情；需要解决包括身体和心理问题。很多患者认为心理咨询会有帮助，所以术者应保证患者在围手术期可以获得这些帮助。

■ 安排患者与假肢治疗师及功能良好的假肢佩戴者见面，可以帮助建立信心，并能回答一些关于日常的活动和功能方面的问题。

体位

■ 由于髋离断术需要进行前后方分离，最好采用半侧或侧卧位。

入路

■ 髋关节离断术主要的操作是经前方入路至髋关节及腹股沟。这方便显露股三角和肌肉的起点。

■ 最近，Lackman等报道了他们应用外侧入路进行髋关节离断术的方法。这一入路更加熟悉，可以同时显露前后方结构。

切口和初步显露

■ 找到骨性标志包括耻骨结节、髂前上棘、髂前下棘、坐骨结节和大粗隆（技术图1A）。

■ 前切口起于髂前上棘的前内侧1cm处，延续到耻骨结节的远端并越过耻骨，至坐骨结节和臀褶皱远端2cm。

■ 如果臀肌瓣过于肥厚，前方切口应适当向外侧偏移。

■ 后切口起于大转子前大约2cm处，延伸到大腿后侧臀褶沟。

■ 切口超过臀褶皱的距离直接取决于患者骨盆前后直径。

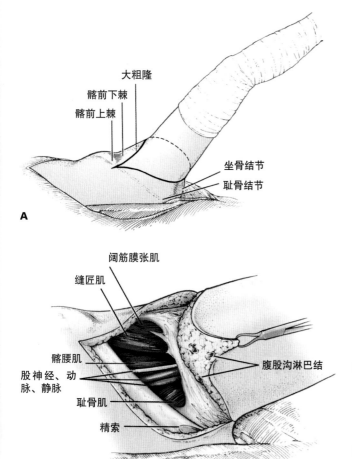

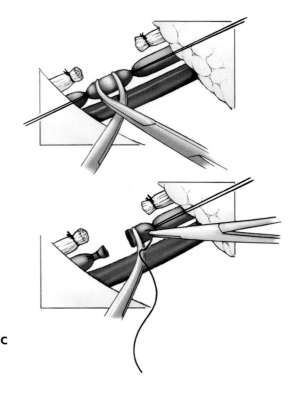

技术图1　**A.** 切口，**B.** 暴露股三角，**C.** 切断股动脉和神经（Courtesy of Martin M.Malawer.）

- 切开皮肤、皮下脂肪和 Scarpa 筋膜以显露腹外斜肌腱膜。
- 钳夹、切断并结扎大隐静脉的分支。
- 注意保护一条中等直径的动脉腹壁浅动脉，及多条外阴血管分支。
- 找到男性的精索或女性的圆韧带，并注意避免损伤这些结构。
- 在腹股沟韧带下切开卵圆窝显露股静脉、股动脉和

神经（技术图 1B）。
- 单根丝线结扎股血管。先结扎动脉然后是静脉。在结扎线结之间上直角钳后切断血管。在近端血管切断处直角钳近端进一步缝扎以确保安全。轻轻牵拉股神经，并在腹股沟韧带下方出口处结扎。当切断股神经后，神经自然回缩至腹外斜肌腱膜下方，因此如果形成神经瘤也不会位于残端的负重区域（技术图 1C）。

切断前方髋关节和腹股沟肌肉及分离坐骨结节

- 在髂前上棘起点处找到缝匠肌，与周围筋膜游离后，应用电刀在起点处切断。电刀切断股鞘和血管后方的纤维结缔组织。此时可以显露髋关节囊（技术图 2A）。
- 髋关节稍屈曲，可以用一根手指直接置于髂腰肌下方由内向外分离髂腰肌，随后在小粗隆止点处切断（技术图 2B）。由于髂腰肌与股直肌的附着点关系非常紧密，如果用手指在肌肉下方由外向内分离会非常困难。通过锐性和钝性仔细分离全部髂腰肌直到明确看到它在小粗隆的止点。有若干条较大血管通过这块肌肉的前面，在切断他们之前注意保护。在髂腰肌小粗隆止点处切断肌肉。
- 随后在骨盆上由外向内逐步切断内收肌群。为了保护骨盆的闭孔外肌，术者需要在小粗隆处找到肌腱。根据这根肌腱就可以找到耻骨肌和闭孔外肌之间的

平面，因为这两块肌肉的肌纤维走行方向是明显不同的。将一根手指放置于耻骨肌下，并用电刀从肌肉耻骨起点处切断（技术图 2C）。此时可见耻骨肌下面的闭孔动脉、静脉、神经。
- 在耻骨联合起点处横行切断股薄肌、长收肌、短收肌、大收肌。闭孔血管和神经通常在短收肌周围分叉。在分离过程中需要找到并保护好闭孔动脉的分支，以免动脉意外破裂和近端回缩至骨盆中（技术图 2D）。
- 患肢极度外展找到坐骨结节及外展肌（译者注：作者笔误，这里应该是内收肌）的回缩断端。找到弯曲的股血管并避免损伤。在坐骨结节起点处切断半膜肌、半腱肌及二头肌长头，同时保留股方肌及坐骨神经（技术图 2E）。

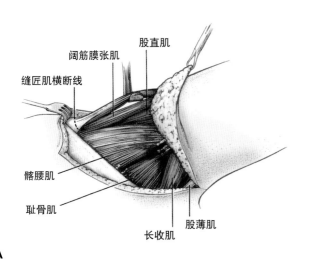

A

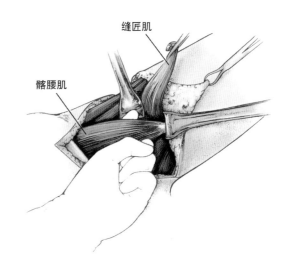

B

技术图 2　**A.** 分离缝匠肌和股鞘。**B.** 从止点位置切断髂腰肌。轻度屈髋以松弛髂腰肌。（接后）

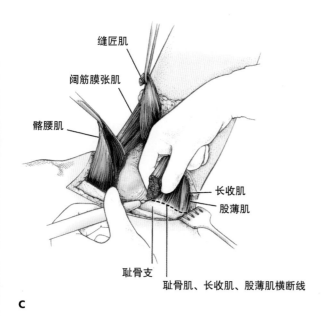

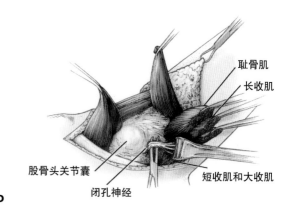

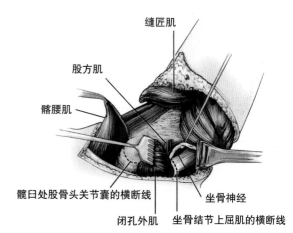

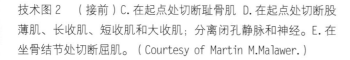

技术图 2 （接前）C. 在起点处切断耻骨肌 D. 在起点处切断股薄肌、长收肌、短收肌和大收肌；分离闭孔静脉和神经。E. 在坐骨结节处切断屈肌。（Courtesy of Martin M.Malawer.）

髋关节囊切口及切断后方肌肉

- 切断全部的前方和后方的肌群。切开覆盖在股骨头的关节囊，电刀横行切断圆韧带（技术图 3A）。

- 从后侧方至前侧方倾斜患者躯体。在后方通过臀肌的筋膜完成切口（技术图 3B）。在皮肤切口深方切断阔筋膜张肌及臀大肌。这是术中仅有的既不在

起点也不在止点切断的肌肉。在这两块肌肉下方就是股直肌，用电刀在起点髂前下棘处切断（技术图 3C）。切断臀大肌后可见由臀中肌、臀小肌、梨状肌、上孖肌、下孖肌、闭孔内肌、股方肌共同组成的肌腱。在邻近大粗隆止点处切断这些肌肉（技术图 3D）。

技术图 3 **A.** 髋关节囊前部切口。**B.** 完成切除皮肤。（接后）

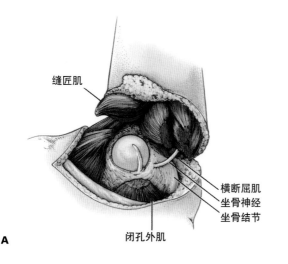

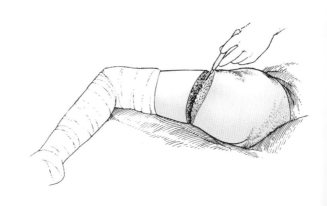

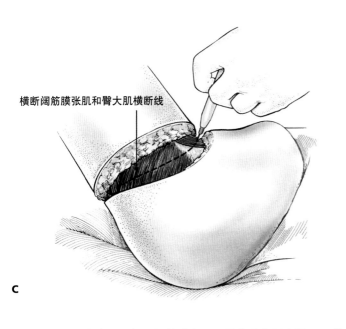

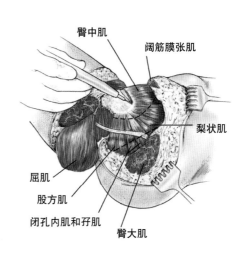

技术图 3 （接前）**C.** 切开阔筋膜张肌、臀大肌和股直肌。**D.** 横断止于大粗隆的肌肉。（Courtesy of Martin M.Malawer.）

切除标本和闭合伤口

- 切开关节囊后部从而打开全部关节囊。从周围肌肉上游离坐骨神经，切断，任由其回缩至梨状肌下方（技术图 4A）。
- 将闭孔外肌和臀中肌缝合覆盖于髋臼和关节囊上方，对突出的骨组织进行软组织覆盖（技术图 4B）。
- 提起臀部筋膜缝合于腹股沟韧带和耻骨支。间断加强缝合臀肌筋膜至腹股沟韧带。间断缝合后打结。

- 在臀筋膜下方放置引流管后关闭后方的肌皮瓣。
- 间断缝合皮肤。需要注意平均分配后方皮瓣多余的组织。少数情况下，如果臀肌皮瓣较厚，必须增加引流管的数量以消灭皮下死腔（技术图 4C）。拔除引流管之前需要保持引流管通常。术后第一天如果患者血液动力学情况允许，可以下地活动。

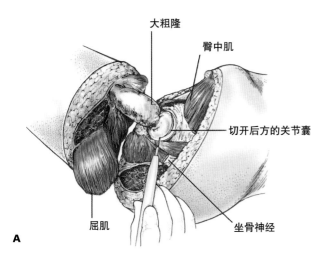

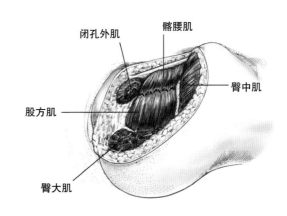

技术图 4 **A.** 切除标本。**B.** 缝合闭孔外肌和臀中肌覆盖关节囊。（接后）

手术技术

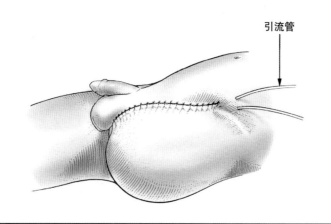

引流管

技术图 4 （接前）**C.** 缝合皮肤。（Courtesy of Martin M.Malawer.）

注意要点

骨性突起	■ 将残存的闭孔外肌与臀中肌缝合可以为骨性突出部位提供很好的软组织覆盖，便于穿戴假肢。
伤口及切口区域穿戴假肢后激惹	■ 应该平均分配残存的皮瓣并仔细清除多余组织，否则会导致切口区域不对称，以及在穿戴假肢时不适或出现问题。
关闭死腔	■ 缝合残存的髂腰肌和股方肌能对关节囊提供良好的软组织覆盖，并且闭合一些因截肢而产生的死腔。
幻肢痛	■ 在股神经和坐骨神经残端应用硬膜外管置管，可以减少幻肢痛及幻肢感觉的严重程度和发生率，还能减少总的止痛药用量。

术后护理

■ 为了减少肿胀，术后 3 ~ 5 天持续加压包扎伤口。此后需要检查伤口并更换敷料。

■ 持续伤口引流直到每日引流量很少。

■ 在伤口肿胀减轻并且伤口已经完全愈合可以开始穿戴假肢。通常至少在术后 4 ~ 6 周开始。

结果

■ 一期行髋关节离断术患者的 5 年生存率是 32%。对于局部复发者，5 年生存率是 25%。

■ 对于巨大的肿瘤且没有其他的治疗方法，髋关节离断术是一种非常有效的缓解症状的方法。可以改善这些患者的生活质量。

■ 髋离断术后穿戴假肢者通常低于远端截肢患者。约 5% ~ 60% 患者会穿戴假肢。假肢的问题及患者不愿意穿戴假肢的原因包括假肢过重及不方便如厕。尽管如此，全部患者还是应当穿戴假肢。

■ 很多行髋离断的患者患肢功能很好，其中一项研究发现，无论是否穿戴假肢，大多数患者都可以驾车。

并发症

■ 局部复发率是 2% ~ 12%，通常在因局部复发而截肢的患者及临近边缘的患者中局部复发率较高。

■ 如果出现血清肿或血肿会导致伤口愈合问题。放置引流可以帮助减少血清肿或血肿的风险。

参考文献

1. Jain R, Grimer RJ, Carter SR, et al. Outcome after disarticulation of the hip for sarcomas. Eur J Surg Oncol 2005;31:1025 - 1028.

2. Lackman RD, Quartararo LG, Farrell ED, et al. Hip disarticulation using the lateral approach: a new technique. Clin Orthop Relat Res 2001;392:372 - 376.

3. Merimsky O, Kollender Y, Inbar M, et al. Palliative major amputation and quality of life in cancer patients. Acta Oncol 1997;36:151 - 157.

4. Sugarbaker P, Malawer M. Hip disarticulation. In: Malawer MM, Sugarbaker PH. Musculoskeletal Cancer Surgery: Treatment of Sarcomas and Allied Diseases. Boston: Kluwer, 2001:337 - 349

第 24 章　近端股骨及全股骨切除人工假体重建术

Jacob Bickels 和 Martin M. Malawer
李南 译 校

背景

■ 股骨近端及股骨中段是骨原发恶性骨肿瘤及转移性肿瘤的好发部位。

■ 早前，由于恶性肿瘤需要行股骨广泛切除的患者，由于其累及骨及软组织范围广泛，预期功能结果较差，需要接受辅助化疗及放疗，常被认为是保肢手术的高危人群。因此，髋关节离断或半盆截肢是治疗股骨近端或中段巨大肿瘤的经典手术方法。但是这两种手术均会带来很差的功能结果，影响外观并造成心理问题。

■ 如今，随着肌肉骨骼恶性肿瘤患者生存率的不断提高，生物工程技术的不断发展以及外科手术技术的不断进步，使得这类患者接受保肢手术成为可能。肿瘤的局部控制及肢体的功能结果都很好。近端股骨及全股骨切除已经成为治疗骨原发恶性骨肿瘤和转移性肿瘤的可靠的治疗方法，近期更是被应用于非肿瘤性疾病。这些非肿瘤性疾病包括内固定失败，骨质很差的严重的急性骨折，全髋关节置换失败，慢性骨髓炎，代谢性骨病及各种先天性骨骼缺损[1,4]。

■ 骨重建方法包括关节融合术，大块骨软骨异体骨移植，人工假体重建及人工假体异体骨复合物重建[2,3,5,7]。

■ 骨软骨异体骨移植在 20 世纪 70 ~ 80 年代非常流行，通过匹配供体骨及受体解剖希望恢复关节的正常解剖结构。但是这种移植常常伴有较高的感染、不愈合、不稳定、骨折及软骨下塌陷并导致最终的失败[6,8]。

■ 20 世纪 80 年代中期开始出现组配式假体重建手术。这种组配式系统可以使得医生在术中测量真正的骨缺损长度，并选择最合适的假体进行重建。这种可更换系统的配件包括关节部件、体部及不同长短及直径的柄。设计特点包括假体皮质外部分的广泛的多孔涂层覆盖，以利于骨及软组织长入，以及帮助肌肉附着的金属环（图 1）。

■ 股骨近端或全股骨人工假体在大多数患者中，表现出很好的功能并且较少出现问题[1]。保留关节囊及重建外展肌功能可以明显地降低脱位的发生率，这也是这一部位假体重建术最常见的并发症[1]。

解剖

■ 股骨颈位于关节囊内这一解剖特点，使得股骨近端肿瘤有可能播散到髋关节及邻近的滑膜、关节囊和圆韧带。圆韧带可以使得肿瘤跨关节跳跃转移至髋臼。但是关节内侵犯非常罕见，通常继发于病理性骨折。通常可以保留关节囊，并且可行股骨关节囊内切除。如果出现关节囊或髋臼累及，应行关节外髋关节切除。

■ 大粗隆是髋关节外展肌的附着点，需要连同肿瘤一同切除。应保留并标记肌腱残端以进行假体附着点重建。

■ 小粗隆是髂腰肌的附着点，需要连同肿瘤一同切除。应保留并标记肌腱残端以进行假体附着点重建。在假体内外侧联合重建外展肌及髂腰肌的附着点，可以保证假体活动的平衡（图 2）。

■ 股动脉在大腿几乎是在缝匠肌管内朝向股骨收肌结节垂直下行，在大收肌水平进入 Hunter 管，移行为腘动脉。在腹股沟韧带下方 4cm 处股动脉内侧分出股深动脉。有时会连同股骨近端肿瘤一同结扎切断股深动脉。

■ 在有着丰富的下肢血管循环的青少年患者中结扎股深动脉，并不会影响到下肢的血供。但是在成年患者中强烈建议行术前血管造影检查，如果对股动脉阻塞的患者结扎股深动脉会造成肢体缺血，从而需要截肢。

■ 股骨肿瘤侵犯至股骨远端时，极少直接侵犯膝关节。如果侵犯膝关节，常常由于病理骨折、不恰当的活检造成的污染及肿瘤沿交叉韧带侵犯。如果出现关节内血肿提示关节内侵犯，此时需要考虑行关节外切除（即大块切除全部股骨、膝关节囊及胫骨近段的关节面）。

适应证

■ 骨原发恶性肿瘤（图 3）
■ 伴有广泛骨破坏的良性侵袭性肿瘤（图 4A）

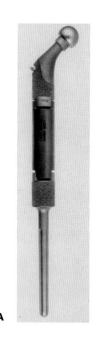
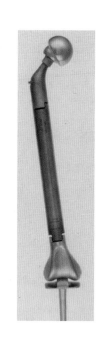
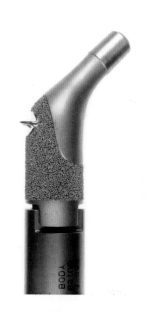
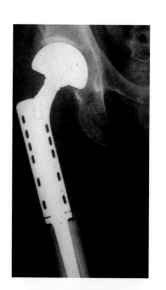

A   B   C   D

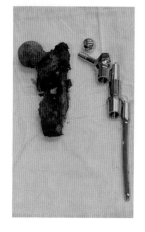
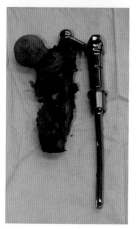

E   F

图1 A~D. 股骨近端及全股骨组配式假体。这种可更换的系统的配件包括关节部件、体部及不同长短及直径的柄。设计特点包括假体皮质外部分的广泛的多孔涂层覆盖，以利于骨及软组织长入，以及帮助肌肉附着的金属环。**E，F.** 应用组配式假体重建股骨近端转移癌切除术后的骨缺损。

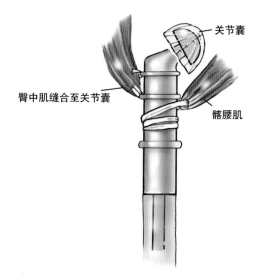

关节囊

臀中肌缝合至关节囊

髂腰肌

图2 在假体内外侧联合重建外展肌及髂腰肌的附着点，可以保证假体活动的平衡。

■ 伴有广泛骨破坏的转移性肿瘤（图4B）

■ 非肿瘤性疾病的适应证包括内固定失败，骨质很差的严重急性骨折，全髋关节置换失败小粗隆下节段性股骨缺损，慢性骨髓炎，转移性肿瘤及各种先天性骨缺损（图4C）

■ 对干骺端－骨干病变行股骨近端切除包括：①侵犯至下粗隆以下；②造成广泛的皮质破坏；③至少累及3cm股骨远端骨干。对于骨干病变行全股骨切除：①向近端侵犯超过小粗隆，远端侵犯超过骨干—干骺端结合部；②造成广泛的骨破坏（图4D）

影像学及其他分期检查

■ 股骨近端及全股骨切除需要非常详细的术前评估。需要通过物理检查及影像学检查确定：①需要切除的骨范围及假体尺寸；②需要切除的软组织范围及重建的可能

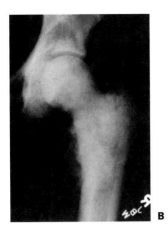
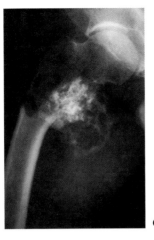
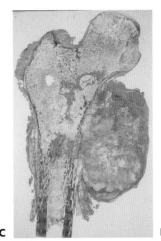
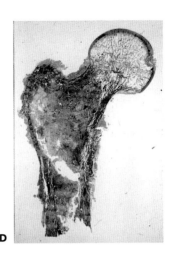

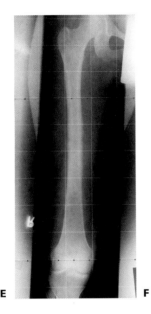
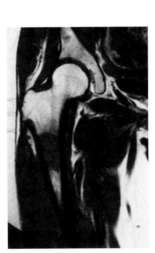
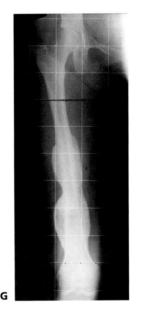

图 3　股骨近端骨肉瘤（A）及软骨肉瘤（B）。股骨近端骨肉瘤（C）及高度恶性软骨肉瘤（D）切片显示肿瘤沿髓腔侵犯。广泛切除这些肿瘤需要切除近端股骨。X 线平片（E）及 MRI（F）显示一名 29 岁女性患者，骨肉瘤几乎累及全部股骨。骨膜反应及肿瘤髓内侵犯已经累及粗隆下区域。G，同一例患者术前化疗后的平片。广泛切除肿瘤需要切除全部股骨。（**A**: Courtesy of Martin M.Malawer.）

性；③肿瘤与股血管、股神经及坐骨神经的关系。

■ 通过术前预见性的评估及随之调整手术技术，可以避免绝大部分并发症。需要行全套的影像学检查，包括 X 线平片、CT 及包括膝关节、髋关节及全部股骨的 MRI 检查。CT 及 X 线平片用于评估骨破坏的范围及水平；MRI 由于评估肿瘤的髓内及骨外成分，肿瘤的关节内侵犯及股骨髓腔内和髋臼的跳跃性转移灶。

■ 股骨近端肿瘤切除前行髂、股血管造影非常重要。如果肿瘤内侧骨外包块非常巨大，血管移位十分常见：股深动脉尤其容易受累扭曲，或较少情况下直接被肿瘤包绕。如果肿瘤的内侧骨外包块非常大，预计需要结扎股深动脉，术前必须通过血管造影确保股动脉的畅通。对于拟行囊内切除的骨转移癌，术前行血管栓塞非常有帮助。特别是对于转移性肾上腺肿瘤，如果没有进行术前栓塞而采用囊内刮除，会大量出血从而造成失血性休克。

外科治疗

■ 应用股骨近端或全股骨人工假体置换行保肢手术包括以下三个步骤：肿瘤切除、人工假体重建和软组织重建。股骨近端人工假体置换技术将在后面详细介绍。全股骨切除需要的额外步骤将在相关章节的最后加以介绍。

■ 通常累及股骨近端转移性肿瘤的手术方法与骨原发肿瘤的手术方法并无很大的不同。主要的区别是转移性肿瘤与原发肿瘤相比，骨外软组织包块常常较小，但转移性肿瘤常常侵犯周围的肌肉组织（骨原发恶性肿瘤常常是"推开"周围结构）。

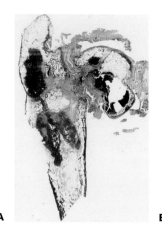
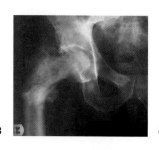
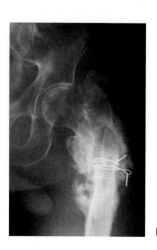
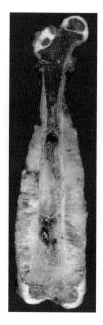

图 4 A. 股骨近端骨巨细胞瘤伴病理性骨折。**B.** 股骨近端转移癌伴粗隆下病理性骨折。**C.** 股骨近端慢性骨髓炎，伴有不全骨折不愈合、疼痛无力及功能丧失。行股骨近端切除人工假体重建术，疼痛完全缓解，功能明显改善。**D.** 股骨巨大骨肉瘤剖面，内侧骨膜反应已经达到小粗隆下方，因此需要行全股骨切除。

肿瘤切除

体位和切口

- 患者侧卧位，做一长外侧切口，起自大粗隆近端 3～4cm 远端至大腿 2/3 处（技术图 1A，B）。如果肿瘤在股骨近端内侧软组织包块巨大，可以向髂腹股沟延长切口。这一切口可以显露股骨近端 1/3 和臀肌后，可以找到股管、股三角、股动脉及股深动脉，以及缝匠肌管。

- 后方掀开臀大肌可以显露臀肌后区、外旋肌群、坐骨神经、外展肌及后关节囊。如果需要行全股骨切除，远端延长切口至髌腱前外侧及胫骨结节。如果肿瘤存在股骨远端内侧软组织包块，最好采用经内侧弧形切口（技术图 1C，D）。

分离臀中肌及臀大肌

- 纵行切开髂胫束在前后方充分显露，并部分切断臀大肌的股骨附着。向后方掀开臀大肌可以结扎第一穿动脉，其位于臀肌腱附着处附近。随后可以进一步向后方牵开臀大肌，显露臀肌后区、外旋肌群、坐骨神经、外展肌及后关节囊（技术图 2A，B）。

- 坐骨神经位于外旋肌群后方。通常当骨原发恶性肿瘤扩张生长时，外旋肌群被向外侧推挤，起到屏障坐骨神经的作用。因此在这些患者中，坐骨神经常常不在其通常的解剖位置，必须早期找到、分离，并向后方游离以避免损伤。由外展肌前、后间隙找到确认外展肌。如果没有肿瘤侵犯，可以截除大粗隆或一小块骨性附着；否则则需要在腱性部分横断外展肌并掀开，显露髋关节及髋臼（技术图 2A，B）。

牵开股外侧肌

- 在股外侧肌起点股骨嵴处横断肌肉并向远端牵开，结扎穿血管（技术图 3A，B）。作为随后的假体软组织覆盖，必须注意保护股外侧肌：将其向近端延长并与外展肌缝合（见后文"软组织重建"）。必须注意不要结扎其主要供血血管，其沿股直肌筋膜斜向前方走形。

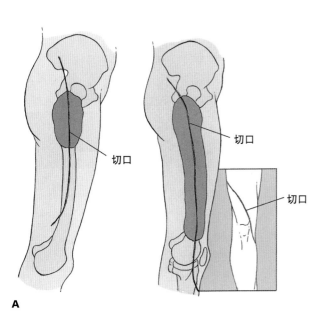

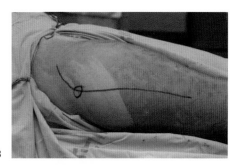

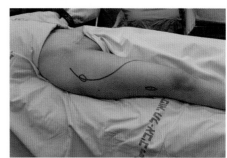

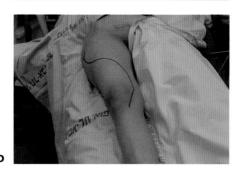

技术图 1　示意图（**A**）及术中像（**B**）显示切除股骨近端或全股骨所采用的长外侧切口。**C, D.** 切口向远端至髌腱前外侧及胫骨结节以便显露全部股骨。如果肿瘤在股骨远端有内侧或后方软组织侵犯，需要进行膝关节内侧及腘窝的分离显露，切口需弧形延伸至内侧远端。（**A:** Reprinted with permission from Clin Ortop Relat Res 2000;375:218-230）

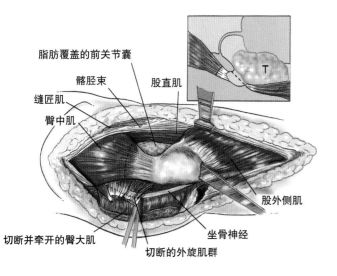

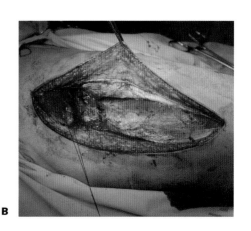

技术图 2　向后方牵开臀大肌，显露臀肌后区、外旋肌群、坐骨神经、外展肌及后关节囊的股骨近端。在示意图中肿瘤侵犯大粗隆，因此在附着处腱性部分找到并横断外展肌并牵开，显露髋关节及髋臼。如果肿瘤没有累及大粗隆，则截断大粗隆连同外展肌腱一同牵开（**A:** Reprinted with permission from Clin Ortop Relat Res 2000;375:218-230）。

手术技术

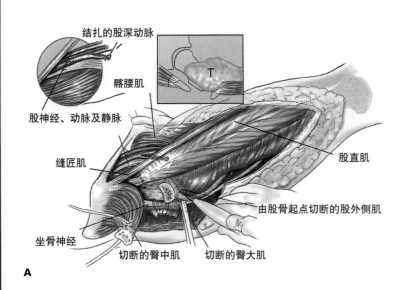

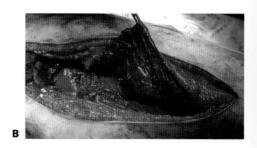

技术图 3 示意图（**A**）及术中照片（**B**）显示在股骨嵴起点切断并掀开股外侧肌。（**A**：Courtesy of Martin M.Malawer.）

- 在筋膜下方找到股神经（技术图 3A，B）。在缝匠肌管内找到股动静脉及股深动静脉并牵开。如果股深动静脉被肿瘤所侵犯，可以在其从股总动脉分叉处远端结扎并切断。

切断髋关节后肌群及关节囊，脱位股骨

- 在距离股骨近端止点 1cm 处整块切断旋转肌群，以显露臀后区。髋关节囊对于假体头在髋臼内的稳定性至关重要，因此如果没有被肿瘤侵犯，应尽量保留。
- 在前外侧纵行切开关节囊，并在股骨颈处环形切开。由前外侧脱位股骨。需要特别注意不要造成股骨颈骨折，尤其是在切除骨原发恶性肿瘤时。检查髋臼以确定是否有肿瘤关节侵犯（技术图 4A，B）。如果需要经膝关节前外侧入路行全股骨切除术，需要切断交叉韧带、副韧带及半月板，以及股骨远端附着的关节囊和肌肉（技术图 4C，D）。
- 如果可能需要进行腘血管周围的仔细分离，则需要行前内侧膝关节手术，从内侧显露腘窝。连同股中间肌一同大块切除全股骨，但是需要保留股外侧肌、股直肌、髌骨及髌腱。因为股骨远端恶性肿瘤极少穿透股中间肌或髌骨表面，因此在绝大部分病例中可以保留髌骨。

股骨远端截骨及松解内侧结构

- 根据术前影像学检查，在预定的水平进行股骨截骨。通常在距离原发肿瘤最远端 3 ～ 4cm，转移性肿瘤最远端 1 ～ 2cm 处截骨。常常用摆锯截骨，在股骨内侧用可弯曲的牵开器保护软组织。注意截骨角度正确（技术图 5）。
- 需要非常注意在切除股骨近端后不要牵拉肢体，以避免牵拉坐骨神经及股血管。如果行全股骨切除术，则需要同膝关节手术一样进行胫骨截骨，截除约 1cm 厚胫骨，截骨面应与胫骨干垂直，保留股二头肌的止点。
- 在股骨截骨或胫骨截骨分离全部股骨后，向外侧牵拉股骨。此时内侧残留的结构非常清楚：髂腰肌及内收肌群，这些结构此时或在截骨之前应非常清楚地找到。顺序切断这些肌肉，应用血管钳钳夹，涤纶带标记。小心分离股深动脉。
- 如果肿瘤侵犯可以结扎股深动脉，但是必须注意需首先确定股动脉的完整性。

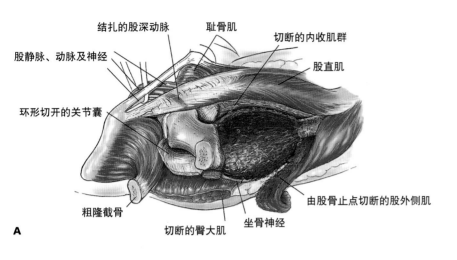

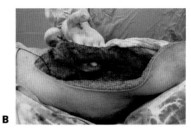

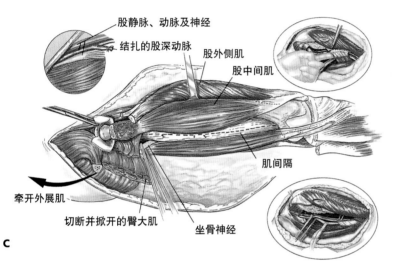

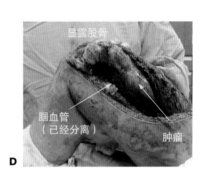

技术图 4 示意图（A）及术中照片（B）显示切断髋关节后方肌肉及关节囊。示意图（C）及术中照片（D）显示行全股骨切除时需进行的膝关节手术。用最初的外侧切口进行前外侧膝关节手术通常很方便。但是如果肿瘤向腘窝侵犯，需要仔细分离腘血管，最好行前内侧膝关节手术由内侧显露腘窝来进行全股骨切除。连同表面的股中间肌一同切除股骨，保留股直肌和髌腱。（**A**：Reprinted with permission from Clin Ortop Relat Res 2000;375:218-230；**C**：Courtesy of Martin M.Malawer.）

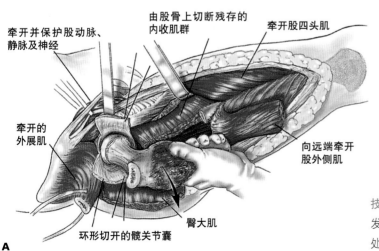

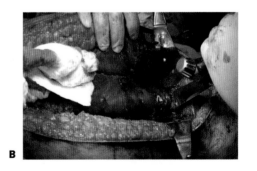

技术图 5 在股骨远端截骨并切除股骨近端。在距离原发肿瘤最远端 3 ~ 4cm，转移性肿瘤最远端 1 ~ 2cm 处截骨。（**A**：Courtesy of Martin M.Malawer.）（接下）

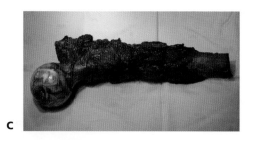

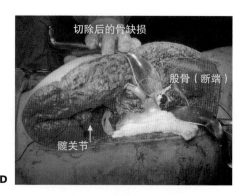

切除后的骨缺损

股骨（断端）

髋关节

技术图5（接上）

人工假体重建

- 在切除股骨近端后，需要测量切除标本的长度，股骨头大小及股骨远端髓腔的直径。应用股骨头试模检测股骨头的吸力匹配。残留的股骨断端需要包裹好，以防止损伤股动脉。在研磨髓腔前，术中行髓腔的冰冻病理检查检验是否有残余肿瘤。

研磨髓腔

- 应当选择最大可能直径的假体柄，尤其是在原发肿瘤。假体柄周围需要预留 1mm 的骨水泥间隙。因此应扩髓至大于选择的假体柄直径 2mm（技术图 6）。

实验安装

- 安装组配式假体试模长度与切除的标本长度匹配。这套试模包括体部、颈部及假体头（技术图 7A-C）。全股骨假体通过旋转铰链装置与胫骨部分组配（技术图 7D，E）。假体试模安装到位后，检查肢体远端的脉搏；如果脉搏小时则需要适当缩短假体长度。将关节囊包绕股骨头假体，检查髋关节的活动度。假体在屈曲、外展及内旋时应当稳定。

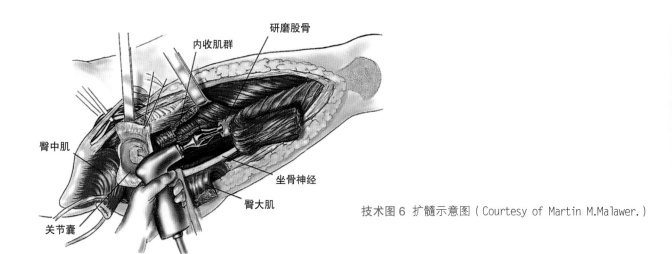

研磨股骨

内收肌群

臀中肌

坐骨神经

臀大肌

关节囊

技术图 6 扩髓示意图（Courtesy of Martin M.Malawer.）

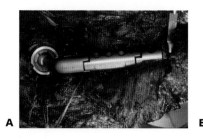

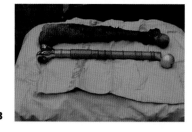

技术图 7 **A，B**. 组装组配式假体试模，使之与切除的标本长度一致。（接下）

手术技术

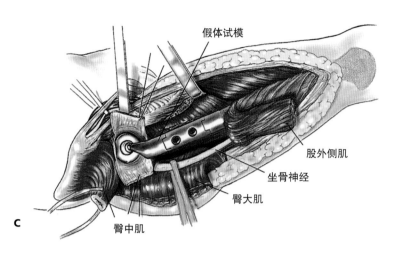

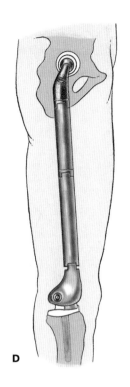

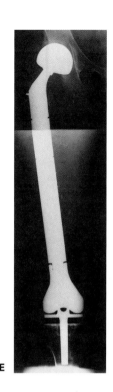

技术图7 （接上）**C.** 实验安装。必须测量肢体全长及评估神经血管束能承受的张力。全股骨假体的示意图（**D**）及平片（**E**），通过旋转铰链装置与胫骨部分组配。（**C–E：**Courtesy of Martin M.Malawer.）

组配假体及植入

■ 将假体组配好通过骨水泥插入髓腔。假体的方向至关重要。由于股骨嵴是仅存的解剖标识，比照假体垂直线及连同股骨嵴和假体的直线，应将假体的股骨颈前倾5°～10°（技术图8）。

■ 通常应用两袋骨水泥,骨水泥技术包括脉冲式灌洗,应用髓内骨水泥限制器,离心骨水泥,应用骨水泥枪,增压骨水泥,通过预先在股骨或胫骨假体柄上涂抹骨水泥来增加假体骨水泥的接触面积。如果置入骨水泥困难,术者持续矫正假体插入的方向。

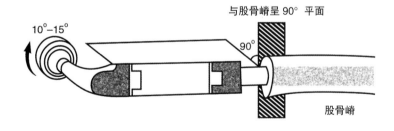

技术图8 将假体前倾5°～10°,股骨嵴是股骨近端假体安装时仅存的解剖标识,当全股骨假体置换时,则仅存胫骨结节。（Courtesy of Martin M.Malawer.）

软组织重建

■ 必须注意重建髋关节的稳定性并对假体进行足够的肌肉覆盖。应用3mm涤纶带（Deknatel，Falls River，MA）将残余的关节囊紧密缝合与假体颈部，形成一个套索从而保证即时稳定性（技术图9A～D）。涤纶是不可吸收的合成聚酯材料（聚乙烯对

苯甲二酸酯），可以使关节囊切除断端保持合适的张力。可以提供最初的愈合及关节囊周围瘢痕形成所需要的稳定性。医生不能在已经充分闭合的关节囊内脱位假体。通过将外旋肌群向近端旋转，缝合于关节囊后外侧来加强稳定性。髂腰肌向前旋转缝

合于关节囊前方增强稳定性（技术图 9E，F）。

- 假体的皮质外部件可以用来进行骨及软组织固定，从而在假体周围形成套索结构。在假体与宿主骨接触面，应用涤纶带将自体骨或异体骨环形捆扎于周围。理论上讲，这会防止骨—骨水泥接触面碎屑，从而减少无菌性松动的可能性。

- 如果连同肿瘤一同大块切除大粗隆，需将残存的外展肌肌腱应用涤纶带固定于假体外侧的金属环上。

如果还有残存的大粗隆，则应用线缆装置固定于假体（技术图 9G）。将股外侧肌紧张缝合于外展肌从而进行动力重建。其余的肌肉在前方缝合于股外侧肌，后方缝合于股后肌群（技术图 9H，I）。

- 放置 28 号胸引管，20cmH_2O 负压持续吸引，闭合伤口（技术图 9J）。患者置于平衡悬吊位或应用胫骨牵引使得髋关节提升并屈曲 20°。

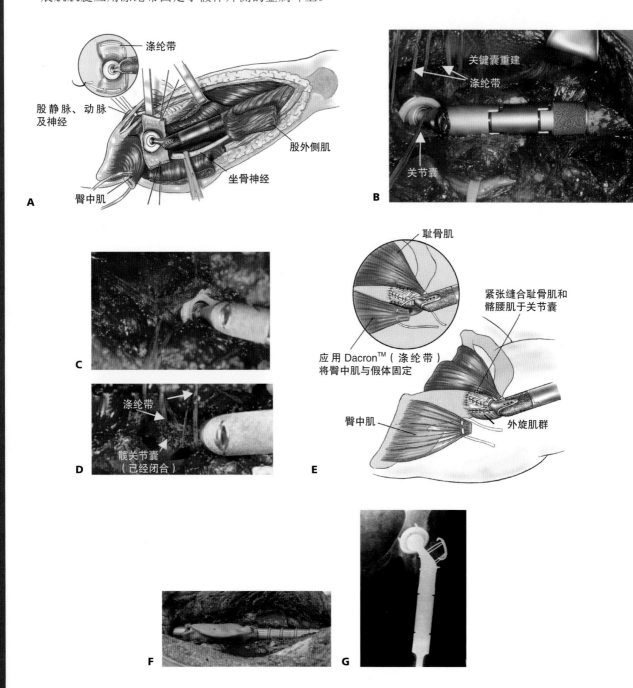

技术图 9 **A–D.** 应用 3mm 涤纶带（Deknatel, Falls River, MA）将残余的关节囊与假体颈部紧密缝合。**E.** 髂腰肌向前旋转缝合于关节囊前方增强稳定性。**F.** 或者可应用聚酯套管包绕假体，将周围的肌肉及肌腱缝合于聚酯套管上。**G.** 应用线缆系统将残存的大粗隆固定于假体外侧。（接下）

手术技术

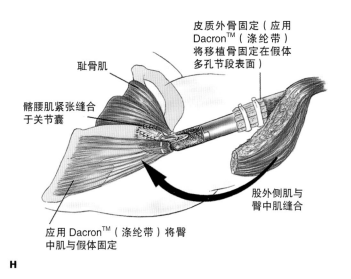

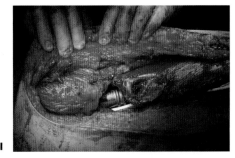

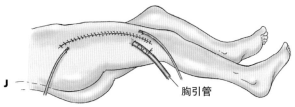

技术图 9 （接上）**H, I.** 其余的肌肉在前方缝合与股外侧肌，后方缝合与股后肌群。**J.** 放置 28 号胸引管，20cmH2O 负压持续吸引，闭合伤口。（**A, E, G, H, J:** Courtesy of Martin M.Malawer.）

注意要点

术前评估	■ 肿瘤关节内侵犯，是否保留大粗隆，神经血管束侵犯
术中	■ 如果可能，切除肿瘤时尽量保留关节囊，在重建时将其缝合于假体颈部周围
	■ 将外展肌重新固定于假体
	■ 皮质外骨性固定
	■ 功能性重建假体周围肌肉，包括将髂腰肌肌腱固定于假体内侧

术后护理

■ 患肢保持平衡悬吊位至少 5 天。为患者定制外展支具。持续负压吸引 3 ~ 5 天，拔出引流管之前静脉应用抗菌药物。

■ 术后应用外展支具在可耐受的范围内负重活动6周。在去除外展支具去除保护之前，髋关节需能主动外展，才可以进行全负重行走。

结果

■ 超过 80% 股骨近端或全股骨切除的患者功能良好或优异[1]。绝大多数患者不需要辅助行走（拐杖，步行器或手杖），尽管有些患者会表现为外展肌不稳定，Trendelenburg 步态很常见。

■ 接受股骨近端置换及全股骨置换的患者间功能结果差异无显著性[1]。

■ 通过联合应用关节囊修补技术及外展肌重建技术，假体脱位已经非常少见。因为股骨近端及髋关节血运良好，并且应用有活性的肌肉组织覆盖假体，皮瓣缺血、深部感染及假体松动的发生也很少见。

并发症

■ 深部感染

■ 脱位

■ 外展肌不稳定及 Trendelenburg 步态

■ 局部肿瘤复发

■ 假体松动

参考文献

1. Bickels J, Meller I, Henshaw RM, et al. Reconstruction of hip

joint stability after proximal and total femur resections. Clin Orthop Relat Res 2000;375:218‐230.

2. Enneking WF, Shirley PD. Resection‐arthrodesis for malignant and potentially malignant lesions about the knee using an intramedullary rod and local bone graft. J Bone Joint Surg Am 1977;59A:223‐235.

3. Freedman EL, Eckardt JJ. A modular endoprosthetic system for tumor and non‐tumor reconstructions: preliminary experience. Orthopedics 1997;20:27‐35.

4. Friesecke C, Plutat J, Block A. Revision arthroplasty with the use of a total femur prosthesis. J Bone Joint Surg Am 2005;87A:2693‐2701.

5. Henja MJ, Gitelis S. Allograft prosthetic composite reconstruction for bone tumors. Semin Surg Oncol 1997;13:18‐24.

6. Mankin HJ, Gebhardt MC, Jennings LC, et al. Long‐term results of allograft replacement in the management of bone tumors. Clin Orthop Relat Res 1996;324:86‐97.

7. Ottolenghi CE. Massive osteoarticular bone grafts. Transplant of the whole femur. J Bone Joint Surg Br 1966;48B:646‐649.

8. Zehr RJ, Enneking WF, Scarborough MT. Allograft‐prosthetic composite versus megaprosthesis in proximal femoral reconstruction. Clin Orthop Relat Res 1996;322:207‐223.

第25章

远端股骨切除人工假体重建术

Jeffrey J Eckardt, Martin M. Malawer, Jacob Bickels 和 Piya Kiatsevi

李南 译 校

背景

■ Ralph C. Marcove（纪念 Sloan Kettering 肿瘤中心）和 Kenneth C. Francis（纽约大学医学中心）于 20 世纪 70 年代早期开始采用保肢手术治疗恶性肿瘤，最初就是治疗股骨远端骨肉瘤。同时期有效化疗药物（阿霉素及甲氨蝶呤）的应用，是促成这一技术发展的重要推动因素。这些医生希望通过结合手术治疗及化疗，包括术前及术后化疗（即辅助化疗），可以安全地对患者实施保肢手术，可以进行保肢肿瘤切除。

■ 股骨远端假体重建术经历了手术技术及制造技术（最初为 Howmedica, Inc., Rutherford, NJ）的革新，至今仍是最为满意可行的骨肿瘤手术技术。组件锻造技术极大地减少了力学失败问题，模块化设计增加了假体应用的适应证。保留肌肉及软组织覆盖技术的应用减少了伤口愈合问题。

■ 保肢手术的三个主要步骤，即在良好的肿瘤边界广泛切除、可靠的重建骨缺损，及充足的肌肉转移和良好的假体覆盖，构成了对低度或高度恶性骨肿瘤进行可靠的及安全的保肢切除和重建的基础。治疗骨原发骨肉瘤已经获得了最多的临床经验。最常见的发病部位是股骨远端及胫骨近段。这项技术此后被应用到其他骨原发恶性肿瘤和复发的良性肿瘤的治疗，最近被应用到异体骨移植失败及复杂的多次失败的全膝关节置换术。

■ 手术的目的是获得足够的肿瘤学切除，同时保留足够的肌肉以维持一个无痛的有功能的肢体。本章所介绍的手术技术是根据两位资深作者（Martin M. Malawer 和 Jeffrey J Eckardt）共 51 年的手术经验撰写的，他们自 1979 年以来实施了约 440 例股骨远端假体重建手术。

解剖

■ 手术医师不仅要对骨骼解剖及定制肿瘤假体非常熟悉，同时也需要熟悉血管解剖、软组织结构及可能应用的局部肌肉瓣和保肢手术可能会用到的手术技术（图 1）。

缝匠肌管

■ 缝匠肌管位于股内侧肌、缝匠肌和大收肌之间的间隙，股动脉经行大腿内侧部分（收肌裂孔）后进入腘窝。如果患者的肿瘤大于 13cm，缝匠肌管经常会移位。缝匠肌管内的血管常会被股内侧肌深筋膜及血管周围鞘所保护。肿瘤极少会穿透这些筋膜。

膝关节

■ 肉瘤极少直接侵犯膝关节。膝关节受侵的主要原因包括不恰当的活检，肿瘤沿关节内交叉韧带侵犯，以及病理骨折。可以通过 CT 及 MRI 检查可靠地评估膝关节。如果查体考虑存在关节积液，必须行针吸穿刺及病理学检查。关节积血常提示肿瘤已经侵犯滑膜组织。这种情况并不常见，且并不提示需要截肢。

腘窝

■ 腘窝内包含有腘动静脉及坐骨神经。腘血管经大腿内侧出缝匠肌管穿过收肌裂孔进入腘窝。通过增强 CT，MRI 及血管造影来评估腘血管。

■ 肿瘤极少直接侵犯血管。如果肿瘤向后方生长，血管可能被推挤移位，但通常会有由腘窝脂肪构成的正常的边界或界限。

■ 显露腘窝是决定是否可以进行保肢手术的第一步。显露腘窝结扎切断膝血管丛。如果血管未被肿瘤侵及，通常可以安全地切除肿瘤。

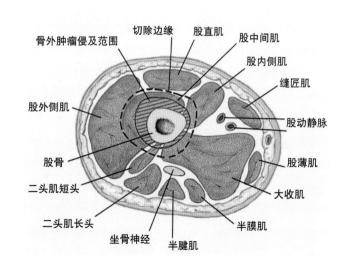

图 1 股骨远端断面解剖。

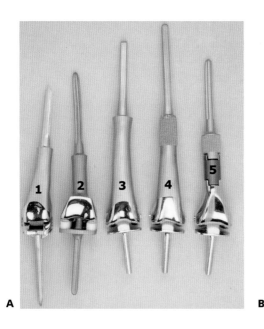

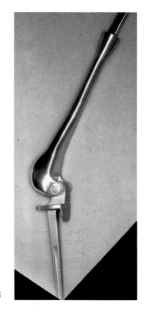

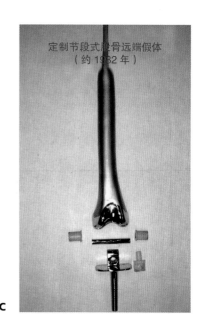

定制节段式股骨远端假体（约 1982 年）

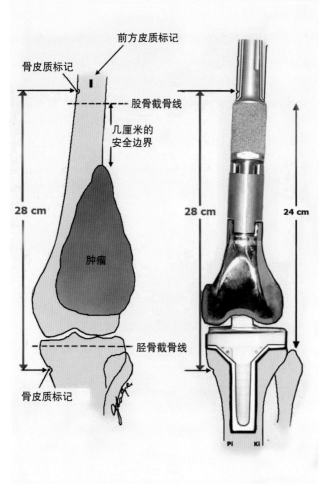

图 2　A. 股骨远端假体的改进。1：Waldius 膝关节系统，1951 年，采用固定的金属铰链。2：Spherocentric 股骨远端假体由 Harry Matthews 在 1975 年设计并在 1977 年最先应用。应用金属球面及聚乙烯衬垫连接胫骨及股骨部分。3：1980 年出现了最初的动力旋转铰链膝关节。采用失蜡法制造钴铬空心假体部分，Zickle 髓内针柄焊接在假体上。4：1985 年出现了环周多孔长入珠覆盖假体促进骨长入。实际上极少会有骨长入，但是会有保护性软组织长入。5：1988 年出现了组配式假体。股骨髁及柄是锻造的，与采用莫尔斯锥形锁定系统固定多个钛节段组配成假体。自从 1980 年 Peter Walker 为 Howmedica 设计了动力旋转铰链膝关节，至今没有太大的改动，只是少量增加了轴及聚乙烯套管的直径。旋转铰链膝的概念目前已经被广泛接受，是首选的股骨远端人工假体重建的膝关节类型。**B.** 在 70 年代早期采用 Guepar 假体（单纯铰链），当时还没有旋转铰链式假体。**C.** 80 年代应用的定制假体。膝关节为旋转铰链式，由套管、轴及插入胫骨的可旋转的聚乙烯衬垫构成。**D.** 组配式置换系统最早应用（国家肿瘤研究所，NCI）于 1988 年，并于 1991 年获得美国食品药品监督管理局（FDA）认证。这一系统由关节配件，多个节段体及不同直径的柄所构成。这一系统可以置换近端股骨、远端股骨、全股骨或近端肱骨。这套最初的系统由本书的资深作者（MM）及 Howmedica(Rutherford, NJ) 的工程师（首席工程师 George Corsi）不断改进。这套系统目前为环球 MRS 系统，由 Stryker Orthopedics(Mahwah, NJ) 制造。

- 术中应行腘窝脂肪或腘血管外膜的冰冻活检。如果有明确的血管侵犯，可以行血管移植。
- 通常不需要修复腘静脉，因为它通常并不是术后唯一的回流血管。

前、后交叉韧带

- 交叉韧带偶尔会被股骨远端肿瘤直接侵犯。肿瘤通过股骨远端髁间窝内的骨—腱结合部侵犯。因为这一部位没有软骨，不能屏障肿瘤的生长。
- MRI 有时会对评估交叉韧带的侵犯有帮助。
- 前后交叉韧带内的肿瘤结节有时会表现为关节积血。最常见的表现是手术时发现交叉韧带内的肿瘤结节。但这并不妨碍进行保肢手术。交叉韧带止于胫骨平台，可以在胫骨平台截骨时连同肿瘤一起大块切除。这是一种安全的手术操作，可以避免行真正的关节外切除。

适应证

- 人工假体最初只应用于恶性骨肿瘤切除术后的重建。制造时间可以长达 3 个月，这一期间可以进行术前化疗。已经证实假体重建的耐久性，并且假体设计在不断改进（图 2）。组配式假体的出现使得手术可以随时进行，使股骨远端假体重建的适应证得到扩展，包括一些 3 期骨巨细胞瘤；约占 10% 的不能进行常规囊内手术的转移性病变；老年骨质疏松患者复杂的髁上骨折；股骨远端骨折内固定失败；异体骨或全膝关节置换术失败；以及存在严重屈曲挛缩需要行一期膝关节置换的患者，这些患者如果采用常规的膝关节置换、截骨或韧带切除可能会导致膝关节不稳定。

病史及体格检查

- 高度恶性骨肉瘤患者的平均年龄为 5 ~ 30 岁，中位年龄为 16 ~ 21 岁。表面骨肉瘤好发于 20 ~ 30 岁，女性更常见。
- 高度恶性骨肉瘤患者最初的主诉几乎都是与活动无关的日间疼痛。所有患者都主诉钝痛，晚期会出现夜间痛。
- 30% ~ 40% 的患者有局部外伤史。创伤和肿瘤并没有因果关系，但是创伤常常使患者就医，医生建议拍片从而发现肿瘤。这曾被称为"创伤决定论"。
- 经典高度恶性骨肉瘤伴有疼痛。骨旁骨肉瘤（表面骨肉瘤）常表现为不伴有疼痛的包块（图 3）。
- 骨旁骨肉瘤最常好发于股骨远端后方。占全部骨肉瘤的近 4%。腘窝饱满是最常见的表现。

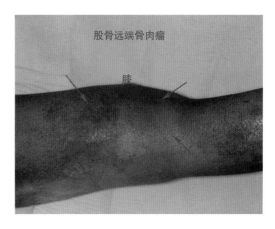

图 3　股骨远端骨肉瘤临床大体像。可以见到很大的软组织包块（箭头）。95% 的骨肉瘤可以见到骨外软组织包块。

- X 线平片常可以区别经典骨肉瘤及骨旁骨肉瘤。
- 体检可以发现压痛。区域淋巴结正常。骨肉瘤通过血行转移。极少伴有感染。
- 在小于 1% 的骨肉瘤病例中可以发生病理性骨折。骨折通常发生在单纯溶骨性亚型（约占全部骨肉瘤的25%），这类肿瘤很少有矿化的肿瘤基质。
- 超过 90% 的高度恶性骨肉瘤可以有骨外软组织包块。
- 关节积液常提示肿瘤侵犯关节或病理性骨折。
- 肢体远端脉搏通常正常并且对称。脉搏减弱可能提示肿瘤侵犯血管。
- 小腿肿胀可能提示腘静脉受阻或栓塞。
- 肿大的腹股沟淋巴结可能提示淋巴结转移，但这很少发生。需要考虑行活检。
- 腘窝淋巴结肿大极少发生（除外尤文肉瘤或淋巴瘤）。

影像学及其他分期检查

- 诊断性影像学检查应该包括 X 线平片、锝 99 骨扫描、股骨全长 MRI、股骨远端 CT 检查（图 4）以及血管造影。近年来应用三维 CT 血管造影代替了传统的血管造影。术前的分期检查重点集中在上述四处解剖结构。这将帮助医疗团队决定手术类型、手术切口、关节内或关节外切除以及活检的部位和方法。
- 如果 X 线平片可以发现 Codman 三角，其与肿瘤的侵犯程度密切相关。
- 锝 99 骨扫描显示股骨内肿瘤的范围及是否有跳跃病灶。也可以发现多中心病灶或其他骨的转移性病灶。骨扫描的早期及池期像提示肿瘤的血管分布，并可能与化疗效果（即肿瘤坏死）相关。

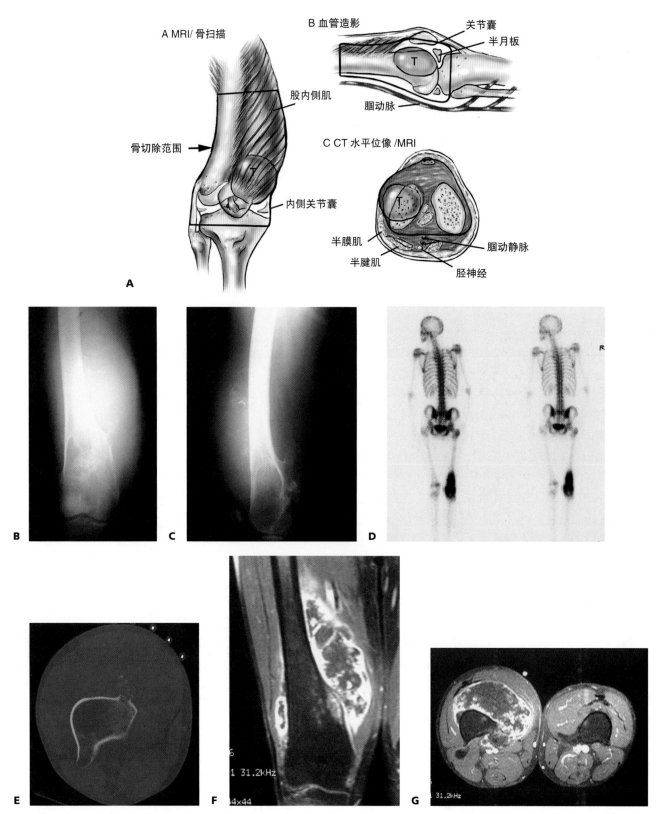

图 4 **A.** 示意图提示股骨远端肉瘤需要进行的术前检查，包括 MRI、CT、骨扫描及血管造影。**B，C.** 一例继发于骨软骨瘤的软骨肉瘤，前后位及侧位 X 线平片。**D.** 一例股骨远端肉瘤患者的锝 99 骨扫描后位像。没有发现跳跃性转移。骨扫描放射性摄取与骨内肿瘤的侵犯程度相关。**E.** 图 4B，C 患者的 CT 像，清楚地显示继发性软骨肉瘤来源于内侧骨软骨瘤茎部。同时可以发现后外侧的骨软骨瘤。尽管可以见到肿瘤的软组织侵犯，但同 MRI 比较显示并不清楚。**F，G.** 同一患者的冠状位及水平位 MRI 像。

■ 股骨 MRI 检查可以非常好地显示肿瘤的软组织侵犯及髓腔内远近端的侵及范围。可以最准确地发现跳跃性转移灶。

■ CT 作为 MRI 的有效的补充，可以显示在截骨水平骨干的情况。

■ 血管造影或三维 CT 血管造影可以用于评估股动脉及腘动脉。如果存在较大的后方或内侧骨外软组织包块时，

这一检查尤为重要。血管造影的晚期动脉像或静脉像可以显示残留的肿瘤血管丛。残留的血管分布程度与肿瘤坏死程度密切相关（**图 5A，B**）。化疗反应不良的肿瘤比反应良好的肿瘤表现出更广泛的血管丛边界。近年来三维 CT 血管重建已经代替了传统的血管造影，同样可以非常好的显示血管解剖（**图 5C–F**）。

■ 结合这些检查可以帮助判断肿瘤是否可以切除以及确

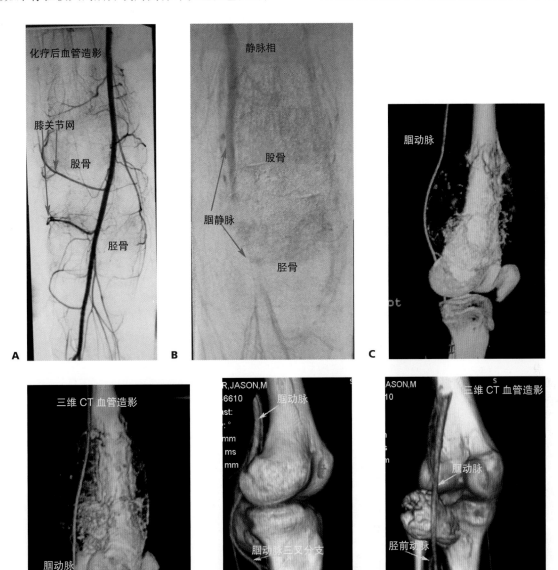

图 5 A 术前化疗后的血管造影。**A.** 前后位 **B.** 侧位显示肿瘤血管丛消失。这是所有的术前分期检查中，判断肿瘤对化疗反应的最可靠的证据。这例患者有 100% 的化疗坏死率。**C.** 目前治疗骨肿瘤中已经开始应用三维血管造影。**C，D.** 股骨远端肉瘤的侧位及后位像。腘动脉已经移位。因为没有成骨，并没有见到明显的骨外软组织肿块。**E，F.** 胫骨近端继发性软骨肉瘤。侧位像及后位像可以非常清晰地显示腘血管和它的三叉分支（箭头）。与冠脉造影相似需要 64 排或 246 排 CT 检查。

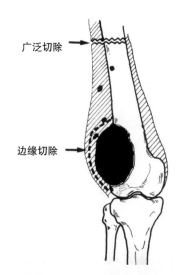

图6　原发股骨远端骨肉瘤：软组织切除范围。小黑点代表可能的皮肤转移。已经标出边缘性切除及广泛切除的范围。

定股骨截骨水平。

■ 必须要对假体柄的长度及宽度非常熟悉，以确保股骨近端有足够的长度可以进行人工假体重建手术。

外科治疗

■ 保肢手术的外科治疗原则如下：
　○ 肿瘤没有侵犯主要的神经血管束（腘血管）。

● 切除受累的骨周围各方向必须有正常的肌肉包绕（1 ~ 2cm）以保证广泛切除边界（**图6**）。

● 必须大块切除原活检部位及所有可能污染的部位。全部的活检针道必须一同切除（**图7A**）。

● 必须根据术前检查所显示的边界外3 ~ 5cm处截骨，以避免骨内的肿瘤扩散。

● 应切除邻近的关节及关节囊。

● 必须应用局部肌肉转移进行充分的肌肉重建，以减少皮瓣坏死及继发感染的可能。如果需要可以应用腓肠肌内侧头翻转肌瓣可以为假体提供非常良好的软组织覆盖。

■ 当考虑对肿瘤的患者进行保肢手术时，必须仔细地检查患者的全身情况。接受术前化疗（**图7B，C**）及放疗（尤文肉瘤）的患者，术前需要有充足的恢复时间。通常在这些治疗结束后2 ~ 3周可以实施手术。白细胞及血小板需要在安全范围内并且处于上升期，皮肤应已经不受放疗影响，同时不能有红斑。

■ 如果应用假体进行对如内固定术失败、全膝关节置换术失败或异体骨置换失败后进行保肢重建，如果曾经存在感染并且术前没有得到完全的控制，常常预后不良。

术前计划

■ 应在患者进入手术室之前确定截骨水平。仔细地回顾

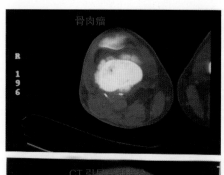

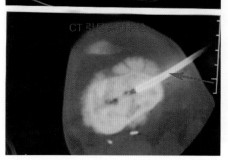

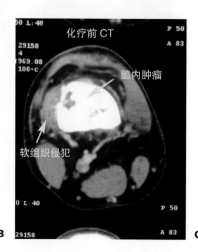

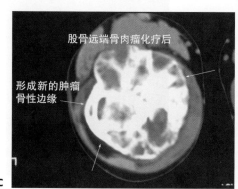

图7　**A.** 股骨远端硬化型骨肉瘤的CT像。行CT引导下穿刺活检。应常规行穿刺活检明确诊断，只有小于5%或10%的患者需要行切开活检。**B，C.** 股骨远端骨肉瘤术前化疗后的影像学改变。**B.** 化疗前CT显示骨外软组织包块。**C.** CT提示全部病变出现再骨化。CT对于评估肿瘤的化疗反应（肿瘤的坏死率）非常有帮助，应在术前化疗前后常规进行。

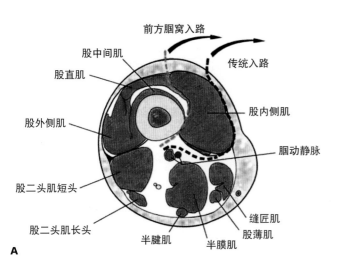

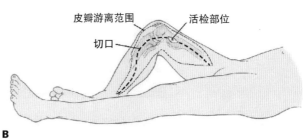

图 8　**A.** 传统股骨远端及腘窝的皮下入路及前方经收肌腘窝入路。**B.** 股骨远端切除及可能施行的腓肠肌内侧头肌瓣的切口。

所有的检查确认截骨水平，并且确认有足够长度及宽度的股骨残留以接纳股骨假体柄。应在安全的肿瘤学边界（正常骨髓外 3 ~ 4cm）切除股骨。双下肢长度差别不应超过 1cm。为此术中必须进行标记和测量，以保证截除股骨的长度与肿瘤假体的长度一致。

■ 当医生计划一期手术切除及重建术时，应同时对可能出现需要进行截肢及翻修有所准备。这时候理想的截肢平面，应与如果一期为达到肿瘤局部控制而选择截肢术的截肢平面一致。医生应该考虑到如果因为感染或假体问题需要进行翻修时如何进行重建。最主要的目的是保留患者的髋关节，如非必要尽可能不采用全股骨置换，因为这将需要两个关节的功能康复，是对患者巨大的挑战。

体位

■ 在术前或麻醉诱导时，应对患者静脉应用抗菌药物。

应用万古霉素 1g，缓慢静滴超过 1 小时，12 小时一次，直至拔除引流管。此外单次应用庆大霉素或妥布霉素 80mg。常规留置硬膜外管进行术后镇痛。

■ 麻醉诱导后插尿管。患者仰卧位，消毒全部下肢及腹股沟区域。这可以足够充分地显露股骨远端的血管。

■ 不采用止血带。可以在骶骨下面横行垫入折叠的中单轻度抬高骨盆以便于铺巾。如果采用侧方入路，应用沙袋及腋垫保持患者侧卧位。通常需要 10 分钟进行碘酒消毒。

入路

■ 推荐的入路是内侧纵行长切口，以显露股动脉及腘血管。结扎切断全部供应肿瘤及股骨远端的血管（图 8）。如果需要行带锁柄固定或股骨近端残留部分很短，需要显露股骨近端时，可以采用外侧切口。

经纵行内侧入路切除及重建股骨远端及胫骨、髌骨和股骨骨水泥填充的准备

体位和分离

■ 患者仰卧位，消毒下肢及腹股沟区域（技术图 1A）。

■ 纵行长切口，沿缝匠肌起自大腿近端，远端直至胫骨结节（技术图 1B）。

■ 应保持活检切口与下方肿瘤相连。原发肿瘤的常规入路是内侧切口，但必须切除外侧或前侧的切开活检通道并保持其与肿瘤的连续性。

■ 找到并保护好隐神经（技术图 1C）。

■ 沿缝匠肌及股内侧肌间隙进入，显露股动脉及与隐神经伴行的静脉（技术图 1D，E）。

■ 自近端向远端游离血管及隐神经，连同缝匠肌向后内侧牵开。

■ 应用 2-0 或 3-0 丝线结扎全部供应股骨远端或肿瘤的血管（膝关节网）（技术图 1F）。必须注意不能结扎内侧或外侧腓肠血管，它们是内外侧腓肠肌的主要供血血管。这些血管是行腓肠肌瓣转移的基础。

■ 在 Hunter 管处应特别小心，因为血管位于收肌腱的

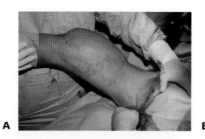

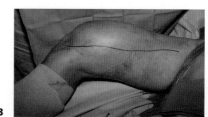

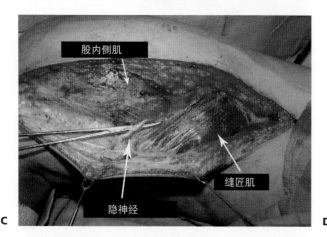

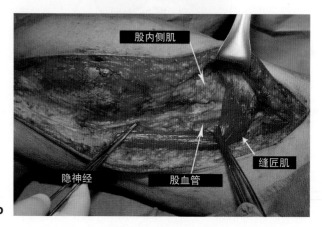

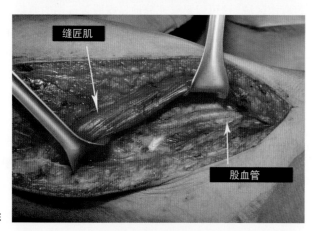

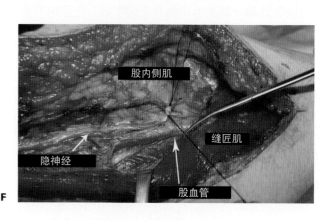

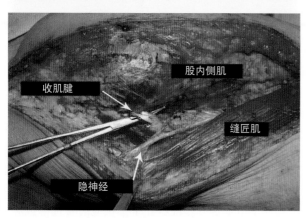

技术图 1 **A.** 右下肢巨大继发性软骨肉瘤。**B.** 沿缝匠肌内侧切口由大腿近端直至胫骨结节。**C.** 在切开皮肤及皮下组织后，筋膜下方后内侧为大块肌瓣。首先见到及需要保护的结构是隐神经。在大腿近端与股静脉伴行，沿缝匠肌至小腿。切断隐神经会导致小腿内侧麻木，有时会产生神经瘤引起痛疼。**D.** 在大腿中部及远端，向后内侧牵开缝匠肌显露股血管。**E.** 在大腿近端，向前外侧牵开缝匠肌可以显露股血管，如果需要可以显露至腹股沟韧带。**F.** 应用 2-0 或 3-0 丝线结扎切断全部供应股骨远端或肿瘤的血管，可以减少失血，改善显露，确保血管的安全。**G.** 在 Hunter 管，确认并切断收肌腱。主要血管就位于其下方，必须小心及耐心地分离血管。此处有一些侧副血管起自股血管，通向股骨及肿瘤，需要结扎切断。可见与缝匠肌伴行的隐神经。

深方。

■ 在 Hunter 管远端游离腘血管并向后内侧牵开（技术图 1G）。可见股二头肌短头在大腿外侧由近端向远端与长头汇合。

■ 显露并保护坐骨神经。

■ 在大腿肿瘤近端及内侧，切开收肌及股内侧肌结合部直至股骨，向外侧掀开股四头肌（技术图 2A）。

■ 在深方的内侧肌间隔处可见股深动脉及静脉终末端，可以结扎切断。

■ 由肿瘤表面游离股血管、隐神经及腘血管至关节下方（技术图 2B，C）。

■ 切断腓肠肌内侧头，必须保护好内侧腓肠血管（技术图 2D，E）

■ 当完全游离并牵开股血管后，连同髌骨、髌腱向外侧掀开全部或部分股四头肌，此时股中间肌可以作为非常理想的肿瘤学边界。

● 通常行关节内切除。

● 应用电刀切开关节囊，切断前后交叉韧带、腘肌腱及侧副韧带。

● 在可以直视腘血管或术者应用手指保护好腘血管后，切开后关节囊。

● 肿瘤很少侵犯关节；如果出现，肿瘤会被滑膜所

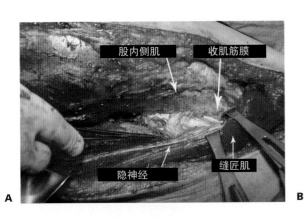

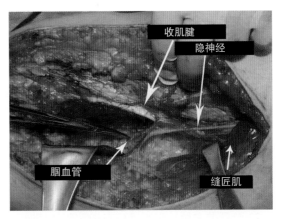

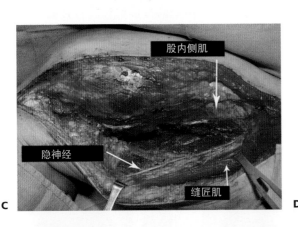

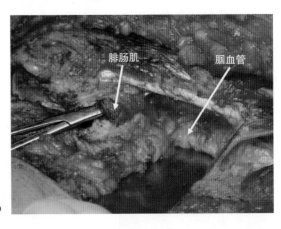

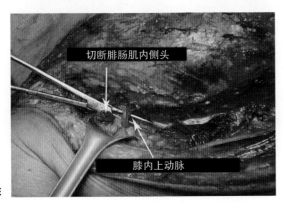

技术图 2 **A.** 在大腿近端肿瘤上方，收肌筋膜与股内侧肌筋膜汇合。切开这一间隙以显露股骨。股深血管位于收肌筋膜深方，沿股骨嵴方向走形。**B.** 在大腿近端，当向后内侧牵开缝匠肌后，可见隐神经伴行于股静脉。在切断收肌腱前，在膝关节下方显露并游离腘血管以确保其完整性。**C.** 完成内侧分离。隐神经由近端开始与缝匠肌伴行。股血管及腘血管已经分离，在大腿的远端与缝匠肌和隐神经伴行。**D.** 在膝关节内侧，分离并切断腓肠肌内侧头。**E.** 显露并切断内侧膝关节血管。（接后）

手术技术

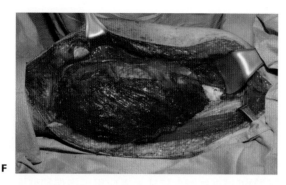

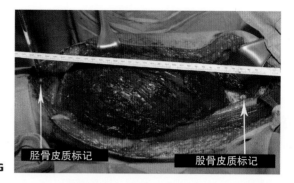

胫骨皮质标记　　股骨皮质标记

技术图 2（接前）**F.** 切开关节，由肿瘤表面掀开股四头肌，将股中间肌保留在肿瘤表面作为肿瘤学边界。**G.** 在确定截骨平面的近端及远端的股骨和胫骨上进行皮质标记，在肿瘤切除前及假体重建后分别测量长度。此时在前方皮质做标记帮助旋转对线。

覆盖。如果出现局部复发，常出现在神经血管束游离平面，而并不是在膝关节水平。

- 由肿瘤表面掀开股四头肌，在肿瘤上方保留一层肌肉作为肿瘤学边界。将股中间肌保留在肿瘤表面作为肿瘤学边界（技术图 2F）。
- 做如下皮质标记：
  - 在脱位膝关节前，在股骨近端及胫骨做标记，并在切除肿瘤前测量长度。
  - 在植入假体后应保持长度一致。
  - 在近端股骨前方做标记，以便在插入假体柄时帮助确定旋转对线关系。这一标记连同股骨嵴，

用于确定合适的假体柄旋转对线关系（技术图 2G）。

- 脱位膝关节，切断股二头肌短头及残留的后外侧关节囊。

截骨及股骨、胫骨和髌骨的准备

- 应用电锯在术前计划的水平截断股骨（技术图 3A ~ C）。应比假体的股骨部分长度多截除 1cm 股骨，随后只需截除 7mm 厚的胫骨。这 1.7cm 的差距，是假体组装时假体股骨髁与下方的全聚乙烯胫骨部分之间的距离，这样才能保证下肢等长（技术图 4A）。或者可以应用厂商提供的模具直接截除 17mm 的胫

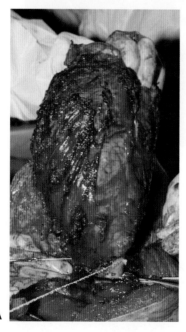

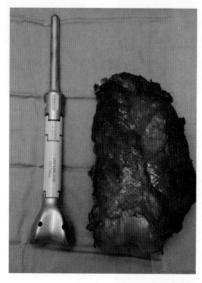

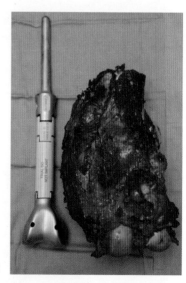

技术图 3 A. 应用线锯或摆锯在术前计划的平面，股骨皮质标记下方截断股骨。**B，C.** 截除股骨标本与假体前后位大体像。

骨，这样就可以根据股骨假体的实际长度截除股骨。这样可以使髌骨位于更加接近自然解剖位置，对于术后功能没有影响（技术图 4B）。

- 对近端股骨髓腔行术中冰冻活检。
- 髓腔锉扩髓直至股骨髓腔可以接受假体柄最大径。这就是"适合填充"概念。弯曲的假体柄可以增加旋转稳定性。在成人应避免使用小于 13mm 的假体柄。

随后应用凸面锉锉凹截骨面，冲洗刷冲洗（技术图 4C ~ E）。

- 如果应用骨水泥固定，此时可以安放近端骨水泥限制器。
- 应用摆锯稍稍向后上方倾斜（后方高）截除胫骨（技术图 4F，G）。这一操作可以徒手完成，现在也可以应用器械辅助完成。我们常规只截除 7mm 的胫骨，

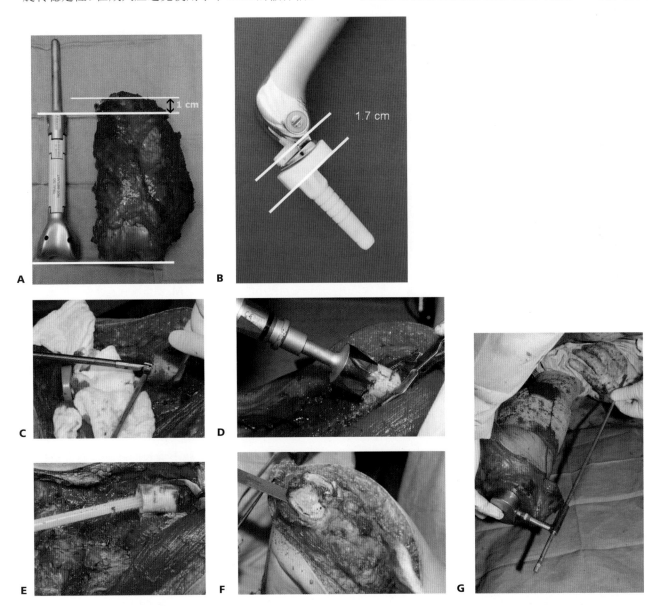

技术图 4　**A.** 根据作者（JJE）的经验，比术前计划长 1cm 截断股骨。**B.** 胫骨近端只需要截除 7mm。这可以为假体胫骨部分提供最大的平台。一期重建常规应用 8mm 全聚乙烯胫骨假体。由金属股骨髁至 8mm 全聚乙烯胫骨假体下缘的间距是 1.7cm。这可以保证下肢长度差别在 1cm 之内。不需要确保髌骨在膝关节的位置。髌骨的活动轨迹及功能非常重要，但通常术后都恢复的非常良好。**C.** 术中冰冻报告提示切缘阴性后，应用持骨器把持股骨，髓腔锉扩髓。应用锋利的髓腔锉缓慢轻柔地扩髓，同时大量冲洗以避免脂肪栓塞。扩大髓腔直至假体柄的最大部分可以轻松地插入。**D.** 应用凸面锉准备截骨面。**E.** 应用冲洗刷缓慢轻柔地再次清理髓腔。**F.** 徒手应用摆锯截除 7mm 胫骨近端。厂商目前可以提供胫骨截骨模具，可以截除较大块的胫骨，以确保髌骨位于关节线处。**G.** 通常应在矫正器远端指向第 2 跖骨时，垂直截除胫骨。截除胫骨时应使后方稍高，以保证假体充分的伸直。如果前方高，会对患者造成膝关节屈曲挛缩。（接后）

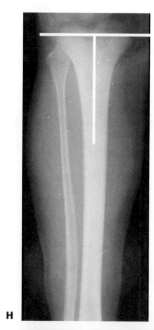

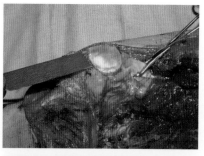

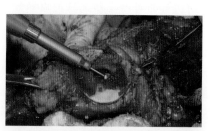

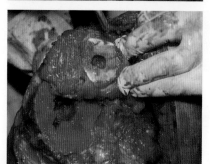

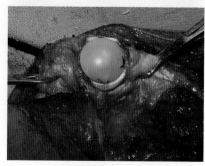

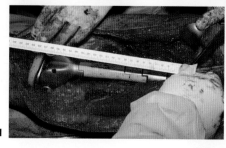

技术图 4 （接前）**H.** 行术中平片确保截骨面垂直。很小的内翻或外翻并不影响术后功能或导致松动。**I.** 应用摆锯切除髌骨面。**J.** 应用磨钻钻孔，准备安装单中心钉全聚乙烯髌骨假体。**K.** 目前可以应用模具准备胫骨。可以见到备好的胫骨及髌骨。**L.** 髌骨试模超出了髌骨范围，应该应用更小的试模替换。**M.** 测量股骨及胫骨标志见的重建后长度，确保其与切除前长度相等。此时应检查踝部脉搏。

恰好位于软骨下方。这可以提供最大的支持假体的承重面积。前方倾斜（前方高）可能会导致最终膝关节屈曲挛缩。准备好胫骨以安装假体胫骨部分。此时可以安装胫骨远端骨塞或骨水泥限制器。插入全聚乙烯胫骨假体试模。术中拍片以确保截骨面与胫骨干垂直，没有内翻或外翻。安装假体试模本身也是避免内外翻的方法（技术图 4H）。

- 切除约 50% 的关节下脂肪垫以防止术后冲击。这可能会造成术后的即时疼痛。
- 切除髌骨关节面，应用磨钻磨除以安装假体髌骨部分。一名资深作者（MM）常规应用单中心钉假体置换全部的髌骨表面。或者，如果髌骨是正常的（在大多数青少年患者），可以不需要置换髌骨（技术图 4I ~ L）。
- 试安装假体并测量，以确保重建后的长度与切除前长度一致（技术图 4M）。
- 检查关节活动度：四头肌及髌骨的活动轨迹应非常满意，没有外侧脱位的倾向。
- 此时如果有髌骨半脱位或脱位的倾向，应做适当的外侧松解。

- 同时应检查股血管的张力。在安装假体且完全伸直位，应用 B 超在踝关节处检查远端的血运。如果假体过长会产生过多的张力从而损害血管功能。
- 需要避免假体过长。对于超长的肢体进行康复非常困难。可以通过后期更换组配假体节段的方式，解决生长中儿童双下肢不等长的问题，而不是在一期手术时延长假体。有些青少年患者不需要延长肢体。假体过长同时会增加坐骨神经及腓神经麻痹的可能性。

选择及安装假体

- 髌骨假体不应超出截除关节面后的髌骨范围。应用单中心钉聚乙烯假体，修饰截骨面以适合固定。髌骨表面置换可以允许即刻的有一定强度的康复锻炼，并不需要考虑由于髌骨软骨与金属远端假体研磨所造成的膝关节疼痛。如果预期膝关节主动活动度达到屈曲 120° ～ 130°，完全伸直且没有超伸，髌骨表面置换则非常重要，并且通常可以达到这些要求。如果预期膝关节主动活动度 ≤ 90°，是否行髌骨表面置换则没有太大的区别。
- 几乎全部一期手术的全聚乙烯膝胫骨假体都是

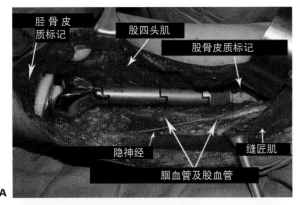

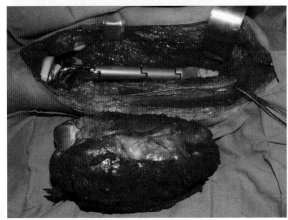

技术图 5 **A.** 最终的重建假体。**B.** 最终的重建假体及肿瘤标本。

8mm。一期手术并不需要应用有金属衬底的胫骨假体，其常规用于翻修手术。

- 胫骨聚乙烯假体应朝向胫骨结节方向（稍稍外旋）。

■ 根据最大程度符合"适合填充"概念选择股骨假体，根据前方皮质标记及股骨嵴调整旋转方向。

■ 在手术台下组装假体，安装另外一个试模检查长度、血管张力、远端脉搏及髌骨活动轨迹。所有的假体柄部插入之前必须保持干燥，因为"湿"的假体柄会导致固定不良或分离。

假体骨水泥固定

■ 全部假体均应用骨水泥固定。

■ 填充骨水泥前，静脉输入 100mg 氢化可的松（Solu-Cortef）预防可能的脂肪栓塞。脂肪栓塞的危害主要表现为肺部大范围的炎性反应。类固醇类药物是最好的抑制炎症反应的药物。

■ 常规应用含抗生素骨水泥。

■ 首先应用骨水泥固定胫骨部分及髌骨部分。

■ 在骨水泥仍为液态时，加压注入股骨髓腔。

■ 缓慢插入股骨假体柄。插入过快可能会导致脂肪栓塞。

■ 一旦假体安放到位，尽量避免旋转，这可能会导致固定效果降低或早期松动。在安装股骨假体时，不能在骨水泥即将凝固时仍然调整假体位置。

■ 全部假体安装好后进行最终的测量。

■ 最终的重建结果见技术图 5A，B。

闭合伤口及术后护理

■ 缝合前应非常仔细地止血。

■ 充分应用抗菌溶液冲洗伤口，最后一次应用生理盐水冲洗。

■ 将关节囊尽量缝合于胫骨近端残留的关节囊组织。

■ 安置深部 10mm 引流管后，应用 #1 可吸收线将缝匠肌与股内侧肌缝合（技术图 6）。

■ 安置浅层 10mm 引流管后，缝合皮下组织。

■ 缝线固定引流管，直至 24h 引流量小于 30 ～ 40ml/h（译者注：参考后文内容考虑应为"直至 24h 引流量小于 30 ～ 40ml"。）

■ 可以应用钉皮器或皮下缝合闭合皮肤。

■ 在不到 1% 的病例中会应用到腓肠肌瓣，但是当没有足够的软组织时，这种肌瓣非常有帮助覆盖假体。更多的应用腓肠肌瓣反映了一名外科医生的手术切除理念及技术。

- 无菌敷料覆盖伤口绷带包扎。
- 患者在床上应用持续被动活动装置（CPM），屈曲 30°，超伸 5°，持续 3 天。此后在出院前，快速调整至屈曲 90°。
- 患足穿持续性压力鞋。

■ 或者可以应用前方（经收肌）入路。

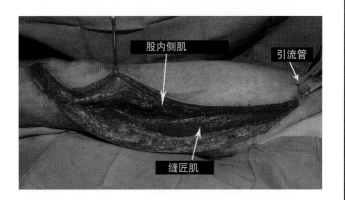

技术图 6 闭合伤口：安放 2 根 10mm 引流管自近端引出。将缝匠肌与残余的股内侧肌缝合。远端缝合关节囊。

手术技术

经纵行外侧入路切除及重建股骨远端及胫骨、髌骨和股骨骨水泥填充的准备

- 外侧入路适应证:
  - 全部翻修手术
  - 全股骨重建
  - 原发股骨远端肿瘤累及股骨近端,需要行带锁假体柄固定,包括90°锁定于股骨干或135°锁定于股骨颈,以达到稳定的重建效果。
- 外侧入路的术前准备同内侧入路。
- 麻醉满意后,插尿管,给予万古霉素及庆大霉素,患者侧卧位,小心保护好全部受压部位。
- 消毒铺巾全部下肢,自髂嵴至足。
- 不需要应用止血带。

- 做自胫骨结节至大腿近端需要长度的外侧长纵行切口。如果需要行全股骨置换,切口可以延伸至大粗隆顶点,继而转向髂前上棘。
- 电刀切开皮肤皮下组织,沿肌纤维走形切开阔筋膜。找到外侧肌间隔,在结扎切断穿血管后,从后外侧附着处切开全部股外侧肌。掀开股外侧肌,显露全部股骨。如果肿瘤学切除需要,可以保留一层肌肉在股骨表面。
- 因为胫骨结节有一些偏外侧,因此注意勿撕裂髌腱。
- 其余的步骤与内侧切口相同。

股骨远端肿瘤切除人工假体重建的前方(经收肌)入路显露股骨远端及腘窝

- 股骨远端传统入路是内侧及前内侧入路[10,13]。这些入路方便进入股骨前方,可以通过扩大筋膜皮瓣或皮下组织瓣显露腘窝及游离神经血管束(技术图7)。
- 由于在分离皮瓣时不可避免地会损伤一些皮肤及皮下组织的供血血管,并且在切除股骨远端时常规结扎切断膝关节网,皮瓣缺血的发生率也随之增加[6,10-12]。此外将股内侧肌由筋膜或皮下组织分

离,会损伤外层肌肉的血供。此后,根据肿瘤学切除原则需要切除部分股内侧肌内层部分,会影响到残留的外层肌肉的血供,并且常常造成假体软组织覆盖不足。在资深作者(MM)一项早期的研究中,110例应用前内侧切口进行股骨远端肿瘤切除人工假体重建的患者,25例患者由于软组织覆盖不足或皮瓣坏死需要行腓肠肌瓣转移术[8]。

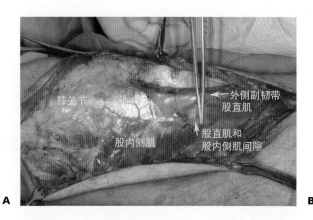
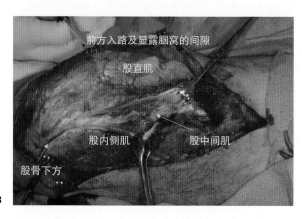

技术图7 **A–C.** 应用新报道的前方(经收肌)外科入路显露股骨远端。这一入路可以避免术后皮瓣坏死。股内侧肌与其表面的皮肤相连,从而形成一个大的肌皮瓣。**A.** 掀开大的皮瓣,小心打开股直肌(RF)及股内侧肌(VM)之间的间隙。**B.** 打开股直肌及股内侧肌间的间隙后,可以显露骨中间肌肌腱的纤维。(接后)

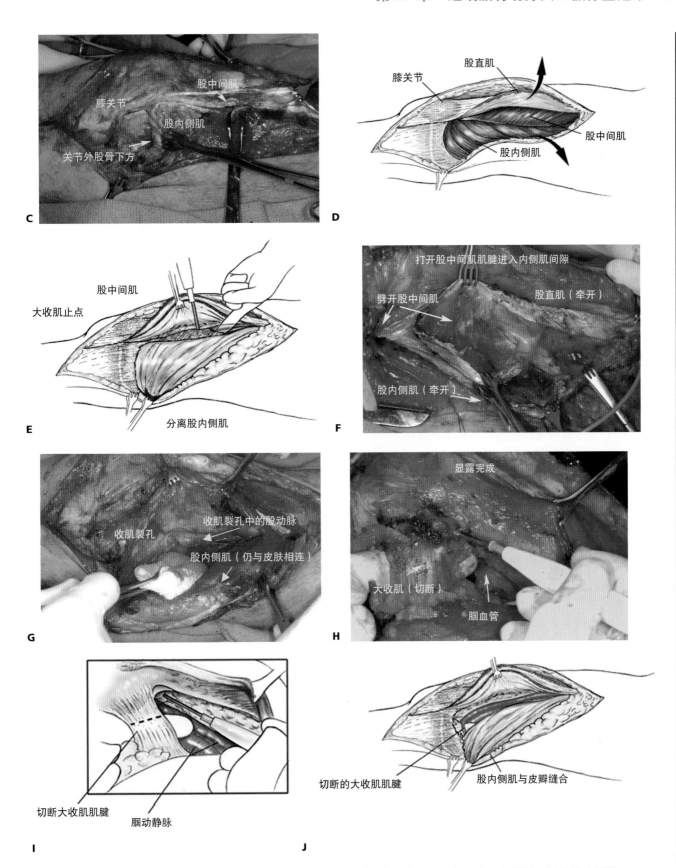

技术图 7 （接前）**C.** 分离股内侧肌远端部分。**D.** A~C 所示外科入路示意图。**E.** 打开股中间肌肌腱，游离股内侧肌。**F–H，K.** 术中照片显示经收肌入路。**F.** 打开股直肌和股内侧肌间隙，游离股中间肌。**G.** 游离含有股动静脉缝匠肌管的终末端。**H.** 打开缝匠肌管。**I.** 切断残留的附着于股骨远端的大收肌肌腱。**J.** 股动脉与腘窝和大收肌肌腱的关系。（接后）

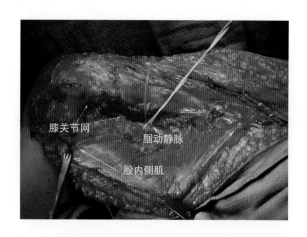

膝关节网

腘动静脉

股内侧肌

技术图 7 （接前）**K.** 显露腘窝间隙及神经血管。仔细结扎膝关节网分支。股内侧肌仍与其表面的皮肤相连，这是此入路的主要目的。

■ Kawai 等报道了一组 40 例接受股骨远端肿瘤切除人工假体重建术的患者中，30% 出现皮瓣坏死，Safran 等认为术前化疗及术中皮瓣血管损伤是导致保肢术后感染的主要因素[14]。为了减少皮瓣坏死的发生率及改善假体的软组织覆盖，资深作者（MM）提出了应用血供良好的后内侧肌皮瓣进行股骨远端切除的改良外科入路：

■ 适应证
  ● 全部高度或低度恶性股骨远端肿瘤
  ● 全部股骨远端翻修术。如果需要行外侧带锁髓内钉，需要另做一大腿近端外侧，类似髋关节手术的切口。不需要连通这两处切口。
  ● 如果考虑到有软组织覆盖的问题，推荐采用这一入路。此入路可以简单向远端延长切口，从而可行内侧腓肠肌瓣转移术。由于内侧腓肠肌比外侧腓肠肌更长更宽大，因此通常优先选择内侧腓肠肌。它可以覆盖很大的区域，包括纵行及横行覆盖假体及膝关节（见后"内侧腓肠肌转移术"）。
  ● 这一切口可以保持股内侧肌与表面皮肤的连续性，从而很好地形成肌皮瓣。很少见皮瓣坏死，伤口开裂，关节血肿，伤口积液及其他伤口并发症（1%～5%）。
  ● 如果术前计划可能行血管切除及重建，可以直接显露股血管及腘血管。外侧切口会使得血管重建非常困难。
  ● 如果切除术后缝合伤口时，仍有小部分区域没有肌肉覆盖，可以转移缝匠肌覆盖这小部分区域。

此外，通过这一切口可以采用缝匠肌转移术，部分或全部的重建或替代股四头肌缺损。

体位和切口
■ 患者仰卧位，医生站在患肢膝关节内侧（即健侧），做一长内侧旁正中切口。切口近侧沿股直肌和股内侧肌结合部弧形向远端绕过髌骨内侧缘至鹅足水平。

近侧进入间隙和肌皮瓣的形成
■ 找到并打开股直肌和股内侧肌间隙，显露下方的股中间肌。小心分开股中间肌。必须注意不要将肌肉与覆盖肌肉的筋膜分离，这会降低这一入路的优势。缝合股内侧肌与覆盖的皮肤可以更加确保皮瓣的血供。

显露肌间隔和收肌裂孔
■ 在远端找到股内侧肌及股骨内髁之间的平面（与股骨肌下方入路相似）。在关节外将股内侧肌由股骨内髁切断并向内侧牵开，远离关节囊。应用海绵擦除肌间隔上的肌肉纤维，可以显露肌间隔、收肌裂孔及大收肌腱。

找到股血管和腘血管
■ 缝匠肌跨越股内侧肌近侧部分，打开股内侧肌及其上方边界间的薄层筋膜，向后侧牵开缝匠肌。在收肌裂孔近端找到股动静脉。将术者的手指置于收肌裂孔内保护下方的血管，由股骨远端及收肌结节上切开大收肌远端肌腱，部分显露腘窝。将股血管连同血管鞘小心分离，在其进入腘窝处应用血管带标记并牵开。

完成腘窝的显露
■ 膝关节屈曲 90°。将股内侧肌肌皮瓣向后方牵开，可以显露全部腘窝，在远端腓肠肌内外侧头之间找到腘血管。找到腘血管后，从股骨内髁上切断腓肠肌内侧头；应将术者的手指置于肌肉下方保护腘动静脉。此外，必须注意保护腓肠内侧动脉，因为它是腓肠肌内侧头的唯一供血血管（技术图 8）。

游离腘血管和坐骨神经
■ 在收肌裂孔至腓肠肌结合部之间，逐个结扎切断膝关节网分支血管，可以游离腘血管。轻轻向下方牵拉腘血管，可以更好地显露膝关节网分支。
■ 随后在腘窝脂肪近端显露坐骨神经，向远端分成胫神经及腓总神经。应用浸润罂粟碱的海绵覆盖腘血管，预防可能的血管痉挛。

手术技术

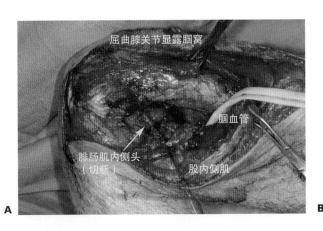
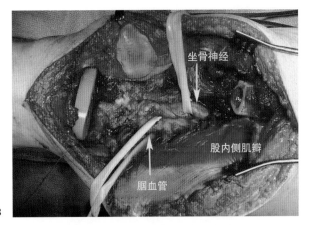
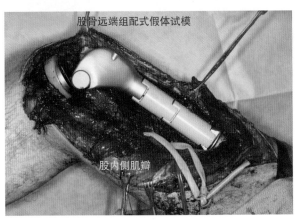
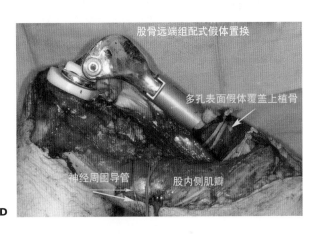

技术图 8 **A.** 屈曲膝关节以显露腘窝和血管。切断腓肠肌内侧头起点，可以轻松显露股骨远端和血管。**B.** 术后骨缺损。通常术后骨缺损长 15 ～ 20cm。**C.** 假体试模。必须注意不要牵拉神经血管束并保持双下肢等长。**D.** 植入永久性假体。这一设计的假体促进纤维及骨长入，预防假体柄松动。

分离外侧结构

■ 充分显露腘窝，包括切断腓肠肌内侧头及游离腘血管后，切断腓肠肌外侧头、股二头肌短头及全部后关节囊。

前方（关节内）切除及股骨远端截骨

■ 横行切开关节囊及前后交叉韧带，完成股骨远端软组织分离。充分游离股血管后，通常可以在收肌裂口上方，关节联合近端15～20cm处安全地截断股骨。此后的切除及重建的方法与前面所述相同：
  ● 关节内切除
  ● 皮质标记
  ● 截骨及截骨面的准备
  ● 应用试模还原

  ● 选择及组配假体
  ● 骨水泥填充
  ● 闭合伤口

内侧腓肠肌移位术

■ 内侧腓肠肌是股骨远端肌转移术的主要来源。1985年 Malawer 及 Price 首先报道了将腓肠肌内侧头移位术应用于疑难及复杂的股骨远端切除术后的重建（技术图 9）。

■ 这种肌肉移位术可以为股骨远端切除术后的大面积内侧或前侧缺损，提供非常良好的软组织覆盖。根据我们的经验，股骨远端肿瘤切除假体重建后，不需要行游离皮瓣移植。

■ 应用骨水泥固定假体后，在小腿腱性部分及中线的

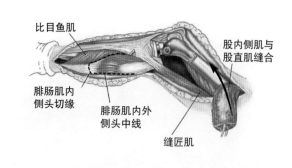

比目鱼肌
股内侧肌与股直肌缝合
腓肠肌内侧头切缘
腓肠肌内外侧头中线
缝匠肌

A

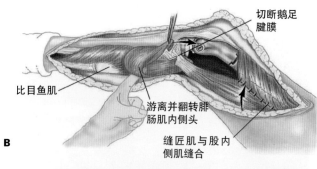

切断鹅足腱膜
比目鱼肌
游离并翻转腓肠肌内侧头
缝匠肌与股内侧肌缝合

B

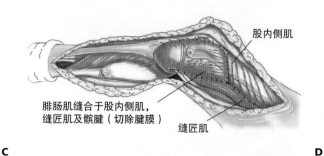

股内侧肌
腓肠肌缝合于股内侧肌，缝匠肌及髌腱（切除腱膜）
缝匠肌

C

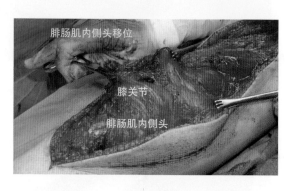

腓肠肌内侧头移位
膝关节
腓肠肌内侧头

D

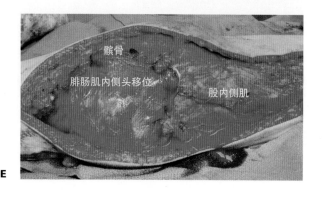

髌骨
腓肠肌内侧头移位
股内侧肌

E

技术图 9 腓肠肌瓣转移术。**A.** 切口。**B.** 在远端沿腓肠肌内外侧头中线游离腓肠肌内侧头，以利于旋转移位。**C.** 旋转腓肠肌内侧头覆盖假体和膝关节。肌肉覆盖对于伤口愈合和预防感染至关重要。**D, E.** 腓肠肌内侧头肌瓣。**D.** 游离腓肠肌内侧头肌瓣。**E.** 缝合闭合软组织缺损。可以与股内侧肌、髌骨和远端的比目鱼肌缝合。

结合部切断并游离腓肠肌内侧头。此后可以根据需要覆盖的区域，横行或向近端旋转移位。通常可以在旋转的肌瓣上直接缝合皮肤，但是如果皮肤张力较大或出现肿胀，可以将皮肤瓣直接缝合于转移的肌瓣，一期应用网状刃厚皮片植皮，覆盖残留的皮肤缺损。

- 腓肠肌内侧头的前方及后方均有很厚的筋膜覆盖。通常需要应用快刀切除这一筋膜。这样可以使肌肉比正常面积扩大 150%。此后就可以向近端翻转肌瓣覆盖大范围的内侧缺损，或向前方覆盖全部的膝关节。可以通过切断缝匠肌或其他鹅足肌腱增加旋转肌瓣的活动度。当旋转肌瓣到位后，将这些切断的肌肉与旋转的腓肠肌缝合。

- 腓肠肌内侧头主要由一束血管分支供血，即腘动脉

分出的腓肠内侧动脉。这一分支的起源位于或略低于膝关节线。当显露及分离腘窝结构时，必须注意保护这一分支，不要将其误认为膝关节网血管。膝关节网血管由腘动脉向前方分出，而腓肠内侧动脉向后内侧分出。这一血管通常在膝下血管水平分出。极少应用腓肠肌外侧头，因为这块肌肉要小得多，而且腓神经和腓骨会影响肌瓣的旋转度。

疼痛控制

- 常规（MM）在股神经鞘周围放置硅胶神经外导管，在患者转入恢复室之前，给予 10ml 0.25% 布比卡因注入。此后应用输液泵维持每小时 4～8ml 持续输入，直至术后 72 小时。这种方法可以产生非常理想的镇痛效果，可以减少超过 50% 的全身麻醉药物的应用（技术图 10）。

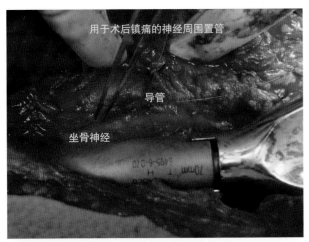

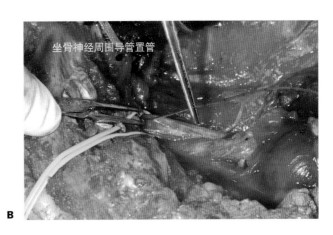

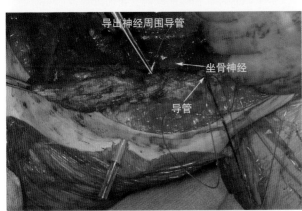

技术图 10　用于术后镇痛的神经周围置管技术。我们应用 0.25% 布比卡因每小时 4 ~ 8ml 持续输入。**A.** 术中照片显示神经、导管及假体的位置关系。**B.** 打开坐骨神经鞘置入导管。**C.** 通过静脉留置针将导管导出伤口，随后拔除静脉留置针。

术后护理

■ 患者在手术室床上即开始应用持续被动活动器锻炼，屈曲 35° 至过伸 5°。持续这一活动度锻炼 3 天，此后每天增加 10° ~ 15°，在出院前达到 90°。

■ 患者一般需要住院 7 ~ 10 天。

■ 应用毛巾卷垫在踝部下方，每天 3 次，每次 1 小时，以确保膝关节充分伸直并预防屈曲挛缩。术后 4 周持续进行这种锻炼。

■ 患者术后第 3 天可以开始下床活动，可以先应用习步器随后换成拐杖，下地活动应用膝关节支具保护 4 ~ 8 周。

■ 患者出院前，应可以达到屈曲 90°，在支具保护下伸膝 10 次，独立上下床并且可以上下台阶。

■ 如果术后单根引流管 24 小时引流量不足 30 ~ 40ml，可以拔除这根引流管，通常需要 5 ~ 6 天。

■ 静脉应用抗菌药物直至拔除全部引流管。

■ 根据患者危险因素决定是否应用抗凝药物。

■ 术后两个月内应用弹力绷带包扎，有时需要带护膝数月。

■ 术后 4 ~ 6 周开始行门诊康复训练，持续 12 周。锻炼的目的是膝关节最大屈曲度，肌肉力量及步态。大多数患者可以屈曲超过 120°，充分伸膝及无跛行的行走。4 个月后患者应该能够完全独立行走，达到大多数人看不出患者曾经接受过手术治疗的效果。

注意要点

伤口闭合困难	■ 伤口闭合困难常见于为满足肿瘤学安全边界需要而切除大部分肌肉组织时。下肢过长可能会导致这个问题。需要检查髌骨的位置。
	■ 当闭合内侧伤口时存在皮瓣存活问题，或切除了大部分的股内侧肌时，需要选择腓肠肌内侧头肌瓣。
找到内侧外科平面及股骨下间隙	■ 术者需要仔细地找到股内侧肌、股直肌间隙及下方的股中间肌。在关节外股骨髁上分离股内侧肌
分离股血管	■ 在缝匠肌管内找到血管并循其找到收肌裂孔。在切断收肌腱及肌间隔前，术者应将手指插入收肌裂孔中保护。
不易找到腘血管，尤其在远端	■ 术者需在距腓肠肌股骨髁止点 1 ~ 2cm 处切断腓肠肌。可以在腓肠肌内外侧头之间找到腘血管。
损伤或结扎腓肠内侧动脉	■ 腓肠内侧动脉是腓肠肌内侧头的主要供血血管。这一分支由腘动脉向后内侧分出。膝关节网分支则向前方分出。术者必须注意勿结扎看上去向内侧或后方走行的"膝关节网分支"。
损伤坐骨神经，尤其是腓骨支	■ 很容易在腘窝找到坐骨神经，其位于腘血管鞘后方，被脂肪所覆盖。在腘窝的近端部分血管及神经分别有包鞘包绕。当坐骨神经分支后，胫神经进入腘血管鞘与之共鞘。腓神经向外侧出腘窝，向腓肠肌外侧头走形。在这一水平非常容易损伤腓神经，尤其是当切断腓肠肌外侧头时。
损伤腘动静脉	■ 尽管在最初阶段即找到及游离这些血管，在随后的操作中仍有可能出现医源性损伤。术者在切断后关节囊时必须十分小心。腘血管在关节线水平，由膝最下血管与关节囊相连。在手术早期必须结扎切断这些血管，使得腘血管游离并远离股骨及关节囊。
	■ 偶尔股骨远端截骨端可能会损伤腘血管，术者应用纱垫隔开股骨远端以避免损伤。
闭合伤口后脉搏消失	■ 最常见于血管管径很细的年轻患者。常常是由于严重的血管痉挛造成，常由血管径细、血管显露过长及手术室温度过低导致。最好在手术全程中，应用罂粟碱（血管扩张药）浸润的海绵及温暖的纱垫，置于血管周围以避免血管痉挛。
	■ 如果发生脉搏消失，术者必须确保血管是完整的，没有被切断或由于牵拉或内膜损伤造成栓塞，或被错误的结扎。大多数情况下必须重新打开伤口，快速显露血管。血管外科医生可能会选择插入 Fogarty 导管以确保没有血栓，同时也是重新开放严重痉挛血管的非常好的方法。
下肢不等长	■ 在切除前及植入假体后需仔细地测量长度，以确保双下肢长度差别不超过 1cm。
恰当地准备股骨髓腔	■ 恰当地研磨股骨髓腔以最大适合假体柄。
切断前结扎血管	■ 切断前结扎血管以减少失血并改善手术视野
应用骨水泥安装全部假体部分，包括髌骨和全聚乙烯胫骨	■ 我们在近 25 年内没有发现髌骨及全聚乙烯假体失败的病例。骨水泥填充可以允许进行更加积极的康复锻炼。
预防脂肪栓塞	■ 缓慢研磨髓腔，缓慢插入假体柄，填充骨水泥前应用 100mg 氢化可的松（Solu-Cortef）。
预防髌骨脱位	■ 注意软组织平衡，如果需要在闭合伤口前行外侧松解
没有准备和施行翻修手术的意愿	■ 没有准备和施行翻修手术意愿的医生，不应进行一期的切除及重建手术。

结果

■ Bickels 等 [8] 进行的一项研究中，1980 — 1988 年间共有 110 例患者行股骨远端肿瘤切除人工假体置换术。其中只有 2 例行关节外切除，均为骨原发恶性肿瘤病例，肿瘤沿交叉韧带侵犯膝关节。

■ 重建方法包括 73 例组配假体，27 例定制假体和 10 例可延长假体。只有 8 例患者行限制型膝关节假体（早期），其余病例均应用旋转铰链膝关节假体重建。肿瘤切除后的软组织重建包括 21 例腓肠肌内侧头，3 例腓肠肌外侧头及 1 例腓肠肌双侧头重建。10 例可延长假体病例共行 14 次延长手术。

■ 行旋转铰链膝关节假体的患者（91%）比行限制型膝关节假体的患者（50%）有更好的功能结果。

并发症

■ 上述研究的并发症包括 6 例深部伤口感染（5.4%），其中 3 例行截肢术，2 例假体翻修及 1 例伤口清创术。共有 15 例翻修手术，包括 6 例患者更换聚乙烯假体部分，

9 例患者更换假体部分（6 例无菌性松动，2 例深部感染及 1 例放射后骨坏死）（**图 9**）。

■ 2 次聚乙烯假体部分失败发生在同一患者，第一次在首次术后 2 年半，第二次在随后 3.8 年发生。聚乙烯假体部分失败平均发生时间为 3.7 年（1.25 ~ 7.25 年），无菌性松动平均发生时间为 5.5 年（3.2 ~ 10.3 年）。

■ 在行假体翻修术时，所有由于假体松动而翻修的病例均伴有聚乙烯假体部分的失败。

局部复发

■ 局部复发的风险取决于手术医生。与重建手术的类型（关节融合，异体骨或人工假体）无关。

感染

■ 感染与手术时的局部环境、术后菌血症、手术时间及软组织覆盖相关。感染同样通常与重建手术类型无关，但应用异体骨重建后感染率会明显增高（**图 10**）。

■ 25% ~ 30% 的金黄色葡萄球菌或表皮葡萄球菌所致的假体感染，如果早期采用非常积极的清创术，包括取出

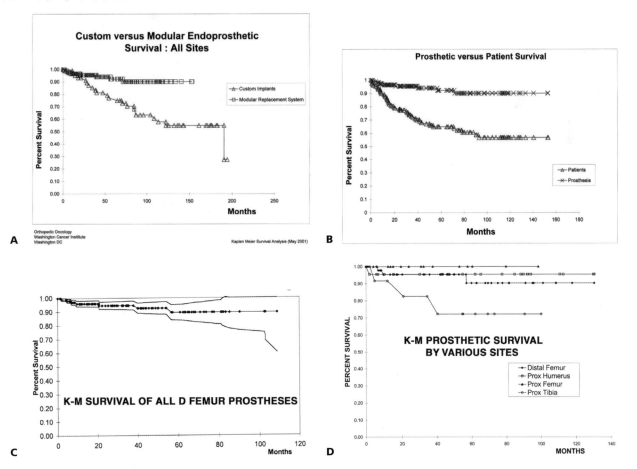

图 9 股骨远端假体寿命。假体寿命的 Kaplan-Meier 曲线。**A.** 所有解剖部位的定制假体及组配假体对比。差别可能主要由于手术技术的改变及软组织重建所造成。**B.** 假体寿命及患者实际生存率。假体寿命明显高于患者生存率。**C.** 全部股骨远端假体寿命。**D.** 不同部位的假体寿命。

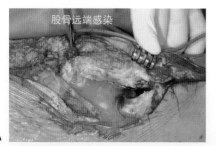
股骨远端感染

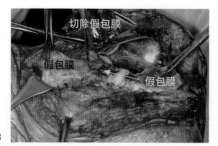
切除假包膜 假包膜 假包膜

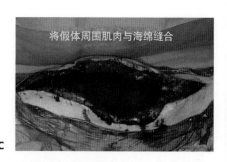
将假体周围肌肉与海绵缝合

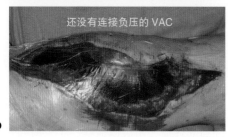
还没有连接负压的 VAC

图 10 深部假体感染。**A.** 大体可见膝关节积脓。**B.** 切除滑膜组织及假包膜非常重要。同时通常需要移除假体。**C.** 应用大块负压辅助闭合（VAC）海绵覆盖缺损，将海绵与邻近肌肉缝合。**D.** 连接负压后的 VAC，必须每 1 ～ 2 天更换一次敷料。

假体，应用含抗生素的骨水泥临时假体，静脉应用抗生素 6 ～ 8 周，如果引流培养阴性，可以重新安装假体。大多数其他细菌感染及全部的革兰阴性菌感染很难治愈，常常需要截肢。

■ 假体覆盖不足也是导致感染的重要原因。尽管一位作者（JJE）不常采用，仍需要提倡应用旋转皮瓣及游离皮瓣覆盖假体来解决这一问题。是否在一期手术时采用这些技术，反映了不同外科医生切除肿瘤的理念及技术。

脂肪栓塞

■ 很多因素可能单独或联合导致脂肪栓塞。研磨髓腔时应非常轻柔缓慢，应用锋利的髓腔锉，并经常冲洗及吸引髓腔。尽管已经常规使用骨水泥限制器及骨水泥枪，在插入假体柄时仍应缓慢轻柔。在插入股骨假体柄前，应对患者充分的水化并给氧。

■ 脂肪栓子会导致广泛的炎性反应。因为类固醇是最好

的抗炎药物，在注入骨水泥及插入假体柄之前应常规应用氢化可的松 100mg（Solu-Cortef）。

■ 大面积的脂肪栓子会导致生命危险。

机械性失败

■ 机械性失败包括任何假体金属部分或聚乙烯部分的疲劳断裂、无菌性松动、组配式假体的失配及聚乙烯滑膜炎（图 11）。

■ 大多数机械性失败是可以翻修的。成功的关键是分析失败的原因并且应用不同的重建方法。尽管文献报道翻修手术 5 年失败率为 50%，但是如果能够分析失败的原因并矫正，翻修术应比一期重建维持的时间长[13]。

■ 旋转铰链式假体自 1980 年 12 月开始应用，已经成为国际公认的股骨远端膝关节的标准重建方法。假体自身可以保证前后及内外侧稳定性，因此可以保证在所有肿瘤切除中都会遇到的全膝关节韧带完全切除。

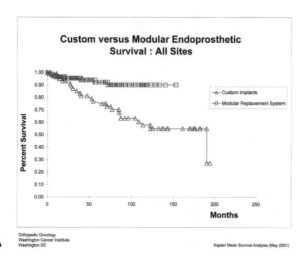

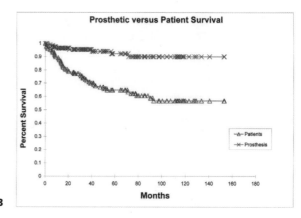

图 11 110 例股骨远端假体置换总的结果。总的保肢率为 96%，其中 85% 功能结果为良好或优秀。总的深部感染、无菌性松动及聚乙烯失败率各占 5%。

假体可以轻度的旋转及在骨—假体或骨—骨水泥—假体接触面应力弥散分布，减轻了无菌性松动或疲劳断裂的风险[6]。

■ 应用锻造柄的组配式假体的出现，与铸造柄相比，大大地减少了疲劳断裂的发生率，尤其是股骨假体柄的断裂。除非患者的体积与植入假体的大小不相配：给一名

250 磅重的患者植入 11mm 的假体柄，终将导致失败。

轴衬垫失败及假性半月板形成

■ 轴衬垫失败可表现为突发膝关节疼痛，并且感到膝关节不稳定需要帮助才能活动。只有在极少数情况下当轴衬垫与伸膝止完全失配时，在 X 线平片上可以发现轴向内

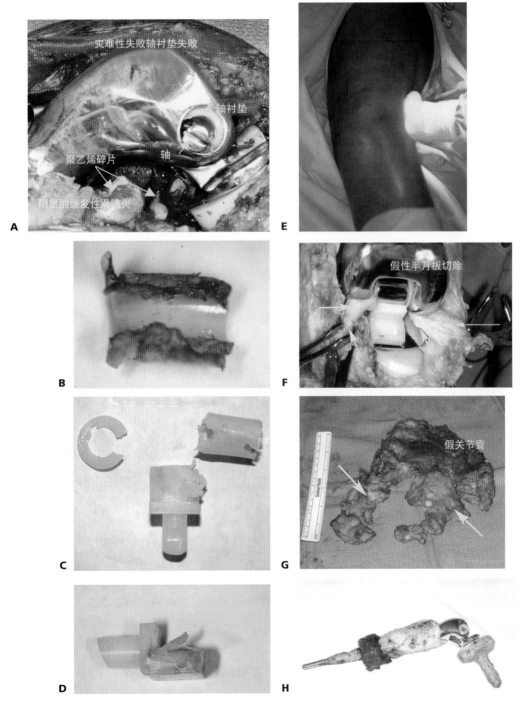

图 12　**A.** 内侧轴衬垫断裂。**B.** 残余的轴衬垫近照。**C.** 轴衬垫及缓冲器分层。**D.** 术后 17 年取出的分层的聚乙烯缓冲器。**E.** 临床照片显示在内翻压力试验时出现大体不稳定。这种不稳定特异性地表现为轴衬垫的磨损和断裂。**F，G.** 存在假性半月板的患者表现为局部疼痛，不能充分伸膝及没有积液。**H.** 假性半月板的大体标本像。由没有炎性成分的厚的纤维胶原构成。术后 5～7 年之内极少出现假性半月板。

侧或外侧突出。在这种高度怀疑的情况下需要进行外科探查。轴衬垫失败常常是晚期并发症：一系列报道的失败的中位时间为 84 个月（30 ~ 112 个月）（**图 12**）。

假性半月板及膝关节内在失配

■ 假性半月板指活动的股骨髁及胫骨承重部分，胫骨承重部分及骨水泥全聚乙烯部件（位于胫骨内）之间的瘢痕组织增生。瘢痕组织长期存在并持续活动，可以形成真正的纤维软骨样瘢痕，与真正的半月板相仿。

■ 假性半月板的形成很常见，但只在少数患者中出现症状。症状常常不易察觉，常表现为膝关节内在失配。最常见的提示性表现为感到不稳定，及轻度的内翻不稳定（压力试验超过 5%），有时可有少量的关节积液。没有真正的确诊试验。临床可疑是诊断的关键。症状与轴衬垫失败相似，但是不稳定性较轻，且可有少量的积液。

■ 有症状的假性半月板发生率为 5% ~ 7%。治疗需要切除假性半月板及假关节囊，以期预防复发。

假体柄断裂

■ 应用锻造柄以来股骨假体柄断裂的发生率大为降低，但还是可能会发生，尤其是当柄的大小与患者体重不相匹配时。假体松动常常导致灾难性的假体柄断裂，可以表现为真正的骨折移位。

■ 如果假体柄断裂而没有移位，患者可以感到断裂部位疼痛，但是 X 线平片可能不会发现，直到足够的活动使得金属断裂部位发生移位。疼痛非常明显，患者需要帮助才能活动。老的铸造柄容易在与假体锻造结合部近端约 2cm 处断裂。

莫氏锥度失配

■ 莫氏锥度锁定装置失配极其罕见，主要是由于没有充分的检视假体部件。需要手术探查重新组配假体，并充分地检视假体。

无菌性松动

■ 由于在节段性假体及柄的结合部表面应用了多孔长入珠技术，股骨假体柄无菌性松动的发生率已经有所降低。在骨干部位软组织长入这些长入珠，从而隔绝关节碎屑与骨—骨水泥—假体成分，形成"生物荷包缝合"效果[11]。

■ 羟基磷灰石涂层同样可以增强固定效果[7]。

■ 锁定柄需要定制，但是可以允许应用短柄或应用于干骺端，这些因素常常会导致早期无菌性松动。

■ 极少数情况下患者可能会发生聚乙烯碎屑性滑膜炎。通过探查假体，切除"假滑膜"或假体周围囊，更换轴衬垫和伸膝止来进行处理。如果通过骨水泥固定良好，

JE 从不更换全聚乙烯胫骨部分或髌骨，除非发生感染。如果取出骨水泥聚乙烯胫骨部分，需要应用金属胫骨部分重建。在翻修术中应用全聚乙烯假体再次骨水泥固定会导致早期无菌性松动，因为翻修术的骨水泥固定效果绝不可能像一期手术那样好。

参考文献

1. Cannon CP, Eckardt JJ, Kabo JM, et al. Cross-pin fixation in 32 tumor endoprosthetic stems. Clin Orthop Relat Res 2003;417: 285 - 292.
2. Eckardt JJ, Kabo JM, Kelly CK, et al. Endoprosthetic reconstruction for bone metastasis. Clin Orthop Relat Res 2003;415(Supp): S254 - S262.
3. Eckardt JJ, Lesavoy MA, Dubrow TJ, et al. Exposed endoprosthesis: management protocol using muscle and myocutaneous flaps. Clin Orthop Relat Res 1990;251:220 - 229.
4. Freedman EL, Hack DJ, Johnson EE, et al. Total knee replacement including a nodular distal femoral component in elderly patients with acute fractures and nonunion. J Orthop Trauma 1995;9:231 - 237.
5. Freidman EH, Eckardt JJ. A modular endoprosthetic system for tumor and non-tumor reconstructions: preliminary report. Orthopaedics 1996;20:20 - 27.
6. Kabo JM, Yang RS, Dorey FJ, et al. In vivo rotational stability in the kinematic rotating hinge knee. Clin Orthop Relat Res 1997;336: 166 - 176.
7. Kay RM, Kabo JM, Seeger LL, et al. Hydroxyapatite-coated distal femoral replacements: preliminary results. Clin Orthop Relat Res 1994;302:92 - 100.
8. Bickels J, Wittig JC, Kollender Y, et al. Distal femur resection with endoprosthetic reconstruction: a long-term followup study. Clin Orthop Relat Res 2002;400:225 - 235.
9. Ward WG, Eckardt JJ. Endoprosthetic reconstruction of the femur following massive bone reconstruction. J South Orthop Assoc 1994; 3:108 - 116.
10. Ward WG, Haight D, Ritchie P, et al. Dislocation of rotating total knee arthroplasty: a biomechanical analysis. J Bone Joint Surg Am 2003;85A:448 - 453.
11. Ward WG, Johnston KS, Dorey FJ, et al. Extramedullary porous coating to prevent diaphyseal osteolysis and lines around proximal tibial replacements. J Bone Joint Surg Am 1993;75A:976 - 987.
12. Ward WG, Johnson KS, Dorey FJ, et al. Loosening of massive femoral cemented endoprostheses. J Arthroplasty 1997;12:741 - 750.
13. Wirganowicz PZ, Eckardt JJ, Dorey FJ, et al. Etiology and results of tumor endoprosthesis revision surgery in 64 patients. Clin Orthop Relat Res 1999;358:64 - 74.
14. Wu CC, Pritsch T, Shehadeh A, et al. The anterior popliteal approach for popliteal exploration, distal femoral resections, and endoprosthetic reconstruction. J Arthroplasty 2008;23:254 - 262.

第 26 章 | 近端胫骨切除人工假体重建术

Jacob Bickels 和 Martin M. Malawer

李南 译 校

背景

- 近端胫骨切除包括切除 1/2 或 2/3 的胫骨及一部分附着的肌肉，全部腘肌以及近端胫腓关节的关节外切除。腓神经可以得到保留。

- 在全部可以进行肿瘤切除人工假体重建的解剖部位中，胫骨近端是手术最复杂的部位，并发症发生率最高，功能结果最差。主要的原因是胫骨的前内侧缺乏肌肉覆盖，小腿血管相对直径较细，以及伸膝装置会连同肿瘤一并切除。过去由于这些困难很难实行保肢手术，这一部位恶性肿瘤唯一的选择是膝上截肢。

- 本章介绍的保肢技术，可以安全地分离腘血管，切除及置换近端 1/3 或 2/3 的胫骨。术前评估肿瘤的侵犯需要非常熟悉的解剖知识，以及根据 CT、MRI、骨扫描及双相血管造影的详细评估。

- 可行的重建类型包括一期关节融合、人工假体置换以及异体骨移植。我们倾向于人工假体置换术，因为异体骨重建有很高的不愈合及感染的发生率，而膝关节融合术的术后功能很差。腓肠肌旋转肌瓣的应用，是为假体提供足够的软组织覆盖以及恢复伸膝装置功能的关键因素。

解剖

膝关节及交叉韧带

- 胫骨近端的肿瘤极少直接侵犯膝关节。如果出现直接侵犯可能是由于病理骨折、不恰当的活检造成的污染或肿瘤沿交叉韧带的侵犯。如果出现关节血肿则提示关节内病变。

- 尽管 MRI 是一种可以术前检查交叉韧带侵犯的可靠的方法，但是大多数交叉韧带侵犯直到术中才会被发现。如果证实交叉韧带上存在肿瘤结节，则需要行关节外切除（即大块切除近端胫骨、关节囊及股骨髁）。

伸膝装置

- 伸膝装置的附着点胫骨结节在胫骨近端大块切除中被一同切除。重建这一装置对于下肢功能至关重要。

腘窝三叉分支

- 腘动脉在腘肌下缘处分为胫前动脉、胫后动脉及腓动脉。腘窝三叉分支实际上由两个双叉分支构成。第一个双叉分支为从腘动脉分出的胫前动脉及胫腓干。胫前动脉是第一个分支，起自腘肌下缘。

- 第二个双叉分支为胫腓干分叉为胫后动脉及腓动脉，这一分叉位于胫前动脉分支的远端。在这一部位切除肿瘤几乎都需要结扎切断胫前动脉，但在结扎前一定要确认其他的血管。

- 这一部位独特的且幸运的解剖特点是，腘肌覆盖了胫骨后方表面，这为胫骨肿瘤后方软组织侵犯及下肢的神经血管束之间提供了非常好的界限。与之不同的是在远端股骨后方只有腘窝脂肪覆盖。

胫腓关节

- 近端胫腓关节位于近端胫骨的后外侧。组织学研究表明，胫骨近端肿瘤常侵犯至胫腓关节囊周围组织。

- 当切除胫骨近端肿瘤时如果希望获得满意的外科边界，需要连同胫腓关节一同大块切除（即行关节外切除）。这在所有的胫骨近端高度恶性肉瘤切除术中是常规的操作。

胫骨位于皮下的部位

- 全部胫骨的内侧面均位于皮下，在进行切除重建术后，这一部位仍位于皮下。这是造成原发或继发感染的主要因素，常会造成需要膝上截肢的结果。

- 目前常规将腓肠肌内侧头向内侧翻转覆盖假体，是一种假体覆盖并且重建伸膝装置的可靠的方法。这是一种十分可靠的减少感染、皮瓣坏死及可能需要截肢手术发生率的方法。

适应证

- 胫骨近端骨原发恶性肿瘤（**图 1A，B**）
- 有广泛骨破坏的良性侵袭性肿瘤（**图 1C-G**）

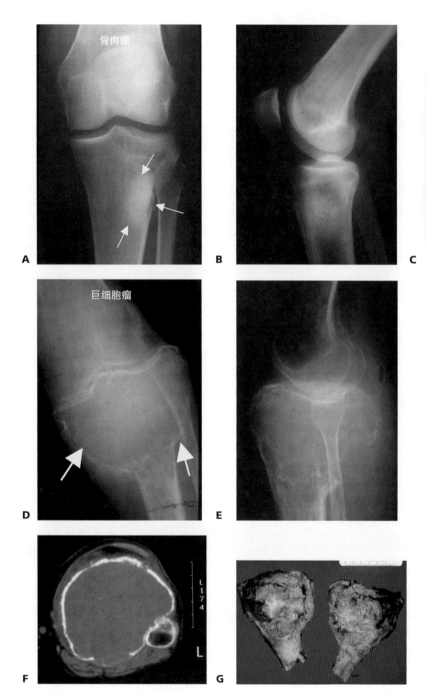

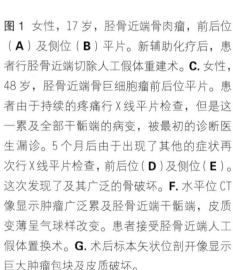

图1 女性，17岁，胫骨近端骨肉瘤，前后位（**A**）及侧位（**B**）平片。新辅助化疗后，患者行胫骨近端切除人工假体重建术。**C.** 女性，48岁，胫骨近端骨巨细胞瘤前后位平片。患者由于持续的疼痛行X线平片检查，但是这一累及全部干骺端的病变，被最初的诊断医生漏诊。5个月后由于出现了其他的症状再次行X线平片检查，前后位（**D**）及侧位（**E**）。这次发现了及其广泛的骨破坏。**F.** 水平位CT像显示肿瘤广泛累及胫骨近端干骺端，皮质变薄呈气球样改变。患者接受胫骨近端人工假体置换术。**G.** 术后标本矢状位剖开像显示巨大肿瘤包块及皮质破坏。

■ 有广泛骨破坏的转移性肿瘤

■ 保肢手术主要的禁忌证是肿瘤侵犯神经血管，或肿瘤广泛的软组织侵犯从而不能为假体提供足够的覆盖。

影像学及其他分期检查（图2）

CT 及 MRI

■ CT 及 MRI 对于判断原发肿瘤的皮质破坏范围，以及髓内及软组织的侵及范围非常有帮助。这对于帮助确定胫骨切除的水平非常重要，通常在肿瘤髓内侵犯远端3～5cm处切除胫骨。

■ MRI 同时可以显示跳跃病灶，需要扩大切除胫骨。

血管造影

■ 双相血管造影（图3）可以帮助进行局部血管评估，特别是如果CT显示已经有胫骨后方的软组织侵犯时。前后位像可以评估腘窝双叉分支，特别需要注意胫后动脉是否受侵，因为它可能是肿瘤切除后小腿血供的唯一来源。

■ 侧位像可以评估胫骨及神经血管束之间的间隙。如腘

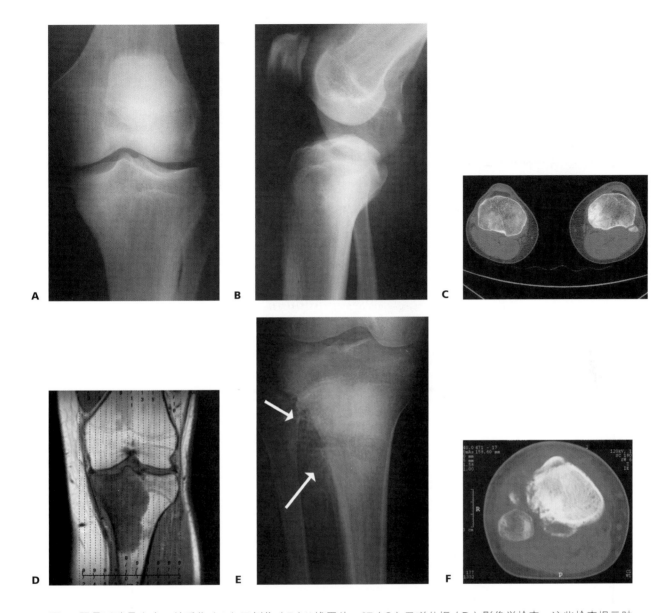

图 2　胫骨近端骨肉瘤，前后位（**A**）及侧位（**B**）X 线平片，CT（**C**）及磁共振（**D**）影像学检查。这些检查提示肿瘤皮质破坏很小，没有软组织侵犯。MRI 检查准确地显示出肿瘤髓内侵犯的远端边界。这些检查可以帮助确定截骨水平以及需要连同肿瘤一起大块切除的软组织范围。胫骨近端 Ⅱ B 期骨肉瘤，前后位 X 线平片（**E**）及 CT（**F**）显示皮质破坏及软组织侵犯。

肌经常把后方的肿瘤组织与血管分隔开来。这在侧位像上表现为明显的间隙，提示有足够的切除的边界。

■ 几乎全部的胫骨切除手术都需要结扎切断胫前动脉。

■ 如果肿瘤后方包块巨大，可能累及腓动脉。在年轻患者中，同时结扎切断胫前及腓动脉这两根主要的血管，通常并不会影响到下肢的血供及功能。

■ 胫后动脉几乎不会被肿瘤累及。

外科治疗

■ 成功地切除及重建胫骨近端的肿瘤包括三个步骤：

　● 切除肿瘤

　● 人工假体重建骨缺损及膝关节

　● 应用腓肠肌瓣软组织覆盖假体及重建伸膝装置

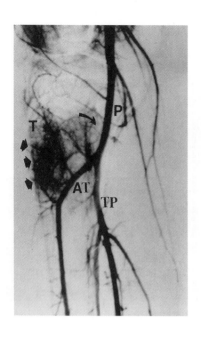

图 3 侧位像血管造影显示腘动脉。这一检查可以最直观地显示出胫骨近端肿瘤及腘窝双叉分支之间的间隙。可以见到腘动脉（P）、胫腓干（TP）及胫前动脉（AT）。沿腘动脉及胫腓干的肿瘤后方的软组织（弯箭头）必须未受侵犯。腘肌在这一间隙覆盖骨表面，通常保护血管不受肿瘤侵犯。在前方可以看到肿瘤（T）血管丛（小箭头）。（获得允许后翻印：Clin Orthop Relat Res 1989; 239:231-248）

切口

■ 应用单纯的前内侧切口，大致起于股骨远端 1/3 处，向胫骨远端延伸。在原活检切口周围 2cm 处切除原活检切口。连同皮肤、皮下组织及筋膜一同向内侧 及外侧分离皮瓣，以减少皮瓣缺血坏死的可能（技术图 1）。

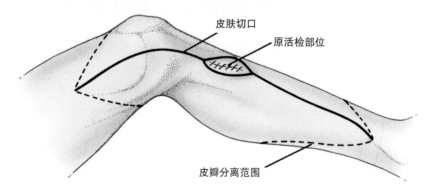

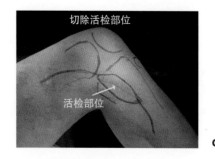

技术图 1 示意图（**A**）及术中像（**B**）显示用于显露近端胫骨及神经血管束的前内侧切口。起自股骨远端 1/3 处至胫骨远端 1/3 处，包括活检部位的切除，原活检切口仍与下方的骨相连。切开厚的皮肤筋膜瓣（**C**）。（**A**：获得允许后翻印：Clin Orthop Relat Res 1989; 239:231-248）

腘窝的显露及血管束的游离

- 必须首先显露腘窝三叉分支以便决定肿瘤是否可以切除，尤其是当肿瘤侵犯到后方软组织时。通过牵开腓肠肌内侧头及劈开比目鱼肌显露腘窝（技术图 2A–C）。

- 可以很容易地找到腘动脉，在腘肌附近找到其向远端的走形。必须注意找到并保护好所有的大血管分支。

- 将腘动脉近端向后方牵拉，可以看到胫前动脉的起点及其伴行的静脉。分别结扎切断胫前血管，从而可以将全部的神经血管束从胫骨或肿瘤后方分离（技术图 2D）。

- 如果肿瘤巨大，可以同时结扎切断腓动脉，此时胫后动脉是小腿的唯一的血供来源。结扎切断膝下血管，可以进一步地向后方游离腘血管。

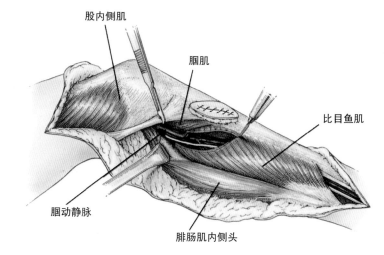

A

股内侧肌　腘肌　比目鱼肌　腘动静脉　腓肠肌内侧头

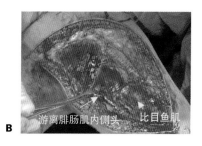

B　游离腓肠肌内侧头　比目鱼肌

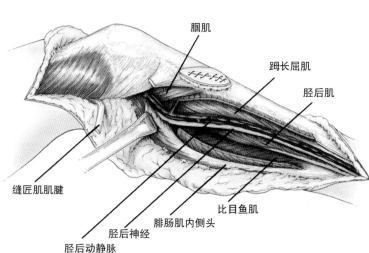

C

腘肌　姆长屈肌　胫后肌　缝匠肌肌腱　比目鱼肌　腓肠肌内侧头　胫后神经　胫后动静脉

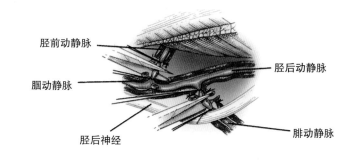

D

胫前动静脉　胫后动静脉　腘动静脉　胫后神经　腓动静脉

技术图 2　示意图（**A**）及术中像（**B**）显示腘动脉三叉分支的显露，这决定是否可以切除肿瘤。向后方游离内侧皮瓣，在止点近端 2～3cm 处切断腘绳肌显露腘窝。找到腘血管，由内侧入路初步显露三叉分支。部分分离腓肠肌内侧头，劈开比目鱼肌显露神经血管束。必须注意保护内侧腓肠动脉，它是腓肠肌内侧头的主要供血血管。如果胫骨后方及胫腓干之间的间隙（被腘肌分隔）没有受到肿瘤的侵犯，才可以行肿瘤切除术。**C.** 由于肿瘤破坏了正常的解剖结构，分离及显露神经血管束通常比较困难。几乎需要劈开全部的比目鱼肌。必须注意在结扎前确认并保护好主要的血管分支。腘动脉的第一个分支胫前动脉位于腘肌的下缘。由于它向前直接穿过骨间隔膜，因此束缚了全部的神经血管束。**D.** 结扎切断胫前血管，从而可以将全部的神经血管束从胫骨后方分离。（**A, C, D,** Reprinted with permission from Clin Orthop Relat Res 1989; 239:231–248）

显露膝关节及切除近端胫骨

- 距离胫骨及髌腱1cm环形切开关节囊以避免污染（技术图3A, B）。仔细地检查交叉韧带：如果有任何的证据显示肿瘤已经侵犯至关节腔，应连同胫骨近端一同大块切除股骨髁。
- 在胫骨结节近端1～2cm处切断髌腱，应用电刀在胫骨附着处近端1～2cm处环形切开全部膝关节囊。

- 在结扎切断膝下血管将腘血管向后方游离后，直视下小心切开后关节囊。
- 此后在股骨附着处附近切断交叉韧带。在根据CT及MRI显示的肿瘤下缘远端3～5cm处截断胫骨从而切除肿瘤（技术图3C～E）。直视下切断肌间隔。
- 此时即完成关节内膝关节切除。

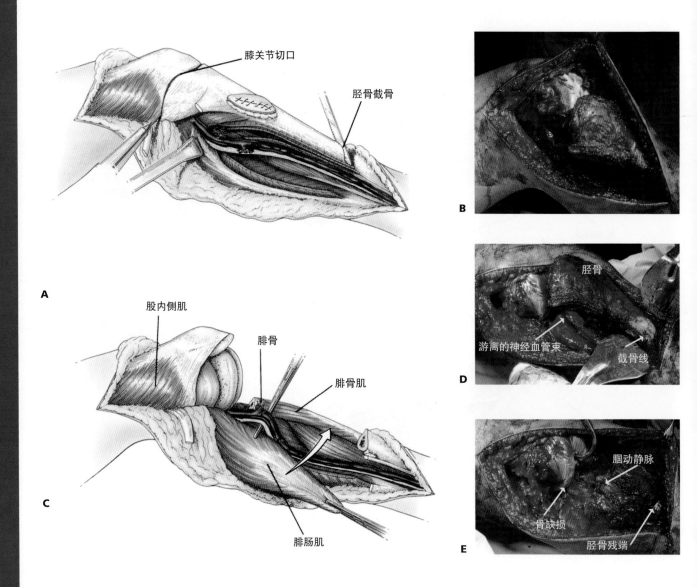

技术图3 示意图（**A**）及术中像（**B**）显示在距离胫骨及髌腱1cm处环形切开关节囊。示意图（**C**）及术中像（**D**，**E**）显示在病变远端3～5cm处截断胫骨。切断肌间隔完成关节内膝关节切除。（**A**，**C**Reprinted with permission from Clin Orthop Relat Res 1989; 239:231-248）

人工假体重建

- 目前应用的胫骨近端假体的设计特点包括带有为重建髌腱附着的前方金属环的组配件，为软组织长入的多孔涂层，加强邻近肌肉的侧孔以及旋转铰链式膝关节（技术图 4）。

- 在青少年及年轻患者骨原发肉瘤切除后，优先应用非骨水泥型假体进行重建，转移性肿瘤切除后则可以应用骨水泥型假体进行重建。

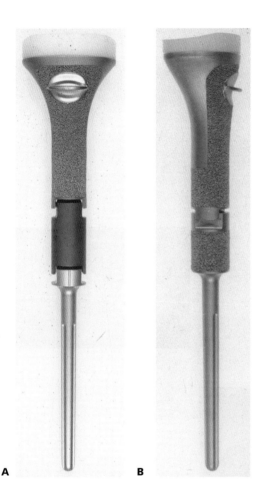

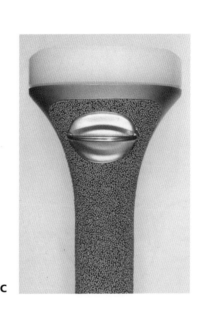

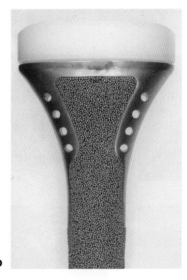

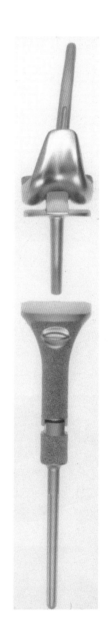

技术图 4　目前应用的胫骨近端假体的设计特点包括带有为重建髌腱附着的前方金属环的组配件，为软组织长入的多孔涂层，加强邻近肌肉的侧孔以及旋转铰链式膝关节（Howmedica, Mahwah, NJ）

手术技术

重建伸膝装置及内侧腓肠肌瓣

■ 向远端牵拉髌腱的残端，应用3mm涤纶带（Deknatel, Falls River, MA）紧密固定于假体，可以提供即时的力学固定。

■ 从切除的股骨髁处取自体骨，楔形紧密地植入假体的多孔覆盖面及髌腱之间（技术图5）。从而重建一个新的骨-肌腱结合。

■ 向前方牵拉比目鱼肌覆盖假体中部，应用腓肠肌内侧头覆盖假体近端（技术图6）。在肌-腱结合部及与外侧头汇合处切断腓肠肌内侧头，游离并向前方旋转覆盖假体。在近端将肌瓣与髌腱缝合，加强假体及移植骨的重建。

■ 沿肌肉表面放置引流管，缝合皮肤筋膜瓣，通常会在内侧腓肠肌瓣表面有皮肤缺损，可以从同侧大腿取刃厚皮片覆盖皮肤缺损（技术图7）。

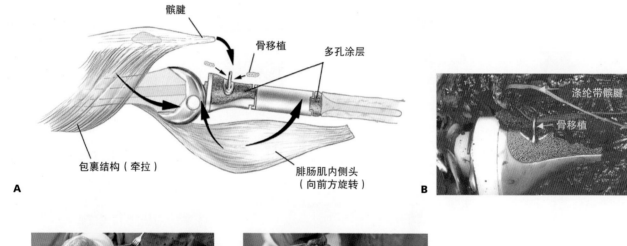

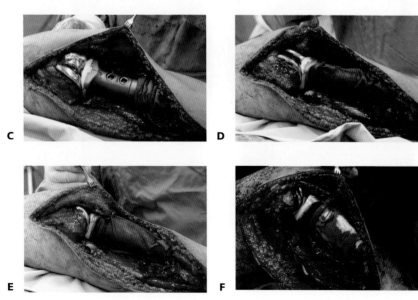

技术图5 **A.** 示意图显示重建伸膝装置，包括三个步骤：髌腱固定于假体，骨移植加强附着部位，腓肠肌内侧头覆盖。**B.** 术中像显示将髌腱缝合于假体，及其下方的移植骨。**C–F.** 或者应用聚对苯二甲酸乙二醇酯管（Trevira）环形套在假体近端，可以将髌腱及周围的肌肉与之缝合。（**A:** Courtesy of Martin M. Malawer.）

手术技术

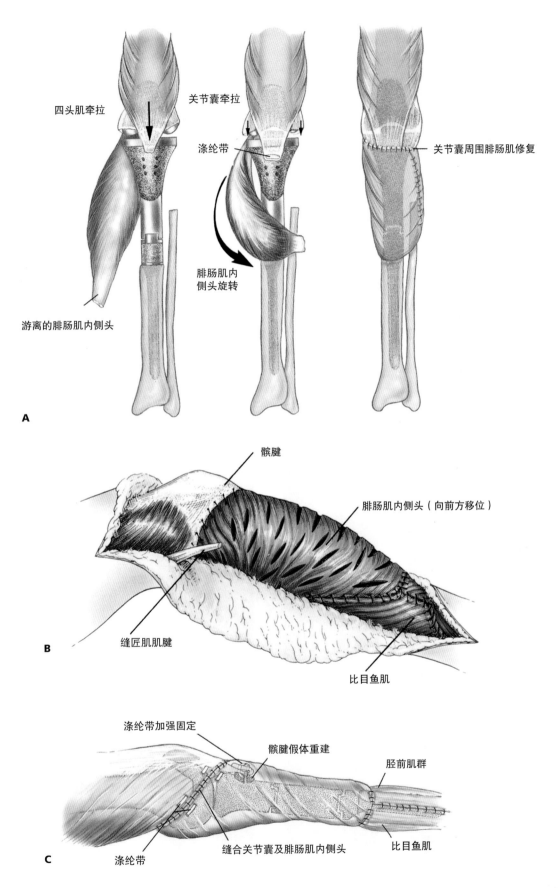

四头肌牵拉

关节囊牵拉

涤纶带

关节囊周围腓肠肌修复

腓肠肌内侧头旋转

游离的腓肠肌内侧头

A

髌腱

腓肠肌内侧头（向前方移位）

缝匠肌肌腱

比目鱼肌

B

涤纶带加强固定

髌腱假体重建

胫前肌群

涤纶带

缝合关节囊及腓肠肌内侧头

比目鱼肌

C

技术图 6 假体周围的软组织覆盖（**A**：Reprinted with permission from Clin Orthop Relat Res 1989；239:231-248，**B，C**：Courtesy of Martin M. Malawer.）（接后）

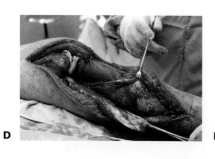
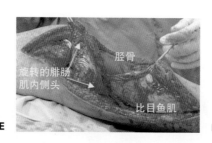

旋转的腓肠
肌内侧头　　胫骨

比目鱼肌

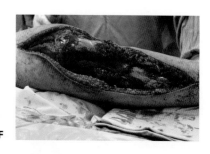

技术图 6 （接上）**D.** 向前方牵拉比目鱼肌覆盖假体中部，应用腓肠肌内侧头覆盖假体近端。小心保护好供应腓肠肌内侧头的内侧腓肠动脉。**E.** 在肌－腱结合部及与外侧头汇合处切断腓肠肌内侧头，游离并向前方旋转覆盖假体。**F.** 与前方的肌肉及髌腱缝合，形成环绕假体的完整的软组织覆盖。

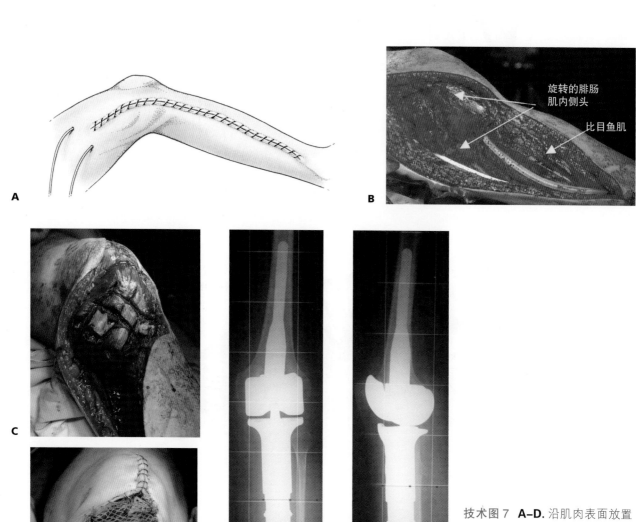

旋转的腓肠
肌内侧头

比目鱼肌

技术图 7 **A–D.** 沿肌肉表面放置引流管，缝合皮肤筋膜瓣，通常会在内侧腓肠肌瓣表面有皮肤缺损，可以从同侧大腿取刃厚皮片覆盖皮肤缺损。**E，F.** 前后位及侧位平片显示胫骨近端人工假体重建。（**A**: Reprinted with permission from Clin Orthop Relat Res 1989; 239:231–248）

注意要点

- 长的前内侧切口
- 结扎并切断胫前血管，可以由胫骨近端向后方牵拉血管束从而提供安全切除边界
- 在年轻患者骨原发肉瘤切除后应用非骨水泥型假体进行重建，转移性肿瘤切除后则可以应用骨水泥型假体进行重建
- 重建伸膝装置包括三个步骤：将髌腱残端固定于假体，骨移植加强及腓肠肌内侧头肌瓣覆盖
- 软组织覆盖假体全长：比目鱼肌覆盖中段 1/3，腓肠肌内侧头覆盖内侧 1/3
- 适当的延长患肢伸直位的制动时间，此后逐渐增加膝关节活动度练习，对于恢复伸膝装置功能至关重要

术后护理

- 患肢伸直位抬高 5 天，避免对重建髌腱的牵拉。持续引流 3 ~ 5 天，拔除引流管前静脉应用抗菌药物。
- 如果 5 天后没有明显的患肢肿胀，可以允许患者在可忍受的范围内负重下地活动，一次 10 ~ 15 分钟。如果仍没有患肢肿胀，可以逐步增加练习。应用膝关节支具保持膝关节伸直位 6 周，此后逐渐地进行膝关节被动及主动屈曲功能锻炼。

结果

- 胫骨近端切除比其他部位的保肢手术，如肱骨近端或股骨近端及远端，存在较高的皮瓣缺血坏死、深部感染及假体松动的发生率。
- 胫骨近端假体置换较低的成功率（10 年 80% 对比其他部位 95%）主要是由于手术过程及软组织重建复杂、聚乙烯部分损坏及伸膝装置失败所造成的。伸膝装置的损害仍然是切除后最主要的功能损害。
- 应用腓肠肌瓣后明显地降低了感染的发生率。严格地遵循术后的康复计划减少了肢体水肿和伤口并发症的发生，及对伸膝装置功能的损害。

并发症

- 肢体水肿
- 皮瓣缺血 – 全皮瓣坏死
- 假体周围深部感染
- 伸膝装置功能障碍
- 假体松动

参考文献

1. Bickels J, Wittig JC, Kollender Y, et al. Reconstruction of the extensor mechanism after proximal tibia endoprosthetic replacement. J Arthroplasty 2001;16:856 – 862.
2. Gosheger G, Hillmann A, Lindner N, et al. Soft–tissue reconstruction of megaprostheses using a Trevira tube. Clin Orthop Relat Res 2001; 393:264 – 271.
3. Malawer MM, McHale KA. Limb–sparing surgery for high–grade malignant tumors of the proximal tibia: surgical technique and a method of extensor mechanism reconstruction. Clin Orthop Relat Res 1989; 231:231 – 248.
4. Malawer MM, Price WM. Gastrocnemius transposition flap in conjunction with limb–sparing surgery for primary bone sarcomas around the knee. Plast Reconstr Surg 1984;73:741 – 750.

Jacob Bickels 和 Martin M. Malawer
李南 译 校

背景

■ 腓骨是原发及转移性骨肿瘤非常少见的发病部位。如果发生肿瘤，则最常累及腓骨近端，其次是骨干及远端腓骨。

■ 腓骨的骨原发恶性肿瘤过去常用的治疗方法是膝上截肢。随着保肢技术的不断成熟，对这一部位的解剖更加熟悉，而使得腓骨的肿瘤可以得到安全的切除。

解剖

近端腓骨

■ 近端腓骨是外侧副韧带（LCL）及股二头肌腱的止点，因此对于维持膝关节外侧稳定性非常重要。

■ 腓神经绕过腓骨小头基底部穿入腓骨长肌管（**图1**）。

腓骨干

■ 腓骨干被起源于腓骨各个部位肌肉所环形包绕。

远端腓骨

■ 远端腓骨是位于皮下的结构，软组织覆盖非常少。

■ 它是胫腓韧带及跟腓韧带的附着点，因此起到稳定外侧踝关节的作用。

适应证

■ 良性侵袭性肿瘤

■ 骨原发恶性肿瘤

■ 累及腓骨的转移性肿瘤通常采用放疗，很少手术治疗。因为腓骨并不是主要的负重骨，累及腓骨的骨破坏并不影响下肢的力学稳定性。

■ 如果恶性肿瘤广泛累及腓骨，或者广泛地多间室侵犯尤其是累及后方深部间室，则适宜采用膝上截肢。

影像学及其他分期检查

■ 腓骨肿瘤的分期，重点在于骨破坏的累及范围、髓内侵犯及软组织侵犯。应特别注意肿瘤与腓神经、血管束及胫骨的关系。

■ 应进行 X 线平片及 CT 检查，评估肿瘤的骨侵犯及皮质破坏情况。最后可以进行 MRI 检查，评估肿瘤的髓内侵犯及骨外累及范围（**图2**）。

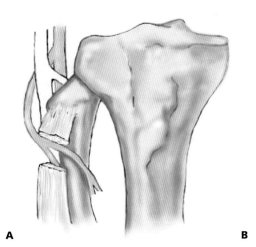
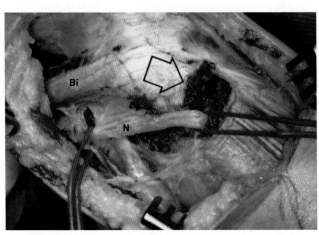

图1 **A.** 外侧副韧带及股二头肌肌腱附着于腓骨头，腓神经绕过腓骨基底部进入腓骨长肌管。**B.** 术中显示腓神经（N）穿入腓骨长肌管（空心箭头）。这一肌管已经被打开，显露腓神经环绕腓骨头基底部的走行。二头肌腱（Bi）附着于腓骨头，距离腓神经较远。应用血管带轻轻牵拉腓神经以便分离神经束。

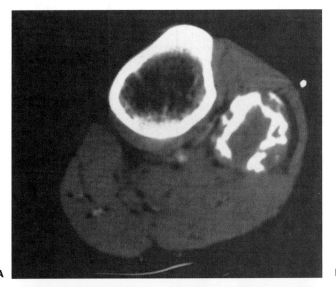

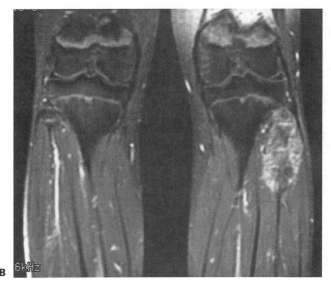

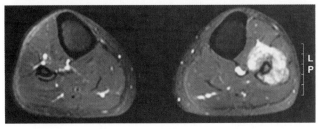

图 2 **A.**CT 水平位像显示腓骨近端中度恶性纤维肉瘤，已经突破皮质造成骨外侵犯。**B，C.** 近端腓骨的磁共振冠状位及水平位像，显示高度恶性骨肉瘤突破皮质，侵犯小腿前侧及外侧间室。（Courtesy of Martin M. Malawer.）

外科治疗

体位

■ 通常采用半侧卧位（患侧抬高 45°），从而非常方便显露前侧、外侧间室及腘窝。需要消毒全部下肢，由腹股沟韧带至足，以便评估足远端脉搏，及施行有可能会采用的膝上截肢。

■ 腓骨实用切口，可以显露及切除各个水平的腓骨，起于膝关节上方的股二头肌，经过腓骨中部，胫骨嵴前方，向后及远端至足踝。这个切口可以允许进行较大的前方或后方筋膜皮瓣的显露。

■ 显露前方间室、外侧间室（腓骨肌）及由腓肠肌外侧头和比目鱼肌构成的后方浅间室，这一切口同时可以显露腘窝。与肿瘤一同切除活检部位（**图 3**）。

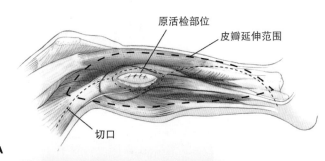

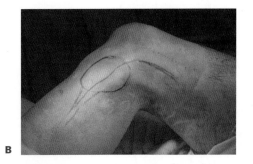

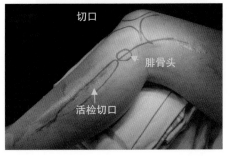

图 3 **A.** 腓骨实用切口，起于膝关节上方的股二头肌，经过腓骨中部、胫骨嵴前方，向后及远端至足踝。根据需要切除的部位选择切口：切除近端腓骨时选择近端 1/3（**B**），节段性切除腓骨时选择近端 2/3（**C**）。（**A**: Reprinted with permission from Clin Orthop Relat Res 1984; 186:172–181.）

近端腓骨切除

- 腓骨近端可以采取三种类型的肿瘤切除：刮除、Ⅰ型及Ⅱ型腓骨近端切除。对于良性侵袭性肿瘤和皮质及骨外破坏非常小的低度恶性肉瘤，可以采用刮除术（**技术图 1A**）。Malawer 曾介绍过腓骨近端肿瘤的切除类型。

- Ⅰ型切除范围包括腓骨近端，一薄层包绕的肌肉及外侧副韧带附着点。保留腓神经及其运动支，经关

节切开胫腓关节（**技术图 1B–D，H**）[5]。这一型切除适用于侵袭性良性肿瘤及造成广泛皮质破坏的腓骨近端低度恶性肿瘤。

- Ⅱ型切除范围包括整块切除腓骨近端及胫腓关节、前方及外侧的肌肉间室、腓神经及胫前动脉（**技术图 1E–H**）。这一型切除适用于经常有广泛皮质破坏及骨外累及的高度恶性肉瘤。

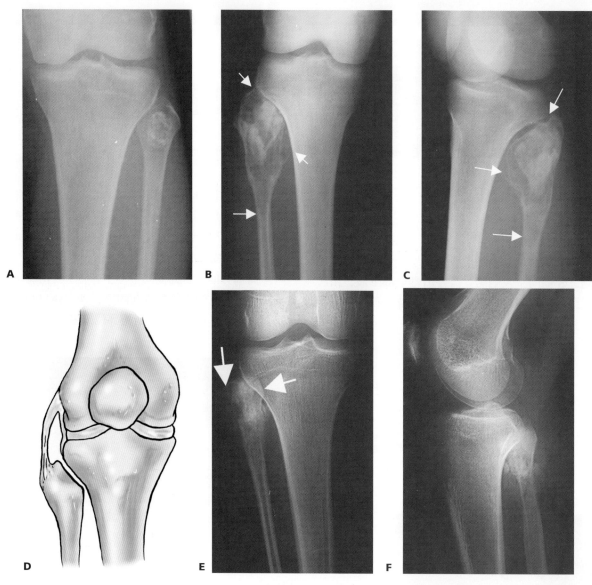

技术图 1 **A.** 腓骨近端低度恶性软骨肉瘤，膨胀生长但没有突破皮质，没有软组织侵犯。行肿瘤刮除辅助高速磨钻研磨。**B，C.** 前后位及侧位 X 线平片显示腓骨近端动脉瘤样骨囊肿。**D.** 这一类型的侵袭性良性肿瘤可行 Ⅰ 型切除，包括近端腓骨，一薄层包绕的肌肉及外侧副韧带附着点。**E，F.** 前后位及侧位 X 线平片显示腓骨近端高度恶性骨肉瘤。（接后）

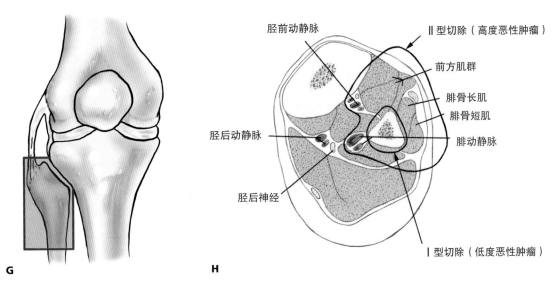

技术图 1 （接前）**G.** 这一类型的骨的高度恶性肉瘤需要行 Ⅱ 型切除，包括腓骨近端、胫腓关节、前侧及外侧肌间室、腓神经及胫前动脉的大块切除。**H.** 小腿近端横断面解剖显示 Ⅰ 型 Ⅱ 型切除。

（**H:** Courtesy of Martin M. Malawer.）

■ Ⅱ 型切除需要结扎胫前动脉，而 Ⅰ 型切除通常可以保留胫前动脉。Ⅱ 型切除有时也可以切除腓动脉。表 1 总结了腓骨近端不同切除方法所需要切除的解剖结构。

显露

刮除术

■ 在股二头肌下缘附近找到腓总神经。如果需要保留神经，如肿瘤刮除或 Ⅰ 型切除，沿腓骨长肌下方显露，切开腓骨长肌管，从胫骨近端向后方游离神经并应用血管带标记（技术图 2）。

■ 在病灶上方的骨皮质上纵行开一卵圆形窗。

Ⅰ 型及 Ⅱ 型切除

■ 腓骨近端巨大肿瘤可以在后方抵近中线，推挤及侵

犯腘血管。沿腓肠肌外侧头掀开显露主要血管，如果需要，可以在股骨外髁起点处切断近端肌腱。这可以显露下方的比目鱼肌，同样可以从其胫骨起点附近分离。

■ 在腘肌水平可以很容易地找到神经血管束：胫前动脉位于其下缘远端 2 ～ 3cm 处。腓动脉沿踇长屈肌走行紧邻腓骨后缘。

■ 胫后神经位置最为表浅，腘静脉走形于胫后神经及胫后动脉之间，可以在中线处找到。必须显露腓骨头后缘与胫后动脉和腘动脉之间的间隙，从而评估是否可

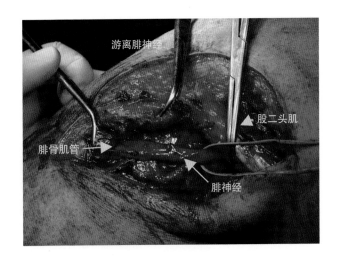

技术图 2 在股二头肌下缘附近找到腓总神经。切开腓骨长肌管显露神经在腓骨干附近的走行。

表 1	腓骨近端不同类型切除所需切除的解剖结构		
手术类型	外侧副韧带附着点	胫前动脉	腓神经
刮除术	保留	保留	保留
Ⅰ 型切除	切除	保留	保留
Ⅱ 型切除	切除	切除	切除

以切除高度恶性肉瘤，或者需要进行血管移植。

- 胫前动脉向前方直接穿过骨间隔，这可以固定血管丛防止过度活动。轻轻牵拉腘动脉，可以找到胫前动脉的起点。随后结扎及切断胫前动脉及其伴行的两根静脉，从而可以从肿瘤后方游离腘动脉及胫后动脉。向远端继续完成血管的分离。

切除肿瘤

刮除术

- 应用刮匙刮除肿瘤（技术图 3A，B）。应在瘤腔内仔细地刮除肿瘤，刮除全部肉眼可见的肿瘤组织。随后应用高速磨钻研磨全部的瘤腔（技术图 3C，D）。

Ⅰ型切除

- 由腓骨止点处切断外侧副韧带及二头肌腱。应用电

刀横行切断腓骨近端的肌肉起点。可以见到胫腓关节囊的前侧部分，后侧部分被腘肌所覆盖。

- 切开关节囊显露关节，在病变下方 1cm 处截骨，行近端腓骨关节内切除（技术图 3E）

Ⅱ型切除

- 需要切除前方、外侧肌群及覆盖的深筋膜。应用电刀横行切断前方肌肉于腓骨干的起点。横断部的远端为肌腱结合部。在腓骨近端 2.5cm 处切断外侧副韧带、二头肌腱及腓神经。可以显露胫腓关节囊前侧部分。

- 由腘肌向胫骨外髁后侧半环形劈开胫骨。在肿瘤下缘远端 2～3cm 处行腓骨截骨（技术图 3F）。截骨后需要仔细地检查胫骨髁及切除的标本。如果膝关节囊被切开，则需要行修补术以防止滑膜瘘。

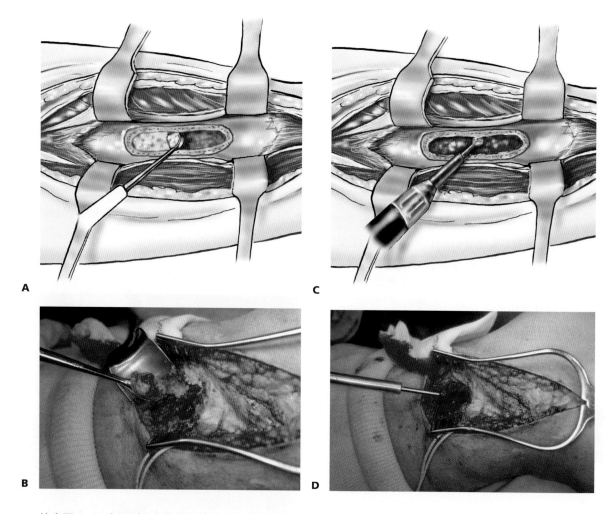

技术图 3　**A.** 应用刮匙大体刮除肿瘤。**B.** 刮除腓骨近端低度恶性软骨肉瘤。**C，D.** 刮除后应用高速磨钻研磨瘤腔壁。（接后）

手术技术

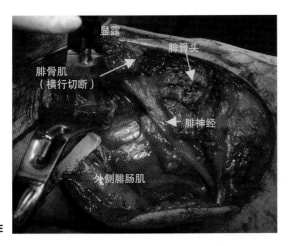

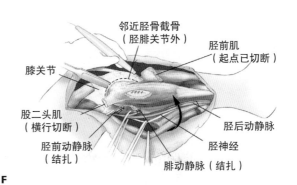

技术图 3 （接前）**E.** 腓骨近端 I 型切除。切开胫腓关节，切开腓骨长肌管显露腓神经，肌肉自腓骨近端起点处切断，在病变下缘 1cm 处截断腓骨。**F.** II 型腓骨切除。近端腓骨的切除首先需要在后方显露腘窝。如果后方肿瘤体积较大，常需要结扎胫前动脉或腓血管。随后在后方切断全部附着于腓骨的肌肉，注意保护胫神经。在腓神经进入腓骨长肌管前结扎腓神经。连同肿瘤一起在胫骨表面切断胫骨肌群。最后一步是应用骨刀或高速磨钻在胫腓关节外行关节外环形截骨，连同部分胫骨外髁行肿瘤大块切除。必须注意不要进入膝关节。（**F:** Reprinted with permission from Clin Orthop Relat Res 1984; 186:172-181.）

重建及关闭伤口

刮除术

- 在年轻患者的良性侵袭性肿瘤中，可以应用骨移植或骨替代物填充肿瘤刮除术后的骨缺损。骨水泥主要应用于成年人刮除术后的重建，尤其是低度恶性肉瘤或转移性肿瘤。

I 型及 II 型切除

- 在胫骨外侧干骺端处掀起一骨膜骨瓣，膝关节屈曲 20°，应用金属钉将外侧副韧带固定于胫骨外侧干骺端（技术图 4A ~ D）。并应用不可吸收缝线，

将其与浅层的髂胫束及筋膜缝合以加强固定。

- 如果切除范围累及小腿远端，作者常常会提拉腓骨肌及趾长伸肌肌腱，以保持足处于中立位，从而减少足下垂的程度，尽可能避免行踝关节融合。随后应用 3mm 的涤纶带将肌腱固定于胫骨干（技术图 4E，F）。

- 将腓肠肌外侧头向前方旋转至深筋膜，覆盖裸露的胫骨。腓肠肌与深筋膜缝合，远端与比目鱼肌缝合，近端与膝关节囊外侧缝合。随后将二头肌腱紧张缝合于腓肠肌（技术图 4G）。

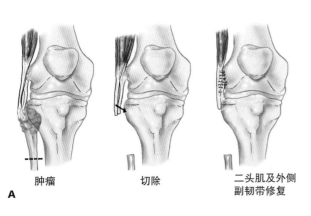

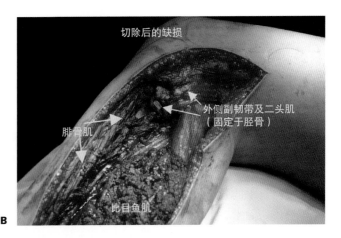

技术图 4 **A-D.** 在掀起骨膜骨瓣后，膝关节屈曲 20°，应用金属钉将外侧副韧带残端固定于胫骨干骺端外侧。（接后）

手术技术

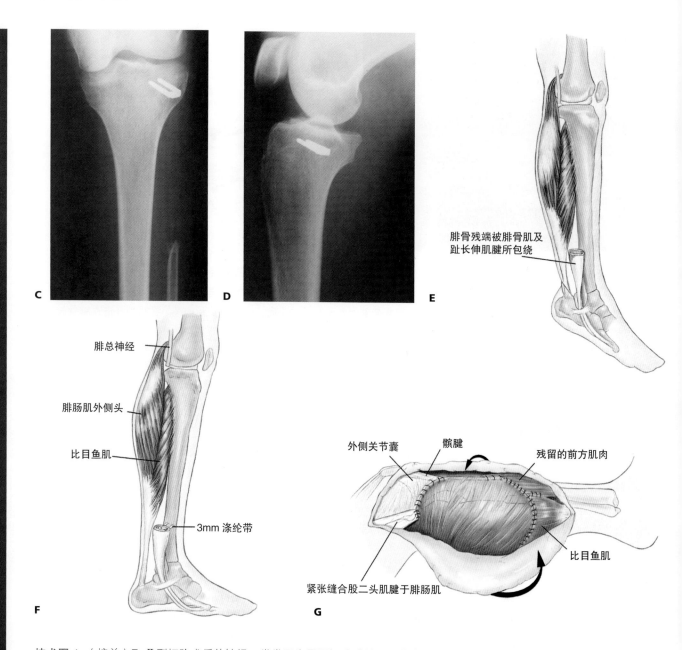

E

腓骨残端被腓骨肌及
趾长伸肌腱所包绕

腓总神经

腓肠肌外侧头

比目鱼肌

3mm 涤纶带

F

外侧关节囊   髌腱   残留的前方肌肉

比目鱼肌

紧张缝合股二头肌腱于腓肠肌

G

技术图 4 （接前）**E.** Ⅱ 型切除术后的缺损，常常因为需要切除腓神经而伴有足下垂。**F.** 保持足中立位，行将腓骨肌及伸肌腱固定于胫骨干的肌腱固定术，可以预防足下垂，减少行踝关节融合术的可能。**G.** 腓骨切除后，将腓肠肌外侧头向前方旋转至深筋膜，覆盖裸露的胫骨。腓肠肌与深筋膜缝合，远端与比目鱼肌缝合，近端与膝关节囊外侧缝合。随后将二头肌腱紧张缝合于腓肠肌。（**E, F:** Courtesy of Martin M Malawer; **G:**Reprinted with permission from Clin Orthop Relat Res 1984; 186:172−181.）

腓骨干切除

- 累及腓骨干的肿瘤，无论良性或恶性，经常行腓骨干瘤段切除术。由于腓骨干的直径很细，因此不方便行刮除术，且效果不佳。此外，腓骨干瘤段截除通常并不影响膝、踝关节的稳定性或下肢的总体功能。

- 良性肿瘤只需要切除骨即可，高度恶性肉瘤则需连同周围包绕的肌肉一同大块切除。

显露

- 腓骨节段性切除采用实用切口的中段，根据肿瘤所累积的范围向远近端延伸。

■ 在切口下方切开深筋膜以显露腓骨干。肌间隔将腓骨肌和比目鱼肌分隔成两个间室。将比目鱼肌在腓骨起点处切断，连同外侧腓肠肌一同向内侧近端牵开，显露后方的腓骨嵴（**技术图 5**）。

■ 根据腓骨肿瘤分级及其局部侵犯程度的不同，可以选择保留或切除踇长屈肌。向前方游离腓骨肌，将牵开器置于腓骨下方。

肿瘤切除

■ 根据术前制定的截骨平面切除腓骨。必须注意不要损伤在腓骨后方与腓骨平行的腓血管。

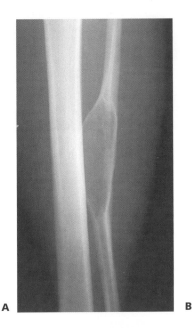
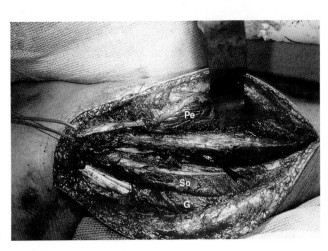
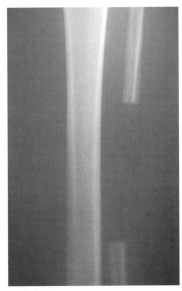
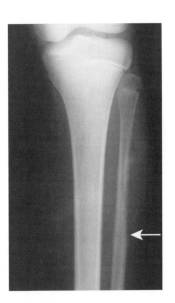

技术图 5　A. X 线平片显示腓骨干纤维结构不良。**B.** 术中照片显示良性侵袭性肿瘤的显露。将比目鱼肌（So）在腓骨起点处切断，连同外侧腓肠肌（G）一同向内侧近端牵开，显露后方的腓骨嵴（箭头）。根据肿瘤分级及其局部侵犯程度的不同，可以选择保留或切除踇长屈肌。向前方游离腓骨肌（Pe），将牵开器置于腓骨下方。根据术前制订的截骨平面切除腓骨。**C.** 术后 X 线平片。**D.** X 线平片显示腓骨干尤文肉瘤（**B**, Courtesy of Martin M Malawer.）（接后）

手术技术

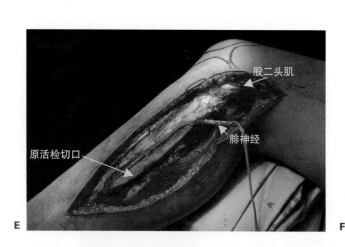

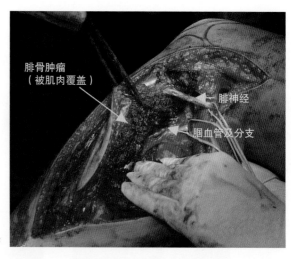

技术图 5 （接前）**E.** 应用腓骨实用切口的近端 2/3 显露肿瘤。**F.** 因为肿瘤存在骨外侵犯，需要劈开比目鱼肌显露及游离神经血管束；肌肉仍与腓骨相连。

重建及关闭伤口

- 腓骨的节段性切除常常不需要进行骨重建。下方的节段性切除，如果残留的腓骨非常短，则需要加强固定外踝以保证踝关节外侧的稳定性（**技术图 6**）。
- 虽然很少做远端腓骨切除，但是因为切除了踝关节

的组成部分，需要重建。建议进行带蒂腓骨移植。
- 或者应用同侧腓骨进行重建。应用 I 型近端腓骨切除获得自体骨，将腓骨头及腓骨颈应用螺钉固定于胫骨，近端应用钢板固定（**技术图 6C**）。

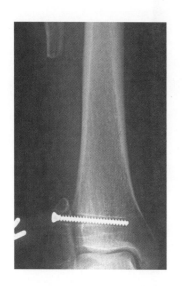

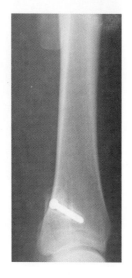

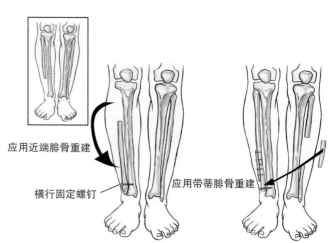

技术图 6 **A，B.** X 线平片显示腓骨远端节段性切除后，应用螺钉加强固定外踝。**C.** 应用对侧腓骨或同侧近端腓骨进行带蒂腓骨移植，重建腓骨远端骨缺损。

注意要点

近端腓骨切除	
术中	■ 半侧卧位膝关节屈曲应用腓骨实用切口
	■ 游离保护腓神经
	■ 如果需要，显露腘血管
	■ 根据肿瘤的类型及解剖侵犯部位选择手术方式（刮除术 / Ⅰ 型或 Ⅱ 型切除）
	■ 近端腓骨切除后重建外侧副韧带附着
术后	■ 根据肿瘤类型制订特定的康复计划，包括 Ⅱ 型切除术后的患者需要行踝关节融合术
腓骨干切除	■ 足够长的腓骨外侧切口可以广泛显露需要切除的腓骨段
	■ 对于高度恶性肿瘤，需要大块切除周围包绕的肌肉
	■ 对于远端的节段性切除，必需重建外踝的稳定性

术后护理及康复锻炼

近端腓骨切除

■ 持续伤口引流 3 ~ 5 天，术后静脉应用抗菌药物直至拔除引流管。

刮除术

■ 鼓励早期活动，3 周内部分负重活动，同时进行膝关节的主动及被动活动。伤口愈合后可以负重活动。

Ⅰ 型及 Ⅱ 型切除

■ 术后石膏固定下肢 3 周，保肢膝关节屈曲 20°，以利于软组织愈合。拆除石膏后，可以完全负重，并且不受限制主动活动膝关节。

■ 对于 Ⅱ 型切除术后，由于腓神经功能障碍导致足下垂的患者，需要行踝关节融合术。

■ 高度恶性肉瘤的患者需要行术后化疗。

■ 对于尤文肉瘤的患者需要进行进一步的放疗，外照射 6000 ~ 7000cGy。

腓骨干切除

■ 持续伤口引流 3 ~ 5 天，术后静脉应用抗菌药物直至拔除引流管。

■ 此后部分负重活动 3 周，同时进行主动被动膝关节活动。伤口愈合后，可以进行全负重活动。

结果

■ 腓骨切除，即使是需要大块切除环绕的肌肉，通常对下肢功能造成的影响也非常小。

■ 下肢的负重功能不受损害，主要的肌群常保持完整。唯一的例外是 Ⅱ 型近端腓骨切除术中，需要切除腓神经，而造成足下垂需要行踝关节融合术。

■ 如果充分重建外侧副韧带的附着点，并且逐步地负重，膝关节的稳定性可以得到很好的保留。

并发症

■ 近端腓骨刮除术或 Ⅰ 型切除术，可能造成腓神经损伤。

■ 由于没有进行充足的外侧副韧带重建，或不恰当的术后康复锻炼，导致膝关节外侧不稳定。

■ 在偏远端的腓骨干节段性切除中，没有对外踝进行足够的固定而导致踝关节外侧不稳定。

■ Ⅱ 型广泛切除术后慢性下肢肿胀，需要淋巴引流。

■ 深部感染。

参考文献

1. Dorfman HD, Czerniak B. General considerations. In: Dorfman HD, Czerniak B, eds. Bone Tumors. St. Louis, MO: CV Mosby, 1998: 1 - 33.

2. Erler K, Demiralp B, Ozdemir T, et al. Treatment of proximal fibular tumors with en bloc resection. Knee 2004;11:489 - 496.

3. Faezypour H, Davis AM, Griffin AM, et al. Giant cell tumor of the proximal fibula: surgical management. J Surg Oncol 1996;61: 34 - 37.

4. Farooque M, Biyani A, Adhikari A. Giant cell tumours of the proximal fibula. J Bone Joint Surg Br 1990;72B:723 - 724.

5. Malawer MM. Surgical management of aggressive and malignant tumors of the proximal fibula. Clin Orthop Relat Res 1984;186: 172 - 181.

6. Marcove RC, Jansen MJ. Radical resection for osteogenic sarcoma of fibula with preservation of the limb. Clin Orthop Relat Res 1977; 125:173 - 176.

7. Ozaki T, Hillman A, Lindner N, et al. Surgical treatment of bone sarcomas of the fibula. Analysis of 19 cases. Arch Orthop Trauma Surg 1997;116:475 - 479.

第 28 章

应用游离带蒂腓骨移植重建节段性骨缺损

Eyal Gur, Yehuda Kollender, Isaac Meller, Aharon Amir, Arik Zaretski 和 Jacob Bickels

李南 译 校

背景

■ 长骨肿瘤的广泛性切除造成很大的节段性骨缺损需要重建。通常应用假体植入、异体骨或异体骨－假体复合物重建缺损。这些重建方法常常有很高的并发症发生率及失败率[5]。

■ 骨延长术只适合应用于较短或中等程度的节段性骨缺损的生物重建。此外这种手术是一个漫长的过程，需要近 2 个月的时间才能延长 1cm，并发症常见，患者很不满意，同时可能会有大面积的软组织缺损不能覆盖[8,12]。关于肿瘤学的安全性及有效性方面的报道也十分有限。

■ 自上世纪 70 年代早期开始报道应用带蒂自体骨进行肿瘤切除后的长骨缺损重建后，应用游离腓骨瓣重建肿瘤切除后的大段节段性骨缺损，或进行切除－关节成形术是一种非常理想的方法[3,4,6,9-11,13,14]。这种方法的内在优势是可以通过正常骨折的愈合模式愈合，而不是像不带蒂移植那样进行爬行替代愈合。

■ 腓骨是非常理想的带蒂骨移植来源，因为其解剖便利，并且节段性切除后保留了腓骨近端及外踝，对膝关节及踝关节稳定性影响最小，并且不影响负重能力及下肢功能。带蒂腓骨移植可以重建大块骨缺损，因为它独立的血供系统可以使得移植骨很好地与宿主骨整合，即使由于手术或放疗可能严重地破坏了周围软组织。

■ 骨肿瘤节段性切除后可以应用腓骨头进行关节重建。此外，带蒂腓骨移植可以随时间在持续的压力刺激下增粗。因此带蒂腓骨移植有非常好的长期耐久性[2,9,15]。

■ 总之，游离腓骨移植是一种耐久的真正的生物学重建方法，有很好的适应性及再生能力，近期及远期并发症非常少[15]。需要训练有素的治疗团队及有很好顺从性的患者共同努力，进行长时间、复杂的及高规格要求的康复锻炼。

解剖

■ 腓骨很长并且很细，因此可以提供进行长骨重建的坚强的皮质骨支柱。腓骨近端断面为方形，远端为三角形。

在成年人中，宽度可以达到 1.5 ~ 2cm，长 35cm，其中 25 ~ 30cm 可以用来进行游离移植。腓骨的形状及长度可以匹配上肢骨节段（肱骨、桡骨及尺骨）或下肢骨的髓腔（股骨、胫骨）；因此可以用于这些部位的骨重建。

■ 腓骨在外侧、前内侧及后侧被肌群环形包绕，它同时是四个小腿肌间隔的起点。腓骨段的血供及回流依靠腓血管。腓动脉及两根伴行静脉，在姆长屈肌及胫后肌之间，平行腓骨走行（**图 1A**）。腓骨双重接受骨内膜及骨膜血管供应。

■ 骨内膜血供来源于滋养动脉，起自腓动脉分叉后 6 ~ 14cm，通过滋养孔进入腓骨干中段 1/3，随后分成上行支及下行支。骨膜血供来源于 8 ~ 9 支骨膜分支，主要位于骨干中段 1/3。腓动脉同时发出 4 ~ 6 支筋膜血管，穿过后肌间隔至腓骨外侧的皮肤。同时发出多支肌支：它供应多支小血管支至表浅的前间隔的肌肉，及数支大血管支至深方的小腿后间隔中的比目鱼肌。

■ 腓骨的形态学及血供特点，使得腓骨瓣移植可以用于骨骼、软组织及生长板缺损的重建等多种目的。腓骨瓣可以塑成多种形状及构成以满足不同病例的需要：

- 应用非常直的腓骨可以重建相对窄的骨节段（**图 1B**）。通过纵行截骨增加骨瓣的表面积，可以用来对部分皮质缺损进行镶嵌植骨从而帮助愈合。基于血管蒂中部或远端 1/3 的筋膜皮下穿支情况，可以同时移植近 20cm×10cm 大小的皮瓣，以覆盖同时存在的大面积软组织缺损，并且可以监测血管蒂吻合术的成活（**图 1 C-G**）。也可以将部分比目鱼肌及姆长屈肌包含在皮瓣中，重建软组织缺损及覆盖暴露的骨。

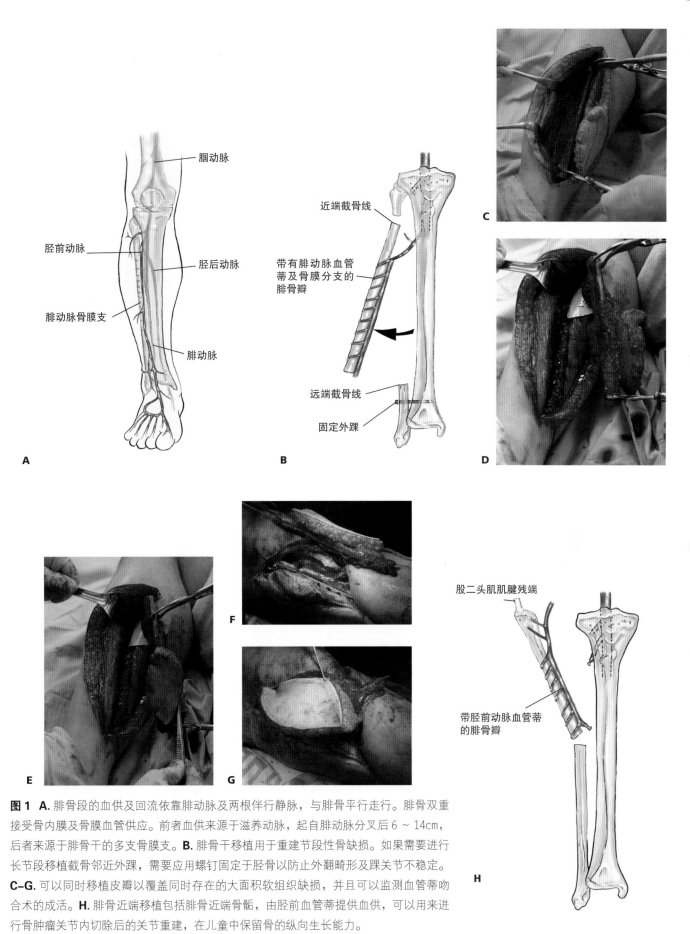

图 1　A. 腓骨段的血供及回流依靠腓动脉及两根伴行静脉，与腓骨平行走行。腓骨双重接受骨内膜及骨膜血管供应。前者血供来源于滋养动脉，起自腓动脉分叉后 6 ～ 14cm，后者来源于腓骨干的多支骨膜支。**B.** 腓骨干移植用于重建节段性骨缺损。如果需要进行长节段移植截骨邻近外踝，需要应用螺钉固定于胫骨以防止外翻畸形及踝关节不稳定。**C–G.** 可以同时移植皮瓣以覆盖同时存在的大面积软组织缺损，并且可以监测血管蒂吻合术的成活。**H.** 腓骨近端移植包括腓骨近端骨骺，由胫前血管蒂提供血供，可以用来进行骨肿瘤关节内切除后的关节重建，在儿童中保留骨的纵向生长能力。

- 可以在腓骨干中段横行截骨从而获得由一根血管蒂供血的两块或更多的皮质支柱（双管或三管），以重建大范围的骨缺损。当骨膜血管支被切断后，骨可以依赖内膜系统的血供存活。
- 转移的骨瓣可以包括近端骨骺，可以用来进行骨肿瘤关节内切除后的关节重建，在儿童中保留骨的纵向生长能力（图 1H）。这一骨瓣由胫前动脉或膝降动脉供血，主要用于肱骨近端和桡骨远端切除后的重建。

适应证

- 肿瘤切除后，放疗导致的骨坏死或骨髓炎造成的＞5cm 的节段性骨缺损
- 在骨的高度恶性肉瘤中，我们在肿瘤切除后常用 Spacers 进行即刻的重建，而不是进行最终的带蒂腓骨重建。在肿瘤切除术后 2 年，如果没有肿瘤的局部复发及肺转移，再进行带蒂腓骨移植

禁忌证

全身及一般情况

- 心血管、外科疾病或血液病可能会影响外周血流
- 依从性差，或者患者的心理生理条件不能够耐受长期的非负重期及康复训练
- 一般情况很差

供区情况

- 早前的下肢外伤导致腓骨畸形
- 早前的下肢外伤导致的血管损伤
- 小腿或足弓的血管畸形（如单血管足）

移植区情况

- 移植区域周围感染
- 怀疑肿瘤复发

影像学及其他分期检查

- 必须对移植区及供区进行详细的术前评估。对移植区进行影像学检查，获取骨的测量值（长度及直径）及肿瘤切除后的软组织缺损范围，从而选择合适类型及大小

的腓骨瓣。供体区的影像学检查应包括全部小腿，排除腓骨畸形，确定可取的最大腓骨长度。医生必须确定胫后动脉及足背动脉均有明确的脉搏。

移植区

- X 线平片
- CT
- 磁共振（MRI）

供体区

- X 线平片
- MRI
- 血管造影
- 多普勒超声

外科治疗

体位

- 在治疗下肢的骨缺损时，患者平卧手术床，大腿分开。供体肢体的髋关节及膝关节屈曲（图 2）。第一组医生负责肿瘤切除（蓝组），站在受体肢体的内侧或外侧。如果需要从肢体的内侧切除肿瘤，术者可以站在内侧。第二组医生（红组）负责由供体肢体获得腓骨瓣，站在供体肢体的外侧（图 2）。

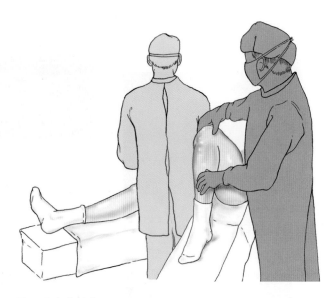

图 2 患者的体位

■ 为了减少手术时间，如果患者的术中体位允许，应在准备移植区的同时获取腓骨瓣。准备移植区包括切除原发肿瘤或取出早前手术安装的 Spacer。

节段性切除

■ 通常带血管蒂的腓骨由于很直且外形简单，对于上肢骨由于其横截面直径相对较短，足够用于其重建。下肢骨缺损的重建由于需要负重，需要移植骨直径较大。可以应用双管腓骨瓣移植重建最长约 13cm 的股骨或胫骨缺损。

■ 更大的骨缺损需要进行异体骨移植，可以提供骨愈合、移植骨整合及腓骨增粗所需的即时稳定性。

此外，如果血管吻合失败，联合应用腓骨 – 异体骨移植仍可与异体骨移植相似，而获得比较好的效果，尤其是当进行坚强内固定时。

■ 如 Capanna 和他的同事介绍的联合应用带蒂腓骨及异体骨重建，可以提供很好的稳定性，是我们推荐的下肢骨节段性骨缺损的重建方法[1,2]。

骨肿瘤的切除

■ 应用常规技术切除骨肿瘤，测量节段性骨缺损的长度及直径（技术图 1）。

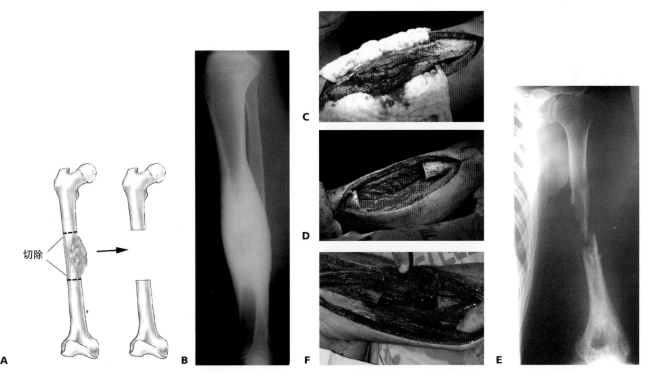

技术图 1　**A.** 广泛切除骨干肿瘤造成很长的节段性骨缺损。**B.** 胫骨 X 线平片显示巨大骨干低度恶性骨肉瘤。**C.** 术中肿瘤像。**D.** 肿瘤切除后造成大范围节段性骨缺损。**E.** 上臂 X 线平片显示肱骨骨干急性骨髓炎造成明显的骨缺损和病理性骨折。**F.** 组织活检及培养后，静脉应用抗菌药物，缓解急性感染的临床表现后，患者接受感染骨组织切除，造成很长的节段性骨缺损。

手术技术

获取腓骨瓣

■ 在对侧小腿采用前外侧切口，连同滋养血管及其骨膜环一起，获取超过骨缺损 6cm 长的节段性腓骨瓣（技术图 2A，B）。如果肿瘤切除后可能会造成较大的皮肤缺损，取腓骨时可以同时获取同一根腓动脉供应的上方的皮岛，可以进行无张力的皮肤缝合，同时早期观察移植瓣的活性：动静脉的损伤可以即

时地表现为皮岛的缺血或充血改变（技术图 2C）。

■ 如果需要很长节段骨，截骨邻近外踝，建议行胫骨螺钉固定，预防外翻畸形及踝关节不稳定（图 1B）。应用供体肢体大腿的皮肤移植，重建供体肢体小腿的皮肤缺损。应用肌肉完整的覆盖腓骨肌腱以便于植皮。

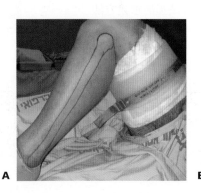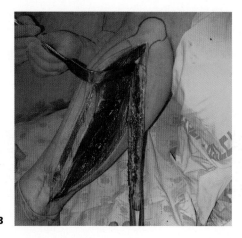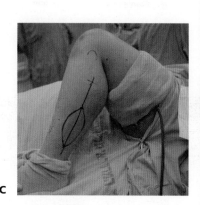

技术图 2 获取腓骨瓣。**A.** 获取腓骨瓣采用前外侧切口。**B.** 连同滋养血管及其骨膜环一起，获取超过骨缺损 6cm 长的节段性腓骨瓣。**C.** 如果肿瘤切除后可能会造成较大的皮肤缺损，取腓骨时可以同时获取上方的皮岛，覆盖缺损同时观察移植瓣的活性。

准备异体骨

■ 将异体骨切成与骨缺损相同长度，纵向开槽移除皮质及髓质至可以放入腓骨瓣。

移植区域重建

■ 将异体骨插入骨缺损，应用钢板螺钉将其固定于远近两端（技术图 3A，B）。如果异体骨髓腔足够宽，能够同时容纳髓内针与腓骨瓣，也可以应用髓内针固定。应用高速磨钻在异体骨上适当的位置开槽，使得腓骨血管蒂穿过朝向移植区血管束方向，从而避免血管吻合时产生张力（技术图 3A，B）。

■ 将腓骨瓣分别插入远近两端 2～3cm，并应用螺钉

固定（技术图 3C-E）。需要注意防止螺钉损伤腓骨瓣的滋养血管。腓骨于髓内的位置，可以置于异体骨中或与其平行。不管哪种方法，腓骨的截骨端均应邻近宿主长骨的切除断端。

■ 吻合血管后，应用取自剩的腓骨瓣或同侧髂嵴的自体骨移植，加强腓骨及宿主骨的接触面。

手术技术

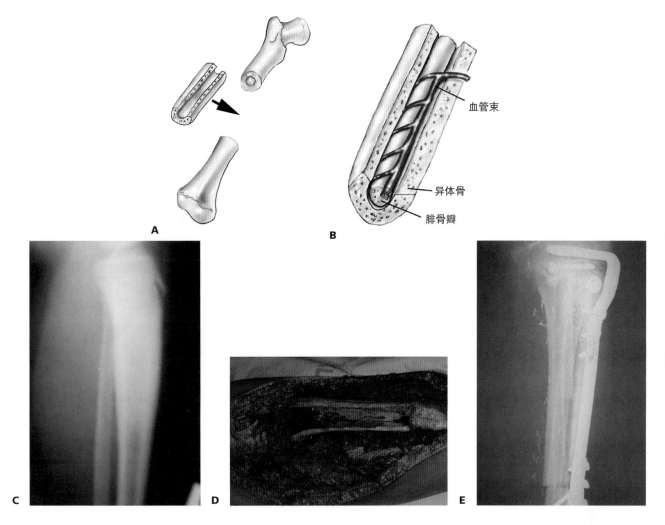

血管束

异体骨

腓骨瓣

A　　**B**　　**C**　　**D**　　**E**

技术图 3　异体骨的准备及固定。**A.** 将异体骨切成与骨缺损相同长度，纵向开槽，移除皮质及髓质至可以放入腓骨瓣。将异体骨插入骨缺损，应用钢板螺钉将其固定于远近两端。**B.** 在异体骨上适当的位置开槽，使得腓骨血管蒂穿过。**C.** X 线平片显示胫骨近端骨肉瘤。肿瘤侵及范围可以行节段性切除，保留近端骨骺。**D.** 应用异体骨重建骨缺损，在一侧应用钢板螺钉固定。**E.** X 线平片显示腓骨瓣插入异体骨髓腔内，应用螺钉固定。

关节内切除术

- 可以应用腓骨骨骺及不同长度的骨干，通过胫前动脉或膝下动脉作为血管蒂，重建包括一面关节面的骨缺损。获取腓骨瓣后，将外侧副韧带应用金属钉固定在内侧的胫骨干骺端，防止外侧膝关节不稳定（技术图 4A）。

- 腓骨近端骨瓣可以应用钢板螺钉固定于桡骨或肱骨的骨骺端，并将股二头肌肌腱残端与对侧关节的软组织缝合（技术图 4B ~ E）。

手术技术

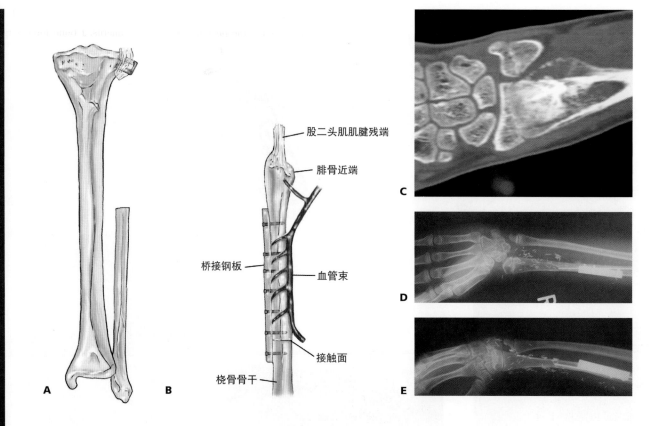

技术图 4 **A.** 获取腓骨瓣后，将外侧副韧带固定在胫骨干骺端外侧，防止外侧膝关节不稳定。**B.** 重建腓骨近端骨瓣至残留的桡骨骨干。**C.** 前臂远端的冠状位 CT 显示桡骨远端骨肉瘤。**D，E.** 前后位及侧位 X 线平片显示应用腓骨近端骨瓣重建节段性骨缺损。

术后护理

■ 患者术后必须严格地连续治疗及监测。术后 5 天应进入 ICU 治疗，监测生命体征及移植瓣的活性。应用大量乳酸林格液（维持量的 1.5 倍）以确保血管吻合处较高的血流量，防止血栓形成。大量输液持续 3 天，此后 2 天逐渐减量至维持量。

■ 应用依诺肝素预防深静脉血栓。一天 2 次采血监测血常规及电解质。维持血红蛋白 9 ~ 10g/ml，以降低血液黏度，减少吻合口血栓发生的可能性。术后 10 天进行同位素骨扫描检查评估移植骨瓣的活性。

■ 制动移植肢体 3 个月（上肢应用支具，下肢应用塑型石膏），此后可逐渐进行被动限制活动范围的功能锻炼。

■ 通过连续的平片检查评估骨愈合的情况。通常在上肢 4 ~ 5 个月可以观察到骨愈合，下肢需要 5 ~ 7 个月。

在 X 线平片明确提示骨愈合后可以进行部分负重行走。建议逐渐增加重量直至全负重行走。

结果

■ 大多数患者可以达到坚强骨愈合，伴有腓骨增粗，可全负重行走，能够活动关节。腓骨增粗可持续数年时间，它是持续的压力传导、微骨折及骨痂形成的过程。

■ 轻度至中度的关节活动范围受限常见，与其他重建方法类似。这种活动范围的减低主要是骨及软组织广泛切除所造成的，而不取决于重建方法。

■ 深部感染及内固定失败需要翻修少见。

并发症

移植区

■ 血管吻合栓塞及移植瓣失活

- 不愈合
- 感染
- 内固定失败及断裂

供体区

- 踝关节外翻畸形
- 踝关节不稳定
- 一过性或永久性腓神经麻痹
- 一过性或永久性腓神经支配区域感觉障碍
- 植皮失败肌腱暴露
- 一过性或永久性踇趾屈曲功能障碍

参考文献

1. Capanna R, Bufalini C, Campanacci M. A new technique for reconstructions of large metadiaphyseal bone defects. Orthop Traumatol 1993;3:159–177.

2. Capanna R, Campanacci DA, Belot N, et al. A new reconstructive technique for intercalary defects of long bones: the association of massive allografts with vascularized fibular autograft. Long-term results and comparison with alternative techniques. Orthop Clin North Am 2007;38:51–60.

3. Chang DW, Weber KL. Use of a vascularized fibula bone flap and intercalary allograft for diaphyseal reconstruction after resection of primary extremity bone sarcomas. Plast Reconstr Surg 2005;116:1918–1925.

4. Gebert C, Hillmann A, Schwappach A, et al. Free vascularized fibular grafting for reconstruction after tumor resection in the upper extremity. J Surg Oncol 2006;94:114–127.

5. Getty PJ, Peabody TD. Complications and functional outcomes of reconstruction with an osteoarticular allograft after intra-articular resection of the proximal part of the humerus. J Bone Joint Surg Am 1999;81A:1138–1146.

6. Innocenti M, Delcroix L, Manfrini M, et al. Vascularized proximal fibular epiphyseal transfer for distal radial reconstruction. J Bone Joint Surg Am 2004;86A:1504–1511.

7. Innocenti M, Delcroix L, Manfrini M, et al. Vascularized proximal fibular epiphyseal transfer for distal radial reconstruction. J Bone Joint Surg Am 2005;87A(Supp 1):237–246.

8. Kocaoglu M, Eralp L, Rashid H, et al. Reconstruction of segmental bone defects due to chronic osteomyelitis with use of an external fixator and an intramedullary nail. J Bone Joint Surg Am 2006;88A:2137–2145.

9. Malizos KN, Zalavras CG, Soucacos PN, et al. Free vascularized fibular grafts for reconstruction of skeletal defects. J Am Acad Orthop Surg 2004;12:360–369.

10. McKee DM. Microvascular bone transplantation. Clin Plast Surg 1978;5:283–292.

11. O' Brien BM, Morrison WA, Ishida H, et al. Free flap transfers with microvascular anastomoses. Br J Plast Surg 1974;27:220–230.

12. Paley D. Problems, obstacles, and complications of limb lengthening by the Ilizarov technique. Clin Orthop Relat Res 1990;250:81–104.

13. Rose PS, Shin AY, Bishop AT, et al. Vascularized free fibula transfer for oncologic reconstruction of the humerus. Clin Orthop Relat Res 2005;438:80–84.

14. Taylor GI, Miller GD, Ham FJ. The free vascularized bone graft. A clinical extension of microvascular techniques. Plast Reconstr Surg 1975;55:533–544.

15. Zaretski A, Amir A, Meller I, et al. Free fibula long bone reconstruction in orthopedic oncology: a surgical algorithm for reconstructive options. Plast Reconstr Surg 2004;113:1989–2000.

第 29 章

应用异体骨和节段性假体重建节段性骨缺损

Walter W. Virkus, Benjamin J.Miller 和 Steven Gitelis
李南 译 校

背景

■ 节段性重建是指在节段性切除（骨干切除）后进行的长骨骨干的置换。

■ 节段性重建通常比其他的保肢方法能够获得更好的功能，因为患者重建部位远近两端的自身的关节并没有受到影响。

■ 尽管有很多节段性假体可以选择，大对数节段性重建是通过大块异体骨重建。

■ 异体骨重建需要骨性愈合达到远期稳定性，必须通过髓内针或内固定获得异体骨的即时稳定性。

■ 异体骨根据大小及固定方法的不同，有远期骨折的风险。

■ 节段性异体骨通常与带蒂腓骨瓣一同移植。

■ 假体重建通常只适用于小的中间部位的肿瘤，因为肿瘤远近两端均需要有足够的长度，以确保可以成功地插入传统假体的假体柄。

■ 新的假体设计已经拓宽了节段性假体置换的适应证，它大大减少了达到稳定固定所需要的骨的长度。

■ 节段性假体通常可以提供即时稳定性，可以进行早期康复并快速恢复功能。

■ 节段性假体不需要进行带蒂腓骨瓣移植。

■ 尽管有假体重建后无菌性松动的报道，但在节段性假体中非常罕见；没有负重面使得碎屑的产生减少，而没有暴露于关节液则有助于保护假体。

适应证

■ 节段性重建适用于不累及关节的骨性重建。

■ 节段性重建通常用于股骨、胫骨、肱骨和前臂。

■ 节段性重建需要有足够的骨残端进行稳定固定；如果没有足够的骨残端，应进行关节重建手术。

■ 节段性异体骨重建需要骨性愈合达到长期稳定性，在愈合过程中接受化疗或放疗会妨碍愈合。

■ 节段性异体骨移植时，如果局部血运很差、骨残端很小、患者体重很重或爱好运动，或者需要接受放疗或化疗，最好同时进行带蒂腓骨瓣移植。

■ 如果患者移植条件很差或早前接受过异体骨重建失败，禁忌行异体骨重建，节段性假体重建也是一种可以选择的方法。

■ 组配式节段性假体与传统假体相比，搭配非常便利，对于一期手术或远期的翻修手术均十分方便，可以在假体的任何一端更换组配式关节假体。

解剖

■ 涉及股骨的解剖因素包括股骨前弓、股骨前倾角、股动脉在股骨远端收肌孔处与股骨非常紧密等。

■ 涉及胫骨的解剖因素包括前内侧的软组织覆盖有限，胫后神经血管束与胫骨后内侧关系密切等。

■ 涉及肱骨的解剖因素包括桡神经与肱骨中段骨干后侧关系紧密。

■ 涉及前臂的解剖因素包括桡骨弓。

病史及体格检查

■ 表 1 列出了出现肿块或怀疑有肿瘤的患者的检查方法。

■ 患者病史中重要的方面包括：
  ● 出现肿块或疼痛的时间
  ● 肿块生长或疼痛的进展
  ● 全身症状（发热、寒战、夜间出汗、体重减轻）
  ● 个人或家族的肿瘤病史

影像学及其他分期检查

■ X 线平片是对骨骼病变进行鉴别诊断的首要影像学检查。

■ X 线平片用来评估宿主骨的形状及大小和病变范围，以进行适当大小的异体骨重建。

■ X 线平片对于评估化疗反应非常有帮助，这将影响到是否可以进行保肢手术。

■ 如果有其他的骨性病变可以进行骨扫描检查。

■ CT 检查用于判断骨的形状及评估溶骨性病变的骨破坏范围。

■ MRI 用于评估病变的软组织侵犯范围。也用来评估神经血管结构的关系，肿瘤的骨内或髓内侵犯及邻近关节

表 1	出现肿块或怀疑有肿瘤的患者的检查方法	
检查方法	技术	临床意义
触诊	触诊肿块的边界评估大小及其与周围的结构是否可以活动	不能活动提示与周围结构粘连
关节活动	评估邻近肿块的关节活动范围	大的肿块可能会限制关节活动
软组织评估	评估肿块或活检部位周围的软组织情况决定手术入路，及是否可以残留足够的软组织进行一期闭合	在肿瘤切除时可能需要其他的伤口闭合方法
血管检查	评估肢体的循环情况	血管受损会影响肢体重建

的侵犯。

■ MRI 矢状位和冠状位对于决定切除长度非常有帮助；测量邻近关节至预计截骨水平的长度，是术中确定截骨水平的重要方法。

■ PET 检查对于肉瘤的作用仍需要进一步评估。它在评估肿瘤的转移时会有帮助。

外科治疗

■ 当进行节段性切除时，最重要的是需要确定固定的类型及长度，以及是否需要同时进行腓骨瓣移植。

■ 钢板固定可以应用标准的技术进行重建。

■ 钢板固定可以在异体骨和自体骨间加压，有利于愈合。

■ 钢板固定会在异体骨上造成孔洞，可能会造成晚期异体骨骨折。

■ 异体骨髓内固定需要额外的切口，但是可以提供坚强的固定。

■ 髓内固定可以长期地保护异体骨，而不会在异体骨上产生螺钉孔洞（**图 1**）。

■ 髓内固定很难对异体骨和自体骨进行加压，可能会妨碍愈合。

■ 可以横行或阶梯式切断异体骨及自体骨（**图 2**）。

■ 横行截断可以方便进行旋转调整，需要分离的骨膜较少，有利于愈合。

■ 阶梯式截断技术更加困难，增加手术时间，会对骨膜造成更多的损害。但是这会增加自体骨和异体骨的接触面积，有利于愈合。

■ 节段性假体置换必须非常注意切除的长度及髓腔的准备，确保满意地插入假体柄。

■ 除了骨性重建方法以外，必须注意仔细处理软组织，如果有伤口并发症或感染的风险，需进行旋转肌瓣重建。

术前计划

■ 术前计划对于这些复杂的重建手术至关重要。

■ 需要进行多项影像学检查，评估肿瘤的切除长度，及残存骨的解剖结构是否支持拟采用的重建方法。

■ 需要准备常规肿瘤切除的手术器械，包括骨锯；同时应准备额外的器械如血管旁路、血管移植，或定制的软组织重建材料。

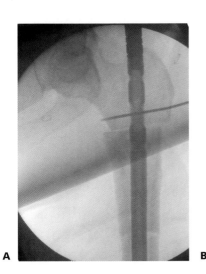
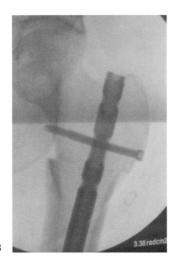

图 1 安置髓内针及接触面加压。**A.** 术中透视显示在股骨近端髓内针穿过异体骨。可以看见用于标记旋转位置的克氏针。没有进行接触面加压前，可以看见自体骨及异体骨间的间隙。**B.** 术中透视显示髓内钉安置及拧紧加压螺钉后。自体骨—异体骨间隙减小。

A　　B

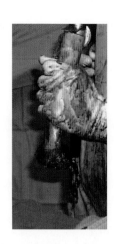

图 2 准备异体骨。在远端干骺端切断异体骨以匹配自体骨（自体骨未见）。注意在异体骨及自体骨截断时需要平滑及垂直。

■ 一些医生习惯在切除肿瘤及重建时分别应用独立的器械。

■ 需要从骨库预定异体骨。一些医生喜欢大小一致的异体骨进行节段性重建，因此在预定前需要获得异体骨的 X 线平片。

■ 如果计划进行带蒂腓骨重建，必须考虑手术时间及腓骨瓣重建的位置。

■ 假体重建需要定制，通常需要 3 ~ 4 周来设计及制造假体。

■ 在麻醉下检查非手术下肢的旋转情况，对于确保手术肢体的正确的旋转位置有帮助。

■ 术中进行 C 型臂透视检查对测量及选择计划截骨水平有帮助。

体位

■ 体位取决于肿瘤的位置及需要进行肿瘤切除的入路。

■ 股骨切除常采用仰卧位或侧卧位。胫骨手术采用仰卧位。

■ 股骨重建时在臀下垫垫有利于操作，但是这会对评估旋转位置造成影响。

■ 前臂重建时患者仰卧位，患肢外展置于台上。

■ 肱骨重建时患者仰卧位或沙滩椅体位。

入路

■ 节段性重建的入路取决于能够进行充分的肿瘤切除所需要的切口。

■ 股骨重建经常采用大腿外侧或前外侧入路。在需要分离及保护股动静脉时需要内侧切口。

■ 胫骨重建采用前外侧或前内侧入路。

■ 前内侧入路需要更加复杂的软组织覆盖。

■ 肱骨切除采用延长的前内侧入路。如果肿瘤可能侵犯，必须注意确认及保护好桡神经。

■ 桡骨的前臂重建经常采用前侧入路。

切除

■ 根据肿瘤及活检的部位选择合适的入路。

■ 进行血管神经探查术以找到及保护重要的结构，随后分离肿瘤周围的软组织。

■ 向下分离至计划切除的骨的远近两端。

■ 应用术中透视或根据其他术前影像学检查所得到的测量方法，垂直骨干放置克氏针，可以标记远近两端的截骨水平。注意不要过多的损伤截骨水平附近

的骨膜。

■ 在截骨之前，仔细检查及标记骨，以确保重建时的旋转对线关系。股骨嵴是非常方便的解剖标识，也可以在切除区域远近两端标记或插入克氏针。

■ 应用电锯横行截骨。冲洗降温锯片，避免过热对自体骨造成损伤。

■ 移除肿瘤，测量长度并记录，评估边缘情况。

准备异体骨

■ 在抗生素乳酸林格液中复温异体骨。

■ 标记形状与大小最为匹配的异体骨节段。比切除长度多预留出几毫米的异体骨可以进行小的修整，以改善与自体骨的接触面及对线关系。

■ 应用电锯切断异体骨的远近两端。

■ 如果计划应用髓内针固定，扩髓异体骨至比髓内针直径大 2mm。扩髓必须十分缓慢并逐渐进行，避免弄碎非常脆的异体骨。

髓内固定（股骨）

肿瘤切除后

- 在大粗隆近端稍偏后约 8cm 处做一小的切口（技术图 1）。
- 根据所用髓内针的不同，在不同的进针点插入导针，可以是梨状肌窝或大粗隆的顶点。

- 或者如果倒打髓内针，则再做一个小的内侧关节切开，在髁间窝处插入导针至远端股骨。
- 透视确定导针位置后，在股骨近端（或远端）应用开髓器开髓。
- 插入头端带珠的导针，穿过肿瘤切除区域，插入肿瘤切除远端的股骨。

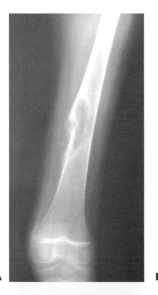

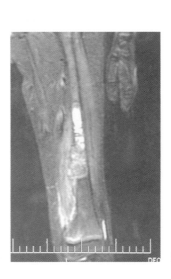

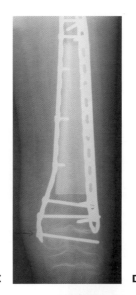

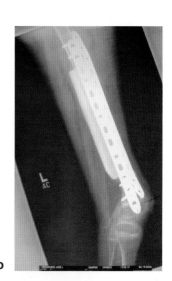

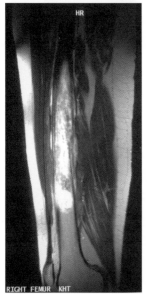

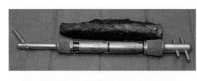

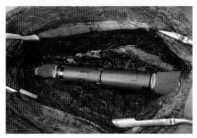

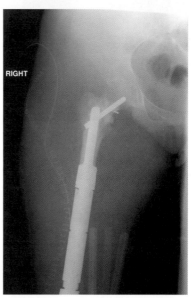

技术图 1　A ～ D. 14 岁男孩股骨骨肉瘤，应用节段性异体骨及钢板固定重建。**A.** 术前前后位 X 线平片显示骨干病变。**B.** 冠状位 MRI 显示肿瘤的髓内及髓外侵犯。**C.** 术后前后位 X 线平片显示应用内外侧锁定钢板进行节段性重建。可以后期取出最远端骨骺内的螺钉，以满足股骨远端继续生长的需要。**D.** 术后侧位 X 线平片显示在异体骨及自体骨接触面有骨痂生长。**E-G.** 尤文肉瘤患者应用定制组配式假体进行节段性重建。**E.** 矢状面 MRI 显示需要切除的肿瘤的长度。**F.** 切除的标本及假体。应用交叉螺钉固定增加短柄的稳定性。**G.** 术中像显示节段性假体。假体骨骼接触面附近表面为骨外固定的多孔涂层。**H，I.** 股骨近端及远端 X 线平片显示节段性假体。（接后）

手术技术

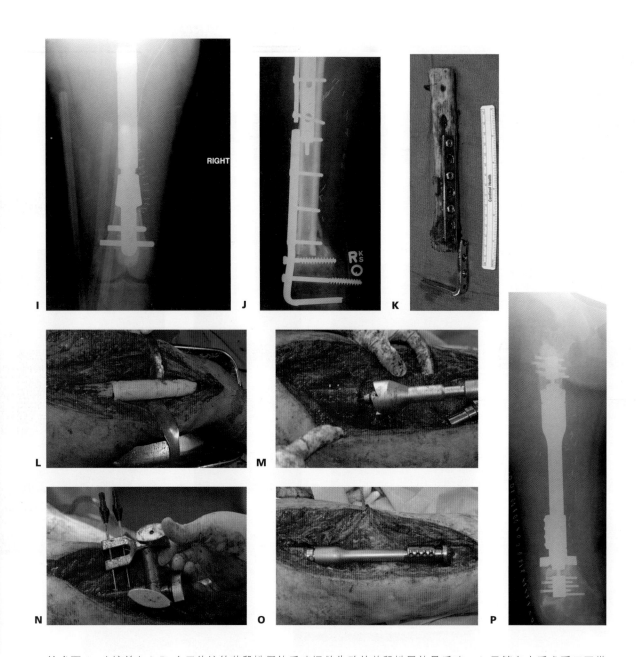

技术图 1 （接前）**J–P.** 应用传统的节段性假体重建拯救失败的节段性异体骨重建。**J.** 尽管多次手术采用了带蒂腓骨移植，仍然在股骨远端异体骨和自体骨接触面出现慢性疼痛性骨不连。患者佩戴支具 5 年，超过 2 年不能负重行走。**K.** 切除异体骨及失败的刃型钢板。异体骨培养提示甲氧西林敏感的金黄色葡萄球菌感染。**L.** 应用大剂量抗生素 Spacer 灭菌软组织，保持肢体长度以进行进一步的重建。**M.** 用表面锉准备髓腔。**N.** 用夹具进行双侧皮质穿透钉的锚栓固定。**O.** 术中像显示组配好的假体；用锁领及螺钉锁紧假体远近两部分。**P.** X 线平片显示最终的重建。患者完全解除痛苦，并且可以不用支具或拐杖行走。

- 随后缓慢扩髓至比髓内针直径大 1.5mm。
- 稍稍退出导针将异体骨植入肿瘤切除区域。
- 重新通过异体骨插入导针至肿瘤切除远端的股骨。
- 将异体骨向自体骨加压，初步检查骨标记，确保接触面及对线关系良好。可能需要对异体骨进行小的修整。

- 插入髓内针。当置入髓内针后，最终检查接触面，修整异体骨以改善骨接触。
- 完全打入髓内针。
- 安装髓内针"远端"锁定螺钉。如果应用倒打髓内针，则是股骨近端螺钉。
- 向回敲打髓内钉以闭合异体骨和宿主骨间的间隙。

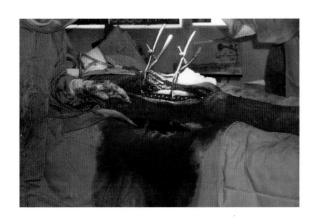

技术图 2 股骨节段性重建应用钢板临时固定。应用持骨器可以评估对线关系及骨接触面。此时同样应采用透视检查评估重建效果。

- 根据解剖标识或此前安放的克氏针检查旋转关系。
- 安装髓内针"近端"螺钉。如果应用加压髓内针，在安放动力锁定螺钉后，安装加压螺钉。因为常常需要有较长的时间愈合，所以在远近两端各需要两枚锁定螺钉。
- 如果应用加压髓内针且异体骨旋转稳定，则不需要额外的固定。
- 如果异体骨旋转不稳定，可以应用单侧皮质短钢板固定加强稳定性。根据不稳定程度，可以在异体骨自体骨接触面一侧或两侧同时应用。

钢板螺钉固定

- 将异体骨植入肿瘤切除区域，大致检查对线关系（技术图 2）（译者注：这里配技术图 2 更合适）。
- 如果需要可以预弯钢板以适应重建的股骨节段。

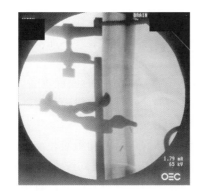

技术图 4 应用钢板加压节段性重建。可以在近端自体骨上看见加压装置的一枚螺钉，远端则为钩子钩住钢板的最外侧的一个孔。

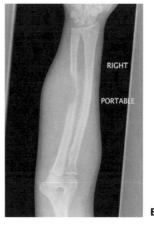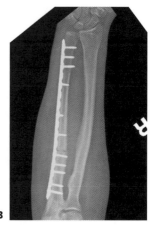

技术图 3 3 级动脉瘤样骨囊肿行节段性切除。**A.** 术前前后位 X 线平片显示病变。**B.** 术后前后位 X 线平片显示应用长钢板进行的节段性重建。

- 需应用 4.5mm 的钢板（除外前臂）。根据部位选择钢板的类型。在股骨近端及远端可以应用特殊钢板。
- 预弯钢板以在钢板对侧最大限度地加压。
- 应用一枚螺钉将钢板固定在自体骨的一侧。
- 对线自体骨及异体骨，将钢板合适定位（技术图 3）。
- 通过解剖关系或早前留置的克氏针检查旋转关系。
- 应用加压装置或压力钳及拉力螺钉对自体骨及异体骨节段进行加压（技术图 4）。
- 透视确定矢状位及冠状位的对线关系。
- 如果需要可以修整异体骨，以改善骨接触面及对线关系。

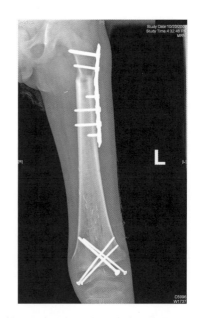

技术图 5 斜行拉力螺钉固定远端的自体骨及异体骨。也可以用很短的钢板代替。

手术技术

- 将拉力螺钉拧入钢板，最大程度地对自体骨异体骨进行加压。
- 在异体骨上拧入 2 枚螺钉固定钢板防止移位。如果应用锁定钢板，可以应用单侧皮质锁定螺钉。或者可以应用线缆环扎术以防止在异体骨上造成孔洞。
- 如果肿瘤切除术后残存的自体骨很少，很难进行长节段的钢板固定。此时，应用很小的手足钢板可能会有帮助。或者可以应用通过自体骨及异体骨的斜行拉力螺钉（**技术图 5**）。

闭合伤口

- 冲洗伤口并止血。
- 如果自体骨异体骨间仍有很小的间隙，可以植骨。通常可以从没有用到的异体骨上刮下松质骨进行植骨。
- 放置引流管后逐层闭合伤口。
- 尽可能应用肌肉覆盖重建的骨组织。
- 适度加压包扎。夹板固定膝关节可以使患者在术后的几天内增加舒适度。

带蒂腓骨移植

- 带蒂腓骨移植用来辅助节段性异体骨移植，改善愈合，增加重建的强度及存活骨量。
- 带蒂移植会增加重建手术的时间及复杂程度。
- 带蒂腓骨瓣可以取自同侧或对侧小腿。
- 在股骨，带蒂腓骨瓣可以置于异体骨内侧或外侧，跨过异体骨，与自体骨远近两端接触。
- 在胫骨，由于软组织限制，经常需要将带蒂腓骨瓣置于异体骨中。需要在异体骨上开槽以将带蒂腓骨瓣植入。
- 需要对这一手术更加详细的了解请参阅第 28 章。

胫骨、肱骨及前臂

- 胫骨、肱骨及前臂的重建是类似的。
- 在胫骨及肱骨可以进行髓内固定。
- 在胫骨及肱骨应该应用 4.5mm 厚的钢板。
- 在前臂应用 3.5mm 厚的钢板固定。
- 在胫骨重建中，经常应用为胫骨近端特制的锁定钢板。
- 在桡骨重建中必须注意重建桡弓。

节段性假体重建

- 肿瘤切除后，需要行残端髓腔的冰冻病理检查以确保切除边界没有肿瘤。
- 必须仔细地测量切除标本的长度，以确保选择合适的假体（如果应用组配假体）。
- 准备髓腔对于充分的固定至关重要；应用硬髓腔锉而不是软锉，可以使假体柄更好的固定。
- 应用 C 型臂监测扩髓过程，以避免穿透邻近的关节。
- 应用表面锉将暴露的骨皮质锉出适当的曲度，以确保与植入假体的充分接触。
- 植入试模以检查长度及旋转关系，确保可以植入假体体部；将假体远近两端连接的特殊装置依据选择的假体不同而有所不同。
- 如果应用骨水泥型假体柄，在置入骨水泥插入假体柄之前的髓腔准备包括安装骨水泥限制器，脉冲式冲洗及压迫止血。
- 非骨水泥系统需要进一步的髓腔准备。Compress™ 假体应用系列的模具使髓内锚栓集中，并在邻近皮质骨安装穿透针。
- 根据不同的假体完成最终的组装。需要注意旋转关系正确，并且全部锁定装置均拧紧或没有受损。
- 可以用扩髓时获得的骨进行植骨，置于假体-骨接触面（置于多孔涂层上）以提供假体的骨外固定。
- 此后放置引流进行软组织重建。如果需要可以进行局部旋转肌瓣以确保肌肉覆盖全部假体。

注意要点

伤口愈合	■ 皮瓣坏死后进行彻底的清创及重新闭合伤口，对于减少感染的风险至关重要。如果软组织不足，不能进行无张力缝合时，选择肌瓣或植皮必须慎重考虑。
肢体不等长	■ 必须注意切除长度以恢复肢体长度；这在上肢则相对不是非常重要。应用试模复位可以确保重建的合适长度及旋转关系。在切除前应用克氏针定位可以为重建提供很好的标志。
异体骨固定	■ 髓内固定很坚强，可以提供更多的保护防止晚期异体骨骨折，可以使钢板的矢状位及冠状位对线更加容易。
	■ 如果切除时没有获得安全的切除边界，髓内固定可能会污染整个重建的骨节段。
	■ 尽可能不要在异体骨上植入螺钉以避免晚期骨折。
	■ 这种重建的骨愈合时间会很长，因此尽可能获得最大稳定性的固定。
异体骨加压	■ 如果有可能，应对自体骨及异体骨进行加压。
	■ 可以通过多种髓内针进行髓内固定加压。
	■ 可以通过加压装置，持骨器和拉力螺钉或（作为最后的选择）加压螺钉进行钢板加压。
异体骨对线	■ 钢板冠状位及矢状位对线会很困难。在最初的固定后需要通过透视确认，如果需要则修整异体骨。
	■ 髓内固定及钢板固定均需要旋转对线。在固定之前，通过克氏针或与对侧肢体的比较确定旋转对线关系。
自体骨—异体骨接触面	■ 自体骨－异体骨之间很大的间隙可以大大地增加愈合时间及不愈合率。如果固定后仍有很大的间隙，需要考虑修整异体骨或植骨。
异体骨愈合	■ 这种重建出现愈合问题十分常见。仔细地保护切除区域周围的骨膜，避免截骨时对骨膜的热损伤可以改善骨愈合率。对骨不愈合进行的额外的手术很常见。
晚期骨折	■ 晚期骨折发生的风险与异体骨的孔洞或损伤有关。应最小程度地损伤异体骨或置入螺钉。应用线缆环扎术或髓内固定会减少骨折发生的可能性。
节段性假体	■ 应用贯通针或螺钉可以大大增加重建的稳定性，可以进行更大范围的骨缺损置换。

术后护理

■ 满意的伤口愈合对于预防重建感染非常重要；围术期应用抗菌药物很关键，尤其是当采用异体骨重建时。

■ 异体骨移植的患者，在 X 线平片上能观察到自体骨－异体骨愈合（通常 3 ~ 12 个月）之前，患肢只能踩地而不能负重。

■ 只有当不能稳定的重建时才需要支具保护。如肿瘤切除后残留的自体骨很短而采用钢板固定时。

■ 理疗的目的是增加膝关节和髋关节的活动程度。如果手术获得足够的稳定性，可以进行最小对抗阻力的肌肉力量训练。

■ 节段性假体置换可以即刻负重。膝关节周围短柄固定，在最初的愈合阶段，需要带护膝并限制膝关节活动，在医生的监视下缓慢地进行锻炼。

结果

■ 大多数研究报道的是节段性重建、骨关节成形术及异体骨假体复合物混合的结果。

■ 骨不愈合率为 10% ~ 15%。

■ 晚期骨折发生率为 7% ~ 20%。

■ 髓内针及钢板的愈合率相似，但是钢板的晚期骨折率更高。

■ 功能结果 78% ~ 86% 为良好或很好。

■ 5 年移植成活率为 79%。

■ 只有很少的节段性假体置换的报道；个别机构的经验非常满意，移植成功率 100%，并且几乎恢复了肢体的功能。

并发症

■ 异体骨移植非常容易发生不愈合，可以通过二期手术植骨或修整异体骨治疗。在高危患者中可以考虑带蒂腓骨移植以减少这种并发症的发生。

■ 感染是导致异体骨及假体重建失败的最常见的原因，可能会导致截肢。需要移除全部异体骨及金属物并彻底清创。

■ 大块异体骨的晚期骨折会导致慢性疼痛及功能丢失。采用髓内固定并且避免在异体骨上植入螺钉会减少这种并发症的发生。

■ 节段性假体固定发生假体松动非常罕见。可以应用新的假体进行翻修手术。

■ 异体骨或节段性假体重建后发生邻近关节退变的病例，可以通过全关节表面置换进行治疗。

参考文献

1. Henshaw RM. Complex massive intercalary endoprosthetic reconstruction of the femur and tibia: a new technique using customized compress implants augmented with cement. Musculoskeletal Tumor Society Annual Meeting 2006;45:61.
2. Makely JT. The use of allografts to reconstruct intercalary defects of long bones. Clin Orthop Relat Res 1988;197:58–75.
3. Muscolo LD, Ayerza MA, Aponte-Tinao LA, et al. Intercalary femur and tibia segmental allografts provide an acceptable alternative in reconstructing tumor resections. Clin Orthop Relat Res 2004;426: 97–102.
4. Muscolo LD, Ayerza MA, Aponte-Tinao LA, et al. Partial epiphyseal preservation and intercalary allograft reconstruction in high-grade metaphyseal osteosarcoma of the knee. J Bone Joint Surg Am 2004; 86A:2686–2692.
5. Sorger JI, Hornicek FJ, Zavatta M, et al. Allograft fractures revisited. Clin Orthop Relat Res 2001;382:66–74.
6. VanderGriend RA. The effect of internal fixation on the healing of large allografts. J Bone Joint Surg Am 1994;76A:657–663.

Jacob Bickels, Tamir Pritsch 和 Martin M. Malawer

张增亮 译　李南 校

背景

- 股四头肌是四肢软组织肿瘤最好发的部位。
- 该部位最常见的恶性肿瘤是脂肪肉瘤、恶性纤维组织细胞瘤和平滑肌肉瘤。
- 尽管大腿前方间室的肿瘤可以在初诊时就非常巨大，但是在大多数患者中仍可以行保肢手术。通过诱导化疗可以使肿瘤组织缩小，通过术后的辅助放疗可以根除可能的残留的微小病灶，因此手术切除大腿前部的肿瘤是安全和可靠的。
- 此外，当需要大块切除相当数量的肌肉时，通过缝匠肌或腘绳肌或者两者结合重建伸膝装置也可以获得较好的功能重建。
- 截肢术（即改良的半骨盆切除术）最常见的适应证是巨大肿瘤有间室外侵犯至内收肌和腘绳肌肌群，肿瘤通过股三角和腹股沟韧带向骨盆内侵犯，巨大的蕈状肿瘤和广泛的肿瘤组织污染，伴或者不伴有感染。

适应证

- 几乎所有大腿前部的低度恶性软组织肉瘤都可以通过部分肌群切除术而安全切除。大部分高度恶性的软组织肉瘤可以通过部分或全部间室切除而切除。保肢手术的禁忌证如下：
  - 腹股沟侵犯。肿瘤组织起源于或者侵犯腹股沟或者股三角，通常不能安全地切除这些肿瘤，需要截肢手术。
  - 间室外侵犯。通常切除一组肌群尚可以保留肢体的功能。如果必须完全切除两个肌群，很难再保留下肢的功能。大腿前部的巨大肿瘤可能穿过股骨嵴或肌间隔，侵犯内收肌群和大腿后部肌肉群。这种情况下可能需要行截肢手术。
  - 骨盆内侵犯。少数情况下，大腿近端和腹股沟的巨大肿瘤通过腹股沟韧带下方侵犯至腹膜后间隙，这种情况需要截肢手术。
  - 股四头肌的肿瘤复发、感染、广泛的肿瘤出血或者早前手术造成的污染都可能需要截肢。

- 肿瘤侵犯神经血管后未必不能行保肢手术。大部分股四头肌肿瘤会推移但是并不会直接侵犯股动脉或股总动脉。如果手术边界发现肿瘤细胞或者极其接近肿瘤，切除被侵犯的动脉和利用血管移植进行重建，通常可以保肢。
- 切除股神经也不是保肢手术的禁忌证，即使切除全部的股四头肌或者在切除股神经后出现麻痹，重建技术也会保证伸膝功能和髌腱的稳定性（表 1 和表 2）。

解剖

- 大腿由三个明显的解剖间室构成。这三个间室由很厚的筋膜层分隔：前方间室（股四头肌和缝匠肌）、内侧间室（大腿内收肌群）和后方间室（大腿后方肌群）。
- 股四头肌由股外侧肌、股内侧肌、骨直肌和股中间肌组成。股内侧肌和骨外侧肌起源于股骨近端和粗隆嵴。股中间肌起源于股骨表面和股骨粗隆，覆盖在整个股骨干表面。骨直肌起源于髋臼上方的髋臼上结节。全部四个头在远端汇合形成四头肌腱止于髌骨。
- 股中间肌覆盖在股骨的前面，保护股骨防止其他部分的股四头肌肿瘤直接侵犯。
- 由于软组织恶性肿瘤通常局限于一块肌肉的肌腹内，这使得很多股四头肌肉瘤可以进行部分肌肉切除术（图 1）。
- 大腿的内侧及外侧肌间隔将大腿前部的肌肉与内侧和后部的肌肉分离开来。但是，内侧的肌间隔在近端"缺失"，因此股四头肌的肿瘤可能侵犯至后方和内侧间室，使病情复杂化，有时也不能行保肢手术。同样，起源于大腿内侧和后部间室的肿瘤可能会侵犯至股四头肌群。
- 股三角是切除股四头肌肿瘤的关键部位。股三角是由内侧的长收肌、外侧的缝匠肌和近端的腹股沟韧带构成。耻骨肌形成股三角的底部。有厚的筋膜覆盖股三角顶部。
- 股动脉和静脉从腹股沟韧带下方通过股三角进入收肌管顶端。股神经由外侧进入收肌管，立即分支支配股四头肌。股动脉和静脉沿着收肌管的内侧壁走行大腿的全长，通过很厚的筋膜与前方肌群（股内侧肌）分开，可以安全地进行切除。
- 这个筋膜为股四头肌切除提供了很好的边界。

表1	15 例接受大腿前方间室软组织肿瘤切除及伸膝装置重建患者的病理诊断	
肿瘤类型		**患者数**
恶性软组织肿瘤	恶性纤维组织细胞瘤	4
	高度恶性脂肪肉瘤	3
	复发的低度恶性脂肪肉瘤	1
	平滑肌肉瘤	3
	恶性外周神经鞘瘤	2
良性侵袭性软组织肿瘤	复发的侵袭性神经纤维瘤病	2
全部		**15**

独特的解剖学注意事项

■ 肌瓣转移的成功（图2A－D）标准是维持局部的循环模式，并且可以耐受放疗和浅表损伤（图2E）。肌瓣的操作要保证不阻断其血供，因此需要非常清楚了解血管蒂的位置及模式。缝匠肌由股动脉供血并且是节段供血模式（按照 Mathes and Nahai 标准[6]为Ⅳ型血管模式）。每个血管蒂供应一部分肌肉组织，因此在掀起肌瓣时结扎查超过3个血管蒂有可能导致远端肌肉坏死。腘绳肌由股深动脉分支供血，并且由近端的主要血管蒂及远端的次要血管蒂供血（Ⅱ型血管模式）。当保留近端主要血管时，可以完全地掀起肌肉。

影像学和其他分期检查

CT 和 MRI

■ 磁共振（MRI）和轴向的 CT 检查对于判断病变部位、

表2	股四头肌肌力的分级系统	
分级	**评分**	**肌肉活动**
5	正常	可以伸膝抵抗重力及最大阻力
4	好	可以伸膝抵抗重力及部分（中度的）阻力
3	中	可以伸膝抵抗重力
2	差	可以伸膝不能抵抗重力
1	极差	有轻度收缩的证据，但不能关节活动
0	零	不能触及收缩

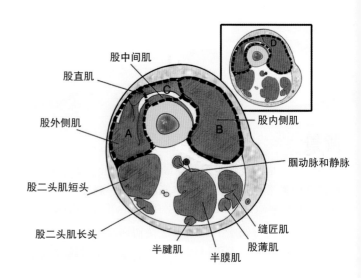

图1 股四头肌切除类型。A型，切除股外侧肌；B型，切除股内侧肌；C型，切除骨直肌和股中间肌；D型，股四头肌次全切除术；A型和B型通常包括切除股中间肌。

病变范围大小以及病变与股动脉的关系都是重要的。

■ 肿瘤可能只侵犯一块肌肉组织的肌腹或者侵犯股四头肌的几个组成部分。

■ 辨别肿瘤与其下方的股骨之间的关系是很重要的。侵及股内侧肌的肿瘤通常也会侵犯邻近的骨膜。

骨扫描

■ 三相骨扫描对于判断肿瘤与邻近骨膜的关系是有帮助的。骨膜放射性摄取缺失时，提示为反应性的边界或者假包膜，这并不表示股四头肌肿瘤不能切除，但是提示术中应切除肿瘤下方的骨膜。肿瘤很少直接侵犯到骨。

血管造影检查和其他检查

■ 股四头肌巨大的肿瘤经常会推移股血管及股深血管。在切除之前判断血管与肿瘤的解剖关系非常重要。大腿近端的巨大肿瘤可能需要结扎股深动、静脉；因此术前必须了解股动脉是否通畅。老年人的股动脉可能继发于周围血管病而闭塞，这种情况尤其重要。股动脉移位常并不代表肿瘤直接侵犯。但是如果手术边界阳性，就应当切除动脉并采用隐静脉或者人工移植物重建。

活检

■ 活检部位应当位于计划切除手术的切口上，并且应当位于肿瘤最明显的部位。已经证明取芯穿刺活检可以提供可靠的病理诊断，也是我们采取的方法。可以从同一穿刺部位取多个标本。应当避免活检有主要动脉和静脉通过的区域，以防穿透血管造成肿瘤污染。

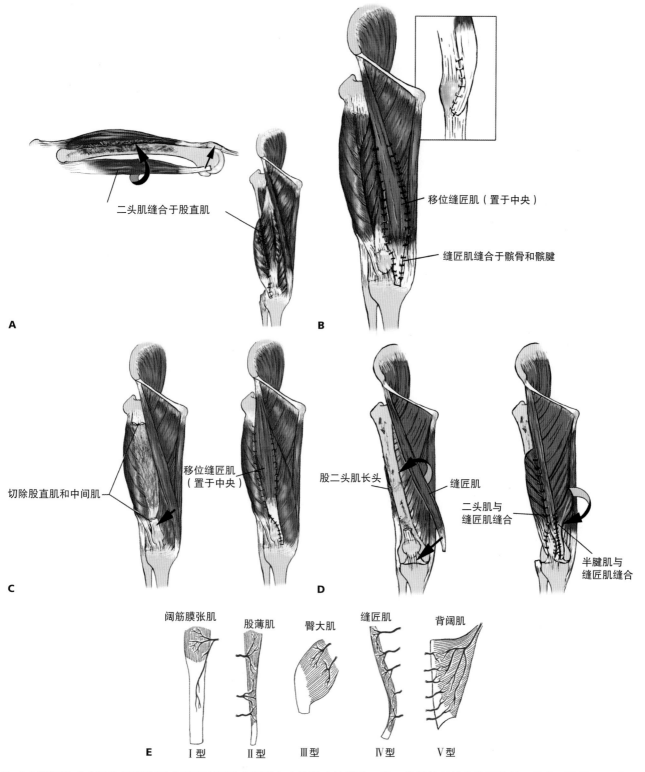

图 2 **A.**A 型切除术（股外侧肌连同或者不连同股中间肌）中的肌肉转移术。股二头肌的长头向前翻转并且缝合到髌骨、四头肌腱和股直肌上。**B.**B 型切除术（股内侧肌连同或者不连同股中间肌）中的肌肉转移术。将缝匠肌向前翻转但并不从其远端止点切断，然后缝合到髌韧带、髌骨、四头肌腱和股直肌上。**C.**C 型切除术（股直肌和股中间肌）的肌肉转移。将缝匠肌向前游离并且缝合到髌骨和残余的四头肌腱上。**D.**D 型切除术（次全切除）的肌肉转移。将外侧的股二头肌和内侧的缝匠肌、半腱肌向前翻转，彼此缝合并最终缝合到髌骨上。**E.** 肌肉的血管解剖。根据主要和次要血管蒂的分布，将肌肉的血管供应分为 5 种类型。缝匠肌是 Ⅱ 型血管供应（译者注：结合正文这里应是 Ⅳ 型）、腘绳肌群是 Ⅳ 型血管类型（译者注：结合正文这里应是 Ⅱ 型）（示意图中股薄肌是典型代表）。

手术技术

体位

- 患者采取仰卧位并在同侧臀下垫垫。如果肿瘤接近或者侵犯股动脉，需要切除血管时，应当将对侧下肢消毒铺巾以获取隐静脉进行移植（**技术图 1**）。

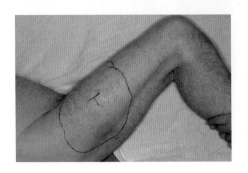

技术图 1 A型切除术（股外侧肌和股中间肌）和股二头肌移位术重建。大腿前方间室外侧的巨大软组织恶性肿瘤的术前影像。切除股外侧肌、部分股中间肌和股直肌。在切除术后，显露股骨外侧方。将股二头肌长头向前翻转，然后缝合到髌骨、残余的股四头肌肌腱和股直肌上。

有限的股四头肌切除术

- 大多数大腿前方间室的肿瘤都是局限于股四头肌的一部分，可以在安全的边界下完全地切除，而不需要切除很多的肌肉组织。

- 在肿瘤上方包括活检区域行一个纵行的皮肤切口。需要连同肿瘤周围 1cm 的正常组织一同大块切除。

- 对于累及股内侧肌、股外侧肌或股直肌的肿瘤，浅层的边界是皮肤和皮下组织，深部的边界可以包括部分的股中间肌。累及股中间肌的肿瘤的浅层的边界可以是四头肌的一部分或股直肌。如果肿瘤的深面邻近骨，应剥离骨膜并切除，并应用高速磨钻（Midas）磨除浅层的皮质。

部分或全部股四头肌切除术

- 从髂前下棘至髌骨做一个长的纵行正中切口。这个梭型切口应广泛地包括活检部位（**技术图 2A**）。

- 在阔筋膜的表面掀开皮瓣。延伸到内侧的内收肌群及外侧的大粗隆及屈肌。在隐静脉进入卵圆窝处切断。打开腹股沟韧带和股三角，暴露股动静脉和股神经（**技术图 2B**）。

- 向侧方牵开股四头肌，以便显露股动静脉发出的股四头肌的肌支。从头端至尾端钳夹、分离并结扎这些血管；包括股深动脉和静脉。在 Hunter 管范围内，尽量向外侧牵开缝匠肌，找到位于股动脉上方的大收肌止点。在股动脉上方切断这些肌束（**技术图 2C,D**）。

- 找到位于阔筋膜张肌下方和臀中肌、臀小肌上方的平面。用电刀将阔筋膜张肌从其髂骨翼的起点切断。

- 随后找到并切断缝匠肌在髂前上棘的起点。同样找到并在腱性部分切断股直肌在髂前下棘的起点（**技术图 2E**）。

- 用电刀横断股内侧肌、股外侧肌和股中间肌在股骨的起点。尽量向上方提拉肌肉可以帮助分离（**技术图 2F,G**）。

- 尽量向上及内侧提拉肿瘤，可以从髌骨上切断股外侧肌、股内侧肌及股直肌止于髌骨的髌腱（**技术图 2H**）。

- 不可避免需要切断髌骨前和股四头肌（髌骨后）处的滑囊。同样切断股内侧肌的止点内侧副韧带，此时可以游离标本。充分冲洗切除部位，结扎或电凝全部出血点。

手术技术

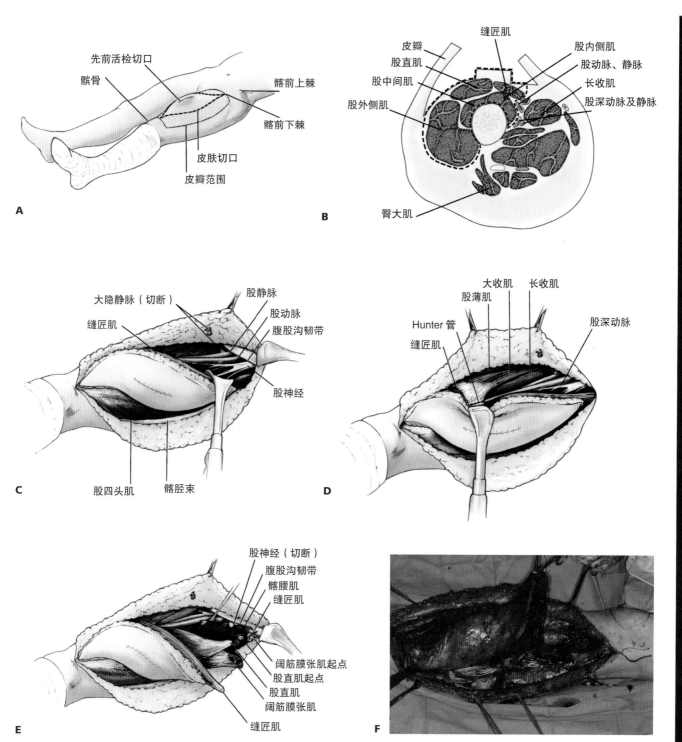

A

先前活检切口
髌骨
髂前上棘
髂前下棘
皮肤切口
皮瓣范围

B

皮瓣
股直肌
股中间肌
股外侧肌
缝匠肌
股内侧肌
股动脉、静脉
长收肌
股深动脉及静脉
臀大肌

C

大隐静脉（切断）
缝匠肌
股静脉
股动脉
腹股沟韧带
股神经
股四头肌
髂胫束

D

大收肌
长收肌
股薄肌
Hunter 管
缝匠肌
股深动脉

E

股神经（切断）
腹股沟韧带
髂腰肌
缝匠肌
阔筋膜张肌起点
股直肌起点
股直肌
阔筋膜张肌
缝匠肌

F

技术图 2 **A.** 从髂前下棘至髌骨做一个长的纵行正中切口。这个梭形切口应广泛的包括活检部位。如果体格检查或者影像学检查提示肿瘤侵犯髌骨，需要切除髌骨及髌腱。这种情况下，切口应该超过膝关节延伸至胫骨结节。**B.** 横断面解剖。**C.** 在阔筋膜表面掀起皮瓣，延伸到内侧的内收肌群及外侧的大粗隆及屈肌。在隐静脉进入卵圆窝处切断。打开腹股沟韧带和股三角，暴露股动静脉和股神经。**D.** 分离股血管。向侧方牵开股四头肌，以便显露股动静脉发出的股四头肌的肌支。从头端至尾端钳夹、分离并结扎这些血管；包括股深动脉和静脉。在 Hunter 管范围内，尽量向外侧牵开缝匠肌，找到位于股动脉上方的大收肌止点。在股动脉上方切断这些肌束。**E.** 切断肌肉在骨盆的起点。找到位于阔筋膜张肌下方和臀中肌、臀小肌上方的平面。用电刀将阔筋膜张肌从其髂骨翼的起点切断。随后找到并切断缝匠肌在髂前上棘的起点。同样找到并在腱性部分切断股直肌在髂前下棘的起点。**F.** 切除包括股外侧肌、部分股中间肌和股直肌。（接后）

手术技术

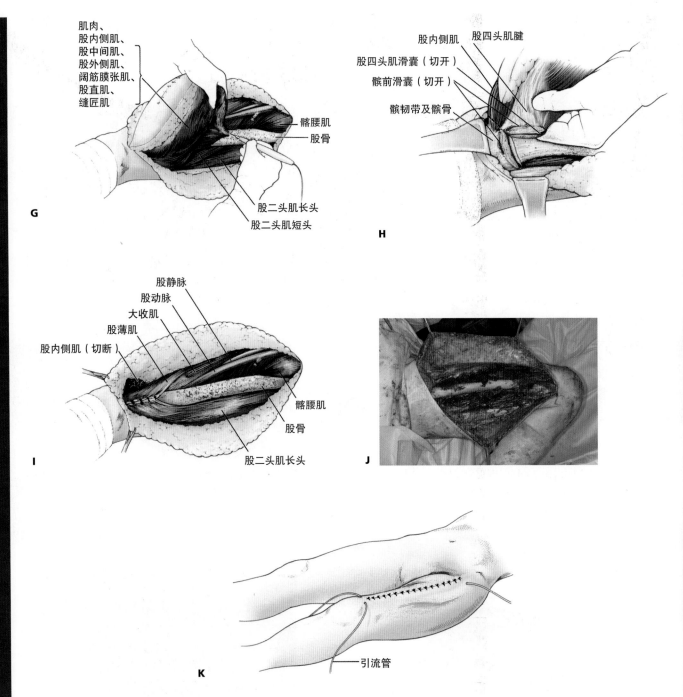

肌肉、
股内侧肌、
股中间肌、
股外侧肌、
阔筋膜张肌、
股直肌、
缝匠肌

髂腰肌

股骨

股二头肌长头

股二头肌短头

G

股内侧肌　　股四头肌腱

股四头肌滑囊（切开）

髌前滑囊（切开）

髌韧带及髌骨

H

股静脉

股动脉

大收肌

股薄肌

股内侧肌（切断）

髂腰肌

股骨

股二头肌长头

I

J

引流管

K

技术图2（接前）　**G.** 切断股骨上肌肉起点。用电刀横断股内侧肌、股外侧肌和股中间肌在股骨的起点。尽量向上方提拉肌肉可以帮助分离。**H.** 切断股四头肌的止点。尽量向上及内侧提拉肿瘤，可以从髌骨上切断股外侧肌、股内侧肌及股直肌止于髌骨的髌腱。同样切断股内侧肌的止点内侧副韧带，此时可以游离标本。充分冲洗切除部位，结扎或电凝全部出血点。**I.** 为了增加膝关节稳定性从而有利于康复锻炼，在内侧、外侧副韧带腱性止点处切断内侧股薄肌及外侧的股二头肌短头。应尽可能在远端切断肌肉，以保留这些肌肉在的肌腱部分。然后用粗的不可吸收线将这两块肌肉缝合到髌韧带上，同时闭合髌前的和四头肌处的滑囊。在中线处缝合肌肉覆盖股骨远端1/3。**J.** 切除完成后，股骨外侧暴露。**K.** 将引流管置于皮瓣下方，缝合皮下组织。缝合皮肤切口，将切口用聚维酮碘和无菌敷料覆盖。当拔除引流管和下肢水肿缓解后患者可以开始活动。由于与股动脉一起走行的淋巴管和臀部内的淋巴管是完整的，并不常出现长时间的水肿，切断肌肉后的浆液渗出也并不经常发生。患者应首先拄拐非负重行走。

- 如果肿瘤接近股骨（**技术图 2I**），可以切除骨膜并应用高速磨钻（Midas）研磨下方的骨组织。可以切除数毫米的外侧皮质，但不能大块切除外侧的皮质。

- 在皮瓣下放置引流管，用可吸收缝线间断缝合皮下组织。我们推荐采用 28 号胸导管引流手术区域（**技术图 2K**）。

残留巨大缺损的软组织重建

- 如果切除了大部分的股四头肌或者必须牺牲股神经，我们通常通过重建伸肌装置来恢复肌力和平衡髌骨运动。用股二头肌的长头重建股四头肌的外侧部分（**技术图 3**），用缝匠肌、半腱肌或者二者联合应用重建股四头肌的内侧部分。

- 功能性重建巨大缺损（并不是本书的主要内容）的另外一种方法是采用背阔肌微血管移植。我们认为在不能进行肌肉移位术时可以采用该方法。

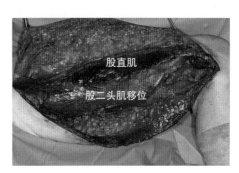

技术图 3　将股二头肌的长头向前移位，缝合到髌骨和四头肌腱的残余部分以及股直肌上 (RF)。

股二头肌移位术功能性重建巨大的外侧软组织缺损

- 在完成切除术后，在腓骨小头的止点处切断股二头肌长头。应尽可能在远端切断以保留肌肉的腱性部分。这样可以直接向前方中线处移位肌肉。在这个手术过程中仅需要结扎少量血管深部穿支。由于腘绳肌是 II 型血管供应，结扎远端血管束并不影响其活性。此后，应用粗的不可吸收线将移位的股二头肌缝合于髌骨及残余的股四头肌肌腱和股直肌上。

缝匠肌和半腱肌移位术功能性重建中央和内侧的软组织缺损

- 缝匠肌、半腱肌或者二者联合应用都可以功能性重建巨大的内侧缺损。大的中央部分缺损需要用缝匠肌来重建其功能。

半腱肌移位术

- 尽可能远地在胫骨近段半腱肌止点处切断肌肉，以便可以直接向前移位。由于半腱肌是 II 型血管供应，因此为了游离肌肉而结扎远端血管分支并不影响肌肉的活性。将该肌肉及腱性部分缝合至髌骨及残余的股四头肌上。

缝匠肌移位术

- 完成切除术后，将缝匠肌从胫骨近端内侧部分松解但并不切断。目的是将肌肉向前移位至中线，使得其从髂前上棘至髌骨之间达到直线张力。结扎 2 ～ 3 个远端血管分支后，很容易将缝匠肌移位至中线位置，缝合于髌韧带和残存的股四头肌腱上。由于缝匠肌是 IV 型血管供应，术中应当注意不要结扎超过 3 个血管分支，以防止远端肌瓣坏死（**表 3**）。

手术技术

注意要点

- 大多数的股四头肌肿瘤只发生于一块或两块肌肉组织（如股外侧肌或股内侧肌），因此通常可以实行部分股四头肌切除术。
- 发生于腹股沟或者股四头肌起点处的肿瘤，手术时需要小心的切开股三角。
- 股四头肌肿瘤极少侵犯股三角。
- 发生于股四头肌止点附近的肿瘤，可能需要关节内切除术，并且需要切除部分邻近的膝关节囊。
- 股中间肌的肿瘤可能会侵犯其下方的股骨，因此术前的影像学检查仔细评估是非常重要的。
- 股四头肌肿瘤切除术后的巨大缺损主要通过各种肌肉移位术进行重建。如果计划术后放疗，最好在放疗结束后再进行肌肉移位术，以达到移位肌肉理想的功能。
- 发生于股内侧肌的肿瘤可能侵犯或推移缝匠肌管。术前必须明确，并要求探查及游离股血管和缝匠肌管内容物。

术后护理和康复

- 术后需要持续引流 3 ~ 5 天，围术期需要静脉输注抗生素直至引流管拔除。如果实施肌肉移位重建手术，最初应用伸膝支具保护，在术后 3 ~ 4 周开始进行加强肌肉力量及膝关节活动的物理治疗。根据患者的功能进展情况逐渐去除支具保护。

- 如果只进行切除术则不需要限制活动，患者可以在拔除引流管后逐渐开始活动。因为沿股动脉走行以及臀部的淋巴管仍然保持完整，通常不会有较长时间的肿胀。

结果

- 行有限的股四头肌切除术的患者通常没有功能受限的问题。而行广泛的股四头肌切除术（无论是否重建）的患者预后的报道比较有限。
- Markhede 和 Stener[5] 评估了 17 例接受股四头肌切除后的患者的术后功能，他们发现肌肉的等长收缩功能在切除一块、两块、三块和四块股四头肌的情况下分别下降 22%、33%、55% 和 76%。
- Capanna et al[1] 报道了恶性骨肿瘤股骨远端切除联合

	表 3	15 例接受肌肉移位术重建伸膝装置患者的切除类型、大小及功能结果的临床资料					
患者	年龄	切除类型	切除体积（cm³）	伸膝（度）	主动屈曲（度）	肌力	MSTS 功能评分
1	67	C	480	0	135	5	优
2	57	C	560	0	120	5	优
3	45	B	648	0	100	5	优
4	40	B	720	20	135	4	良
5	55	B	768	0	130	5	优
6	36	A	810	0	110	5	优
7	14	B	828	0	130	5	优
8	27	A	872	0	100	5	优
9	54	A	1220	30	90	3	中
10	45	B	1430	10	70	4	良
11	70	D	1912	20	90	3	中
12	54	B	2200	0	120	5	优
13	60	A	3600	0	130	5	优
14	41	A	4930	0	115	4	良
15	38	股神经	n/a	25	90	3	良

股四头肌切除，人工假体重建术后的功能。他们认为四头肌切除的程度对功能结果有很大的影响。

■ Malawer[4] 等对一名接受远端股骨切除、人工假体置换和应用缝匠肌、股二头肌重建伸肌装置的患者进行了步态肌电图分析。术后 6 个月，两块肌肉均与同侧的股直肌同相。

■ 根据我们的经验，大多数接受肌肉移位重建的患者可以获得优良的功能结果和满意的主动活动范围[7]。而有报道采用背阔肌重建也可获得相似的满意疗效[2,3,8]。

并发症

■ 伤口裂开通常与近期或者正在进行的术后放疗有关，很容易通过清创术和植皮术进行治疗。

■ 很少发生血管损伤。

■ 膝关节僵直是最常见的问题，很容易通过物理疗法治疗。

参考文献

1. Capanna R, Ruggieri P, Biagino R, et al. The effect of quadriceps excision on functional results after distal femoral resection and prosthetic replacement of bone tumors. Clin Orthop Relat Res 1991; 267:186.

2. Hallock GG. Restoration of quadriceps femoris function with a dynamic microsurgical free latissimus dorsi transfer. Ann Plast Surg 2004;52:89‐92.

3. Ihara K, Shigetomi M, Kawai S, et al. Functioning muscle transplantation after wide excision of sarcomas in the extremity. Clin Orthop Relat Res 1999;358:140‐148.

4. Malawer MM. Distal femoral osteogenic sarcoma: principles of softtissue resection and reconstruction in conjunction with prosthetic replacement (adjuvant surgical procedures). In: Lane J, ed. Design and Application of Tumor Prostheses for Bone and Joint Reconstruction. New York: Thieme‐Stratton, 1983:297.

5. Markhede G, Stener B. Function after removal of various hip and thigh muscles for extirpation of tumors. Acta Orthop Scand 1981; 52:373.

6. Mathes SJ, Nahai F. Vascular anatomy of muscle: classification and application. In: Mathes SJ, Nahai F, eds. Clinical Applications for Muscle and Musculocutaneous Flaps. St. Louis, MO: Mosby, 1982:16.

7. Pritsch T, Malawer MM, Wu CC, et al. Functional reconstruction of the extensor mechanism following massive tumor resections from the anterior compartment of the thigh. Plast Reconstr Surg 2007;120: 960‐969.

8. Willcox TM, Smith AA, Beauchamp C, et al. Functional free latissimus dorsi muscle flap to the proximal lower extremity. Clin Orthop Relat Res 2003;410:285‐288.

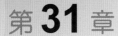

第 **31** 章

内收肌群（内侧大腿）切除术

Jacob Bickels, Martin M. Malawer 和 Yehuda Wolf

王硕 译　李南 校

背景

■ 大腿的内收肌群是大腿软组织肿瘤的第二个好发部位，仅低于前方间室（股四头肌）。虽然切除这个间室的肌肉不会明显影响整个下肢的整体功能，但需要在术前评估手术过程和肿瘤切除过程中，特别注意下肢近端的主要神经血管束。

■ 起源于内收肌群的肿瘤常常在就诊时就已经非常巨大。这些肿瘤扩大到一定程度可以破坏邻近的股骨和较远的血管，还有可能破坏外缘的盆底肌肉（闭孔筋膜）和骨（耻骨上下支和坐骨），甚至扩展到内侧肌腱或腰大肌和邻近的髋关节。这些结构的特点使得切除病变非常困难。巨大肿瘤的传统治疗方式是截肢（如内半骨盆切除术）。但是，有效的化疗和放疗方案使得可以在内收肌群进行保肢切除手术，并且肿瘤局部复发率较低。

■ 脂肪瘤和低度恶性脂肪肉瘤是这一部位最常见的类型，很容易连同包膜完整切除而不需处理血管束。但是，高度恶性的软组织肉瘤可能与血管束粘连和围绕得非常紧密，需要部分或全部切除侵犯的血管束部分。因此，在这个间室的保肢手术应该分离并保护股血管。

■ 巨大的高度恶性肉瘤通常必须结扎股深动脉。周围的内收肌需要从起点沿着耻骨上下支和骨盆分离并随肿瘤一起全部切除。通常用缝匠肌移位及残留的内侧腘绳肌重建肿瘤切除后的软组织缺损。

解剖

■ 大腿的内收肌间室包括大收肌、长收肌和短收肌，股薄肌和下肢的主要血管束。间室内的肌肉起自骨盆底和同侧骨盆环的内侧部分（耻骨联合、耻骨下支、坐骨和闭孔筋膜），远端附着于股骨嵴和股骨远端的内侧部分。

■ 股动脉沿全部间室的前外侧走形并构成间室的外侧边界。这个间室最好想象成一个倒置的漏斗，它的底部是闭孔环和闭孔筋膜，外侧边界由股骨和股骨嵴构成，顶部则是收肌裂孔（图 1A，B）。

■ 骨盆底的骨性结构常常是起源于内收肌群的巨大肉瘤的最邻近的边界。少数情况下，起源于骨盆环的肿瘤需

要切除骨盆底（Ⅲ型骨盆切除），为了达到阴性切除边界，需要联合切除内收肌群。极少情况下，内收肌近端的肿瘤可以在坐骨周围像哑铃样侵入坐骨直肠窝。术前必须评估这种侵犯的可能性（图 1C）

■ 内侧腘绳肌的起点也在坐骨上。后侧的腘绳肌近端与内收肌群之间并没有肌间隔膜分隔。因此，当肿瘤向近端生长时，可能发生内收肌群与内侧腘绳肌之间的间室外侵犯。充分的切除可能需要切除部分内侧腘绳肌。

适应证

■ 内收肌群间室的良性软组织肿瘤
■ 内收肌群间室的软组织肉瘤

禁忌证

■ 总体来说，大多数禁忌证多是与极度巨大肿瘤相关的。在这种情况下,我们推荐诱导化疗或隔离肢体灌注的方法，并且在最后决定是否截肢之前要再次进行分期检查[2,3]。
■ 保肢手术的禁忌证包括：
  ● 主要神经血管受侵
  ● 骨盆层受侵
  ● 广泛的间室外侵犯

影像学及其他分期检查

■ 术前分期必须评估缝匠肌管、骨盆底、内侧腘绳肌、坐骨、腰大肌和髋关节，才可以判断骨及软组织侵犯的全部范围。

■ 需要对受侵的大腿、同侧的髋关节及半骨盆进行 X 线平片、CT 及 MRI 检查。

■ 大多数内收肌肿瘤会推移股动脉，但是极少直接侵犯这些结构（图 2）。但是股深动脉常被侵及，必须在其穿过短收肌处结扎。常规结扎穿过闭孔筋膜的闭孔动脉及神经。

■ 鉴于上述情况，术前对患者的血管评估应该包括直接询问是否有间断跛行、肢体肿胀和深静脉血栓形成。血管评估除了常规体检以外还包括踝－臂血压指数，以及应

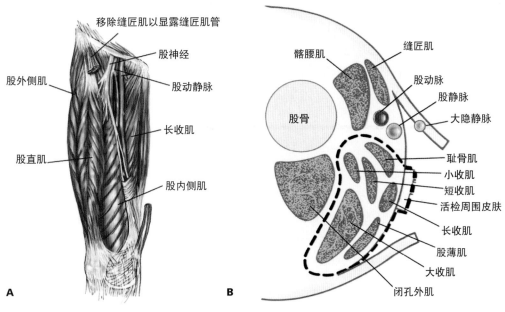

A 图标注：
移除缝匠肌以显露缝匠肌管
股神经
股外侧肌
股动静脉
长收肌
股直肌
股内侧肌

B 图标注：
髂腰肌
缝匠肌
股动脉
股静脉
大隐静脉
股骨
耻骨肌
小收肌
短收肌
活检周围皮肤
长收肌
股薄肌
大收肌
闭孔外肌

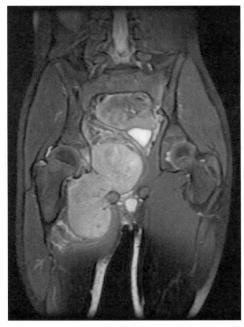

图 1　**A.** 大腿内侧肌群的解剖结构。**B.** 大腿内侧肌群的剖面解剖。已经打开了缝匠肌管。**C.** 冠状切面显示坐骨周围的哑铃型侵犯至盆腔。

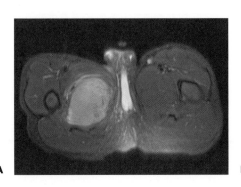

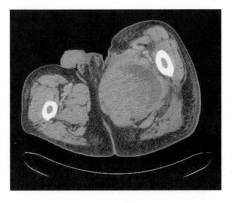

图 2　**A.** 轴位 MRI 显示位于内收肌群的肉瘤。**B.**CT 显示内收肌群近端的巨大肉瘤推挤股血管束，尽管血管明显受到推挤，但在血管及肿瘤之间可以见到明显的可以分离的间隙。

用多普勒超声扫描患肢股动脉和静脉及双侧大隐静脉。
■ 对于慢性阻塞性动脉疾病应该尽快行血管造影、CTA、MRA。尤其对 40 岁以上患者应进行双相血管造影检查，评估股动脉的通畅程度；如果结扎股深动脉

时股动脉不通畅将导致肢体坏死。
■ 过去行术前血管造影检查受累大腿的血管走行及评估血管重建的可能性。高分辨率的 MRI 可以提供相同的信息。

切口与显露

■ 切口起自腹股沟近端缝匠肌下方，平行缝匠肌走行至膝关节后内侧，包含早前的活检部位（技术图 1A）。这一切口可以掀起很大的前后方皮瓣从而显露股内侧肌、缝匠肌管及全部收肌间室。如果需要可以延长切口显露腘窝。如果巨大的肿瘤侵犯至闭孔窝及坐骨，需要向上方延长切口至耻骨下支。
■ 掀起前后方大的皮肤筋膜瓣，向前方牵开显露股内

侧肌和缝匠肌管，向后方牵开显露收肌群下缘（技术图 1B）。应与下方的收肌一同大块切除活检部位。
■ 缝匠肌是分离全部肌群的关键。在结扎股深血管前，在近端切开缝匠肌管找到股总动脉。由近端至远端分离：结扎并切断闭孔血管及股深血管（技术图 1C）。

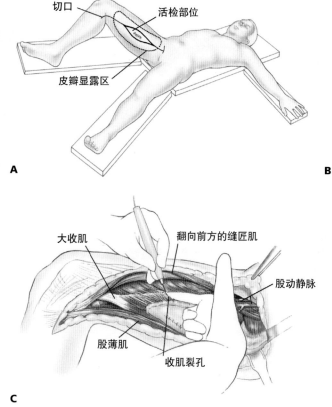

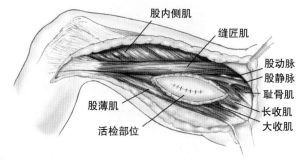

技术图 1　**A.** 切口起自腹股沟近端缝匠肌下方，平行缝匠肌走行至膝关节后内侧，包含早前的活检部位。**B.** 掀起前后方大的皮肤筋膜瓣，向前方牵开显露股内侧肌和缝匠肌管，向后方牵开显露收肌群下缘。**C.** 从附着点分离内收肌，将大收肌和长收肌从股骨的附着点处一直分离到收肌裂孔。然后将大收肌腱从远处横断。将一根手指插入收肌裂孔引导电刀切开并保护下面的血管 。(Courtesy of Martin M. Malawer.)

肿瘤切除

■ 低度恶性及高度恶性肉瘤均需要切除表面一层的收肌肌肉（技术图 2A-C）。肿瘤侵犯血管不能

分离，则必须大块切除侵犯的血管节段（技术图 2D-F）。

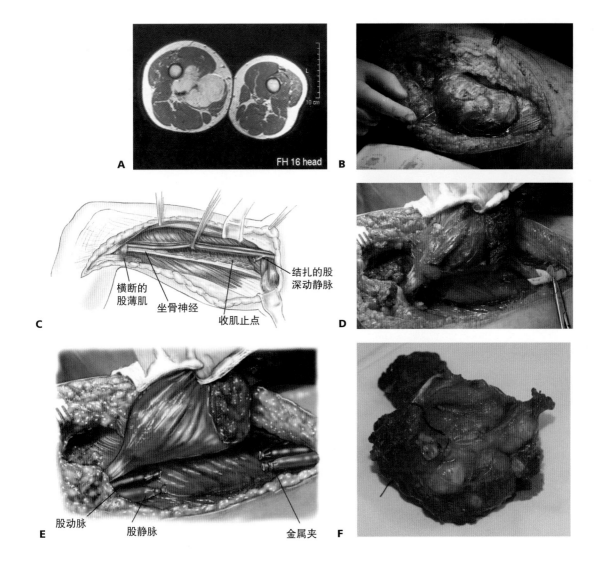

技术图 2 **A.** 轴位磁共振提示大腿中部可见一位于内收肌群分化良好的脂肪肉瘤。**B.** 肿瘤包裹完整，可以连同一薄层内收肌安全切除。**C.** 完成肿瘤切除。需要横断的剩余部分是肌肉在股骨的止点，如果需要可以切断一部分股薄肌。随后切除全部肿瘤并检查伤口。检查股动静脉有无渗漏。缝合沿股骨的肌肉切缘止血。如果内收肌肿瘤巨大，有时需要将部分内侧腘绳肌一同大块切除。**D.** 位于内收肌群高度恶性的肉瘤侵犯至股血管。注意在瘤床上用金属夹闭的深部股动脉残端。**E.** 缝扎血管并连同整个肿瘤一同切除。**F.** 大体手术标本。(C: Courtesy of Martin M. Malawer.)

血管与软组织重建

■ 通过自体静脉可修补只需要切除一部分血管壁的动脉。完整切除一段血管如行端端吻合术可能会产生明显的张力，需要进行血管移植术。这种血管重建应该尽量利用自体组织，而其中主要是应用大隐静脉（技术图 3）。

■ 最好用对侧大腿的静脉以保证主要手术区静脉的通畅。特别需要注意由于肿瘤在股动脉周围或者意外的损伤而导致股动脉不得不结扎的问题。如果大隐静脉不足以应用或早前已经切除，此时可以考虑应用人工血管。

■ 上臂静脉的移植虽然花费更多的时间，但可以获得较好的远期结果。如果股动脉慢性堵塞，没有必要切除堵塞的节段。术中及术后必须详细评估深部动静脉的情况；当发现小腿及足部有缺血时应第一时

手术技术

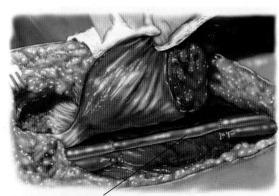

应用静脉移植重建血管

技术图 3 应用自体大隐静脉行血管重建。

间建立腘窝处的旁路。

■ 在大块切除肿瘤后重建股静脉是有争议的。即使是应用人工材料也是非常耗时并存在很高的失败率。因此在大多数病例中，结扎是有效的选择。

■ 如果重建了股动脉并结扎了静脉，预计可能会出现静脉回流受阻，强烈建议预防性地行下肢筋膜切开术。

■ 游离缝匠肌覆盖血管束。放置引流管后，逐层缝合皮肤筋膜皮瓣。

注意要点

■ 术前全部内收肌群，骨盆底及详细评估血管的影像学资料

■ 在肿瘤切除之前充分显露血管束

■ 大块切除并重建受影响血管节段

■ 如果重建动脉并结扎静脉，预防性行筋膜切开术。

术后护理

■ 持续引流 3 ~ 5 天，围术期静脉应用抗生素直到拔除引流管。在可耐受的程度内可以完全负重。

结果

■ 收肌间室内的切除常会造成较小的功能障碍。但是在血管重建和静脉结扎的患者可能会出现肢体的水肿。辅助放疗也会增加慢性肢体水肿的可能，可以通过淋巴引流处理。

■ 接受血管重建的患者与不重建的患者有相似的局部复发率和远处转移率。但是接受重建的患者有更高的伤口并发症及深静脉血栓的发生率。

并发症

■ 伤口深部感染

■ 血管功能不全

■ 深静脉血栓

■ 皮瓣缺血

■ 局部肿瘤复发

参考文献

1. Ghert MA, Davis AM, Griffin AM, et al. The surgical and functional outcome of limb-salvage surgery with vascular reconstruction for soft tissue sarcoma of the extremity. Ann Surg Oncol 2005;12: 1102 - 1110.

2. Gutman M, Inbar M, Lev-Shlush D, et al. High-dose tumor necrosis factor-alpha and melphalan administered via isolated limb perfusion for advanced limb soft tissue sarcoma results in a 90% response rate and limb preservation. Cancer 1997;79:1129 - 1137.

3. Henshaw RM, Priebat DA, Perry DJ, Shmookler BM, Malawer MM: Survival after induction chemotherapy and surgical resection for highgrade soft tissue sarcoma. Is radiation necessary? Ann Surg Oncol 2001;8:484 - 495.

第 32 章

腘绳肌群（后侧大腿）切除术

Jacob Bickels 和 Martin M. Malawer

王硕 译　李南 校

背景

■ 大腿后侧（腘绳肌）是大腿三个间室中最不常发生肉瘤的部位。大约 15%~20% 的大腿软组织肉瘤起源于大腿后侧腘绳肌群。大腿后方的肿瘤体积变化很大，发生部位可以由近端近坐骨处至远端腘窝间隙。大腿后方是相对比较安全的外科区域，最重要的结构是坐骨神经。几乎可以安全切除全部的低度恶性肿瘤。大多数高度恶性肿瘤可以通过全部或部分肌群切除术得以切除。坐骨神经很少受侵，可能是肿瘤直接侵犯或原发神经肿瘤。

■ 极少连同坐骨神经一同大块切除大腿后方恶性肿瘤，这曾经被看做是截肢的适应证[2]。人们曾经深信切除坐骨神经所造成的小腿及足部的感觉运动缺失，会导致不可接受的功能障碍及褥疮形成，最终会有很高的再截肢率。但是有证据显示接受坐骨神经切除而保肢的大多数患者，都有很好的功能结果。大都数患者可以行走，由于腓总神经麻痹全部都需要短腿支具，但是只有一半的患者需要辅助行走（拐杖或手杖）[1]。

解剖

■ 大腿后方间室由半膜肌、半腱肌和股二头肌长短头组成。这些肌肉都起源于坐骨和股骨嵴。在这个间室内没有重要的动脉。

■ 坐骨神经是最重要的结构。它从坐骨切迹进入这个间室经过坐骨的外侧面，分隔腘绳肌群内、外两部分。神经有很厚的鞘膜包绕，可以作为阻止肿瘤直接侵犯的屏障。肿瘤经常起源于大腿后方的单块肌肉或肌肉之间。在大多数病例中，肿瘤会把坐骨神经推挤到周围的肌肉上。

适应证

■ 几乎全部大腿后方的低度恶性肉瘤，都可以通过局部或全部切除受累肌肉进行治疗。而高度恶性肉瘤需要通过切除全部受累的肌肉进行治疗。如果肿瘤存在于肌肉外但仍在间室内，可施行部分肌群切除（图 1）。也可以切除多块肌肉或全部间室来替代截肢。

■ 后方间室保肢切除术的禁忌证：
  ● 肿瘤侵犯至坐骨直肠陷间隙：这使得切除更加困难并提示需要截肢
  ● 肿瘤侵犯至腘窝区并有血管损伤
  ● 股骨受侵伴有皮质破坏

影像学及其他分期检查

■ 术前评估必须包括坐骨、坐骨直肠陷间隙、臀后区以及腘窝的肿瘤侵犯情况。最有帮助的影像学检查是 CT 和 MRI。只有当肿瘤侵犯到远处的腘窝时，才需要做血管造影（图 2）。

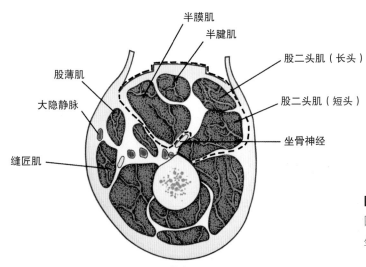

半膜肌
半腱肌
股二头肌（长头）
股薄肌
大隐静脉
股二头肌（短头）
缝匠肌
坐骨神经
前方

图 1　大腿中部的横断面解剖显示大腿后方间室切除的范围。可以清晰显示发生于大腿后方间室内的巨大肉瘤会与坐骨神经关系紧密。（Courtesy of Martin M. Malawer.）

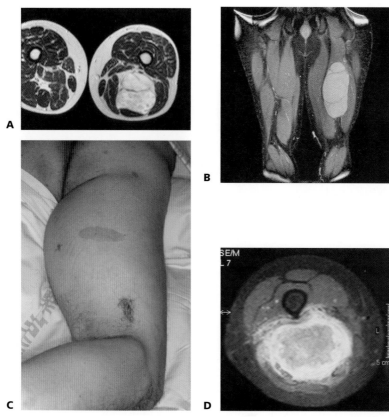

图2　大腿后方的黏液样脂肪肉瘤的轴位（**A**）和冠状位（**B**）MRI。肿瘤位于肌肉之外，起源于内侧和外侧腘绳肌之间。一名患有神经纤维瘤病的患者，大腿后方高度恶性的神经纤维肉瘤的大体像（**C**）和轴位 MRI（**D**）。在患者的大腿上可见奶油咖啡斑。这是一种坐骨神经的原发肿瘤，必须在广泛边界切除肿瘤。

手术技术

体位和分离

■ 患者俯卧位，采用后正中线长切口。在早前的活检部位周围 2cm 外的皮肤上画一个椭圆形轮廓线。分离皮瓣，当分离至外侧边界时特别注意需要逐渐缩小分离皮瓣的范围。分离的内侧边界是股薄肌，外侧边界是髂胫束（技术图 1A，B）。

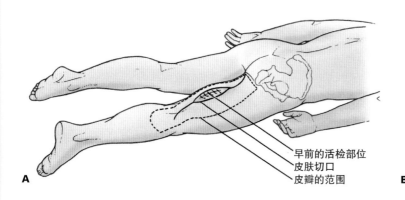

早前的活检部位
皮肤切口
皮瓣的范围

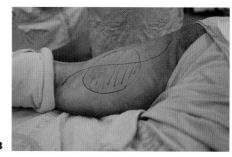

技术图 1　示意图（**A**）和术中像（**B**）显示了手术切口。已经标记出肿瘤的范围。（接后）

手术技术

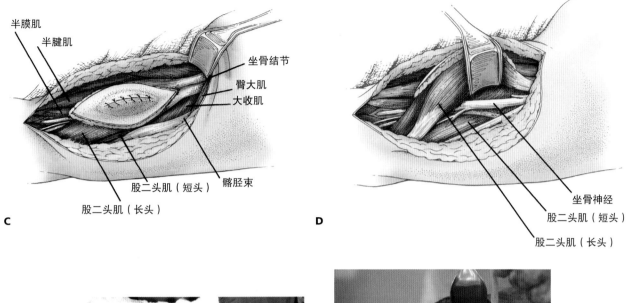

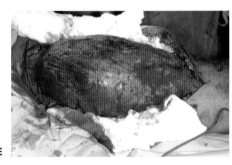

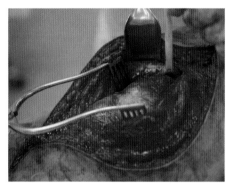

技术图 1 （接前）**C.** 分离并掀开筋膜皮瓣，可显露后方间室。活检的瘢痕留在肿瘤表面。**D.** 掀开皮瓣后见到的后方间室内的肌肉。**E.** 高度恶性坐骨神经的神经纤维肉瘤侵犯至表面的内外侧腘绳肌，需要连同肿瘤一同大块切除。**F.** 后方间室肌肉外脂肪肉瘤。肿瘤包膜完整，不需要切除周围的腘绳肌。因此可以连同皮肤筋膜瓣一同牵开腘绳肌以显露肿瘤。（**A, C, D:** Courtesy of Martin M. Malawer.）

皮瓣及显露

- 显露内侧（半膜肌和半腱肌）和外侧（股二头肌长短头）肌肉（技术图 1C）。分离的范围由肿瘤的位置决定，但通常包括股二头肌长头、半膜肌和半腱肌（技术图 1D–F）。也可能会连同肿瘤一同切除部分股外侧肌。

- 同样如果为了得到一个更广泛的边界，也可能需要切除部分内收肌。上述三块肌肉都起自坐骨结节，位于坐骨神经的浅层。在这个间室后界浅表层的无瘤平面进行无瘤边界的肿瘤切除，邻近的结构就是坐骨神经。

肿瘤切除

- 良性和低度恶性肌肉外肿瘤可以连同包膜一同切除（技术图 2A）。高度恶性肉瘤或者肿瘤侵犯后方间室的肌肉时需要大块切除肌肉。

- 首先分离显露坐骨结节，在皮肤表面很容易找到。由坐骨结节起点处切断腘绳肌（技术图 2B）。应用钳夹牵拉肌肉。结扎及分离进入腘绳肌的血管和神经。

手术技术

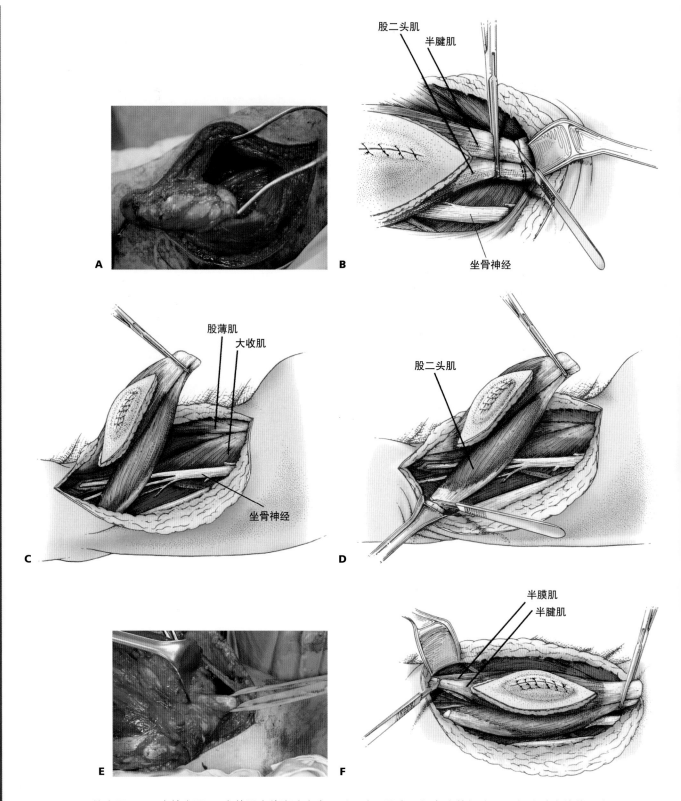

技术图 2 **A.** 在技术图 1**F** 中的肌肉外脂肪肉瘤可以不连同肌肉组织安全的切除。**B.** 切除肿瘤的第一步是分离及切断腘绳肌的起点。**C.** 通过钝性、锐性分离的方法从坐骨神经及间室的基底部提起肿瘤及包裹的肌肉组织。**D.** 横断股二头肌在大腿外侧的肌腱。**E.** 肉眼可见后方间室的高度恶性肉瘤包绕坐骨神经。没有可以分离的平面，为了达到广泛切除的边界必须切除坐骨神经。**F.** 切断内侧腘绳肌的腱性止点（**B–D，F：**Courtesy of Martin M. Malawer.）。（接后）

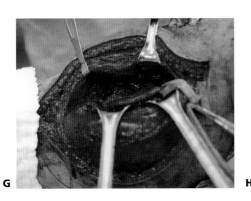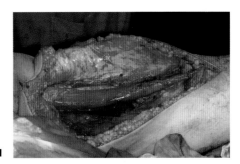

技术图 2 （接前）**G.** 大腿后方肌肉外脂肪肉瘤切除术后的照片。保留并牵开大腿后方的肌肉，下方可见胫神经和腓总神经。**H.** 大腿后方高度恶性肉瘤及表面肌肉和坐骨神经完全切除后的照片，术野中仅剩余半膜肌。

- 通过钝性、锐性分离，可以将掀起的分离平面与坐骨神经、外侧的股二头肌短头和内侧的内收肌分离（技术图 2C）。随后横断外侧肌肉止点。从大腿外侧的肌腱部分横断股二头肌长头。小心避免伤及腓总神经（技术图 2D）。

- 如果肉眼见肿瘤侵犯坐骨神经无法分离，需要切除神经（技术图 2E）。随后从内侧的腱性部分切断半膜肌和半腱肌的止点。显露腓肠肌内侧头（技术图 2F-H）。

关闭切口

- 需要细心地缝合浅筋膜和皮肤。并且应该使用引流管。引流管的出口不能在皮瓣处，而应该在臀部褶皱以上的部分（技术图 3）。

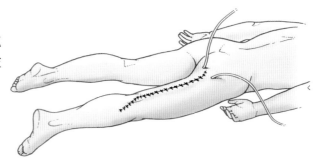

技术图 3 关闭手术切口。（Courtesy of Martin M. Malawer.）

注意要点

术前	■ 大腿后方间室、坐骨及坐骨直肠陷间隙的影像学检查
术中	■ 长正中切口
	■ 如果需要，大块切除受侵肌肉和坐骨神经
术后	■ 应用短腿支具和被动活动度锻炼

术后护理

- 在术后立即应用短腿支具和被动活动度锻炼可以避免跟腱短缩。持续引流 3 ~ 5 天，围术期持续静脉应用抗菌药物，直到拔除引流管。可以在患者可耐受的范围内完全负重。

结果

- 大腿后方切除后的功能基本正常：通过保留的缝匠肌、股薄肌和腓肠肌可以维持膝关节的屈曲。

- 大多数连同坐骨神经大块切除大腿后方肿瘤的患者能继续行走；仅一半的患者需要助行器[1]。由于切除腓神经,所有患者都需要应用短腿支具。应用鞋垫可以防止压疮。

■ 虽然所有患者都存在患侧足麻痹,但没有幻肢痛、灼痛、压疮及继发截肢的相关报道[1]。但似乎在较低解剖层面切断神经的患者比较高层面切断神经的患者的功能好。一个可能的解释是由于在较低解剖层面切断神经时,保留了半膜肌、半腱肌和股二头肌长头的神经支配[1]。

并发症

■ 深部感染
■ 皮瓣缺血和坏死

■ 坐骨神经部分或完全功能障碍
■ 肿瘤局部复发

参考文献

1. Bickels J, Wittig JC, Kollender Y, et al. Sciatic nerve resection: is that truly an indication for amputation? Clin Orthop Relat Res 2002;399: 201‐204.
2. Younge D, Paramasivan ON. Transtibial amputation for sciatic nerve loss: saphenous sensate residual limb. Clin Orthop Relat Res 1998; 347:200‐202.

第 33 章

间隙肉瘤手术切除概述

Amir Sternheim, Tamir Pritsch 和 Martin M. Malawer

任刚 译 李南 校

背景

- 下肢三个主要的间室外间隙是股三角、缝匠肌管和腘窝间隙。每一处间隙的边界是由下肢间室的边缘限定的。
- 全部间室外间隙的外壁是由邻近间室的肌肉及筋膜组成，间隙内为脂肪、纤维组织及横穿间隙主要血管、静脉和神经所填充。
- 在 Enneking 的软组织肿瘤分类中，间室内间隙与间室外间隙的区别，作为骨与软组织肿瘤学会（MSTS）在 20 年前制定的手术分期系统的一部分进行了介绍。Enneking 从骨肿瘤的分期借用了"间室外"这一概念。在那篇文章中，间室外指的是源自骨的肿瘤，突破间室并且形成软组织肿瘤包块。
- 间室外肿瘤较其间室内部分侵袭性更强，因此更难治疗，预后更差，虽然近年来这种情况有所改善。
- 原发软组织肉瘤（MSTS）分期系统有三个预后因素：转移、分级及间室化。
- "间室化"这一概念将软组织肉瘤分为间室内肿瘤和间室外肿瘤。间室内病变被来自周围各个方向诸如骨骼、肌肉等的自然屏障所限制。这些肿瘤起源同一结构内——大腿：大腿前方、内侧、后方；小腿：小腿前方、腓侧、后方浅、后方深。
- 相反，间室外肿瘤往往源自没有结实的肌肉筋膜作为屏障的间隙（如腘窝、缝匠肌管、股三角、腋窝、肘窝、脊旁间隙、盆腔、掌中间隙、中足间隙和后足间隙），或者继发于突破间室的间室内肿瘤。
- 间室外肿瘤具有独特的特点。间室外肿瘤可以经过较少的解剖结构束缚侵犯至较远的地方，并且间室外肿瘤往往较间室内肿瘤体积大，经常发生于神经血管束附近。基于以上原因，最初认为间隙肿瘤比间室内同类肿瘤预后差。最新关于软组织肉瘤的研究进展，并不支持间隙肿瘤预后较差与位置相关，而是与肿瘤体积有关。
- 间隙肿瘤在 Enneking 分期和最新的美国癌症联合会分期中较少提及。间室内肿瘤根据肿瘤的生物学进行分期。间室外肿瘤是指最初的肿瘤从间室内向外长出，之后长入一个邻近的间室。直到后来，概念才扩展到包括间隙肿瘤。从那时起，这些间隙肿瘤在解剖、生物学及解剖路径方面均很少被提及。

- 新版软组织肉瘤分期的 AJCC 分类并没有使用间室化作为分期标准，而仅仅采用肿瘤分级、大小和深度。
- 四肢软组织肉瘤的切除目标是广泛切除肿瘤以达到切缘无瘤并且获得满意的体功能。
- 对于间室内肿瘤，可以通过切除肿瘤周围肌肉达到上述目标。间隙肿瘤邻近血管和神经，因此达到广泛切除肿瘤而不切除血管，需要精细的操作。
- 即便与血管非常接近，有些肿瘤仍可以做到切缘无瘤，然而有些肿瘤生物学行为不同，往往会侵及血管。血管受累需要切除血管。肿瘤不同的生物学行为是由肿瘤的分级、大小、组织学和肿瘤来源的解剖位置决定的。
- 不同的肿瘤，由于其不同的生物学特征，需要不同的外科切除技巧。与间室内肿瘤不同的是，间隙肿瘤在肿瘤切除中，组织切除数量和切除技术等方面差别非常大。当前，不同类型间隙肿瘤切除规范还非常欠缺。

解剖

股三角间隙

- 股三角可以被描绘成一个三维的金字塔。底是腹股沟韧带，外缘为缝匠肌、内缘为长收肌内侧缘或股薄肌前缘（图1）
- 股三角的底面是由外侧的髂腰肌和内侧的耻骨肌和长收肌构成。顶点位于缝匠肌穿经收肌群处。
- 穿行股三角的血管神经由内而外分别是：股静脉、股动脉和股神经。他们经腹股沟下方从腹部穿入腹股沟三角，从金字塔的顶点穿出进入缝匠肌管。

缝匠肌管

- 缝匠肌管位于前方肌群（股四头肌）和内侧收肌群之间，连接大腿近端的股三角和大腿远端后方的腘窝。缝匠肌管在横断面上形状像一个倒立的三角形（图2）。
- 缝匠肌管的顶由缝匠肌组成，位于缝匠肌管的前内侧。长收肌组成缝匠肌管的底部。外侧面由股内侧肌厚厚的

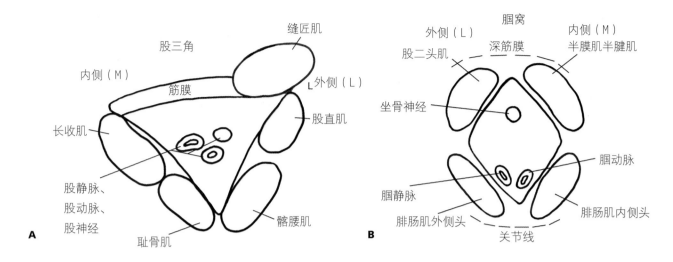

图1 下肢间隙的横截面解剖 **A.** 股三角可以被描绘成一个三维的金字塔。横穿股三角的血管神经由内而外分别是：股静脉、股动脉和股神经。股三角底是腹股沟韧带，外缘为缝匠肌、内缘为长收肌内侧缘或股薄肌前缘。股三角的底面是由外侧的髂腰肌和内侧的耻骨肌和长收肌构成。顶点位于缝匠肌穿经收肌群处。**B.** 腘窝解剖结构为一三维菱形。股二头肌、半膜肌、腓肠肌外侧头、腓肠肌内侧头构成腘窝四壁。腘动脉和腘静脉位于腘窝深右，坐骨神经较二者位置更深。深筋膜为浅层组织和腘窝的屏障。

筋膜组成。缝匠肌管的后方边界由收肌群的大收肌组成。

■ 后方和外侧边界均由厚厚的筋膜包围。股动脉和股静脉经股三角自近端进入缝匠肌管。这些结构位于缝匠肌管的深方，并且其全长为一非常厚的筋膜鞘包围。

■ 这些血管神经于远端内侧终点离开缝匠肌管，穿过收肌腱裂孔。收肌腱裂孔为大收肌远端部分的一个裂孔。

腘窝

■ 腘窝形状类似于一个三维菱形。其近端外侧缘为股二头肌，近端内侧缘为半腱肌和半膜肌，远端内外侧边缘分别由腓肠肌内外侧头组成（**图1B**）。

■ 腘窝前方是膝关节囊的后壁。腘窝后方是厚厚的腘筋膜。

■ 腘窝内的血管是腘动静脉，他们自近端的收肌腱裂孔进入腘窝，从远端的腓肠肌内外侧头间穿出腘窝。

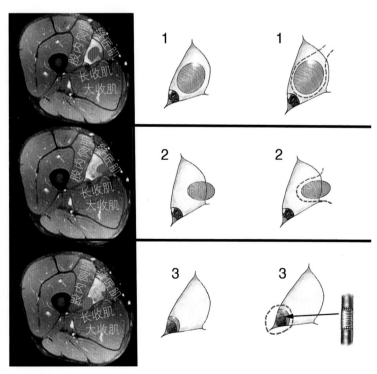

图2 系统的切除间室外间隙肿瘤。左侧图像显示缝匠肌管三种类型肿瘤的轴位 MRI 表现。中间图示是肿瘤部位的示意图，右侧图示显示建议的外科切除平面（虚线）。由上至下分别为 1~3 型切除方式。1 型（间隙内）肿瘤位于间隙内，可以连同周围一薄层组织一同切除。2 型（管壁）起源于缝匠肌管周围的肌肉，与典型的肌肉切除方式相同。3 型（血管）肿瘤侵及血管，因此需要连同血管一同大块切除。

■ 坐骨神经从腘窝近端顶端进入腘窝，分为腓神经和胫神经两个分支。

适应证

■ 手术指南是指导切除下肢三个解剖间隙软组织肉瘤的有用的临床概念性工具。根据术前 MRI 和术中初步印象，肿瘤可分为三组。

■ 根据肿瘤原发部位分类：

- 1 型肿瘤源自间隙内。常起源于间隙内的脂肪或纤维组织。这些肿瘤为"间隙内"，因为其可能靠近但没有贴到间隙的周壁上以及间隙内任何动脉、静脉和神经。肿瘤处于间隙腔内。
- 2 型肿瘤源自间隙的一处管壁。这些肿瘤源自构成间隙外壁的肌肉或者肌肉筋膜。
- 3 型肿瘤侵及动脉、静脉或神经并称为血管肿瘤。这些病变来自或侵及血管壁。
- 三种类型肿瘤的手术切除平面不同：
- 1 型（间隙内）切除肿瘤同时需切除一薄层周围组织。一旦腔隙开放，这些肿瘤有时会发生播散。
- 2 型（管壁）病变需连带肿瘤原发部位的肌肉一并切除。要达到广泛手术切除肿瘤需切除肿瘤原发部位肌肉和肌肉表面的筋膜。
- 靠近血管和贴附于血管鞘上的肿瘤在遵循下述规范的前提下，连同可以作为肿瘤屏障的血管鞘一并切除。在接近肿瘤的区域，如果血管鞘看起来松弛并且易于从动脉壁剥离，术者可继续剥离，使血管鞘附着于病变表面以使切口位于远离血管鞘的一侧，并且从血管鞘上剥离动脉（和静脉，如果可能）。
- 整块切除肿瘤后，切取血管周围纤维鞘行细致的冰冻切片检查。即使有时肿瘤没有附着于血管鞘，也需要单独从肿瘤上剥离血管鞘行病理检查，以排除肿瘤侵犯血管鞘，从而确保安全切除边界。
- 3 型（血管）肿瘤嵌入血管壁。如果确认肿瘤侵及血管，术者从近端和远端控制血管，广泛切除肿瘤，最后使肿瘤仅与血管相连。选择合适的供移植的血管，注射肝素，在近端和远端钳夹血管。切除肿瘤，随后行重建手术。
- 这种环形切除肿瘤及正常组织边界的方法，是累及和不累及血管的间隙肿瘤的主要区别，也是手术策略的区别。
- 动脉切除后，必须通过人造血管或反转隐静脉进行重建。只要同侧隐静脉是完整的，静脉切除术不需要进行重建。静脉切除术有发生患侧下肢水肿的可

能。被肿瘤累及的神经必须彻底切除（即坐骨神经、股神经、胫神经和腓神经）。这些神经切除术并不意味着需行截肢术，而可以通过保肢手术进行治疗。连同血管大块切除肿瘤，尽管术后重建相对困难，但在肿瘤切除方面不受限制，可以获得广泛的手术切除边界。

影像学及其他分期检查

X 线平片

■ X 线平片可以排除肿瘤是否侵及骨组织。

CT 和 MRI

■ 这些检查可以用来确定肿瘤解剖位置、大小及其周围毗邻的结构。在狭小、密闭的间隙内，肿瘤常扰乱正常解剖结构，这些检查就显得尤为重要。动脉造影和三维重建可以很大程度上增强这些检查的效果。

■ MRI 对利于评估肿瘤侵及的毗邻解剖结构，即构成间隙的肌肉和横穿间隙的血管。

骨扫描

■ 骨扫描用来排除远处转移疾病，并且可以为肿瘤恶性程度提供线索，因为高度恶性肿瘤在三相锝扫描的晚期动脉灌注相显示为很强的肿瘤充盈。

■ 血管造影及其他检查。

■ 血管造影常用来评估肿瘤血管、肿瘤充盈、营养肿瘤血管的分布和肿瘤与主要动静脉的关系，为肿瘤是否侵及血管提供重要信息。

■ 四肢静脉造影常用来排除静脉栓塞、肿瘤栓子或直接的肿瘤累及。

活检

■ 穿刺活检和切开活检对肿瘤诊断提供重要信息。肿瘤邻近主要血管会增加医源性血管损伤和出血引起腔隙内肿瘤污染的危险因素。我们更推荐细针穿刺活检和细针抽吸活检。确定这些肿瘤是淋巴瘤还是间叶性肿瘤（软组织肿瘤）至关重要。

■ 淋巴瘤不需要手术切除。如果肿瘤为软组织肿瘤则不需要精确的组织来源，因为相对于实际的切除步骤，切缘更取决于解剖部位。但确定肿瘤分级（高或低）很重要，因为可以应用新辅助化疗。

外科治疗

■ 充分显露间隙非常重要。必须通过牵开充分显露间隙，有时需要切断覆盖的肌肉。

- 首先需找到重要的血管，在肿瘤的远近两端解剖结构正常处控制血管。

- 如果可能，肿瘤切除中应在广泛边界以环形方式切除。如果病变极其接近血管，血管鞘周围的纤维组织应连同肿瘤一并彻底切除，除非证实血管鞘未被侵及。从肿瘤对侧打开血管鞘评估贴附于血管鞘的肿瘤是否侵及血管壁。

- 肿瘤侵及的血管必须切除，术后需行重建术。

- 如果肉眼观察下肿瘤未侵及血管，连同肿瘤一并彻底切除的血管鞘术后应做冰冻活检以排除微小转移灶。

- 通过转移临近肌肉覆盖血管完成软组织重建。这很重要。如果此处伤口在后期裂开，血管必须有血供良好的软组织覆盖。

术前计划

- 通过术前 MRI、CT，如果可能行 CT 三维血管造影确定肿瘤的准确大小和位置。这有助于肿瘤分类和选择合适的手术方式。

- 血管造影对确定特定间隙内动脉位置极其重要。动脉经常极大远离正常解剖关系。在腘窝，动脉往往移位到肿瘤前方，然而坐骨神经（胫神经、腓神经分支）往往移位到相反位置（如后侧或外侧）。另外，诱导化疗后（对于高度恶性肿瘤）从初始相至终末相肿瘤充盈减少与肿瘤坏死率明显相关。如果血管造影提示反应很好，进行边缘切除是合理的。

- 静脉造影：由于软组织肿瘤组织块或血管鞘的侵袭，主要静脉常常发生堵塞，因此推测主要动脉或神经可能被肿瘤侵及。由于静脉通路并不唯一，因此往往不需要静脉移植。

- 神经学检查：肿瘤侵及间隙内主要神经往往表现为严重疼痛或活动减退。这提示术者需要牺牲这一主要神经。通常股神经（股三角）或坐骨神经（腘窝）累及并不是截肢术的单独适应证。

体位

- 股三角（间隙）：常采用仰卧位。腹部和大腿需同时备皮。先从显露腹膜后的股血管开始，来确认放置髂内动静脉周围血管带的位置，以达到近端控制。

- 缝匠肌管：患者仰卧位，下肢屈曲，髋关节外旋。全部大腿、骨盆及小腿均需准备，以便术中可触及远端动脉搏动（或应用多普勒超声）。

- 腘窝：患者俯卧位，大腿后方自臀纹上方至足部需全部准备。这为大腿后方（如果肿瘤向近端侵犯）、腘窝、小腿区域（如果肿瘤向远端侵犯）提供了好的显露，特别是腓肠肌下方或腓肠肌间。

入路

- 股三角：自腹股沟韧带近侧开始行常规 S 型切口，越过腹股沟韧带。之后向股三角远侧顶点延伸到缝匠肌管的近部。切口某种程度上与缝匠肌内侧缘平行。在任何切除之前均需要在远近两端确认主要血管。

- 缝匠肌管：切口沿缝匠肌自股三角远侧顶点到内收肌裂孔水平。如果需要，切口可延伸到腘窝（如果肿瘤位于缝匠肌管远侧）或者向近端延伸（如果肿瘤位于缝匠肌管近端并侵犯进入股三角）。往往沿缝匠肌管边缘向前或向后游离缝匠肌（只要缝匠肌未被肿瘤累及）。需结扎缝匠肌部分供血分支。如果肿瘤累及缝匠肌，切除前自肿瘤远近两端切断缝匠肌以利于显露。

股三角肿瘤

- 股三角手术切口为一纵行切口，弧形经过腹股沟韧带延伸至缝匠肌管。显露髂外血管（腹膜后）并在周围放置血管带（**技术图 1**）。

- 股三角筋膜上方做较大皮下皮瓣以找到肿瘤、缝匠肌和内收肌筋膜。

- 打开缝匠肌管近端，找到股动静脉，以便在远端控制血管。

- 打开缝匠肌管的深筋膜，显露肿瘤。

- 显露肿瘤并确定手术方式。评估肿瘤与股神经和股血管的关系。这可以明确能够切除和保留的结构。如果需要人工血管移植，可选择使用 Gore-Tex 人工血管或对侧隐静脉。如果行股神经切除术，可以在伤口愈合后或化疗后的二期手术中行内侧和外侧腘绳肌移位术。

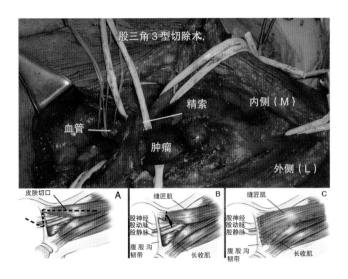

技术图 1 源自股血管的平滑肌肉瘤的 3 型切除术的术中照片。自远近两端控制受累血管非常重要。髂外血管置血管带（标记血管）。标记并游离精索。A. 沿腹股沟韧带及缝匠肌做皮肤切口并逐层进入。B. 自近端离断缝匠肌以更好显露和进行软组织重建。C. 扇形散开缝匠肌以重建软组织缺损，使股血管与皮肤间有一层肌肉间隔。

- 切除肿瘤的同时需一并切除肿瘤周围的脂肪、淋巴和任何需要切除的肌肉。
- 瘤床周围放置止血夹。

- 通常从髂前上棘离断缝匠肌，翻转覆盖缺损和神经血管。缝匠肌缝合于残余邻近的肌肉与腹股沟韧带。之后闭合皮瓣。在转移肌肉深处放置皮片引流。

缝匠肌管肿瘤

- 沿缝匠肌走行方向做手术切口，可根据需要向近端（股三角）和远端（腘窝）延伸（**技术图 2**）。
- 自深筋膜剥离并牵开较大皮下皮瓣以显露缝匠肌的前后缘。
- 之后向前牵引缝匠肌至股内侧肌或向后牵引缝匠肌靠至内收肌。
- 如果肿瘤没有累及缝匠肌（根据术前 MRI），常可保留缝匠肌。自肿瘤远近两极显露缝匠肌管以辨认股动静脉。如果隐神经受累可以切除。
- 根据肿瘤类型切除肿瘤。1 型（间隙内）肿瘤常仅需简单的边缘切除。如果肿瘤靠近血管束，需切

除血管鞘并送冰冻切片检查。如果边缘无瘤，即可闭合缝匠肌皮瓣。
- 对于 2 型肿瘤，肿瘤来源的肌肉需要切除，初始入路与上述方法类似。还常需要切除缝匠肌或股直肌的一部分。累及内收肌的肿瘤并不常见。与 1 型肿瘤类似，常常需要切除相邻的血管鞘。
- 3 型肿瘤经常源自血管鞘。起始入路与 1 型和 2 型类似，但是需要切除股动静脉。这部分手术由血管外科医生完成。动脉必须重建，可以选择 Gore-Tex 人工血管或对侧隐静脉。可能需要全身肝素化血管。

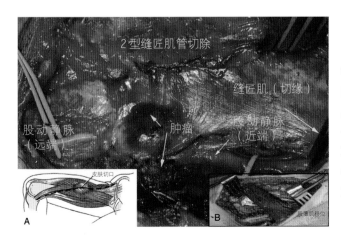

技术图 2 源自缝匠肌管外壁并非常邻近血管的 2 型肿瘤切除术。此时只需切除肿瘤并保留血管，因为肿瘤没有穿透血管周围的筋膜鞘。**A** 切口沿缝匠肌走行。根据肿瘤学的需要，缝匠肌可与肿瘤一并切除。如果肿瘤与缝匠肌并无联系，可在远端切开缝匠肌以利于显露。**B** 使用股薄肌转移，为缝匠肌管内血管提供良好的软组织覆盖，以重建软组织缺损，这一方法非常重要。切断股薄肌远端止点，可向前方翻转。扇形铺开肌肉，从前方缝合肌肉。

手术技术

腘窝肿瘤

- 腘窝上方做"大S"形切口。切口内侧支常常沿内侧腘绳肌内缘走形,因为腘血管自收肌裂孔进入腘窝内侧(技术图3)。
- 沿股二头肌下缘做外侧切口,因为最初需要在股二头肌腱附近的深筋膜下方找到腓神经。
- 做广泛皮瓣以显露深层腘筋膜。注意不要过早打开腘筋膜,否则容易被腘窝内脂肪绕乱解剖结构。

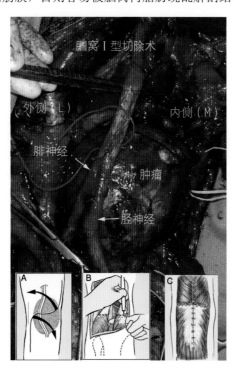

技术图3 巨大腘窝间隙内肿瘤1型切除术。术中照片显示广泛显露腘窝。肿瘤非常邻近其表面的坐骨神经,腘动脉和腘静脉位于肿瘤下方(血管带标记)。此肿瘤为型间隙内肿瘤,只行切缘阴性的肿瘤切除而没有切除周围血管。**A** 做皮肤切口和掀开皮瓣以适应显露需要。延长皮瓣时注意不要打开腘筋膜以减少神经血管损伤的危险。**B** 切断腓肠肌头,向远端掀起以最大限度显露肿瘤。在远端腓肠肌头之间找到腘血管。**C** 缝合腓肠肌头和腘绳肌肌腱,以使肌肉完全覆盖腘血管和神经。

- 首先在股二头肌内侧深筋膜下方找到腓神经。
- 纵行打开深筋膜,在腘绳肌内外侧头之间找到坐骨神经。
- 此时可以见到形成"菱形"腘窝四块肌肉:近端是内外侧腘绳肌,远端是内外侧腓肠肌。
- 找到腓肠肌中线。游离腘血管和胫神经,在血管周围放置血管带自远端控制这些血管。
- 游离坐骨神经,包括腓神经和胫神经分支。
- 在腘窝深部内侧腘绳肌附近血管由收肌裂孔进入腘窝处,找到腘动脉和腘静脉。术者可以很容易触及搏动(不要使用止血带),可以安全放入一根手指至收肌裂孔定位。
- 仔细解剖并游离血管和神经结构。
- 分别或同时从股骨内外侧髁切断腓肠肌内外侧头以协助显露肿瘤。同样,为了更有利于显露可以切断半膜肌或股二头肌。
- 如果肿瘤向近端侵犯(位于腘绳肌间或在远端位于腓肠肌之间),必须切断相关肌肉以达到广泛切除。
- 腘血管常常移位但不被肿瘤累及,除非是源自血管的平滑肌肉瘤。在这种情况下,需要行血管移植。
- 只有在找到并游离上述全部结构后才能切除肿瘤。邻近肿瘤的神经血管鞘需切除并送冰冻切片检查以确定是否需行进一步切除。
- 为覆盖填充腘窝以避免伤口并发症,软组织闭合很有必要。缝合腓肠肌内外侧头,以覆盖腘窝的远侧部分和神经血管结构。同样,缝合内侧腘绳肌与股二头肌以闭合腘窝近侧部分。将腓肠肌和腘绳肌缝合以使整个腘窝完全闭合。

注意要点

必须术前对间隙肿瘤进行分类	■ 肿瘤被分为 1、2、3 型（前述）。分类可以提供切除平面和需要切除的结构
CT 和 MRI 是必须的	■ CT 和 MRI 用来辨认局部解剖和确定肿瘤类型。
血管造影	■ 血管造影可以确定解剖位置和间隙内的主要血管的位置。
3 型切除术	■ 对于 3 型切除术，需要对切除的主要血管进行重建。术后可能使用肝素。常常不需要静脉重建。
血管控制	■ 接近或切除肿瘤前，必须控制肿瘤近端和远端的主要血管。
股神经和坐骨神经的神经功能学检查	■ 任何运动减退常常提示肿瘤侵及主要神经。

术后护理

- 术后 24 小时需每小时检查脉搏。
- 术后 2~3 天拔除引流管。
- 术后 1~2 天允许正常负重。
- 仅需要很少的康复。为了达到完全伤口愈合，根据解剖间隙不同术后制动 7~10 天。在伤口愈合前，需要用屈膝支具保护腘窝伤口。
- 伤口完全愈合后才能开始术后放疗，通常需要 2~4 周。

结果

- 我们已经治疗 53 例间隙性肿瘤。恶性纤维组织细胞瘤和脂肪肉瘤最为常见。以此发展了上述分类系统。多数缝匠肌肿瘤为低度恶性肿瘤并侵及缝匠肌管壁，缝匠肌最常被累及。
- 脂肪肉瘤和继发性恶性纤维组织细胞瘤是最常见的组织学类型。源于管壁的肿瘤较间隙内肿瘤和源自主要神经血管结构的肿瘤更为常见。来自主要血管的肿瘤是平滑肌肉瘤。
- 腘窝肿瘤常常是高度恶性肿瘤，可以在阴性切缘切除肿瘤，术后可行放疗治疗。坐骨神经切除非常少见。
- 在所有间隙肿瘤中，只有 <10% 需要截肢，常常因为肿瘤局部复发。
- 总的生存率取决于分级。在所有部位中，复发率低于 10%。所有高度恶性肉瘤伤口愈合后应均进行放疗。
- 对 53 例下肢间隙性（股三角、缝匠肌管和腘窝）软组织肿瘤患者进行了手术分类。

并发症

- 最常发生的问题是伤口或皮瓣坏死。这在腘窝中更为常见。股三角和缝匠肌管伤口愈合良好。
- 神经性麻痹比较常见，特别是在腓神经，但是功能常常可以恢复。
- 感染不常发生。
- 为避免伤口裂开和坏死的危险，术前不行放疗。
- 在少于 5% ~10% 的患者需要二次行截肢术，常常由于局部肿瘤复发。

参考文献

1. Bickels J, Malawer MM. Chapter 16: Resections in the Popliteal Fossa and the Posterior Compartments of the Leg. In: Malawer MM, Sugarbaker PH. Musculoskeletal Cancer Surgery: Treatment of Sarcomas and Allied Diseases. Philadelphia: Lippincott Williams & Wilkins, 2001.

2. Pritsch T, Bickels J, Winberg T, et al. Popliteal sarcomas: presentation, prognosis, and limb salvage. Clin Orthop Relat Res 2006;455: 225–233.

3. Wu CC, Pritsch T, Shehadeh A, et al. The anterior popliteal approach for popliteal exploration, distal femoral resection, and endoprosthetic reconstruction. J Arthroplasty 2008;23:254–262.

第 34 章

腘窝肿瘤切除术

Jacob Bickels 和 Tamir Pritsch

张增亮 译 李南 校

背景

■ 腘窝的软组织肉瘤很少见，占不足全部的肢体软组织肿瘤的 5%。对该部位进行手术是很有挑战性的，由于位于关节周围又临近神经血管结构，因此进行广泛外科边界的广泛切除是很困难的[3,6,9]。

■ 早前这些肿瘤通常采用截肢的方式治疗[4]。但是，现在更好的理解肿瘤的生物学特性以及化疗和放疗的的进展，使得绝大多数患者可以进行保肢手术。

解剖

■ 腘窝间隙呈菱形，其上方内侧由半膜肌和半腱肌为边界，上方外侧以股二头肌为边界。其下方边界是腓肠肌的两个头。腘窝的顶部是薄层的腘筋膜；底部是股骨远端的后面、后关节囊及覆盖胫骨近端腘肌。

■ 腘动脉和静脉由内侧通过收肌腱裂孔进入腘窝，沿着膝关节囊后方走行。

■ 在腘窝内斜向走行，并且分为两支膝上分支，一支膝中分支及两支膝下分支。穿出腘窝后腘动脉分为终末分支：胫前动脉、胫后动脉和腓动脉。腘静脉位于胫神经和腘动脉之间。小隐静脉穿过腘筋膜在腘窝与腘静脉汇合。

■ 胫神经在腘动脉的外侧进入腘窝，并在腘窝中部横跨动脉至腘窝内侧并保留在该位置。腓总神经沿着股二头肌肌腱，由外侧向内侧在腘窝的上外侧边界进入腘窝，随后进入腓骨长肌。

影像学和其他分期检查

磁共振

■ MRI 是诊断腘窝软组织肉瘤的首选的影像学检查。其典型的表现为实性软组织肿块，与膝关节不相通，中央或者不规则结节状增强。与之相反，腘窝最常见肿块——腘窝囊肿经典的 MRI 表现通常为有边界清楚、单室的、充满液体的囊，并且与膝关节直接相通囊性病变，外壁常常可见增强。

■ MRI 也用来评估肿瘤的大小，评估其与周围神经血管组织、与膝后关节囊和周围肌肉组织的关系，并且评估局部淋巴结是否有浸润 (图 1A‐C)。

X 线平片和 CT

■ 行 X 线平片及 CT 检查以排除肿瘤侵犯临近骨组织。

血管造影

■ 血管造影通常用来评估肿瘤组织和腘动脉的关系、可能的血管移位的模式、是否有血管畸形和动静脉是否畅通 (图 1D)。

体位

■ 患者俯卧位（图 2）并双下肢消毒铺巾。健侧下肢用来准备获取大隐静脉，以便必须切除腘动脉时进行动脉重建。

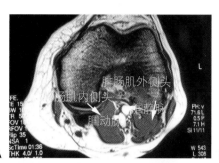
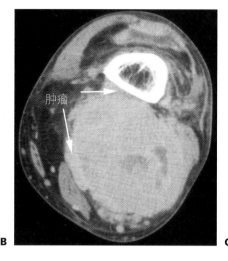
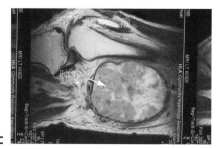
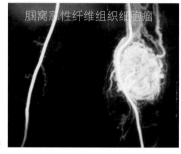

图 1 典型胭窝肿瘤的 MRI 表现。**A.** 通过腓肠肌内外侧头与股骨髁止点平面正常的胭窝（菱形）间隙 MRI 影像。**B.** 胭窝巨大软组织肉瘤 **C.** 矢状位显示胭窝肉瘤与相邻的股骨及膝关节的关系（本例没有受累）**D.** 血管造影显示血供极其丰富的胭窝肉瘤。动脉栓塞可能有帮助。切除肿瘤时必须结扎全部的供瘤细小分支血管。胭动脉很少直接受累，通常可以保留。

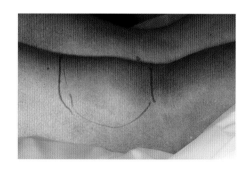

图 2 一例巨大胭窝肉瘤的大体照片。常规采用俯卧位进行手术切除。

显露

- 在膝关节水平，由近端内侧向远端外侧做一个 S 形的切口（**技术图 1A**）。近端内侧切口支可在收肌裂孔水平找到穿出的胭血管，而远端外侧切口支可以很方便地在腓骨小头后方显露腓总神经。此外，在远端外侧切开可以避免损伤小腿内侧的大隐静脉（**技术图 1B**）.

- 非常薄且易破的胭筋膜紧邻神经血管束（尤其是腓总神经，在腓骨小头水平就位于胭筋膜下方），是非常重要的标志。掀起皮瓣找到胭筋膜。通过胭筋膜通常可以触及胭窝的标志和各种结构，随后小心地切开筋膜。如果没意识到需要就在筋膜下方进行分离，胭筋膜下面几毫米就是血管神经，则很容易造成损伤。

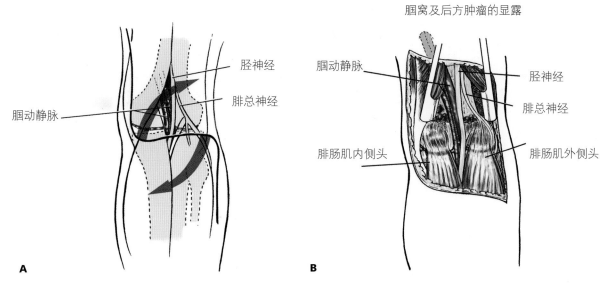

切口和皮瓣

胫神经

腘动静脉

腓总神经

A

腘窝及后方肿瘤的显露

腘动静脉

胫神经

腓总神经

腓肠肌内侧头

腓肠肌外侧头

B

技术图 1 A 切除腘窝肉瘤的切口。必须充分显露腘窝（菱形）间隙，避免无意中损伤重要的血管神经结构。**B** 游离腘绳肌内外侧头，并用自动牵开器牵开。同样，将腓肠肌内外侧头从股骨髁切断并牵开。腓肠肌在中线部位出两个头，注意不要损伤此时更加表浅的胫神经和血管（紧邻神经前方）。

肿瘤切除

■ 腘窝肿瘤切除的第一步是显露和找到神经血管束。外科医生可以在切除肿瘤前游离这些容易损伤的结构。通常在大腿远端和小腿近端分别显露神经血管束，然后沿其走行显露至腘窝（**技术图 2A,B**）。如果很难显露腘血管，术中应用多普勒超声检查会有帮助。

■ 游离神经血管束后，可能连同一圈正常组织一同切除肿瘤。然而，有时血管、神经或者两者都与肿瘤组织非常近，甚至与肿瘤组织的包膜相连。在这样的病例中，需要分离这些组织，切除神经

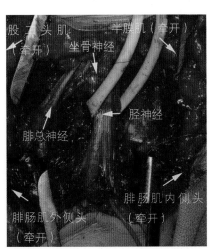

股二头肌（牵开）

半膜肌（牵开）

坐骨神经

胫神经

腓总神经

腓肠肌内侧头（牵开）

腓肠肌外侧头（牵开）

A

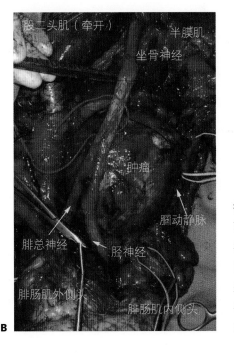

股二头肌（牵开）

半膜肌

坐骨神经

肿瘤

腘动静脉

胫神经

腓总神经

腓肠肌外侧头

腓肠肌内侧头

B

技术图 2 A 找到坐骨神经及其两支重要的分支——胫神经和腓神经。**B** 显露及确认腘窝间隙及巨大的软组织肉瘤。肿瘤来源于坐骨神经及腘血管之间。很容易在后方见到并确认神经，在肿瘤的前方找到腘血管。（接后）

手术技术

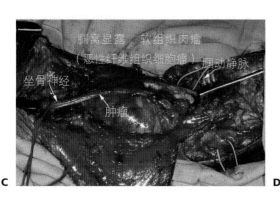
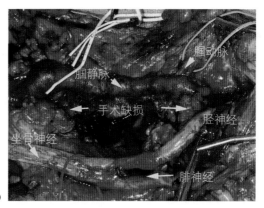

技术图 2（接前）C. 腘窝肉瘤术中侧位像。D. 肿瘤切除后的术野。保留坐骨神经和腘血管。

鞘和动脉外膜并行术中冰冻病理检查，以决定手术切除边界（**技术图 2C,D**）。

■ 如果腘窝血管和神经被肿瘤所包绕，则必须被切除。腘动脉可以用取自对侧小腿的大隐静脉进行重建。我们认为并不需要重建腘静脉，因为同侧的隐静脉可以代偿其功能。神经受侵或血管受侵，如果可以充分的切除，则并不需要一期截肢。

软组织重建

■ 肿瘤切除后，缝合腓肠肌的两个头端并与腘绳肌缝合，形成一层肌肉覆盖腘窝（**技术图 3A**）。这种伤口闭合技术通过在皮肤切口和腘窝之间形成肌肉屏障减少了深部伤口感染的发生率。切除后的肿瘤如图所示（**技术图 3B,C**）。

关节囊重建

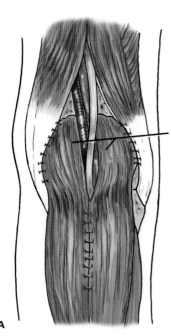

缝合腓肠肌内外侧头（新关节囊）

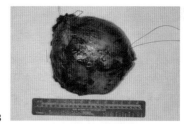

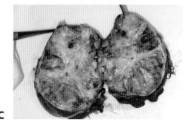

技术图 3 A 闭合腘窝间隙。在坐骨神经下方缝合腓肠肌内外侧头覆盖腘血管。同样在近端缝合内侧（半膜肌）和外侧（股二头肌）腘绳肌以闭合腘窝间隙，并与腓肠肌缝合。这样处理可以关闭死腔、保护腘血管，同时提供了植皮所需的良好的肌肉层。**B** 腘窝肿瘤切除后大体观。**C.** 肿瘤剖面。

注意要点

■ 腘窝的软组织肉瘤通常通常会推移正常的解剖标志。为定位神经血管束的组成，必须暴露腘窝远端及近端的部位，找到主要的神经和血管，然后沿着它们的走行进入腘窝。

■ 在近端腘绳肌内外侧之间找到坐骨神经；在远端腓骨小头后方找到腓总神经，紧邻薄薄的腘筋膜下方，在腓肠肌两个头之间找到胫神经。

■ 在近端腘血管穿出收肌裂孔处找到腘血管，远端则位于腓肠肌两头之间。我们常规切断内外侧腘绳肌止点及腓肠肌内外侧头起点以充分显露。在腘窝间隙，神经常位于肿瘤后方而血管常位于肿瘤前方。

■ 腘动脉走行通过腘窝时分为两支膝上动脉方、一支膝中动脉和两支膝下动脉。膝下动脉牵拉腘动脉靠近关节囊，通常结扎切断膝下动脉后才能游离腘动脉。腘静脉通常比腘动脉更加表浅，位于腘动脉和胫神经之间。

■ 负责小腿静脉回流的两根静脉是腘静脉和大隐静脉。在切除肿瘤时，切除腘静脉可能是难以避免的，因此必须小心避免损伤可能是唯一回流静脉的大隐静脉。而且，如果切除腘动脉和静脉，需要获取对侧的大隐静脉重建腘动脉。同时结扎腘静脉和大隐静脉会导致严重的静脉回流不畅。

术后护理和康复

■ 术后，患肢后方长夹板固定，膝关节屈曲 15°~30°，以减轻神经血管束和皮肤切口的张力。

■ 术后皮肤切口完全愈合后，开始进行肌力及关节活动度锻炼。

结果

■ 在英文文献中，只有四组腘窝软组织肉瘤的病例报告[3,7,8,10]。所有的研究均显示腘窝软组织肉瘤的预后与其他部位相似，而且保肢率很高。

■ 在最新报道的 29 例腘窝肉瘤的一组患者，中位随访 79 个月，16 例高度恶性肿瘤的患者中，有 3 例 (19%) 出现局部复发，4 例 (25%) 出现远处转移；在这 4 例患者中 2 例死亡。而其余低度恶性肿瘤的患者中没有出现局部复发及远处转移。总的保肢率为 86.2%；高度恶性肿瘤的患者为 75%[8]。

并发症

■ 浅表伤口裂开是最常见的并发症。通常发生在辅助放疗时，有时需要局部清创处理。

■ 腓神经麻痹主要由于神经失用造成，通常可在几周后恢复。

■ 膝关节的活动范围受限通常继发于腘窝的辅助放疗。在我们的 29 例腘窝肉瘤患者中，26 例接受一期切除，其中 14 例 (53.8%) 膝关节活动完全不受限，12 例 (46.1%) 膝关节出现中度到重度的活动受限 (120°~90°)，4 例 (15.3%) 出现轻度的活动受限 (5°~15°)[8]。这组病例中，没有患者需要膝关节推拿或挛缩松解术。

参考文献

1. Bickels J, Wittig JC, Kollender Y, et al. Sciatic nerve resection: is that truly an indication for amputation? Clin Orthop Relat Res 2002;399: 201‐204.

2. Brooks AD, Gold JS, Graham D, et al. Resection of the sciatic, peroneal, or tibial nerves: assessment of functional status. Ann Surg Oncol 2002;9:41‐47.

3. Eilber FC, Eckardt JJ, Rosen G, et al. Large, deep, high‐grade extremity sarcomas: treating tumors of the flexor fossa. Surg Oncol 1999;8: 211‐214.

4. Enneking WF, Spanier SS, Malawer MM. The effect of the anatomic setting on the results of surgical procedures for soft parts sarcoma of the thigh. Cancer 1981;47:1005‐1022.

5. Fuchs B, Davis AM, Wunder JS, et al. Sciatic nerve resection in the thigh: a functional evaluation. Clin Orthop Relat Res 2001;382:34‐41.

6. Peabody TD, Simon MA. Principles of staging of soft‐tissue sarcomas. Clin Orthop Relat Res 1993;289:19‐31.

7. Philippe PG, Rao BN, Rogers DA, et al. Sarcoma of the flexor fossa in children: is amputation necessary? J Pediatr Surg 1992;27:964‐967.

8. Pritsch T, Bickels J, Winberg T, et al. Popliteal sarcomas: presentation, prognosis, and limb salvage. Clin Orthop Relat Res 2007;455: 225‐233.

9. Shiu MH, Collin C, Hilaris BS, et al. Limb preservation and tumor control in the treatment of popliteal and antecubital soft tissue sarcomas. Cancer 1986;57:1632‐1639.

10. Yang RS, Lane JM, Eilber FR, et al. High‐grade soft‐tissue sarcoma of the flexor fossae. Cancer 1995;76:1398‐1404.

第 35 章

比目鱼肌切除术

Tamir Pritsch, Amir Sternheim, Jacob Bickels 和 Martin M. Malawer

张增亮 译 李南 校

背景

- 比目鱼肌和腓肠肌的恶性肿瘤非常少见，曾经应用传统的膝上截肢术治疗。在过去的 20 年中，下肢软组织肿瘤的治疗已经经历一个巨大的变化，更多采用保肢手术。
- 更好地理解这些肿瘤的生物学特征，实施有效的新辅助化疗（通常可以缩小肿瘤体积和方便进行更加保守的手术），识别阴性的手术边界以及辅助术后放疗，目前常可以得到很好的局部控制，进而在大部分病例中采取肿瘤切除替代截肢术。

解剖

- 比目鱼肌和腓肠肌组成一组三头的肌肉，有时称作小腿三头肌。这些肌肉与跖肌一同形成小腿后部的浅层肌肉。这些肌肉协同完成足和踝关节的跖屈运动。
- 腓肠肌是浅后间室中最表浅的部分，并且构成大部分小腿肚。两个头有两处起点。其内侧头稍大，并且较外侧头延伸稍向远侧（译者注：这里应为近侧）。两个头在腘窝下缘汇合，分别形成下内侧和下外侧界限。外侧头起源于股骨外髁表面，内侧头起源于股骨后方略高于股骨内髁的部位。
- 比目鱼肌为一宽扁的肌肉，位于腓肠肌深面。起自腓骨头后方和腓骨上 1/4 部、比目鱼肌线和胫骨中 1/3 内侧缘。也起自胫腓骨之间跨越胫血管上方的腱弓。腓肠肌与比目鱼肌汇合并形成跟腱，止于跟骨后方表面。

适应证

- 起源并且完全位于比目鱼肌内的肿瘤
- 大部分低度恶性及部分高度恶性肉瘤

影像学和其他分期检查

CT 和 MRI

- 仔细地阅读 CT 和 MRI 对于确定肿瘤可否切除是很必要的。肿瘤侵犯或位于腘窝三叉分支附近，或累及腓肠肌的肿瘤通常需要截肢（图 1）。
- 评估腘窝的侵犯情况也是很必要的。起源自比目鱼肌的近端肿瘤通常会侵犯至腘窝，并且可以累及腘血管或坐骨神经，或者同时侵犯。

骨扫描

- 骨扫描通常能显示邻近的胫骨、腓骨或者两者的受累情况。
- 放射性浓聚区需行进一步 CT 或 MRI 检查，进行相应切除。
- 血管造影和其他检查
- 双相血管造影对于确定血管推移或侵犯很有帮助。
- 手术前仔细分析腘窝三叉分支非常重要，可以显示肿瘤侵犯情况，据此是否需要截肢。

活检

- 活检部位必须位于计划手术切除的切口之上，同时必须定位在肿瘤的最主要的部分。
- 取芯穿刺活检可以提供可靠的病理诊断，是我们采用的方法，可以从同一部位取多个活检样本。
- 动静脉走行的主要部位应当避免进行活检以免损伤血管使肿瘤污染血液。

外科治疗

体位

- 患者俯卧位，全麻或硬膜外麻醉。

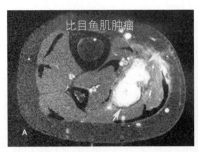

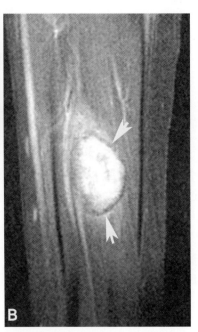

图 1 一例比目鱼肌内腺泡样软组织肉瘤患者行诱导化疗，保肢切除术并使用 Gore-Tex 血管重建。A, B 轴位及冠状位 T2 加权 MRI 显示比目鱼肌起源的巨大肿瘤。箭头显示肿瘤的范围。

手术技术

比目鱼肌切除术（连同或不连同腓肠肌）

- 首先在小腿后面行一个纵行的切口，根据肿瘤的解剖部位稍偏向外侧或内侧（**技术图 1A**）。如果计划切除外侧腓肠肌，可以采用外侧切口。后中线切口可以切除腓肠肌内侧头、比目鱼肌和深后间室。

- 连同皮下组织分离筋膜，掀起很大的筋膜皮瓣。首先找到腓神经，血管牵开，然后仔细分离显露坐骨神经和胫神经。

- 打开覆盖在腓肠肌两个头部位的深筋膜后可以找到腘血管。可以通过结扎主要的血管蒂（内侧或

外侧腓肠动静脉），在股骨起点及跟腱止点处横断腓肠肌，从而进行根治性腓肠肌切除术。

- 部分或完全地切断跟腱，向近端翻起腓肠肌的内外侧头，就可以显露需要切除的比目鱼肌（**技术图 1B**）。

- 通过钝性分离，可以将比目鱼肌从深后间室的标志肌间隔表面剥离 （**技术图 1C,D**）。随后可以将比目鱼肌从胫骨和腓骨起点及跟骨止点处切断。

- 需要重建跟腱缺损。然后在闭合引流后关闭切口。

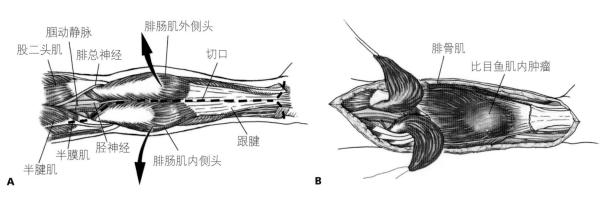

技术图 1 A 小腿后方间室的解剖及实用入路。**B** 需要由跟腱处切断腓肠肌内外侧头，以显露肿瘤及找到后方的血管。（接后）

手术技术

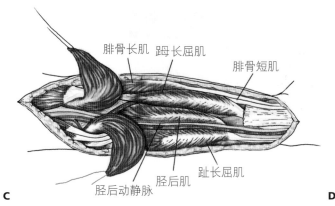

腓骨长肌　蹈长屈肌　　腓骨短肌

胫后动静脉　胫后肌　趾长屈肌

C

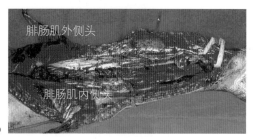

腓肠肌外侧头

腓肠肌内侧头

D

技术图 1（接前）**C,D.** 完成肿瘤切除。**C.** 广泛切除比目鱼肌肉瘤或癌后留下巨大缺损。**D.** 术中照片显示肿瘤切除后的缺损部位。游离腓肠肌内外侧头并向近端牵开。

切除术后功能重建

- 比目鱼肌肿瘤切除术后通常需要进行功能重建，因为完全切除了跟腱的近端部分。重建包括通过 Gore-Tex 人工血管缝合腓肠肌内、外侧头。人工血管的长度取决于肿瘤的大小和切除后的残端与跟腱间的距离。
- 应用 3mm 涤纶带及 0 号不可吸收线缝合 Gore-Tex 人工血管及跟腱残端（**技术图 2A - D**）。

- 应用 3mm 涤纶带及 0 号不可吸收线在适当的张力下，缝合 Gore-Tex 人工主动脉及牵开的腓肠肌和比目鱼残端。
- 肿瘤切除包括活检通道、肿瘤和全部比目鱼肌腹（**技术图 2E**）。
- 重建术后保持足部中立位。采用后方的夹板维持足的中立位和膝关节屈曲 15°。

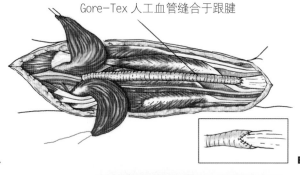

Gore-Tex 人工血管缝合于跟腱

A

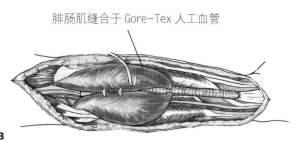

腓肠肌缝合于 Gore-Tex 人工血管

B

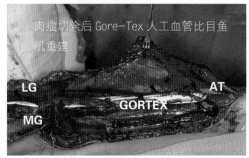

肉瘤切除后 Gore-Tex 人工血管比目鱼肌重建

LG　　　　　　　　AT

GORTEX

MG

C

技术图 2 A 将 Gore-Tex 人工血管缝合于跟腱残端。插图显示人工血管及残端缝合的特写。**B** 缝合腓肠肌内外侧头及 Gore-Tex 人工血管。**C** 术中照片显示用于 Gore-Tex 人工血管（箭头）重建缺损，应用 0 号不可吸收线及 3mm 涤纶带与残余的腓肠肌（MG，LG）及跟腱残端（AT）吻合。（接后）

手术技术

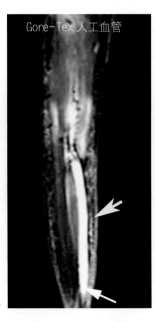

Gore-Tex 人工血管

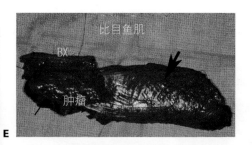

比目鱼肌

BX

肿瘤

E

技术图 2（接前）　**D.** 术后 MRI 显示 Gore-Tex 人工血管从腓肠肌起点处延伸至跟腱残端。**E** 切除的肿瘤包括活检通道（BX）、肿瘤和全部比目鱼肌腹（箭头）。

D

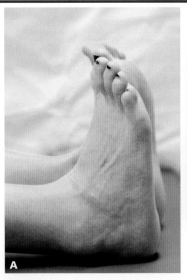

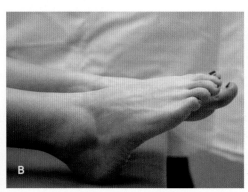

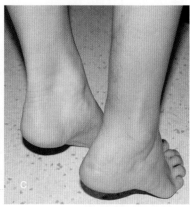

图 2　术后 3 年的临床照片 **A,B.** 与对侧踝关节比较，患侧踝关节跖屈背伸活动度无明显差别；**C.** 患者可以由地板抬起足跟并且没有疼痛。

表 1　临床资料及功能结果

病例	性别年龄	诊断	肿瘤大小	部位	随访（月）	结果（1000 分）	负重（400 分）	休息时疼痛（300 分）	功能（300 分）
1	女，12	高度恶性滑膜肉瘤	5cm×3cm	比目鱼肌	8	861	326	300	235
2	男，45	转移性肾上腺样瘤	8cm×10cm	比目鱼肌	11，死亡	/	/	/	/
3	男，27	恶性纤维组织细胞瘤	8cm×7cm	腓肠肌和比目鱼肌	9，死亡	/	/	/	/
4	男，69	脂肪肉瘤	11 cm ×6 cm	腓肠肌和比目鱼肌	32	867	362	255	250
5	女，15	腺泡样软组织肉瘤	7 cm ×4 cm	比目鱼肌	36	890	340	300	250

表 2 　根据 Merkel 等制定的跟腱断裂外科治疗的评分模板

	评分	满分
负重（体重）能力类		**400**
持续用双侧足趾站立	每秒 1.33 分	40
持续用双侧足趾站立	每秒 1.33 分	40
持续用跟腱断裂侧足趾站立	每秒 2 分	60
可以用跟腱断裂侧足趾站立的次数（足踝位于地板开始计算）	患者每可以站立一次得 3 分	60
正常侧及断裂侧间最大扭力的区别	每差别 10% 减 14 分	140
正常侧及断裂侧间行走能力的区别	每差别 10% 减 10 分	100
疼痛类		**300**
休息痛	无痛 90 分；时常疼痛 45 分，剧烈疼痛 0 分	90
负重痛	有 0 分；无 60 分	60
检查者进行最大背伸及跖屈时疼痛	有 0 分；无 60 分	60
在不平整的地面行走，出现第一次疼痛的距离	<1km, 0 分；1～5km, 45 分；>5km, 90 分	90
功能类		**300**
正常侧及断裂侧间主动背伸的区别	每度区别减 3 分	45
正常侧及断裂侧间主动跖屈的区别	每度区别减 3 分	45
断裂侧主动及被动背伸的区别	每度区别减 5 分	45
断裂侧主动及被动跖屈的区别	每度区别减 5 分	45
正常侧及断裂侧间最大运动尺度的区别	每差别 10% 减 25 分	120

总分 =（负重得分）+（疼痛得分）+（功能得分）
解释：
最小总分：0
最大总分：1000
得分越高，断裂侧功能越接近正常。

注意要点

术前	■ 比目鱼肌的巨大肿瘤可能比预期侵犯范围更大 ■ 术前必须评估腘窝和血管情况
术中	■ 较大比目鱼肌缺损建议采用 Gore-Tex 人工血管重建 ■ 术者在切除肿瘤之前，需要小心游离腘血管。术中多普勒超声是有帮助的

术后护理和康复

■ 术后根据软组织切除范围，首先用长腿的夹板制动，然后用短腿的可行走的石膏固定，共 3~4 周的时间。

■ 采用 Gore-Tex 人工血管重建跟腱的患者，需要采用一个踝 – 足矫形器再额外制动 8 周。

■ 康复包括小腿肌肉力量、平衡和步态训练（图 2）。

结果

■ 目前仅有非常少的一些关于比目鱼肌肉瘤切除的报道。术后采用 Gore-Tex 人工血管进行功能重建使得患者几乎恢复正常的步态（踝 – 趾，蹬地）及踝关节活动度（表 1 和表 2）。

■ 局部复发需要行截肢术。

并发症

■ 最常见的并发症是皮瓣坏死和肿瘤复发。

■ 胫后动脉血管闭塞很少见。

■ 术后辅助放疗需要在几周后进行，以便 Gore-Tex 人工血管愈合。

第 36 章

缝匠肌管肿瘤的手术方法及治疗

Martin M. Malawer 和 Amir Sternheim
张增亮 译 李南 校

背景

■ 缝匠肌管肿瘤是一组独特的肿瘤：非常邻近股动静脉的间室外间隙肿瘤。

■ 缝匠肌管又称作收肌管、Hunter 管和股骨内收肌管，由近端的股三角至远端的腘窝。

■ 缝匠肌管的软组织肉瘤非常罕见，占所有软组织恶性肿瘤的不足 2.5%。

■ 在肢体中，由于肿瘤的不同行为，间室内和间室外肿瘤有着明显的差异 (Enneking 分期 2a 与 2b)[2,3]。起源于间室外的肿瘤远较间室内肿瘤更容易纵行播散，能否广泛切除这些肿瘤更加取决于他们与主要神经血管的邻近关系[3,5,6]。

■ 间隙肿瘤是间室外肿瘤的一组亚型。这些间室外间隙指缝匠肌管、腘窝、股三角和腋窝[1-3]。

■ 通常认为间室内肿瘤较间室外肿瘤更容易通过局部治疗加以控制（如更容易术前评估、更容易外科切除、复发率较低）。有真正预后意义的肿瘤因素包括肿瘤大小、恶性程度、深度、组织分型和局部复发[4,7]。并没有证明解剖间隙或间室间隙具有显著预后意义。通常认为间隙肿瘤治疗困难，具有更多的合并症和更高的局部复发率，可能需要一期行截肢手术。

解剖

■ 缝匠肌管位于前方（股四头肌）间室和内侧收肌间室之间，连接大腿近端股三角顶端至大腿远端后侧的腘窝间隙。这三处都是大腿的"间隙"，每个间隙都有其独特的软组织肿瘤、临床表现、治疗方式和风险。

■ 缝匠肌管的横断面像一个倒三角。缝匠肌管的顶部是走行在该管前内侧的缝匠肌。长收肌构成缝匠肌管的底部。外侧的边界是股内侧肌很厚的筋膜。缝匠肌管后方的边界是收肌间室，即大收肌。其后方及外侧的边界也由很厚的筋膜覆盖。股动脉和股静脉均通过股三角的顶端进入缝匠肌管。这些结构位于缝匠肌管的深部由筋膜鞘包绕。血管在缝匠肌管远端的内侧，通过大收肌远端的收肌腱裂孔穿出缝匠肌管。

适应证

■ 缝匠肌管的肿瘤通常是恶性的，一旦发现应尽早切除。

缝匠肌管肿瘤都是深在的肿瘤，与下肢的主要血管关系紧密。较小的肿瘤与较大的肿瘤一样可疑，因为它们也可能是高度恶性肿瘤并可能侵及血管。早期切除可以避免血管受影，减少动脉切除及重建的必要，并且能降低高度恶性肿瘤转移的风险。缝匠肌管的肿瘤不应当进行取芯穿刺活检，而应当进行切除活检，术中冰冻检查。

■ 患者最初表现是在大腿内侧出现的无痛性包块。有一些包块可能大于 20cm，也可能已经缓慢生长了很多年。就诊时肿瘤的大小与其恶性度没有明确的关联。

影像学和其他分期检查

X 线平片检查

■ 平片检查用来排除肿瘤局部侵犯股骨，及排除软组织钙化（滑膜肉瘤和血管瘤的病理形态表现）。

CT 和 MRI 检查

■ 三维重建 CT 检查和动脉造影已经用来评估肢体主要血管和肿瘤的解剖关系。由于缝匠肌管的空间很小且邻近血管，肿瘤可能在很早的阶段就使得正常组织变形，并且可以推移血管。因此良好的影像学检查至关重要。

■ MRI 检查可以评估肿瘤与周围血管的解剖关系，评估肿瘤的大小和与邻近组织的侵犯关系，即缝匠肌管的肌肉边界、远端和近端延伸、股三角和腘窝 (图 1, 2A)。

■ MRI 检查通常可以找出肿瘤的准确起源及侵犯缝匠肌管的位置（缝匠肌、股内侧肌和收肌）。

骨扫描

■ 骨扫描用来排除远处转移并且可能提供恶性肿瘤的线索：高度恶性肿瘤在三相锝骨扫描的延迟动脉灌注相像显示为很强的肿瘤充盈。

血管造影和其他检查

■ 血管造影可评估肿瘤的血管情况、肿瘤充盈、肿瘤供血血管的位置、肿瘤和股动脉之间的关系，可提示肿瘤是否已侵及血管或推移血管 (图 2B)。

■ 肢体的静脉造影可以排除静脉血栓、瘤栓（附壁血栓）或者肿瘤直接侵犯。

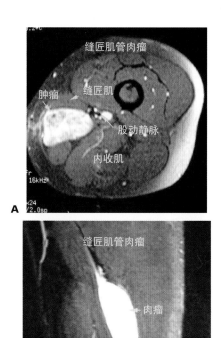

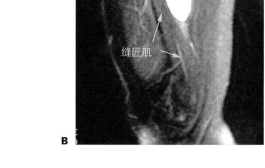

图 1 邻近血管的缝匠肌管肿瘤的轴位 **(A)** 和矢状位 **(B)** 的 MRI。肿瘤是低度恶性脂肪肉瘤。

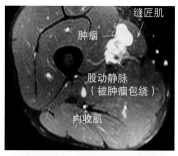

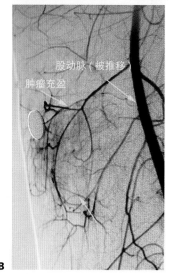

图 2 **A.** 起源于肌肉壁的缝匠肌管肿瘤的轴位 MRI，显示肿瘤包绕血管生长。**B.** 同一肿瘤的血管造影显示在晚期动脉相出现肿瘤充盈。

活检

■ 在缝匠肌管进行取芯穿刺活检和切开活检都是不恰当的。因此，应当在切除手术中进行冰冻活检。绝大多数的缝匠肌管肿瘤都是恶性的，应当全部切除。活检的风险包括不能确定诊断或者局部污染，这都提示应当直接进行手术切除。

■ 由于肿瘤非常邻近血管，当考虑进行活检时会有一些缺点：

　● 活检部位的血肿可能沿着血管蔓延，随后污染肢体而需要截肢。

　● 如平滑肌肉瘤等的肿瘤可能起源于血管壁，因此活检时可能刺穿主要的血管引起大出血。

外科治疗

■ 缝匠肌管肿瘤是间隙肿瘤。治疗的目的是最大限度地保留肢体功能。

■ 如果如筋膜这样生物学屏障完整，可以考虑行广泛外科切除。缝匠肌管高度恶性肿瘤患者可能出现血管侵犯，应当进行切除和重建血管；需要血管科的医生做好准备。通过采用缝匠肌或股薄肌移位术等方式进行软组织重建，这对于保护术野和血管，避免术后并发症的发生非常重要。根据肿瘤的级别、组织类型、肿瘤的大小以及外科边界确定放疗和化疗方案。

■ 独特的解剖和手术注意事项：

　● 为区分出血管，在被巨大肿瘤侵犯的缝匠肌管手术时术野应当尽可能显露清楚。可以在股三角附近缝匠肌管入口处，或在缝匠肌管远端近收肌裂孔处找到血管，就像这些血管从腓肠肌两个头之间由腘窝进入缝匠肌管一样。如果需要可以切断腘绳肌和腓肠肌的内侧头以达到广泛显露。在手术切除肿瘤之前，必须很好地控制血管远近两端。

- 下肢有两条主要的静脉回流系统——腘静脉和大隐静脉。由于肿瘤侵犯切除股静脉可能是不可避免的，因此术中要小心勿损伤大隐静脉。同时扎这两条静脉会导致腿部严重的静脉回流受阻。

- 股动静脉的全长都由一层厚厚的筋膜鞘包裹。这些筋膜通常分隔肿瘤与主要血管，提供了一个安全分离平面。术中常规对该筋膜进行冰冻活检来确定切除是否充分。在间室外的手术切除中，通常很难达到切除1cm正常组织边界。肉瘤很少侵犯筋膜边界[3]；因此剥离血管外膜且病理检查证实没有肿瘤，即可以达到足够的切除边界。

术前计划

- 根据解剖和手术位置可以将缝匠肌管肿瘤分为3种切除类型。这种分类可以作为外科医生的指南。通过术前影像学检查和初步的术中探查，术者可以判断肿瘤的起源及适当的切除平面。该指南与手术边界有关，总的来说，分级数越高，手术切除及重建越困难。

- 根据肿瘤起源位置进行分类（图3）：

  - 1型（间隙内）肿瘤起源于间隙内。通常肿瘤起源于间隙内脂肪及纤维组织，疏松的位于间隙内。我们称之为"间隙内"，因为这些肿瘤可能非常邻近

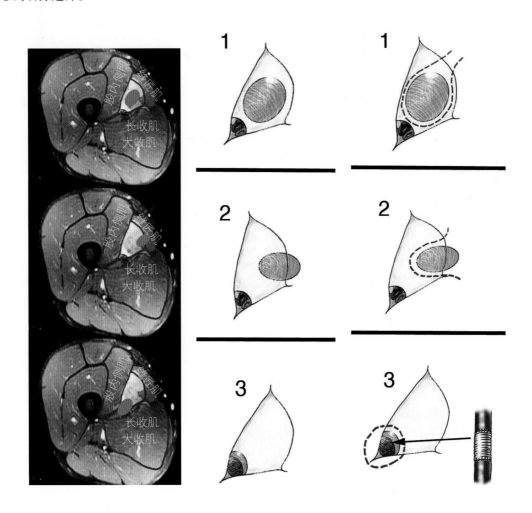

图3 系统的切除缝匠肌管的间室外间隙肿瘤。左侧图像显示缝匠肌管三种类型肿瘤的轴位MRI表现。中间图示是肿瘤部位的示意图，右侧图示显示建议的外科切除平面（虚线）。由上至下分别为1～3型切除方式。1型（间隙内）肿瘤位于间隙内，可以连同周围一薄层组织一同切除。2型（管壁）起源于缝匠肌管周围的肌肉，与典型的肌肉切除方式相同。3型（血管）肿瘤侵及血管，因此需要连同血管一同大块切除。

但并不与间隙壁或缝匠肌管内的任何动脉、静脉和神经组织相粘连。

- 2 型（管壁）肿瘤起源于缝匠肌管壁的一部分（缝匠肌、股内侧肌、大收肌和长收肌）。这些肿瘤起源于构成间隙的肌肉内或肌肉筋膜。

- 3 型（血管）肿瘤累及动脉、静脉或神经。这些肿瘤起自血管壁而并不是简单的邻近血管壁。

■ 根据术前影像学检查及外科医生术中探查，将肿瘤分类为以上三种类型之一。每类肿瘤应当采用不同的切除平面：

- 1 型肿瘤可以连同周围一薄层正常组织一同切除。这些正常组织通常是包围在血管周围的厚厚的筋膜。并不需要切除血管。有时一打开缝匠肌管，肿瘤几乎自己就分离出来了。此时肿瘤边界尽管是阴性的，通常也比较邻近。必须仔细地切除血管周围的纤维包鞘，并进行术中冰冻活检以排除肿瘤侵犯。

- 2 型肿瘤需要一同切除肿瘤起源的肌肉。可以通过连同肿瘤切除一大圈起源肌肉组织、肌筋膜及附近缝匠肌管内的脂肪组织，从而达到广泛切除的边界。

- 3 型肿瘤，如果不切除血管本身，没有安全的方法可以切除肿瘤并保证阴性边界。如果需要，必须将血管和肿瘤连同附近的肌肉或筋膜一同大块切除。如果切除动脉，必须用人工血管或隐静脉进行重建。如果同侧的隐静脉是完整的，静脉切除后不需要进行重建。由于可以连同血管一同大块切除肿瘤，尽管在重建方面有一定困难，但对于肿瘤切除及达到广泛切除的边界来讲则相对简单。

体位

■ 患者仰卧位，患肢消毒铺单。同时应当消毒铺单对侧下肢，以备术中需要进行隐静脉移植进行血管重建。

入路

■ 沿缝匠肌做需要长度的皮肤切口。向前后方掀起皮瓣充分显露 (图 4)。

■ 切断缝匠肌的远端，向前方牵开其肌肉下缘。小心打开缝匠肌管。

■ 此时找到和控制缝匠肌管两端邻近收肌裂孔和股三角的主要血管十分重要。结扎切断连接肿瘤和主要血管的小的穿血管。

■ 解剖间隙肿瘤的外科分类可以帮助指导每一种类型的肿瘤需要进行的手术切除方法。

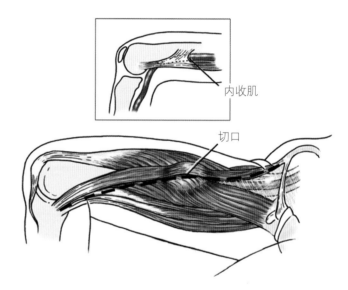

图 4 切除缝匠肌管肿瘤的手术入路。沿着缝匠肌行皮肤切口。向前后方的掀起皮瓣充分显露。如果肿瘤学角度需要，可以连同肿瘤一同切除缝匠肌，或从远端切断以充分显露。在血管由缝匠肌管进入腘窝处，切开收肌裂孔以更好地显露血管(插图)。

缝匠肌管肿瘤的保肢切除术

■ 所有的肿瘤中，术者应显露血管的近端和远端，如果肿瘤起源于管壁，或间隙内肿瘤十分邻近血管鞘，应当在血管外几毫米处进行分离。这一过程中术者要评估血管是否受累。

■ 从外科角度看，间隙肿瘤的主要区别在于肿瘤是否侵犯血管。

■ 在广泛边界环形切除肿瘤。当肿瘤十分邻近血管时，应当连同肿瘤一同大块切除血管周围的纤维鞘，除非有证据证明这些结构未被侵犯（**技术图 1A,B**）。

■ 应当从肿瘤对侧切开血管鞘以评估肿瘤是否粘连血管鞘或已经侵犯血管壁。

■ 当肿瘤没有肉眼可见侵犯血管时，连同肿瘤一同大块切除的血管鞘应当进行术中冰冻病理检查，以排除镜下侵犯。

■ 肿瘤由缝匠肌管延伸至腘窝时，应当充分显露腘窝以广泛切除，需要切断内侧腘绳肌和腓肠肌在股骨的附着点。

■ 在 3 型肿瘤中必须切除血管并进行重建。肝素化血管，钳夹后切除，然后应用取自对侧肢体的大隐静脉或 Gore-Tex 人工血管进行重建。

■ 如果肿瘤与股静脉关系紧密，需要切除股静脉。如果大隐静脉是完整的，则没有必要重建股静脉。

手术技术

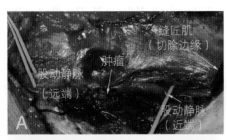

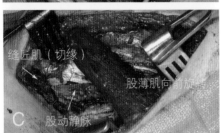

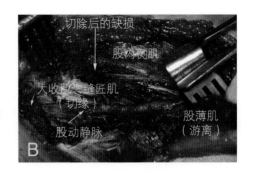

技术图 1 **A** 肿瘤包绕血管生长的术中照片。切断缝匠肌远端以改善显露。**B** 将肿瘤连同血管周围的厚筋膜及其起源的肌肉和筋膜一同切除。**C** 应用股薄肌移位术可以为缝匠肌管内的血管提供很好的覆盖，是非常重要的。切断股薄肌远端并翻向前方。随后扇形展开肌肉并在前方缝合。

■ 伤口用止血夹固定标记，为术后放疗做准备。

■ 切除肿瘤后，应用缝匠肌肌瓣覆盖股血管，如果缝匠肌连同肿瘤一同切除，可以用邻近的股薄肌覆盖。通过切断股薄肌远端使之游离然后旋转向前覆盖住缝匠肌管进行股薄肌移位术（技术图 1C）。可以提供很好的软组织覆盖。

注意要点

肿瘤可能侵及血管并且需要切除血管	■ 如果需要，血管科医生应当做好准备进行重建。 ■ 对侧肢体也准备好以备术中需要取隐静脉。
同侧肢体的股静脉和大隐静脉缺失会引起明显的水肿	■ 由于肿瘤侵犯可能需要切除股静脉，因此术中分离时要注意保护隐静脉。如果两条静脉都没有功能，可以采用对侧的隐静脉重建股静脉。
用肌肉覆盖血管可以避免术后表面感染或者化疗后引起伤口裂开	■ 可以通过缝匠肌或股薄肌移位术重建缝匠肌管的软组织缺损。

术后护理

■ 在伤口愈合皮肤拆线后，即可以开始髋关节和膝关节的全范围功能锻炼。术后可以完全负重。

■ 切除静脉后应监测是否有下肢水肿，同时应保持下肢抬高。

■ 一旦伤口愈合应尽快进行放疗，通常在术后 3 周开始。对于接受动脉重建的患者，我们认为术后 3 周开始放疗是安全的。

结果

■ 术后功能结果很好。由于手术切除和术后的放疗并不超过关节线，因此关节活动范围并不受限制。

■ 采用广泛的解剖入路、仔细的手术和重建技术以及个体化的围手术期抗肿瘤治疗，大多数患缝匠肌管软组织肉瘤的患者可以进行保肢手术，且局部复发率很低。

并发症

■ 缝匠肌管肿瘤术后并发症主要发生在有血管侵犯及需要重建的患者。这些并发症包括深部感染、动脉闭塞和深静脉血栓。

参考文献

1. Eilber F, Eckardt J, Rosen G, et al. Large, deep, high-grade extremity sarcomas: treating tumors of the flexor fossae. Surg Oncol 1999; 8:211 - 214.
2. Enneking WP, Spainer SS, Goodma MA. A system for the surgical staging of musculoskeletal sarcoma. Clin Orthop Relat Res 1980; 153:106 - 120.
3. Enneking W, Spanier S, Malawer M. The effect of the anatomic setting on the results of surgical procedures for soft parts sarcoma of the thigh. Cancer 1981;47:1005 - 1022.
4. Gronchi A, Casali P, Olmi P, et al. Status of surgical margins and prognosis in adult soft tissue sarcomas of the extremities: a series of patients treated at a single institution. J Clin Oncol 2005;23: 96 - 104.
5. Malawer M, Sugarbaker P. Musculoskeletal Cancer Surgery. Norwell, MA: Kluwer Academic, 2001.
6. Peabody TD, Simon MA. Principles of staging of soft-tissue sarcomas. Clin Orthop Relat Res 1993;289:19 - 31.
7. Rooser B, Attewell R, Berg N, et al. Prognostication in soft tissue sarcoma. Cancer 1988;61:817 - 823.

第 37 章

骨转移癌的外科治疗：
股骨病变

Jacob Bickels 和 Martin M. Malawer
张增亮 译 李南 校

背景

■ 股骨是骨转移癌中需要接受外科治疗最常见的部位。由于股骨是人体主要的承重骨，对手术要求很高，需要术前认真制定手术方案、术中精心操作，以追求重建的持久性。术前临床和影像学方面的细致评估，对于确定病变部位的形态学特点有很重要的意义，以决定选择肿瘤刮除后骨水泥充填固定，或肿瘤切除后人工关节置换术。

■ 与股骨原发恶性肿瘤不同，骨转移癌即使有广泛的骨质破坏，软组织肿块常常很小。这一特点允许手术保留骨外结构，如关节囊、覆盖的肌肉和肌肉附着点等，这些结构可以用来重建和保留功能。

■ 由于在解剖结构和外科治疗方面明显不同，下面会按照股骨近端、股骨干和股骨远端分别讨论手术方式（图1）。

解剖

股骨近端

■ 很厚的关节囊包绕股骨头和股骨颈，附着于股骨颈基底部。

■ 外侧部分的重要结构：大粗隆是臀中肌（外侧稳定及髋关节外展）的止点和股外侧肌的起点。

■ 内侧部分的重要结构：小粗隆是髂腰肌（内侧稳定和髋关节屈曲）的止点。

股骨干

■ 股骨干被两层肌肉所包绕：

  ● 第一层：股中间肌。

  ● 第二层：股直肌和股内侧肌在前内侧相交汇，股直肌与股外侧肌在前外侧相交汇。

股骨远端

■ 股骨内侧髁位于股内侧肌止点下方。

■ 股骨外侧髁位于股外侧肌止点下方。

适应证

■ 病理性骨折

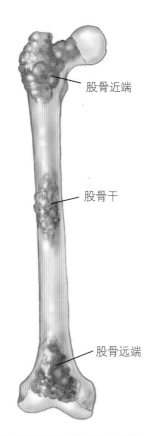

图1 股骨近端、股骨干和股骨远端的骨转移癌。

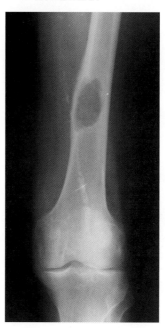 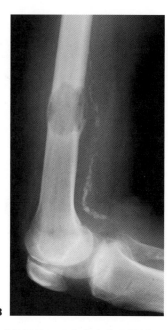

A   B

图2 正侧位 X 线片显示由转移瘤造成的股骨干即将发生病理骨折。

■ 即将发生的病理性骨折（图 2）

■ 与病变局部进展相关的顽固性疼痛，对镇痛药和放疗不敏感

■ 在特定患者和肿瘤类型（如乳癌和肾癌）中的单发骨转移

影像学和其他分期检查

■ 必须行股骨全长 X 线平片检查，以排除多发的转移病灶，因为这可能影响手术的范围及手术方法。病变部位的 CT 检查能清楚地判断出软组织及骨质破坏程度。全

身骨显像能检查出其他骨骼部位的多发转移灶（图 3）。影像学检查结果帮助外科医生解决如下问题：

● 病变是否即将发生病理性骨折？（如果不是，可能只需要非手术治疗）

● 是否存在股骨之外的转移灶？如果存在，是否需要非手术治疗或是手术治疗？

● 合适的手术方法是什么？通常对于残存骨皮质可以安装内固定的肿瘤，可以进行刮除、骨水泥填充固定术。否则，手术应该选择病变部位切除后假体重建。

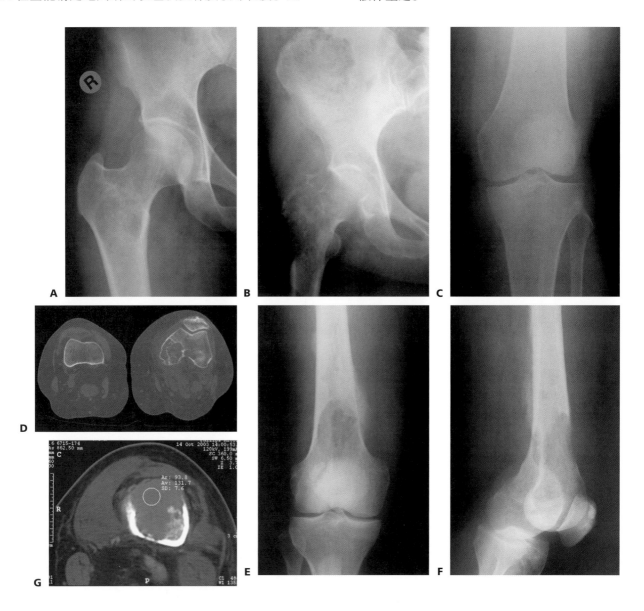

图 3 **A.** X 线平片显示股骨近端转移癌，周围皮质完整，手术包括病灶刮除，骨水泥髓内钉重建；**B.** 同一部位的转移癌伴周围皮质广泛破坏，本例手术采用股骨近端切除人工假体重建术。股骨远端前后位 X 线平片（**C**）及 CT（**D**）显示左侧股骨内髁转移癌，可以保留外髁及关节软骨，从而进行骨水泥型内固定。股骨远端前后位（**E**）及侧位（**F**）平片和 CT（**G**）显示转移癌破坏全部前方皮质，后方皮质（显著）变薄。手术采用股骨远端切除人工假体重建术。

股骨近端

体位和入路

- 患者取仰卧位，患侧臀部靠近床边，将手术床向

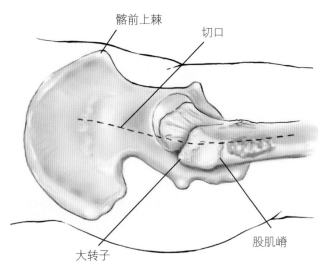

技术图1 沿着大粗隆顶点和股骨干做一纵形直切口

术者对侧倾斜30°。

- 从股骨粗隆顶点至股骨干行纵行直切口（技术图1）。该切口应从股骨大粗隆近端5cm开始以便髓内钉的置入，远端至病变以远5cm，以便充分刮除肿瘤。

显露

- 纵向切开阔筋膜，牵开显露臀中肌的下缘及其在大粗隆止点、股肌嵴和股外侧肌的上半部分（技术图2A、B）。

- 利用电刀将股外侧肌从股肌嵴和近端骨干下部分离，翻向前方显露骨干皮质（技术图2C-E）。在股肌嵴远端纵行开卵圆形窗（技术图2F）。

肿瘤切除

- 徒手刮除全部肉眼可见肿瘤组织（技术图3A,B）。刮除时应非常仔细，只残存瘤腔壁镜下肿瘤组织，随后用高速磨钻研磨瘤腔壁（技术图3C,D）。

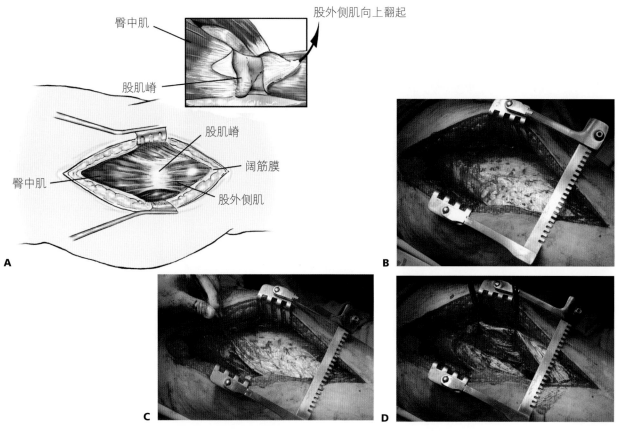

技术图2 A，B. 纵向切开阔筋膜，牵开显露臀中肌的下缘及其在大粗隆止点、股肌嵴和股外侧肌的上半部分。**C-E.** 从股肌嵴和股骨干上分离股外侧肌。（接后）

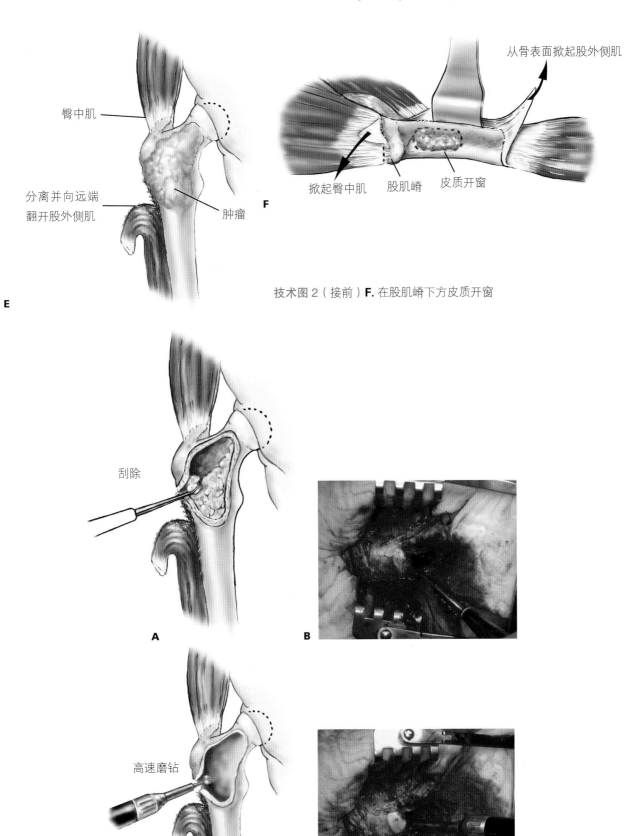

技术图 2（接前）**F.** 在股肌嵴下方皮质开窗

技术图 3　**A,B.** 徒手刮除全部肉眼可见肿瘤组织；**C,D.** 用高速磨钻对瘤腔进一步研磨（接后）

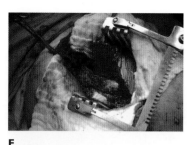

E

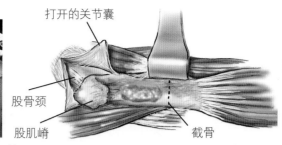

打开的关节囊

股骨颈

股肌嵴

截骨

F

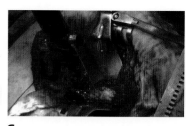

G

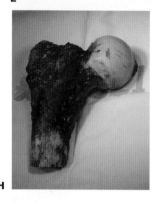

H

技术图 3（接前）**E.** 在股骨大粗隆止点处切断并掀起臀中肌；**F,G.** 打开关节囊，从髋臼脱位股骨头，切断股骨近端全部的肌肉附着点，在转移瘤远端行股骨截骨；**H.** 股骨近端切除后的大体标本。

■ 当进行股骨近端切除时，在股骨大粗隆止点处切断并掀起臀中肌（技术图 3E），打开关节囊，从髋臼脱位股骨头，切断股骨近端全部的肌肉附着点，随后在肿瘤远端行股骨近端截骨术（技术图 3F–H）。

力学重建

■ 首先置入髓内钉，经过准确的定位和长度测量，髓内钉部分回撤，将骨水泥充填于整个瘤腔内（技术图 4A）。进而将髓内钉推回髓腔，用锁定螺钉固定（技术图 4B,C）。或者可以同时用带滑动螺

顺行置入髓内钉

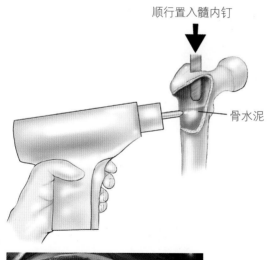

骨水泥

A

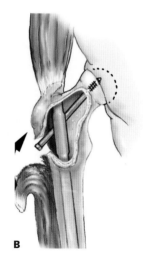

B

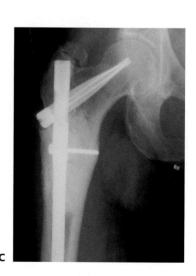

C

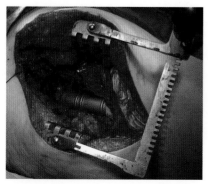

D

技术图 4 **A.** 准确定位置入髓内钉，髓内钉部分回撤，向瘤腔内充填骨水泥，**B.C,** 瘤腔内充填骨水泥后，将髓内钉穿入髓腔，用锁定螺钉固定 **D.** 股骨近端切除后采用骨水泥型假体完成重建。

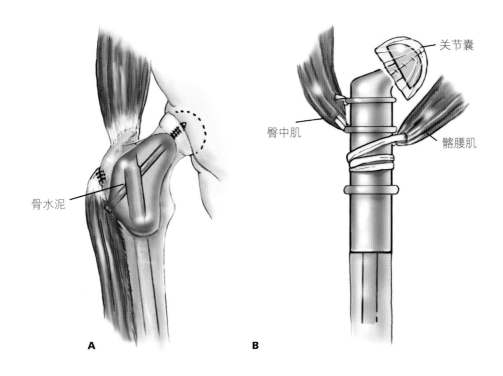

技术图 5　**A.** 重新固定股外侧肌的起点于股肌嵴。**B.** 将残存的关节囊缝合于股骨头及股骨颈。臀中肌及髂腰肌分别复位固定于假体的外侧和内侧面。

钉的钢板重建。在股骨近端切除后，用骨水泥假体重建骨缺损（技术图 4D）。

软组织重建和关闭切口

■ 重新固定股外侧肌的起点于股肌嵴（技术图 5A），如果行人工假体重建，用一根 3mm 涤纶带将残留的关节囊紧密地缝合于股骨颈周围，包绕假体提供即时稳定性。将外旋肌群向近端旋转缝合至关节囊后外侧加强关节囊。残存的外展肌腱固定到假体外侧面金属环上，将腰大肌固定于假体内侧小转子处（技术图 5B）。

■ 将这两块肌肉固定于假体从而达到关节的平衡是很重要的。放置引流后缝合切口，术后将患者置于平衡悬吊位或行胫骨牵引保持髋关节悬吊并屈曲 20°。也可使用外展枕固定于正确的体位。

术后护理

■ 持续负压引流 3 ～ 5 天，围手术期使用静脉抗生素直至引流管拔除。如果进行肿瘤刮除术，康复应当包括早期无限制的负重活动或者主动和被动的髋关节活动。

■ 通常在术后 3 ～ 4 周伤口愈合后进行辅助放疗。股骨近端切除假体重建的患者一般不需要辅助放疗。

■ 如果行假体置换术，肢体平衡悬吊位至少 5 天。全髋关节置换术后的患者，不管是否佩戴外展支架，都要进行术后锻炼和可忍受的负重活动，持续 6 周。

股骨干

体位和入路

■ 患者取仰卧位，患侧臀部靠近床边，手术床患侧抬高 30°。股骨干外侧皮质破坏的肿瘤患者，采用股骨前外侧纵行切口，从股直肌与股外侧肌交界面水平进入，使得病变部位位于切口中间部位。

■ 股骨干内侧皮质破坏的肿瘤患者，采用股骨前内侧纵行切口，从股直肌与股内侧肌交界面水平进入。

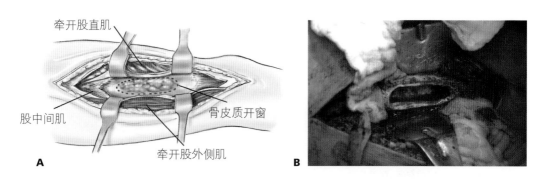

技术图 6 通过股直肌和骨中间肌的肌间隙入路。劈开股中间肌，显露下方的骨皮质，在骨皮质上开一椭圆形骨窗。

显露

- 打开股直肌与股外侧肌的间隙，牵开肌肉显露覆盖在股骨干上的股中间肌，纵向劈开股中间肌显露股骨干，用牵开器牵开肌肉（技术图6）。该入路可以广泛显露受累骨，对表面覆盖的肌肉损伤较小。在股骨干病变上方纵行开卵圆形皮质窗。

肿瘤切除

- 徒手刮除全部肉眼可见肿瘤组织（技术图7A,B）。刮除时应非常仔细，只残存瘤腔壁镜下肿瘤组织，随后用高速磨钻研磨瘤腔壁（技术图7C,D）。

力学重建

- 根据病变部位在股骨干的位置，顺行或逆行置入髓内钉进行重建。经过合适的定位和长度测量，髓内钉部分回撤，将骨水泥充填整个瘤腔内（技术图8）。进而将髓内钉推回髓腔，用锁定螺钉固定。

软组织重建和关闭切口

- 沿着股骨干肌肉方向放置引流管，将股外侧肌与股直肌缝合。

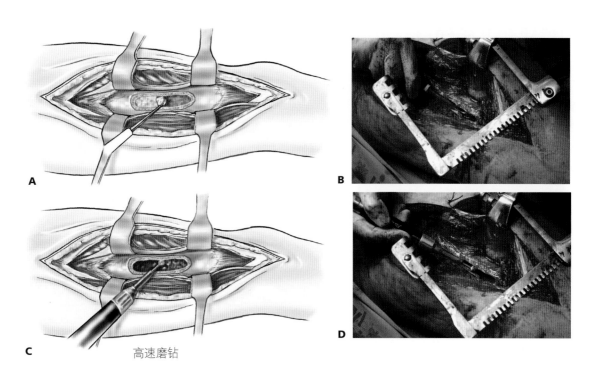

技术图 7 A,B. 徒手刮除全部肉眼可见肿瘤组织 **C,D.** 随后用高速磨钻研磨瘤腔壁

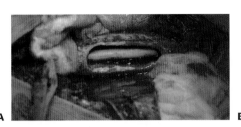
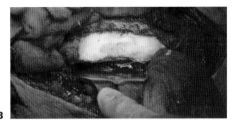

技术图 8 置入髓内钉并确认位置满意，部分回撤髓内钉，将瘤腔充填骨水泥，再次打入髓内钉并用交锁螺钉固定。

术后护理

- 持续负压引流 3 ～ 5 天，围术期使用静脉抗生素直至引流管拔除。如果行肿瘤刮除术，康复应当包括早期无限制的负重活动或者主动和被动的膝关节活动。
- 通常在术后 3 ～ 4 周伤口愈合后，给予患者辅助放疗。

股骨远端

体位和入路

- 患者取仰卧位，患膝屈曲 30°。
- 股骨内侧髁病变，采用股骨远端前内侧纵行切口，于股直肌和股内侧肌之间，距离髌骨内侧缘 1cm 进入（**技术图 9**）。
- 股骨外侧髁病变，同样采用股骨远端前外侧纵行切口，于股直肌和股外侧肌之间，髌骨外侧缘处进入。

显露

- 打开股骨远端处股直肌与股内侧肌的间隙，切开股内侧肌于股四头肌腱、髌腱及关节囊处的止点（**技术图 10A,B**）。向后牵开股内侧肌，显露下方的股中间肌和股骨远端（**技术图 10C,D**）。
- 外侧股骨髁病变采用相同的分离方法及向后牵开

股外侧肌该入路可以广泛显露受累骨，对表面覆盖的肌肉损伤较小。在病变上方纵行开卵圆形皮质窗。

肿瘤切除

- 刮除术。徒手刮除全部肉眼可见肿瘤组织（**技术图 11A,B**）。刮除时应非常仔细，只残存瘤腔壁镜下肿瘤组织，随后用高速磨钻研磨瘤腔壁（**技术图 11C,D**）。骨水泥填充后，髓内钉和钢板联合重建（**技术图 12A**）。
- 切除股骨远端（详见第 25 章）。技术图 11E,F 显示了切开股内侧肌和显露腘窝。技术图 11G,H 显示了切开股骨远端周围的软组织和股骨截骨。
- 根据术前影像学检查来决定股骨远端截骨的平面：对转移瘤来讲，一般来说在瘤体边缘 1 ～ 2cm 外

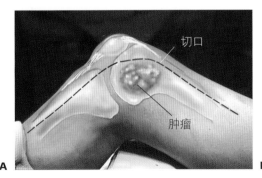
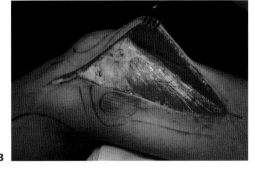

技术图 9 股骨内侧髁病变，采用股骨远端前内侧纵行切口，于股直肌和股内侧肌之间，距离髌骨内侧缘 1cm 进入。

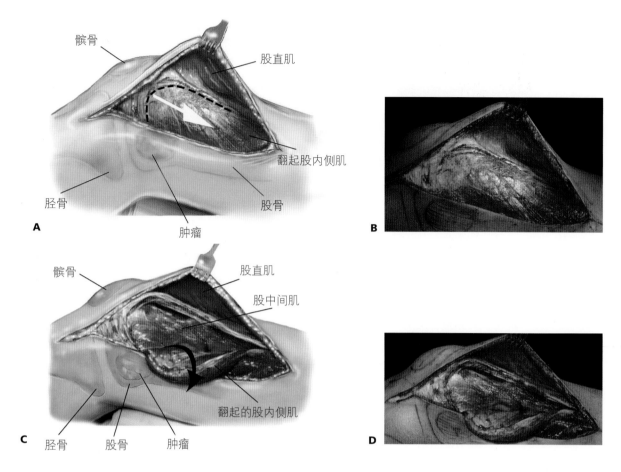

技术图 10 **A,B.** 打开股骨远端处股直肌与股内侧肌的肌间隙，切开股内侧肌于股四头肌腱、髌腱及关节囊处的止点；
C,D. 向后牵开股内侧肌，显露下方的股中间肌和股骨远端。

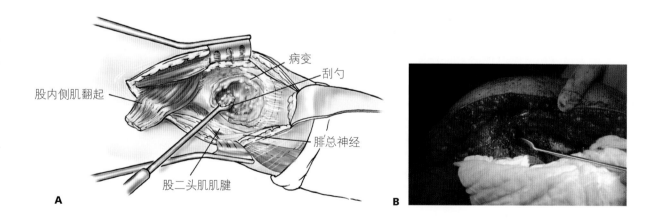

技术图 11 **A,B.** 徒手刮除全部肉眼可见肿瘤组织（接后）

手术技术

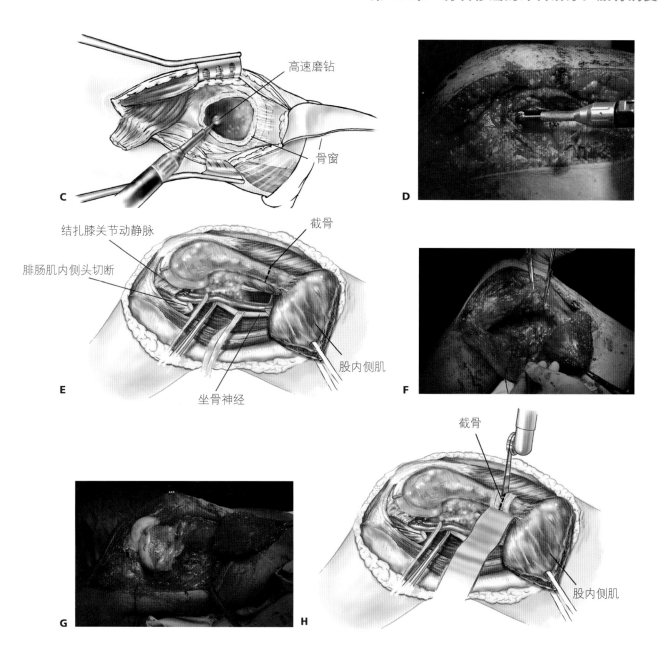

技术图 11（接前）**C,D.** 随后用高速磨钻研磨瘤腔壁；**E,F.** 切开股内侧肌并掀起和显露腘窝。通过结扎切断膝后方血管使股骨后方分离；**G.** 打开关节囊，从股骨上环形切开；**H.** 距离肿瘤近端边缘 1~2cm 处完成股骨远端的截骨。

截骨是比较合适的（技术图 11H ~ J）。随后胫骨截骨植入胫骨假体部分。

力学重建

■ 建议行骨水泥型髓内钉与髁钢板的联合应用重建，可以达到理想的稳定性（技术图 12A ~ C）。股骨远端切除后，用骨水泥型肿瘤假体重建（技术图 12D ~ F）。

软组织重建和关闭切口

■ 沿着股骨干放置引流管，将股内侧肌与股直肌缝合，股内侧肌的止点缝合至股四头肌与髌骨。牵

拉腓肠肌内侧头与股内侧肌缝合（技术图 13）。

术后护理和康复

■ 持续引流 3 ~ 5 天，围手术期使用静脉抗生素直至拔除引流管。如果行肿瘤刮除术，康复应当包括早期无限制的负重活动或者主动和被动的膝关节活动。

■ 通常在术后 3 ~ 4 周伤口愈合后，给予患者辅助放疗。行股骨远端切除术的患者，给予股骨远端抬高 3 天直至术后第一次查看伤口，以减轻伤口水肿。应用限制性支具限制膝关节活动 2 ~ 3 周，

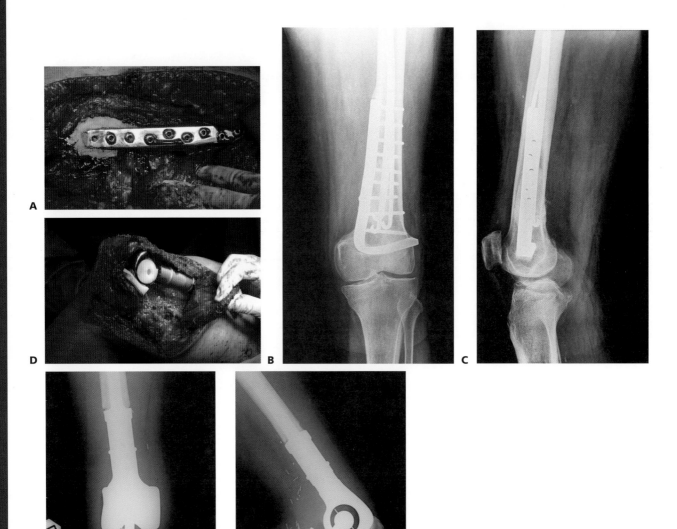

技术图 12 **A~C.** 如果残存的骨质允许安置内固定装置，应用骨水泥型髓内钉与髁钢板重建干骺端病变；**D~F.** 股骨远端切除后用骨水泥型肿瘤假体进行重建

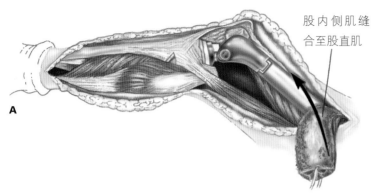

股内侧肌缝合至股直肌

技术图 13 将股内侧肌与股直肌缝合，股内侧肌的止点缝合至股四头肌与髌骨。牵拉腓肠肌内侧头与股内侧肌缝合

A

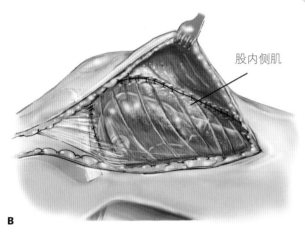

股内侧肌

B

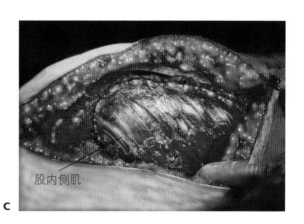

股内侧肌

C

以促进皮瓣成活，直到伸膝装置功能恢复。

■ 在此期间，可进行肌肉等长收缩和负重锻炼。在

行股骨远端切除人工假体置换的患者通常不需要行辅助放疗。

注意要点

股骨近端	■ 充分的股骨全长影像学检查：术者据此决定行肿瘤刮除术或是切除后人工假体重建术 ■ 在合适位置开较大范围的骨窗，广泛显露瘤腔 ■ 仔细刮除和研磨 ■ 内固定重建和骨水泥完全充填瘤腔 ■ 股骨近端切除：骨水泥型假体重建，缝合关节囊，臀中肌和腰大肌重新附着 ■ 早期下地活动和关节活动锻炼；可忍受的负重练习
股骨干	■ 通过股直肌与股内侧肌或股外侧肌的间隙显露 ■ 在合适位置开较大范围的骨窗，广泛显露瘤腔 ■ 仔细刮除和研磨 ■ 内固定重建和骨水泥完全充填瘤腔 ■ 早期下地活动和关节活动锻炼；可忍受的负重练习
股骨远端 术中	■ 通过股直肌与股内侧肌或股外侧肌的间隙显露 ■ 在合适位置开较大范围的骨窗，广泛显露瘤腔 ■ 仔细刮除和研磨 ■ 应用骨水泥型髓钉和髁钢板进行重建 ■ 当切除股骨远端时，切断腓肠肌起点来显露腘窝 ■ 用骨水泥型肿瘤假体进行重建
术后	■ 早期下地活动和可忍受的负重练习

结果和并发症

■ 骨转移癌行假体置换手术的功能结果和常见并发症与原发性恶性骨肿瘤术后没有明显区别（详见第25、26章）。由于大部分转移癌患者的生存期短，尽管如此，在长期随访的患者中，无菌性松动、聚乙烯衬垫磨损及疲劳性假体断裂等问题也很少见。

■ 在骨转移癌患者中主要关注的问题是局部病变复发和重建失败。仔细的切除肿瘤、选用恰当的固定装置及辅助放疗会减少这些并发症，在所有患者中局部复发和重建失败的发生率小于5%。

参考文献

1. Aaron AD. Treatment of metastatic adenocarcinoma of the pelvis and the extremities. J Bone Joint Surg Am 1997;79A:917–932.

2. Bickels J, Meller I, Henshaw RM, et al. Reconstruction of hip joint stability after proximal and total femur resections. Clin Orthop Relat Res 2000;375:218–230.

3. Bickels J, Wittig JC, Kollender Y, et al. Distal femur resection with endoprosthetic reconstruction: a long–term followup study. Clin Orthop Relat Res 2002;400:225–235.

4. Capanna R, Morris HG, Campanacci D, et al. Modular uncemented prosthetic reconstruction after resection of tumours of the distal femur. J Bone Joint Surg Br 1994;76B:178–186.

5. Dobbs HS, Scales JT, Wilson JN, et al. Endoprosthetic replacement of the proximal femur and acetabulum. J Bone Joint Surg Br 1981; 63B:219–224.

6. Harrington KD. Impending pathologic fractures from metastatic malignancy: evaluation and management. AAOS Instr Course Lect 1986; 35:357–381.

7. Harrington KD, Sim FH, Enis JE, et al. Methylmethacrylate as an adjunct in internal fixation of pathological fractures. J Bone Joint Surg Am 1976;58A:1047–1055.

8. Kawai A, Muschler GF, Lane JM, et al. Prosthetic knee replacement after resection of a malignant tumor of the distal part of the femur: medium to long–term results. J Bone Joint Surg Am 1998;80A: 636–647. ONCOLOGY_37.qxd 11/18/11 9:52 AM Page 352

第 38 章

髋关节离断后重建膝上截肢样残端

Amir Sternheim, Daria Brooks Terrell 和 Martin M. Malawer

张宇鹏 译　李南 校

背景

■ 骨肿瘤学在过去 25 年内有了长足的进展，其保肢技术可使 85%~95% 的患者在病灶完全切除的同时能够保留肢体及功能 [2]。即便如此，仍有约 10% 的股骨恶性肿瘤由于无法保留肢体而需要截肢。股骨恶性肿瘤行髋关节离断术并不常见，但在因无法应用保肢技术完整切除肿瘤时仍将替代膝上截肢，比如近端骨内的跳跃转移、病理性骨折、广泛的股骨干侵犯及邻近软组织肿块较大且对辅助化疗不敏感 [1,6,8]。

■ 髋关节离断后导致的肢体功能问题较多。Jain 等报道了他们 80 例髋关节离断术的研究报告，整体功能较差，仅有一例存活患者经常性使用假肢。髋关节离断术后的患者失去了下肢且失去了假肢活动的支点。他们在失去肢体功能和活动能力的同时会丧失自尊，并且常有幻肢痛。

■ 截肢后活动时的能量消耗比未截肢时大很多，且截肢平面越靠近端消耗越大 [7]。据报道，髋关节离断后的能量消耗比非截肢高 82% [5]。相比之下，较长节段的膝下截肢能量消耗仅比非截肢高 10%。因此，当髋关节离断患者试图使用假肢时，其能量消耗相当于正常行走者的两倍。不能克服这种明显的能量需求的患者，常选择拐杖、手杖或轮椅。有鉴于此，任何能够降低截肢者能量消耗的措施都能够增加患者的活动能力，从而提高其整体生活质量。

■ 当在髋关节平面进行截肢时保留大腿近端软组织，可以利用股骨近端假体重建有功能的大腿近端残端。此项技术开展较少，适应证较窄，但由于比标准髋关节离断能够获益更多，其仍不失为一个重要选择。

■ 与髋关节离断相比，安装残端假体的主要优点是可保留髋关节功能。髋关节离断的主要缺点是其外观很差；包裹了几乎半个骨盆的筐形假肢接受腔并不舒适；并且在行走时的能量消耗比正常人高 82% [5]。

■ 残端假体为髋关节活动提供了杠杆臂。这可以显著降低穿戴假肢行走时的能量消耗，从而提高假肢使用的可能性。

■ Marcove，McMillian 和 Nasr 在 1979 年 首 次 尝 试了对需要行髋关节离断的恶性骨肿瘤病例提高功能的方法 [9]。他们使用 Austin-Moore 假体（Smith and Nephew,Memphis,TN）将髋关节离断改成了膝上截肢。数年后，资深作者应用此项基本理念并加以改进，发展出一项新的技术，包括完全切除肿瘤及切除全部股骨（髋关节离断），然后应用定制组配"残端"假体重建大腿近端残端（类似于膝上截肢残端）。

适应证

■ 肿瘤切除术后残端假体重建的适应证如下（图 1）：
  ● 原发股骨远端骨肉瘤跳跃转移至股骨近端。
  ● 由于肿瘤侵犯，经典的广泛切除或膝上截肢无法获得安全的骨性边界（最常见的适应证）。
  ● 股骨远端肿瘤病理性骨折行逆行髓内固定而致肿瘤污染近端髓腔。

■ 实施此类手术的一个先决条件是髋关节周围、臀后区域及大腿近端的软组织未受到污染。

影像学和其他分期检查

平片

■ 髋关节和骨盆片可排除骨盆受累

■ 股骨全长平片

CT 和 MRI

■ 骨盆和髋部 CT 扫描用来定位和确定肿瘤边界。CT 帮助排除髋臼受累。

骨扫描

■ 股骨骨扫描用来确定跳跃转移范围。

血管造影及其他检查

■ 骨盆和股骨近端软组织的 MRI 检查，对于确定是否有足够范围的安全可用的软组织覆盖以重建大腿近端残肢至关重要。

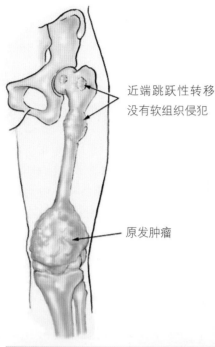

近端跳跃性转移
没有软组织侵犯

原发肿瘤

A

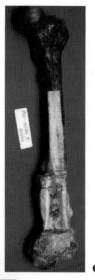

B

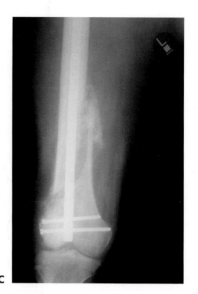

C

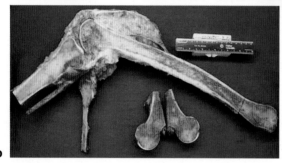

D

图1　髋关节离断后应用残端假体重建的适应证。**A.** 近端跳跃转移未累及软组织。**B,C.** 图中病例的病理标本大体像。**C.** X线平片显示病理性骨折行长逆行髓内钉固定后股骨远端骨不连。**D.** 股骨远端滑膜肉瘤向近端股骨头跳跃转移。

外科治疗

■ 独特的解剖学考虑：

  ● 软组织血供必须保留。应当在缝匠肌管内在肿瘤学允许的情况下尽可能远地结扎股动脉。

  ● 假体必须牢固固定于髋关节囊，以避免重力牵拉假体导致的脱位。这需要进行关节囊重建并加固。

  ● 组配式假体设计包括双动头，有多孔涂层以便软组织长入的组配体及远端的可避免穿破组织并有远端肌肉固定孔的圆形端部（**图2**）。

  ● 必须在远端以适当的平衡张力将大腿肌群固定于假体，以免对于髋部屈肌和外展肌的过度牵拉。

  ● 全部假体尤其是其远端必须有足够的软组织覆盖至关重要。

■ 幻肢痛和残端痛可以通过初期在横断的坐骨神经周围放置神经外导管及应用多种镇痛方案治疗。

术前计划

■ MRI 和 CT 用来确定股骨近端肿瘤的范围。

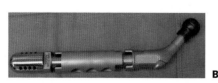

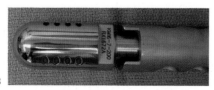

B

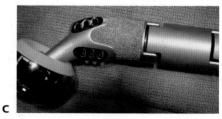

C

图2　组配式残端假体包括近端的双动头、多孔涂层、固定髋关节囊和外展肌的孔。假体体部长度不一，其远端顶部为圆形，以免穿破组织。远端孔用以固定远端肌肉残端。

- 预订定制残端假体。

体位

- 患者取仰卧位。

髋关节显露及血管分离

- 患者仰卧于手术台。在内侧开始做两支切口，并沿股骨远端内侧向远端延伸。切口应当相对靠后，以便在后方部分显露缝匠肌管和股动脉，保留供应前方皮瓣和股四头肌的前方分支（类似前方皮瓣半骨盆切除术）。外侧切口朝向大粗隆，并向下沿阔筋膜走行至股骨外侧。
- 髋部切口和入路取决于皮瓣类型。初始切口经过皮下脂肪与深筋膜，显露腹外斜肌腱膜，形成大的前方肌皮瓣（技术图 1）。此处常会遇到大隐静脉的多个分支，可钳夹、切断和结扎。
- 一旦找到股动脉，在肿瘤学允许的范围内尽可能远的钳夹、切断和结扎。伴行静脉和神经也进行结扎。在髂前上棘起点处找到缝匠肌并切断。然后屈髋以松弛髂腰肌，找到并在止点处切断。

前方皮瓣分离

- 形成前方和后方大皮瓣。切开阔筋膜全长，在止点处切断股外侧肌。
- 切开阔筋膜后，内旋髋关节，可见髋关节带肌群。
- 找到坐骨神经，在神经周围放置烟卷引流条。下一步在远端将股骨从肌肉组织中分离。
- 在远端，用大的克氏钳相继钳夹股四头肌、内收肌和腘绳肌，并在术前确定的膝上截肢平面切断。用涤纶带（Deknatel, Mansfield, MA）进行标记。

入路

- 这种手术基于前方或后方有大的软组织皮瓣可以充分的覆盖。

髋关节离断

- 股骨粗隆处截骨，连同截骨块一同切断外展肌。当肿瘤未侵犯大粗隆及其周围区域时，建议行粗隆截骨。截骨时应当保持适当的角度，以确保有足够多的骨附着于外展肌。
- 在股骨止点处切断短小的外旋肌群。
- 找到髋关节囊，用标准 T 形切口自股骨颈基底部切开。T 形切口的一竖在股骨颈前方。T 字一横环绕股骨颈基底。
- 标记髋关节囊以备重建。
- 在腘绳肌水平找到坐骨神经。应当在腘绳肌断端近侧 2cm 处切断。通过保留近端的神经分支，腘绳肌的神经支配得以保留。在髋臼水平进行髋关节离断，切除全部股骨（技术图 2）。

用股骨近端组配式假体重建股骨残端

- 股骨近端组配式假体包括近端双动头、体部和远端圆形端部。近端双动头部分有孔和多孔涂层环绕颈基底部，可用以连接髋关节囊和大粗隆，这样能防止移位的肌肉滑动。
- 假体体部有不同长度。根据试模测量选择正确的长度。
- 远端圆锥形的端部是定制的以匹配假体体部。具有圆形子弹头样的端部，可避免穿破软组织，它两侧各有四个孔，可供股四头肌、腘绳肌和内收肌残端附着。
- 根据近似的需要长度组装股骨近端假体试模。测量切除的股骨头以确定假体头的尺寸。将假体试模置于髋臼内，松开牵拉放松软组织以模拟闭合状态，以确定假体是否有足够的软组织覆盖（技术图 3）。一旦确定需要的假体，可以组装最终的假体并压紧莫尔斯锥体。

髋关节囊重建

- 为加强关节囊，我们应用 3mm 涤纶带，其在假体

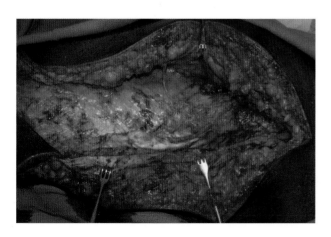

技术图 1　初始显露，形成肌皮瓣。

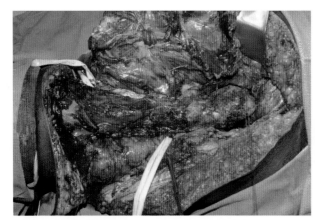

技术图2 显露全部近端股骨，将其从髋关节囊离断并切除。切断时需标记肌肉断端和关节囊。

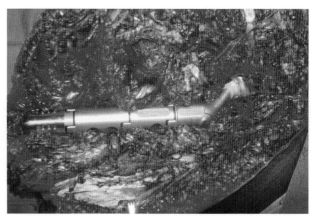

技术图3 残端假体试模测量。根据髋臼直径调整双动头的尺寸。测量假体体部长度，以便在远端重新固定肌群（股四头肌、腘绳肌和内收肌）后，可以保持适当张力并且肢体处于中立位。

周围起到类似套索的作用来防止关节脱位。在安装髋臼假体前进行这一步骤会更加容易。

- 涤纶带环绕缝合于切开的关节囊（技术图4）。涤纶带张力过大会导致假体复位困难。涤纶带就位后，将组配好的假体复位于髋臼内，然后将涤纶带适当的收紧并打结，在股骨颈周围形成一个套索。根据我们的经验这有助于防止关节脱位。
- 在功能活动范围内检查髋关节，以确保良好的功能。
- 如果果术者对假体和关节活动度满意，可将早前切断的髂腰肌牵拉至髋关节囊前方并用不可吸收缝

线与之缝合。向前方牵拉短小的髋关节外旋肌群并缝合于后关节囊。

内收和外展装置重建

- 髋部外展肌和截断的大粗隆应用线缆和大粗隆爪进行重建（技术图5A）。内收肌则重新固定于残端柄（技术图5B,C）。
- 找到残余的坐骨神经近端部分。用精细直角钳小心分开神经外膜，将标准硬膜外导管在膜下方穿过其近端至少5~10cm。导管可以用4-0铬线缝合于附近的脂肪或肌肉组织以确保牢固。在导管需

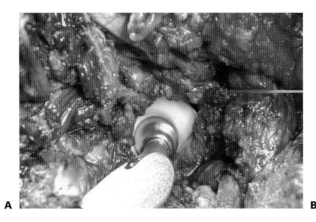

A

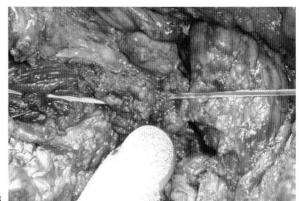

B

技术图4 将早前已切开并标记过的髋关节囊进行重建并固定于假体近端。腰大肌重新固定于关节囊前面，外旋肌群则固定于关节囊后面。

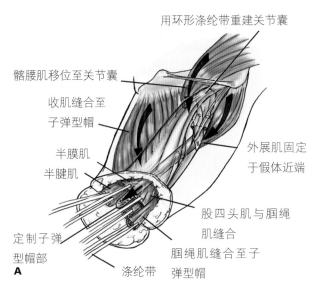

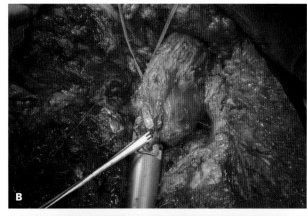

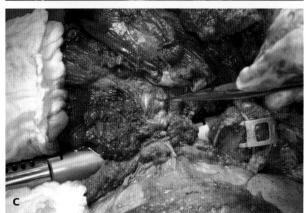

技术图5　外展肌和大粗隆用线缆系统重新固定。内收肌则固定于假体柄部。

要的出口处穿刺一根14号套管针，同时将针穿过皮下和脂肪层。将硬膜外导管穿过套管针至预先确定的皮肤位置，从硬膜外导管上移除套管针。在导管内注入4~8ml不含肾上腺素的0.25%布比卡因进行术后镇痛。

软组织重建与切口闭合

- 将切断的股四头肌、内收肌和腘绳肌残端用涤沦带进行缝合（**技术图6**）。
- 在髋关节完全伸直位时，将后方肌群固定于残端假体远端的孔。股四头肌也在髋关节伸直位用类似方法固定于假体前方的孔。同样固定内收肌群。将假体置于中立位，牵拉三组肌肉同时固定可以达到肌平衡。
- 术者应避免髋关节屈曲和内收。
- 肌肉残端互相缝合，形成连续的覆盖远端残端的筋膜边界。必须使肌肉保持适当的张力和平衡以防止其挛缩，特别是外展和内收或屈曲挛缩。
- 重建的残端应置于中立位。在近端重新固定股外侧肌起点于大粗隆。股外侧肌腱膜与阔筋膜缝合。
- 我们倾向于应用两根引流管来引流髋关节深层和

残端（**技术图6D**）。
- 全长缝合阔筋膜，常规缝合皮下和皮肤。
- 建议加压包扎以防止过度肿胀。如果组织张力得到正确的平衡，残端应仍处于中立位。

术后护理

- 术后3天可以拔除引流管。术后数周内应用敷料加压包扎。切口愈合后尽快安装假肢。可以完全负重。
- 术后可即刻开始理疗，重点是关节活动度练习。

结果

- 我们在30年内应用此项技术治疗6例患者，其中骨肉瘤2例、骨恶性纤维组织细胞瘤2例及滑膜肉瘤2例，结果非常满意。6例患者中5例可以通过穿戴膝上假肢行走（**图3**）。仅有的一个没有佩戴假肢行走的患者在术后几个月内死于原发疾病。
- 没有感染、脱位和局部复发。全部患者均无需其他后续处理。
- 3例患者死于原发病，另外3例患者仍然存活。在存活的3例患者中，有一例患者已经应用残端假体行走了15年。

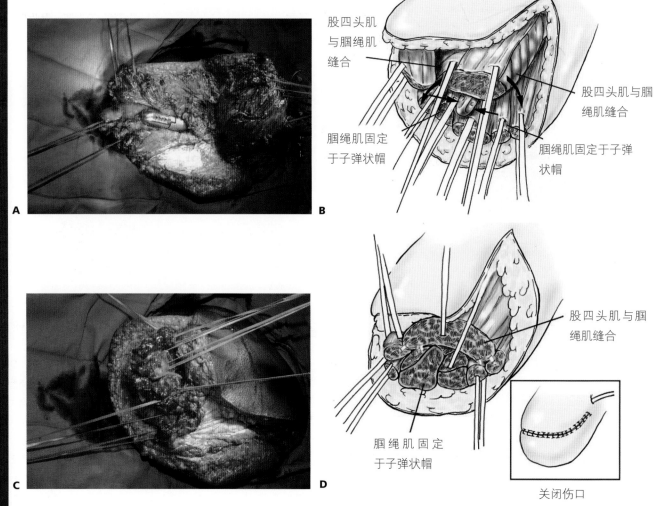

股四头肌与腘绳肌缝合

股四头肌与腘绳肌缝合

腘绳肌固定于子弹状帽

腘绳肌固定于子弹状帽

股四头肌与腘绳肌缝合

腘绳肌固定于子弹状帽

关闭伤口

技术图 6 远端肌肉残端在切除时已进行标记。重建时注意屈伸肌的平衡及内收、外展肌的平衡。将其全部固定于假体远端并互相缝合。此过程应当在假体中立位时进行。**A,B.** 牵拉股四头肌、腘绳肌和内收肌群在保持张力情况下固定于假体，然后将肌肉残端互相缝合固定。**C,D.** 如果固定正确，患者在手术台上苏醒后，假体仍保持中立位。

注意要点

筋膜瓣提供足够的覆盖	■ 推荐前方皮瓣，如果不可行可用后方皮瓣
应用大粗隆截骨保留外展装置	■ 只要大粗隆部位没有肿瘤侵犯，就应当进行大粗隆截骨并用于外展装置重建
假体试模	■ 应当在术中测量双动股骨头尺寸和假体长度
髋关节囊	■ 应当保留髋关节囊并进行标记。在切除病变部位后将其围绕股骨颈重新固定于假体。通过前关节囊与腰大肌远端缝合及短小的外旋肌群与后关节囊缝合，使髋关节囊得到加固。
肌肉张力	■ 股四头肌、腘绳肌和内收肌群应当在假体保持中立位情况下重新固定
坐骨神经神经外导管	■ 术后镇痛很重要。可以通过在坐骨神经残端处插入神经外导管来进行围术期镇痛。

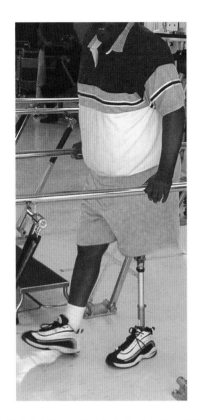

图3 进行髋关节离断和大腿近端残端重建后穿戴膝上假肢。

并发症

■ 一个可能的并发症是假体周围深部感染。只有在明确肢体无感染时才能进行残端重建。如果怀疑有感染，建议进行二期手术。

■ 为避免髋关节脱位，必须进行关节囊重建。重建的髋关节随后在前方通过腰大肌、后方通过短小的外旋肌群进行加固。应当在术中评估稳定性。

■ 由于股四头肌和外展肌肌力较强大，残端会有屈曲和外展的自然趋势。因此，在重建时达到股四头肌、内收肌、腘绳肌和外展肌间的平衡非常重要。

参考文献

1. Abudu A, Sferopoulos NK, Tillman RM, et al. The surgical treatment and outcome of pathological fractures in localised osteosarcoma. J Bone Joint Surg Br 1996;78B:694 - 698.

2. Dillingham TR, Pezzin LE, MacKenzie EJ. Limb amputation and limb deficiency: epidemiology and recent trends in the United States. South Med J 2002;95:875 - 883.

3. Jain R, Grimer RJ, Carter SR, et al. Outcome after disarticulation of the hip for sarcomas. Eur J Surg Oncol 2005;31:1025 - 1028.

4. Marcove RC, McMillian RD, Nasr E. Preservation of the functional above-knee stump following hip disarticulation by means of an Austin-Moore prosthesis. Clin Orthop Relat Res 1979;141:217 - 222.

5. Nowroozi F, Salvanelli ML, Gerber LH. Energy expenditure in hip disarticulation and hemipelvectomy amputees. Arch Phys Med Rehabil 1983;64:300 - 303.

6. Rougraff BT, Simon MA, Kneisl JS, et al. Limb salvage compared with amputation for osteosarcoma of the distal end of the femur: a long-term oncological, functional, and quality-of-life study. J Bone Joint Surg Am 1994;76A:649 - 656.

7. Van der Windt DA, Pieterson I, van der Eijken JW, et al. Energy expenditure during walking in subjects with tibial rotationplasty, above-knee amputation, or hip disarticulation. Arch Phys Med Rehabil 1992; 73:1174 - 1180.

8. Westbury G. Hindquarter and hip amputation. Ann R Coll Surg Engl 1967;40:226 - 234.

第 39 章

膝上截肢术

Daria Brooks Terrell

张宇鹏 译　李南 校

背景

■ 尽管很多股骨和大腿的骨与软组织肉瘤能够应用保肢技术进行治疗，仍有一些侵袭性较强的肿瘤由于血管神经受侵或广泛的软组织侵犯而使病情变的复杂，因此需要行膝上截肢术（AKA）（**图 1**）。

■ 膝上截肢是一种下肢的经股骨截肢。膝上截肢通常按平面进行分类：高位（仅在小粗隆以下）；标准或股骨中段（骨干）；或低位股骨远端（髁上）。

■ 经股骨截肢保留 50% ~ 70% 的残余股骨长度（从大粗隆到股骨外髁）是较为理想的。然而，如果由于肿瘤因素而截肢，股骨保留的长度将取决于肿瘤的范围。

■ 如果可以保留小粗隆远端 3 ~ 5cm 长度的股骨，仍可以穿戴标准膝上截肢假肢。

解剖

■ 术者必须对大腿的主要血管神经非常熟悉，因为需要找到并结扎这些结构。股动脉是大腿和股骨的主要动脉，其行程沿股骨全长不断变化，因此其位置取决于截肢的平面（**图 2**）。

高位膝上截肢

■ 在近端，股动脉位于缝匠肌下方，长收肌与股骨前方。股深动脉则位于长收肌的后方。在此平面，股动脉在股静脉外侧。坐骨神经在大收肌后方及股二头肌长头的前方。

股骨中段膝上截肢

■ 在大腿中部，股动脉位于股内侧肌与大收肌之间，股骨内侧。在此区域，股静脉在动脉外侧。坐骨神经则位于股二头肌短头与半膜肌之间。

髁上膝上截肢

■ 股动脉在股骨正后方。经过 Hunter 管后，股动脉在腘窝与坐骨神经汇合。股动脉较深且位于坐骨神经内侧。

适应证

■ 恶性癌或肉瘤局部复发，保肢手术后无法得到有功能的肢体，或无法有效切除肿瘤（**图 3**）。

■ 肿瘤累及主要血管并侵犯主要血管，通常结果和预后较差。

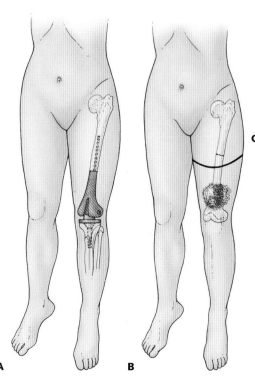

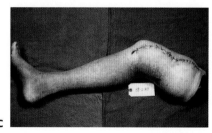

图 1 股骨远端原发骨恶性肿瘤累及软组织（骨外）时，可以进行保肢手术人工假体重建（**A**）或截肢术（**B**）。**C**. 上世纪 60 年代早期实施的股骨远端骨肉瘤膝上截肢术。由于当时缺乏精确的影像学检查方法，只好在术中通过大切口对肿瘤累及软组织的范围及肿瘤与血管神经束的关系进行评价，之后才能决定是否行截肢术。

血管造影及其他检查

■ 血管造影可显示主要血管是否通畅。在老年患者中，股动脉常常已经闭塞。

活检

■ 在最终确定截肢平面之前，需要进行活检。对于股骨远端骨来源恶性肿瘤，尽管曾建议行髋关节离断，目前多采用经股骨截肢。股骨远端保肢失败的病例仍可以采用高位膝上截肢治疗。

外科治疗

■ 如果由于肿瘤学因素进行膝上截肢，肿瘤范围将决定最终的截肢平面。在满足肿瘤学考虑的前提下，尽可能保留接近理想截肢长度的残肢将会更加容易穿戴假肢。皮瓣类型取决于股骨远端肿瘤的范围，可能需要内—外侧皮瓣替代传统的鱼嘴样切口。必须考虑到皮肤质量、早前的放疗情况以及陈旧性瘢痕。通常我们不采用肿瘤截肢后即刻适配的假肢。

■ 在设计用于截肢的皮瓣时，医生应当考虑到肿瘤的软组织范围、早前的放疗区域以及早前的切口。

术前计划

■ 安排患者与假肢师及功能良好的截肢患者见面，有助于对其预期进行规划并回答关于日常活动和功能的特殊问题。

体位

■ 患者仰卧位，患肢屈曲并外展（图 6）。

入路

■ 大多数截肢手术首先采用前方入路至股骨。随后将下肢摆成"4"字形，并屈曲外展，以利进行后方操作。

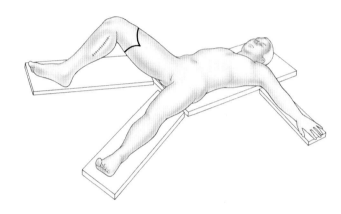

图 6　患者仰卧位，患肢屈曲并外展（Courtesy of Martin M. Malawer.）。

切口及切断肌肉、神经血管和骨

■ 最常用的皮瓣类型是前后方鱼嘴样皮瓣。应当在术前划线标记切口。首先垂直皮缘切开皮肤、浅筋膜和皮下组织（技术图 1A）。

■ 用电刀小心切断主要肌肉以减少出血，并标记以准备随后的软组织重建。截肢平面决定了需要切断的肌肉，但几乎在全部平面都需要切断股四头肌、腘绳肌和内收肌（技术图 1B）。

■ 分离深部的股动静脉，缝扎并切断。

■ 应当轻轻将神经牵出约 2cm，不可吸收线结扎后手术刀切断。如果随后需要在股神经及坐骨神经周围放置神经外导管，这些缝线可以用于找到神经。如果不放置导管，则应使神经回缩至肌肉内。

■ 用摆锯或线锯截断股骨。可弯曲的牵开器置于股骨后方可防止后方软组织和皮瓣损伤。切断股骨后，进行残余股骨髓腔冰冻切片检查以确定没有肿瘤残留。

■ 用锯或骨锉修整平滑残余的股骨边缘，以使其与假肢接触部位没有明显的突出（技术图 1C,D）。

放置神经外导管和肌肉固定术

■ 用 15 号手术刀在神经鞘上切个小口，将用 0.25% 布比卡因溶液冲洗过的神经外导管置于神经外间隙并向近端深入 5～7cm。然后用 4-0 铬线缝合外膜（技术图 2A,B）。

■ 用 16 号套管针在需要的神经外导管出口部位穿刺皮肤。将神经外导管通过套管针直至其穿出皮肤。将包含有神经外导管的套管针小心拔出皮肤。

■ 为避免股骨残端屈曲外展，用电钻在股骨上钻孔，将用来标记内收肌残端的丝线穿过骨孔并将内收肌固定于股骨。这也有助于恢复部分肌肉力量（技术图 2C）。

■ 我们建议在行肌肉固定术前切除部分内收肌，以塑形残端呈非常漂亮的圆锥形。如果需要，也可以切除部分过多的大腿外侧肌肉。

■ 用骨水泥或明胶海绵堵塞远端髓腔，以免术后持续的髓腔出血导致发生巨大血肿。这在青少年及儿童中更常见。

手术技术

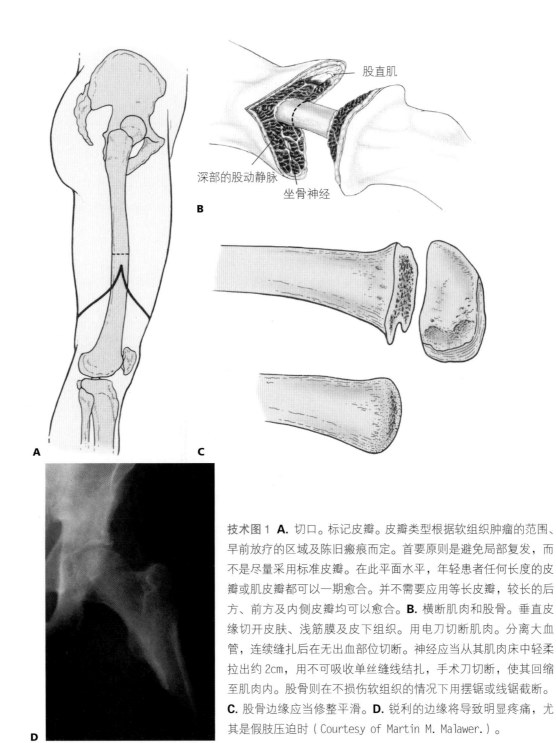

技术图 1 **A.** 切口。标记皮瓣。皮瓣类型根据软组织肿瘤的范围、早前放疗的区域及陈旧瘢痕而定。首要原则是避免局部复发,而不是尽量采用标准皮瓣。在此平面水平,年轻患者任何长度的皮瓣或肌皮瓣都可以一期愈合。并不需要应用等长皮瓣,较长的后方、前方及内侧皮瓣均可以愈合。**B.** 横断肌肉和股骨。垂直皮缘切开皮肤、浅筋膜及皮下组织。用电刀切断肌肉。分离大血管,连续缝扎后在无出血部位切断。神经应当从其肌肉床中轻柔拉出约 2cm,用不可吸收单丝缝线结扎,手术刀切断,使其回缩至肌肉内。股骨则在不损伤软组织的情况下用摆锯或线锯截断。**C.** 股骨边缘应当修整平滑。**D.** 锐利的边缘将导致明显疼痛,尤其是假肢压迫时(Courtesy of Martin M. Malawer.)。

- 将残余的股四头肌和腘绳肌互相缝合固定,覆盖股骨残端。
- 放置引流并闭合切口
- 引流管应当置于筋膜下层,并从切口内侧外引出(技术图 3A)。

- 严密缝合浅筋膜。术者应当小心避免剩余过多组织及形成大的皮肤皱褶,否则将影响假肢佩戴。
- 截肢完成后,加压包扎残端,以减少肿胀及防止发生屈曲挛缩(技术图 3B)。

手术技术

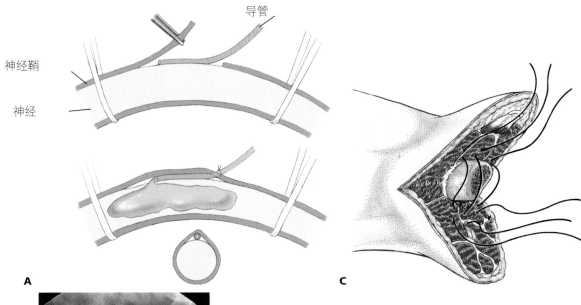

导管

神经鞘

神经

A

C

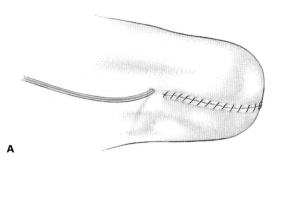

B

技术图 2 **A.** 将用 0.25% 布比卡因溶液冲洗过的神经外导管置于神经外间隙并向近端深入 5~7cm，然后用可吸收线缝合外膜。**B.** 膝上截肢后，股神经内的神经外导管。打入造影剂，显示神经间隙内局麻药的分布。**C.** 在股骨残端行双层肌肉固定。如果需要保留残肢的力量，股骨的肌肉稳定性很重要。股四头肌和腘绳肌互相缝合固定于股骨残端表面，将内收肌固定于上述肌肉及股骨钻孔上。这在股骨近端残端较短时尤为重要，因为其有屈曲外展倾向（Courtesy of Martin M. Malawer.）。

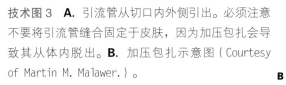

A

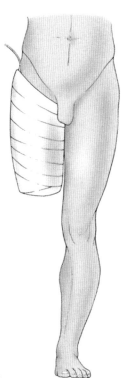

技术图 3 **A.** 引流管从切口内外侧引出。必须注意不要将引流管缝合固定于皮肤，因为加压包扎会导致其从体内脱出。**B.** 加压包扎示意图（Courtesy of Martin M. Malawer.）。

B

注意要点

术后屈曲挛缩	■ 如果需要，可以通过应用近端石膏或腹股沟平面用带子悬吊固定来预防屈曲挛缩
内收肌肌肉固定	■ 膝上截肢术后，髂腰肌和髋外展肌将使残端屈曲、外展。行大收肌肉固定术可防止此类畸形，并避免髋关节内收功能缺失，若不行肌肉固定术，估计最多可能会缺失 70% 的功能。肌肉固定起到止点的作用，便于肌肉收缩和保持功能。
肌肉平衡	■ 通过肌肉成形术来处理肌力失平衡问题也将提高截肢患者的功能。由于髋关节屈肌较伸肌强大，在切断肌肉时应当使腘绳肌比股四头肌长一些，并将其互相缝合固定。
神经瘤	■ 应当尽可能靠近近端切除神经，并使其埋于肌肉组织内，以防止神经瘤形成。
幻肢痛	■ 在股神经和坐骨神经内应用神经外导管镇痛，可降低幻肢痛的发生率及严重程度。
骨性边缘对皮肤的压力	■ 股骨远端前方皮质应当修整成斜面，以预防骨骼造成的压力，尤其是穿戴假肢时。

术后护理

■ 残端局部加压包扎，以免术后肿胀。

■ 术后应用限制器或夹板固定近端于伸直位、俯卧位、理疗等均有助于防止屈曲挛缩。

■ 在伤口愈合、肿胀缓解后即开始应用初步或临时假肢，通常会增加患者穿戴假肢的几率。

■ 由于膝上截肢患者比非截肢者能量消耗高 60%~100%，许多截肢患者需要用器械辅助行走。

■ 幻肢痛和感觉异常可在术后消失。但如果持续存在，麻醉药物及对神经有效的药物如加巴喷丁可能会有帮助。

结果

■ 经过有效的多学科治疗，多数患者能够行走并恢复日常活动，包括开车。一些患者甚至能够参加体育运动。

■ 对截肢和保肢患者进行的对比研究发现，膝上截肢患者在活动和社交能力方面不如保肢者，但其肌肉萎缩较少见。大量心理学评估发现，通常膝上截肢患者与保肢患者在总体生活质量方面相当。

■ 膝上截肢患者更易出现跛行。

并发症

■ 伤口愈合可能出现问题，但不像由于血管或缺血性问题行截肢的患者那样常见。肿瘤截肢患者的伤口问题更易受术前患者自身因素影响，比如肥胖和营养状况。因此，术前应当调整好身体状况。

■ 可能会发生幻肢痛或灼性神经痛综合征并很难预测，但术前即有明显疼痛主诉者更易发生术后疼痛。预防性麻醉（比如术前连续硬膜外麻醉）的尝试结果不一。及早发现、诊断并积极治疗这些疼痛综合征很重要。

参考文献

1. Davis AM, Devlin M, Griffin AM, et al. Functional outcome in amputation versus limb sparing of patients with lower extremity sarcoma: a matched case-control study. Arch Phys Med Rehabil 1999;80: 615 - 618.

2. Ferrapie AL, Brunel P, Besse W, et al. Lower limb proximal amputation for a tumour: a retrospective study of 12 patients. Prosthet Orthot Int 2003;27:179 - 185.

3. Paradasaney PK, Sullivan PE, Portney LG, et al. Advantage of limb salvage over amputation for proximal lower extremity tumors. Clin Orthop Relat Res 2006;444:201 - 208.

4. Sugarbaker P, Malawer M. Hip disarticulation. In Malawer MM, Sugarbaker PH. Musculoskeletal Cancer Surgery: Treatment of Sarcomas and Allied Diseases. Boston: Kluwer, 2001:351 - 362.

5. van der Windt DA, Pieterson I, van der Eijken JW, et al. Energy expenditure during walking in subjects with tibial rotationplasty, above-knee amputation, or hip disarticulation. Arch Phys Med Rehabil 1992;73: 1174 - 1180.

第 40 章

膝下截肢术

Daria Brooks Terrell
张宇鹏 译 李南 校

背景

■ 小腿远端、踝及足部广泛侵犯的肿瘤常需要将膝下截肢术（BKA）作为一期手术方式。对这些部位的广泛侵犯的肿瘤，行保肢手术常只会给患者留下功能非常有限的肢体。相反，假肢设计和工程方面的进展将使膝下截肢患者在各种活动中都表现较为优秀，而且比接受保肢手术的同类肿瘤的患者功能要好。

■ 通常我们建议对于大多数高度恶性及很多低度恶性的足部肉瘤行膝下截肢治疗，尤其是当肿瘤位于跖侧时。约 1% 的骨恶性肿瘤发生在足部，常采用膝下截肢治疗（图 1）。

解剖

■ 膝下截肢主要的解剖学重点是找到并结扎胫神经血管结构。

■ 胫前动静脉及腓深神经位于胫前肌深面和胫骨外侧。必须辨认清楚这些结构并逐个结扎。

■ 在后方的分离过程中，可在胫骨及胫后肌后方及比目鱼肌前方找到胫后动静脉和胫神经。

■ 腓动静脉亦位于胫骨后外侧，位于胫后肌和踇长屈肌之间。

■ 在小腿外侧间室找到并切断腓浅神经。它通常在距离外踝尖近端约 12cm 处穿出小腿前外侧筋膜。需要找到并切断。

适应证

■ 胫骨远端、踝及足部肿瘤复发，无法进行保肢手术（图 2）

■ 浸润性生长的高度恶性软组织肉瘤或其他下肢恶性肿瘤

■ 下肢广泛侵犯的骨恶性肿瘤

■ 姑息性治疗

■ 足背侧及跖侧肿瘤不能行放疗

影像学及其他分期检查

X 线平片

■ 尽管 X 线平片在确认足踝部软组织肿瘤方面效果不佳，它在对骨肿瘤进行初步诊断时仍然有帮助，如内生软骨瘤、巨细胞瘤和骨的原发肉瘤（图 3A）。

CT 和 MRI

■ CT 和 MRI 在确定肿瘤髓腔内侵袭平面及骨外侵袭范围时比较有用，并可以此决定截肢平面。MRI 也可以用来明确血管神经结构是否被肿瘤侵袭，这对截肢术很重要（图 3B）。

骨扫描

■ 如果肿瘤位于踝及踝以上时，则需要进行骨扫描。这项检查与 MRI 通常很符合。一般来说，应当在骨扫描异常边界以上 4~7cm 处截肢。

血管造影及其他检查

■ 血管造影对于确定胫前及胫后动脉累及的范围很有帮助。这些结构是否被肿瘤侵袭，决定了应当使用的皮瓣类型。这对于减少伤口问题很重要。

活检

■ 无论在哪个平面截肢，在行膝下截肢之前，都应当行活检以确诊。

外科治疗

■ 膝下截肢理想的截肢平面是腓肠肌的肌肉皮下组织结合部位。它提供了更好的软组织衬垫以及通常更加可靠的后方皮瓣血供。

■ 推荐的可以满意的穿戴假肢的膝下截肢残肢理想长度是 12.5~17.5cm。但是，肿瘤范围和边界将最终决定残肢长度。

■ 慎重选择皮瓣对于得到一个有功能的膝下截肢残肢非常重要。由于胫骨直接位于皮下，且小腿前间室肌肉组织相对较少，因此最好选择后方长皮瓣替代鱼嘴样皮瓣。

■ 应用引流来防止血肿和血清肿很重要。这些并发症可使伤口愈合延迟，在一些病例中还会影响辅助治疗，如化疗和放疗。

术前计划

■ 术前参考心理学家和假肢师的意见，对于患者应对即将到来的生活变化常很有帮助。

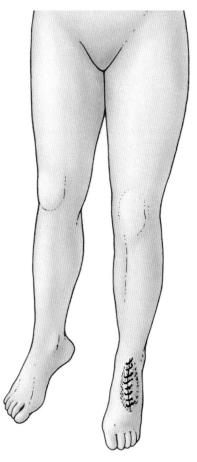

图 1 对小腿远端、踝及足部恶性肿瘤行膝下截肢（Courtesy of Martin M.Malawer.）。

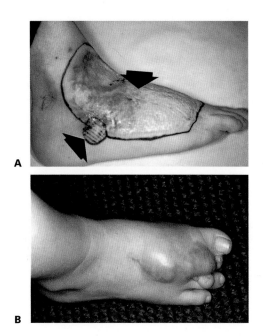

图 2 A. 足部癌局部复发。这是患者第 5 次局部复发，仅仅在前次的放疗野内切除手术数月后即复发。**B.** 足背部侵犯广泛的高度恶性血管肉瘤（Courtesy of Martin M.Malawer.）。

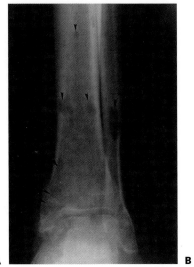

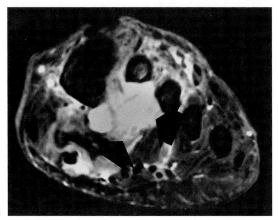

图 3 A. 小腿和足的血管肉瘤。胫骨远端 1/3、腓骨和距骨多发溶骨性破坏。**B.** 足部的 T2 加权像显示广泛侵犯的高度恶性纤维组织细胞瘤几乎累及整个足底，并向足背侵犯。

手术技术

体位

■ 患者仰卧位，下肢略抬高。

入路

■ 大多数病例首先采用前方入路。随后膝关节可屈曲、外展和内收，或者可由助手抬高小腿后进行后方操作。

切口和皮瓣选择，软组织分离和截骨

■ 由于胫骨前方位于皮下，且小腿前间室肌肉组织较少，故后方长皮瓣优于经典的鱼嘴样皮瓣。垂直于皮肤边缘切开皮肤、浅筋膜和皮下组织（技术图 1A）。

■ 用电刀切断前方、外侧和深部间室的肌肉以减少出血。

■ 垂直于皮肤边缘切开皮肤、浅筋膜和皮下组织。用电刀切断肌肉。连续结扎血管并分离，对主要血管进行缝扎（技术图 1B）。仔细分离神经，并从其周围肌肉组织内将其轻柔拉出 2cm，用单股不可吸收线进行双重结扎。将大的肌群修饰成锥形以便能够缝合于截骨端。如果对骨原发恶性肿瘤进行截肢，残端边界的髓内组织应当行冰冻切片检查以明确是否仍有肿瘤。如果对软组织肉瘤进行截肢手术，应用同样方法确认安全边界。切断后，

将胫骨边界修整成斜面（技术图 1C，D）。

■ 用摆锯或线锯截断胫骨。在胫骨断端近侧数厘米处截断腓骨，以形成圆锥形残端。用锯或骨锉将胫骨断端修整成斜面，以使残端光滑并假肢更加匹配（技术图 1C）。

■ 胫骨残端髓腔内组织应当送冰冻切片检查，以确定残端肿瘤是否切除干净。

■ 为使残端呈理想的圆锥形，我们建议在胫骨断端近侧 4 ～ 5cm 切断腓骨，并在同一平面清除部分腓骨肌。这将使残端收缩并使假体更加匹配。

放置神经外导管与肌肉固定术

■ 用 15 号刀片在神经鞘上做小切口。将用 0.25% 布比卡因冲洗过的神经外导管插入神经鞘内并深入 5 ～ 7cm，然后用 4-0 铬线缝合外膜。

■ 16 号套管针在需要神经外导管穿出穿刺皮肤，然后将神经外导管沿套管针小心穿出皮肤。

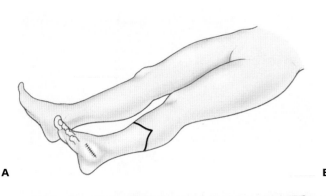

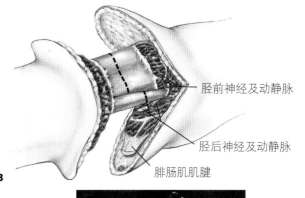

胫前神经及动静脉

胫后神经及动静脉

腓肠肌肌腱

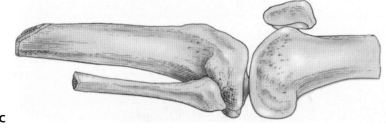

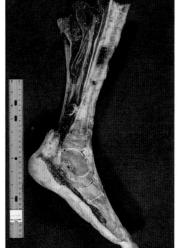

技术图 1　**A.** 体位和切口。**B.** 软组织分离和截骨。**C.** 胫腓骨截骨。**D.** 矢状位大体标本断面显示整个胫骨髓腔均被肿瘤侵袭，肿瘤还突破前方皮质侵及软组织（Courtesy of Martin M.Malawer.）。

手术技术

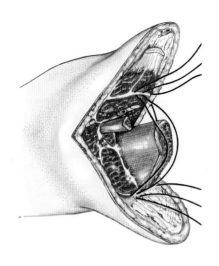

技术图2 胫骨远端肌肉固定术（Courtesy of Martin M.Malawer.）。

■ 用粗丝线将主要肌肉固定胫骨远端所钻骨孔，其余肌肉逐层环形包绕胫骨残端（技术图2）。

放置引流和关闭切口

■ 将引流管置于筋膜层下，并穿出切口内侧及外侧皮肤（技术图3A）。
■ 严密缝合浅筋膜以防止术后伤口并发症，以免影响假肢适配。
■ 应当避免存在大块软组织和皮肤皱褶，否则会影响最终的假肢适配。
■ 术后应在膝关节伸直位予以加压包扎以防止过度肿胀和屈曲挛缩，在去除最初的加压包扎后（通常是术后10～14天），可以穿弹力袜以减少残存的肿胀（技术图3B）。

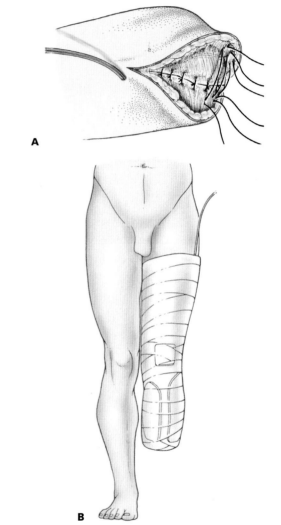

技术图3 **A.** 放置引流管后闭合浅筋膜和皮肤。**B.** 加压包扎（Courtesy of Martin M.Malawer.）。

注意要点

适残端轮廓	■ 修整胫骨残端使其圆滑，使腓骨长度较胫骨短数厘米，可以使假肢更好适配并利于使用。
肌肉固定	■ 将主要肌群在胫骨远端进行功能性固定可获得更好的软组织覆盖，同时可以有功能性的活动度。
伤口愈合问题	■ 术前化疗会影响伤口愈合。应用引流和注意闭合伤口的细节将有助于避免这些问题，并防止会影响其他辅助治疗措施的血肿和血清肿的发生。
术后屈曲挛缩	■ 应用膝关节限制器或定制的夹板可防止屈曲挛缩。
幻肢痛和灼性神经痛	■ 应当滴定神经导管的流速及药物剂量，通常用 0.25% 布比卡因，4~8ml/h，持续72h。

术后护理

■ 一旦去除最初的手术敷料后，可以穿残肢弹力袜以减轻肿胀。

■ 告知患者转换至使用假肢的过程是缓慢和渐进的过程，可能需要 3~6 个月。首次穿戴假肢后，穿戴时间应逐渐增加以使患肢更好耐受。

结果

■ 同其他下肢截肢术类似，膝下截肢对于肿瘤患者的姑息性治疗并提高生活质量是有效的。

■ 膝下截肢的患者较膝上截肢功能受限更少，使用助行器和发生跛行的情况也更少。

■ 假肢技术的巨大进步使膝下截肢患者能够得到最大化的功能，使其可以参与几乎任何需要的休闲活动。

并发症

■ 血肿和血清肿可引起严重的伤口问题，有时需要行外科处理。对原发性骨或软组织肉瘤截肢病例是一个很大的问题，因为这些肿瘤需要进行辅助化疗。伤口问题会推迟这些重要的治疗手段，并最终推迟穿戴假肢。应用闭式引流会降低这些并发症发生概率。

参考文献

1. Davis AM, Devlin M, Griffin AM, et al. Functional outcome in amputation versus limb sparing of patients with lower extremity sarcoma: a matched case-control study. Arch Phys Med Rehabil 1999;80:615－618.

2. Paradasaney PK, Sullivan PE, Portney LG, et al. Advantage of limb salvage over amputation for proximal lower extremity tumors. Clin Orthop Relat Res 2006;444:201－208.

3. Sugarbaker P, Malawer M. Hip disarticulation. In Malawer MM, Sugarbaker PH. Musculoskeletal Cancer Surgery: Treatment of Sarcomas and Allied Diseases. Boston: Kluwer, 2001:363－369.

第 41 章

足踝截肢术：跖列切除术

Loretta B. Chou, H. Thomas Temple, Yvette Ho 和 Martin M. Malawer

张宇鹏 译 李南

背景

■ 足部独特的功能和解剖特性，使此部位的恶性肿瘤成为骨肿瘤医生面临的一个巨大和棘手的挑战。

■ 足部独特的适应了两足动物的运动功能，实质上是足的三角架结构。这个三角架结构由第 1 跖列、第 5 跖列和跟骨构成，由足中段的骨性结构形成的足弓支持，具有相当的内在稳定性。

■ 骨与软组织对足的结构与功能均有重要作用。此外，足由紧密的间室组成，有神经血管互相连接。由于足部复杂的解剖关系不仅维持足部的稳定性，而且间室间相互连通，因此对足部骨性结构进行完全切除（广泛局部切除）非常困难。骨恶性肿瘤在足部少见，在跖趾关节远端则更罕见。这些肿瘤许多需要截肢治疗。

■ 笔者治疗的 153 例足踝肿瘤病例中，31 例进行了截肢术（图 1A）。所幸，跖趾关节远端的肿瘤可以通过经跖趾关节截肢进行治疗，尽量减少对功能的影响。唯一的例外是第 1 跖列，它在每一步态周期中足离地时承担了 50% 的重量。因此尽可能多地保留近节趾骨，对于维持跖趾关节这一重要结构的功能很重要。

适应证

■ 累及趾骨或跖骨的肿瘤很少见。足部的原发性肿瘤，包括骨肉瘤，发病率很低[1,2,7]。足部的转移癌同样罕见[5,11]。最常见的原发肿瘤部位是肺、肾和结肠[5]。

■ 笔者治疗的 153 例足踝肿瘤中，73 例是骨来源的（图 1B），其中 7 例累及跖骨（图 1C）。跖列切除术的适应证是肿瘤累及趾骨或跖骨。这些肿瘤中良性肿瘤居多[6]。

■ 图 1D 显示了良、恶性肿瘤的分布情况。恶性肿瘤包括转移癌、原发骨肿瘤及软组织肿瘤。

解剖

■ 足的三角架结构由第 1 跖列、第 5 跖列和跟骨构成，由足中段的骨性结构形成的足弓支持，具有相当的内在稳定性。

■ 这些骨由韧带结构和肌腱支撑，维持足弓并保证足的正常功能。因此，切除第 1 跖列和第 5 跖列将对足的功能产生明显影响，尤其是第 1 跖列。切除第 1 跖列后将使承重力传导至较小的跖骨，其适应结构性支持体重的能力较差，造成横向跖骨痛。

■ 可以通过一些矫形术部分缓解这些结构上的改变，如在足跟内侧放置楔形物以使力线更加靠外，或者应用跖骨棒，它可以更加均匀地将应力传递至较小的跖骨。切除第 5 跖列代偿相对容易，可以应用矫形术使力向内侧传递，因此可以应用足跟外侧楔形支撑物。

病史和体格检查

■ 跖趾部位肿瘤患者表现为疼痛和包块。包块可能较小并进展缓慢，也可能因外伤而引起注意。

■ 体格检查（表 1）显示了趾或跖部一个较软的肿物，可能伴有肿胀。如果包块上方有感觉神经经过，可能会出现麻木症状。

影像学和其他分期检查

■ 术前检查应包括足的前后位、侧位及斜位 X 线平片。如果累及踝关节，则应包括踝关节前后位及踝榫位 X 线片。

■ MRI 对于判断肿瘤累及跖骨的范围及确定截肢平面很重要。图 2 显示第 2 跖骨皮质增厚，临床照片显示跖骨间隙增宽，MRI 显示软组织的受累范围。本例为良性病变。

外科治疗

■ 外科治疗的目的是在充足的边界切除肿瘤。

■ 足够长的跖侧皮瓣对于承重非常重要。

■ 肌成形术对于衬垫残肢末端很有帮助。

■ 图 2 显示色素沉着绒毛结节性滑膜炎（PVNS）局限于第 1 跖骨头跖侧。临床照片显示肿物外观。MRI 显示软组织受累范围。术中照片显示肿瘤的切除情况。

术前计划

■ 术前计划对于获得满意的结果至关重要。术前 X 线平片、CT 及 MRI 对于判断肿瘤的侵犯程度很重要。在确定软组织肿瘤的范围以及确定肿瘤良恶性方面也很有帮助[10]。活检结果将决定截肢平面。

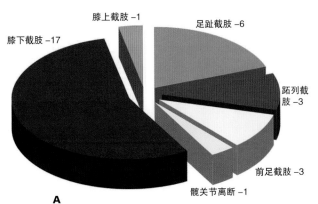

足踝肿瘤的截肢类型

膝上截肢 −1
足趾截肢 −6
膝下截肢 −17
跖列截肢 −3
髋关节离断 −1
前足截肢 −3

A

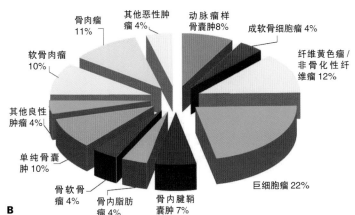

骨来源足踝肿瘤的类型 总数：73

骨肉瘤 11%
其他恶性肿瘤 4%
动脉瘤样骨囊肿 8%
成软骨细胞瘤 4%
软骨肉瘤 10%
纤维黄色瘤 / 非骨化性纤维瘤 12%
其他良性肿瘤 4%
单纯骨囊肿 10%
巨细胞瘤 22%
骨软骨瘤 4%
骨内脂肪瘤 4%
骨内腱鞘囊肿 7%

B

跖骨 − 肿瘤类型 总数：7

成软骨细胞瘤 14%
动脉瘤样骨囊肿 29%
巨细胞瘤 43%
成软骨细胞瘤 14%

C

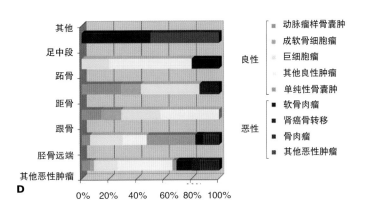

骨来源足踝肿瘤 − 部位分布

其他
足中段
跖骨
距骨
跟骨
胫骨远端
其他恶性肿瘤

良性
■ 动脉瘤样骨囊肿
■ 成软骨细胞瘤
□ 巨细胞瘤
■ 其他良性肿瘤
■ 单纯性骨囊肿

恶性
■ 软骨肉瘤
■ 肾癌骨转移
■ 骨肉瘤
■ 其他恶性肿瘤

0%　20%　40%　60%　80%　100%

D

图 1 **A：** 153 例足踝肿瘤所采用的截肢手术类型分布（n=31）；**B：** 足踝骨性肿瘤的诊断（n=73）；**C：** 跖骨肿瘤的诊断（n=7）；**D：** 足踝骨性肿瘤的诊断与部位分布（n=73）。

表 1	体格检查方法	
检查	**方法**	**意义**
视诊	检查下肢，去除膝部以下衣物	行双下肢对比检查以明确异常表现
触诊	浅、深按压肿物部位或疼痛区域	评估肿物的柔韧性和活动度
活动范围	观察足踝的主动及被动活动度	确认肿瘤是否侵袭关节
血管检查	触诊足背动脉和胫后动脉	评估末端血运及是否有肿瘤侵袭
神经检查	评价肌力和感觉	判断有无肌肉和感觉神经受累

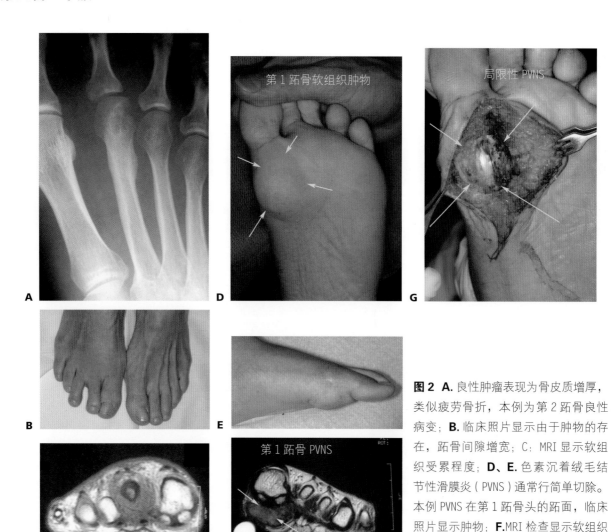

图2 **A.** 良性肿瘤表现为骨皮质增厚，类似疲劳骨折，本例为第2跖骨良性病变；**B.** 临床照片显示由于肿物的存在，跖骨间隙增宽；C：MRI 显示软组织受累程度；**D、E.** 色素沉着绒毛结节性滑膜炎（PVNS）通常行简单切除。本例 PVNS 在第1跖骨头的跖面，临床照片显示肿物；**F.** MRI 检查显示软组织受累范围；**G.** 术中照片显示肿瘤切除。

■ 确定截肢平面是术前计划中重要部分。残端的长度与软组织的质量同等重要。残肢末端的骨必须有足够的皮肤、皮下脂肪、肌肉和肌腱衬垫。

体位

■ 患者仰卧位，大腿绑止血带，底部衬以棉垫。将一块衬垫置于同侧髋部坐骨切迹部位，以防止术中肢体外旋。

入路

■ 术前确定手术入路。由于足底皮肤较厚，且具有可负重的独特的足底脂肪柱，因此应尽可能多地保留足底皮肤。

跖列切除术

- 跖列切除术切口沿受累跖骨背侧纵向切开（技术图 1A,B）。在跖趾关节处，在跖侧关节周围作弧形切口，此处组织可用来重建切除术后邻趾间的缺损。

- 在皮下找到感觉神经，将其牵向远端并用手术刀锐性切断。同样在跖跗关节或其近端锐性切断伸肌腱。

- 沿血管束找到趾神经。若它们与肿瘤假包膜粘连或邻近，将其在近端切断结扎。蚓状肌和骨间肌在近端横断，显露跖骨基底部。最好保留跖骨基底部，这样不会对由跖跗关节形成的足弓造成任何影响。

- 用摆锯横断跖骨，或者将其在跖跗关节处脱位并掀起。这样就完成了从近端到远端的切除。找到屈肌腱并横断。这样就完成了整个跖骨及其周围软组织（蚓状肌等足内在肌和屈伸肌腱）的切除。然后在远端和足底方向分离，跖趾关节囊从真皮层深部剥离，完成跖列切除术。

- 将缝线穿过相邻跖骨头处的关节囊，在足部胫侧及腓侧加压以闭合相邻跖骨间缺损，0 号不可吸收线缝合相邻跖骨关节囊使得跖骨相互靠近，缩小相邻跖列间的缺损。小引流管置于缺损部位，通

过独立的远端穿刺口引出。3-0 可吸收线间断缝合皮下组织，皮肤用 4-0 尼龙线间断缝合。

- 用大块敷料覆盖全足均匀加压包扎，压迫相邻跖骨减少关节囊缝线的张力，维持跖骨头紧密靠近。如果伸屈肌腱没有被肿瘤累及，则可将其编织缝合于跖骨头上，形成条索固定跖骨头于紧密靠近的位置，并维持跖骨头间很小的间距。

第 1 跖列切除自体腓骨移植重建

- 技术图 2 显示第 1 跖骨巨细胞瘤复发后用成功的自体腓骨进行重建。术后 7 年的侧位 X 线平片显示移植骨愈合。

- 硬膜外麻醉下，在第 1 跖骨上方切口。前后方皮肤筋膜瓣超过第 2 跖骨前后方，切口近端超过跖楔关节，远端超过第 1、2 跖骨间隙。

- 切除范围包括第 1、2 跖骨间的部分，以及第 2 跖骨通过跖楔关节的骨质，然后是第 1 跖骨旁的长屈肌腱。远端在跖骨髁部截除，近端正好在关节远端。切除肿瘤，保留胫前肌、腓骨肌与胫前血管。

- 利用同侧中段腓骨进行重建，将其置于缺损部位，自楔骨到跖骨头约长 8cm。用两颗小的折块间皮质螺钉在远近两端进行固定。蹞趾保持中立位。

- 松质骨粒置于基底部及远端截骨部位周围，用纤维蛋白胶止血并促进愈合。应用单独切口和单独的器械，在同侧肢体腓骨中段腓骨长肌和比目鱼肌间取腓骨。牵开肌肉，用电刀切开肌间隔，用摆锯切除 8～10cm 长腓骨。冲洗伤口，修补腓骨肌。放置引流。

技术图 1　**A.** 跖列切除术切口；**B.** 背侧切口；**C.** 跖侧切口；**D** 跖侧皮瓣更长。向背侧翻转覆盖骨性残端。

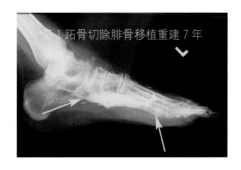

技术图 2　第 1 跖骨巨细胞瘤复发后成功的用自体腓骨进行重建。术后 7 年的侧位 X 线平片显示移植骨愈合。

手术技术

跖趾关节截肢

- 设计较长的足底皮瓣。在足背侧跖趾关节平面作切口。
- 锐性切开显露关节，在相同水平切断关节囊、韧带和肌腱。电凝血管止血。
- 足底皮瓣翻转向背侧，用尼龙线缝合皮肤。

注意要点

适应证	■ 应仔细、全面地采集病史及查体。术前检查对于计划切除和重建很有必要。
外科切口	■ 较长的足底皮瓣可有更好残端负重能力。应保持5根跖骨长度自然的层次。
伤口愈合并发症	■ 局部换药并口服抗生素对于伤口愈合已经足够。
深部感染	■ 对于深部感染可能需要非口服抗菌药物并进行外科清创。早期诊断和治疗会影响结果。
挛缩	■ 术后夹板固定能够预防挛缩。一旦发生挛缩，如果程度轻可以牵引治疗。可能需要多次石膏固定。
残端痛	■ 骨残端应尽可能光滑，可应用骨锉。足够的软组织覆盖能够避免骨质突起导致的症状。

术后护理

■ 术后应用很好衬垫的夹板固定。拆线前需要扶拐行走。在能够耐受的情况下进行关节活动度练习和负重。

■ 足趾截肢患者在术后即可穿特制的鞋行走。术后2~3周拆线。在能够耐受的情况下穿宽大舒适的鞋进行活动练习。

结果

■ 在跖趾关节平面进行的截趾，术后功能可获得完全恢复。

■ 如果患者有要求，可使用美观足趾假趾，但其无功能。

■ 跖列切除术的结果取决于切除的跖列的数量以及是否累及第1跖列。第2、3、4、5跖列切除无需应用特制的鞋或填充物。通常使用市场上买的足够宽大的鞋和衬垫已经足够。

■ 第1跖列切除由于失去绞盘机制会影响残足的功能。重建第1跖列可预防这种问题。

■ 切除中间的两跖列会导致足的宽度变窄，影响穿鞋。

■ 跖列切除与经跖骨截肢患者的结果比塞姆截肢患者好[4]。

并发症

■ 伤口愈合并发症的处理包括局部伤口护理、抬高患肢及避免负重。可使用口服抗生素。如果发生皮瓣坏死，可能需要清创术及植皮术。

■ 浅表感染可短期口服抗生素治疗。

■ 深部感染应即刻手术清创清除失活组织。非口服抗菌药物对于治疗这种危及肢体的情况很重要。清创时应当进行骨的细菌培养，以帮助选择合适的抗菌药物。

参考文献

1. Bugnone AN, Temple HT, Pitcher JD. Low-grade central osteosarcoma of the foot and ankle: radiographic and pathologic features in two patients: case report and literature review. Foot Ankle Int 2005; 26:494 - 500.

2. Choong PF, Qureshi AA, Sim FH, et al. Osteosarcoma of the foot: a review of 52 patients at the Mayo Clinic. Acta Orthop Scand 1999; 70:361 - 364.

3. Chou LB, Malawer MM. Analysis of surgical treatment of 33 foot and ankle tumors. Foot Ankle Int 1994;15:175 - 181.

4. Greene WB, Cary JM. Partial foot amputations in children: a comparison of the several types with the Syme amputation. J Bone Joint Surg Am 1982;64A:438 - 443.

5. Hattrup SJ, Amadio PC, Sim FH, et al. Metastatic tumors of the foot and ankle. Foot Ankle 1988;8:243 - 247.

6. Kirby EJ, Shereff MJ, Lewis MM. Soft-tissue tumors and tumor-like lesions of the foot: an analysis of eighty-three cases. J Bone Joint Surg Am 1989;71A:621 - 626.

7. Murari TM, Callaghan JJ, Berrey BH Jr, et al. Primary benign and malignant osseous neoplasms of the foot. Foot Ankle 1989;10:68 - 80.

8. Seale KS, Lange TA, Monson D, et al. Soft tissue tumors of the foot and ankle. Foot Ankle 1988;9:19 - 27.

9. Sundberg SB, Carlson WO, Johnson KA. Metastatic lesions of the foot and ankle. Foot Ankle 1982;3:167 - 169.

10. Wetzel LH, Levine E. Soft-tissue tumors of the foot: value of MR imaging for specific diagnosis. AJR Am J Roentgenol 1990;155: 1025 - 1030.

11. Wu KK, Guise ER. Metastatic tumors of the foot. South Med J 1978; 71:807 - 812.

第42章

足踝截肢术：跖跗关节和跗横关节

Loretta B. Chou, H. Thomas Temple, Yvette Ho 和 Martin M. Malawer

张宇鹏 译　李南 校

背景

■ 足踝部肿瘤很少见[3,7,10,12,15,16]。资深作者曾有 153 例治疗经验。

■ 图 1A 显示全部解剖要点，图 1B 显示各种良、恶性肿瘤的分布情况，图1C 显示全部外科处理方式的分布情况。

■ 跖骨肿瘤患者常主诉疼痛和包块。包块可能较小并呈慢性进展，可能在一次轻微外伤后发现。患者在进行负重活动时有困难，包括行走和站立。穿鞋尤其是穿时髦的鞋受限。

■ 物理检查常可发现跖骨疼痛性包块并伴有肿胀。如果感觉神经经过包块表面则可能会有感觉异常。如果包块较大，将丧失活动度，并伴有足踝活动时不适感。

■ 若前足较大肿瘤累及第 1 和第 2 跖骨间隙或多个跖骨，需要行跖跗关节截肢或经跖骨截肢（图 2A ~ C）。这些水平的截肢在对穿鞋方法略加改动并使用前足填充物后，可以有很好的功能。如果在行经跖骨截肢后可以保留跖骨基底部，功能结果将会改善。

■ 仔细的术前评估很有必要，MRI 对于评估骨髓病变范围从而确定截肢平面尤其重要。

■ 对于肿瘤侵及跖跗关节并累及软组织的病例，可以考虑跗横关节截肢。跗横关节截肢是一种经跗骨的截肢，保留了距骨和跟骨。跗横关节截肢的缺点是丧失了足的背屈肌，使跟腱失去拮抗肌，导致马蹄足挛缩。

■ 为解决此问题，可以利用胫前肌。连同一圈软组织，最好是骨膜，将胫前肌从舟骨上切断。通过距骨头颈部由背外侧向跖内侧斜向钻孔，肌腱穿过骨性通道与自身缝合或其穿出通道时与周围软组织缝合固定。将肌肉固定部位靠近骨孔背侧将增强其力量。保持残足最大限度的背屈功能（图 2D，E）。

■ 跗横关节截肢比塞姆截肢的优越之处在于可以保持后足高度。这是一种末端负重的残肢，不穿改装的鞋子或佩戴假肢仍可短距离行走。

解剖

■ Lisfranc 关节即跖跗关节。此平面的截肢将保留背屈肌和跖屈肌。

■ Chopart 关节又名跗横关节，包括距跟舟关节和跟骰关节。此平面截肢可保留跖屈肌，但会牺牲背屈肌，常常导致马蹄足挛缩。

适应证

跖跗关节截肢

■ 广泛侵犯的肿瘤累及第 1 及第 2 相邻跖骨间隙或多个跖骨。

跗横关节截肢

■ 肿瘤扩展至跖跗关节并侵犯软组织。图 3 显示累及足部多块小的骨骼的软骨肉瘤行广泛切除后的大体标本。

影像学及其他分期检查

■ 术前检查包括足部 X 线平片，如前后位、侧位和斜位。如果病变累及踝关节，同时也应当拍摄前后位和轴位。MRI 对于评估跖骨受累的数量和范围很重要，可为确定截肢平面提供依据。对显示软组织累及范围也很有帮助，并有助于区分良、恶性肿瘤。

■ MRI 对于评估软组织累及范围很有帮助，图 4A，B 显示一例跟骨软骨肉瘤，MRI 提示肿瘤侵及软组织。患者在接受冷冻手术后复发，因此实施膝下截肢。

■ 图 4C，D 显示肿瘤跟骨内 unilateral calcaneal brace，UCB（译者注：根据图中表示，应为 UBC，单纯性骨囊肿）。影像检查示 UBC 的典型膨胀性表现。CT 扫描显示了更好的骨性细节。病变行刮除、植骨及骨水泥填塞。

外科治疗

■ 外科手术的目的是在足够的安全边界内切除肿瘤。图 5 是一例跟骨骨肉瘤的病例。骨肉瘤通常的治疗方法是广泛切除，但在本例中肿瘤范围仅限于跟骨内。患者对新辅助化疗反应良好，肿瘤 100% 坏死，是世界上唯一一例报道的行跟骨假体置换手术的病例。

■ 足底长皮瓣对于末端承重残肢的耐久性非常重要。

■ 组织的质量比数量更重要。

■ 骨性边缘应当光滑，并尽可能修整成斜面。以跖跗关节截肢为例，楔骨残端应当接近圆形。而对于跗横关节截肢，应当切削修整距骨和跟骨以适应假肢。

■ 肌肉固定术对衬垫残肢末端很有帮助。

■ 跗横关节截肢中，将胫骨前肌腱止点重建至距骨颈可避免马蹄足挛缩。

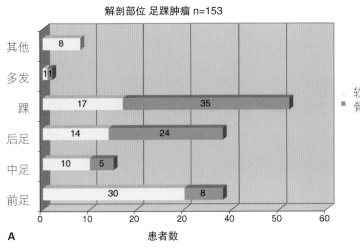

解剖部位 足踝肿瘤 n=153

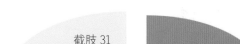

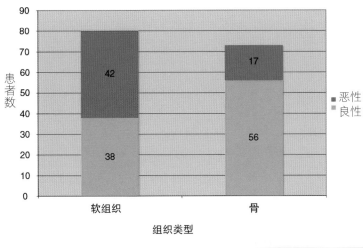

肿瘤分级 足踝肿瘤 n=153

图 1　**A.** 足踝部肿瘤的好发部位（n=153）。**B.** 足踝部良、恶性肿瘤的分布（n=153）。**C.** 足踝部肿瘤的外科处理方式（n=153）。

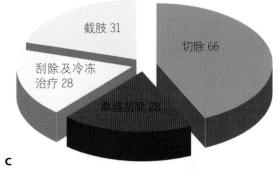

手术技术类型 足踝肿瘤 n=153

截肢 31
切除 66
刮除及冷冻治疗 28
单纯刮除 28

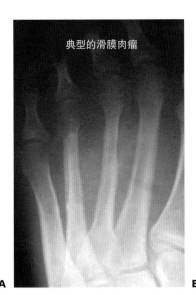

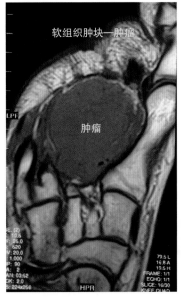

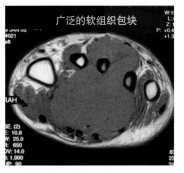

图 2　跗横关节截肢术口碑很差，因为许多患者产生马蹄足挛缩。通过将胫骨前肌腱移位至距骨颈进行重建可避免这种问题。这是一例累及前足的滑膜肉瘤。**A.** X 线平片显示第 2 跖骨周围密度增高影，这是滑膜肉瘤的典型影像学表现。**B,C.** MRI 显示广泛的软组织肿块。患者行跗横关节截肢。（接后）

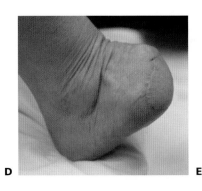

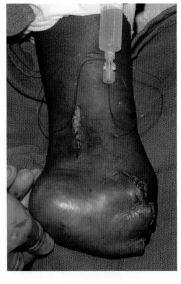

图 2（接前）**D.** 术后照片显示背屈功能良好。**E.** 跗横关节截肢可以通过将胫前肌腱移位至距骨颈而获得良好效果。这例患者同时应用布比卡因导管进行术后镇痛（**A**）

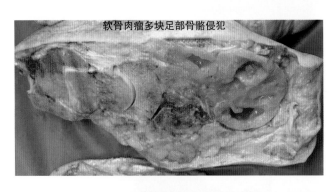

图 3 软骨肉瘤可扩散至多个部位。本图显示累及足部多块小骨的软骨肉瘤行膝下截肢后的大体标本断面。

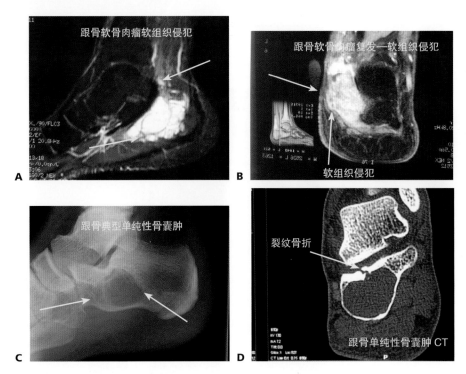

图 4 跟骨软骨肉瘤。**A,B.** MRI 显示肿瘤侵入软组织。接受冷冻手术后复发，遂行膝下截肢术。**C,D.** 跟骨单纯性骨囊肿。平片检查示 UBC 典型的膨胀性生长表现。CT 扫描可显示更清楚的骨性细节。将病变刮除、植骨并填入骨水泥。

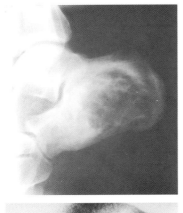

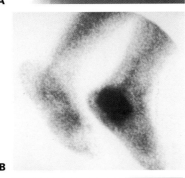

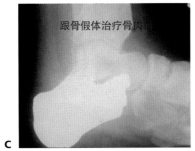

跟骨假体治疗骨肉瘤

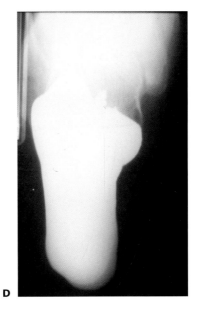

图 5 骨肉瘤是一种侵袭性很强的恶性肿瘤，曾报道其可发生于跟骨。骨肉瘤通常行广泛切除，但在本例中，由于肿瘤局限于跟骨内，且患者对新辅助化疗比较敏感，肿瘤 100% 坏死，并且应用世界上唯一报道的一例跟骨假体进行治疗。侧位片（**A**）显示肿瘤膨胀性生长。骨扫描（**B**）显示其为单发病变。术后 10 年，患者无瘤生存，并可进行正常的工作和生活（**C,D**）。

术前计划

- 术前计划对于获得良好的效果至关重要。术前 X 线平片、CT 和 MRI 检查对于明确肿瘤累及范围很重要。活检结果将决定截肢平面。

体位

- 患者仰卧于手术台上。充分衬垫后应用大腿止血带。

将一衬垫置于同侧髋关节坐骨切迹近端，以限制术中下肢外旋。

入路

- 跗跖关节和经跗骨截肢应用中足部切口，并准备足底长皮瓣。这与跗横关节截肢的入路一样。足底皮肤更厚，并有特别的柱状脂肪组织，有利于残肢负重。

经跗骨截肢术

- 在跗骨中部或近 1/3 部位作横切口，切开皮肤、皮下组织（**技术图 1A,B**）。
- 找到腓神经终末皮支。将神经拉向远端并锐性切断，使其回缩至近端。
- 如果可能，应保留足背动脉终末支以维持其与胫后动脉终末支的连接，从而有助于足底动脉弓的血运。
- 屈曲前足使伸肌腱拉伸，在皮肤切口部位将其切

断后回缩至近端。
- 将足中立位置于手术台上，用摆锯在跗骨头部修整成与跗骨垂线成 30° 的斜面。与足背横切口成 45° 向内外侧延长切口直至跗骨头平面，然后在跗骨头近端横向延长，获得足底皮瓣。
- 找到第 1 列的感觉神经，向远端牵拉并锐性切断。同样找到足底内侧神经终末支，向远端牵拉并锐性切断。找到足底内侧动脉并结扎切断。

手术技术

- 将前足背屈，牵拉浅、深屈肌腱至跖骨截骨处并锐性切断，使其向近端自然回缩。不必将伸肌腱与屈肌腱互相缝合。
- 如果肿瘤向跖侧侵及范围较大，则无法使用足底长皮瓣，此时推荐应用鱼嘴样皮瓣。为此，需要使背侧和跖侧皮瓣等长，其余步骤同上。
- 松开止血带，仔细电凝止血。不建议过度使用电

凝止血，以免影响足底皮瓣。
- 将足底皮瓣向背侧翻，缝合于跖骨残端或跗骨。或者可以将跖筋膜与骨膜或关节结构缝合，包绕残留的跖骨头和跗骨。
- 用4-0尼龙线缝合皮肤。将烟卷引流置于皮瓣深部，并从切口内侧或外侧引出。

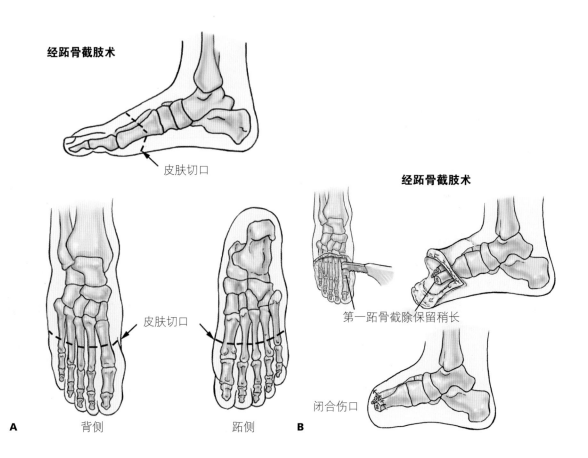

技术图1　**A,B.** 经跖骨截骨的外科技术。足背和足底皮肤切口。用摆锯进行截骨。

跖跗关节截肢术

- 在跖骨中段或近1/3处作横切口，切开皮肤、皮下组织（技术图1C,D）。
- 找到腓总神经终末皮支，用橡皮片牵向远端并锐性切断，使其向近端回缩。
- 在足背动脉终末支进入第一间隙并行经足底筋膜部位将其结扎并切断。

- 牵出伸肌腱，最好在屈曲前足情况下完成，将其在皮肤切口平面锐性切断并使其回缩。
- 锐性切断跖跗关节。与背部横切口成45°向近端内外侧延长切口至跖骨远端，得到足底皮瓣。
- 找到第1列的感觉神经，将其牵出并锐性切断。辨认足底内侧神经终末支，将其牵出并锐性切断。

■ 找到足底内侧动脉终末支，结扎并切断。背屈前足，牵出浅、深屈肌腱，在跖跗关节处锐性切断，使其自然回缩至近端。不要将伸、屈肌腱互相缝合。

■ 如果肿瘤明显侵犯跖侧，则不能使用足底长皮瓣，此时推荐使用鱼嘴样皮瓣。为此，应使足底和足背皮瓣相等，其余步骤同上。

■ 松开止血带，仔细电凝止血。不建议过度使用电

凝止血，以免影响足底皮瓣。

■ 将足底皮瓣向背侧翻，缝合于距骨残端或跗骨。或者可以将跖筋膜与骨膜或关节结构缝合，包绕残留的距骨头和跗骨。用 4-0 尼龙线缝合皮肤。将烟卷引流置于皮瓣深部，并从切口内侧或外侧引出。

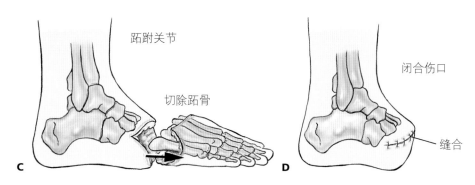

技术图 1 **C,D.** 跖跗关节截肢技术要点。足背和足底皮肤切口。足底皮瓣较长。切断并移除距骨，缝合皮肤。

跗横关节截肢术

■ 在距舟关节处或其远端作横切口（技术图 1E,F）。

■ 找到足背动脉及其伴行神经。结扎并切断足背动脉，将感觉神经牵出并锐性切断，使其自然回缩。

■ 环形切开距舟关节囊，同时切断胫后肌腱。标记肌腱以备随后使用，即令其通过骨间膜并用锚钉固定于距骨颈，或通过前面描述的方法通过骨孔固定。

■ 另一种方法是将胫后肌腱通过骨间膜与跟腱内侧半放在一起，然后将跟腱用锚钉固定于距骨，从

而增大胫前或胫后肌力量。跟腱延长也是一种有效的方法，因为它可降低胫前肌的张力。由于前足缺如，跟腱对于正常行走并不是必需的。

■ 推荐使用足底长皮瓣，但若肿瘤侵及跖侧基底和软组织时，应使用鱼嘴样皮瓣，使背侧及跖侧等长。

■ 为避免马蹄足挛缩，可将胫骨前肌从跗舟骨上分离并携带部分软组织，最好是骨膜。在距骨头、颈部钻孔，方向从背外侧斜向跖内侧。肌腱通过骨孔后与自身或周围软组织缝合。

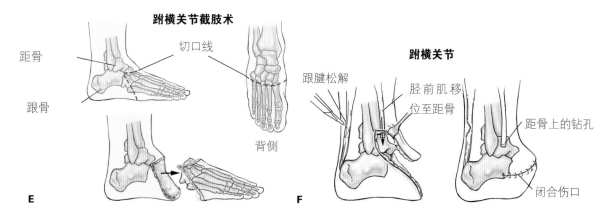

技术图 1 **E,F.** 跗横关节截肢外科技术。背侧及跖侧皮瓣的皮肤切口。分离及切除骨组织。通过钻孔将胫前肌建移位至距骨颈部固定。闭合伤口。

■ 在全部重建过程中，将残足保持在最大背屈位。图 2E 示截肢并行胫前肌腱重建、固定于距骨之后的踝关节位置。为获得功能较好的跗横关节截肢，尚需另外一些处理措施。挛缩的预防很重要，可通过将伸肌腱移位至足背并延长跟腱来实现。

■ 除非胫后肌腱需要用来加强并重建背屈力量，否则需要切断胫后肌腱和蹬长、短屈肌腱，使其自然回缩至近端。

■ 找到胫后动脉足底支，将其结扎切断。皮瓣应保留足够的软组织，以免影响皮肤血运。

■ 如果距骨头较突出，可用摆锯将其切断一部分并修整成斜面，向远端足底成 30°。一般情况下应分离跟骰关节，但在可能时应保留骰骨。修整距骨和跟骨远端，以缩小残肢尺寸，并增加假肢适配程度。

■ 由于足底软组织较足背软组织厚，使足底皮瓣不易固定。为此，可采用肌肉固定术，在距骨远端和残存的骰骨上钻孔，用 0 号不可吸收线将足底筋膜锚定于残存骨的背侧。皮下组织用 3-0 可吸收线缝合，皮肤则用 4-0 尼龙线缝合。

■ 残足必须保持尽可能大的背屈位。为此，可用敷料从足底近端到足背远端加强包扎，在残足进行轻柔但稳固的加压。敷料一直包扎到小腿近端，使足、踝保持最大限度的背屈，以维持修复效果。

跟骨刮除和冷冻手术

■ 术中、术后应用坐骨神经导管进行镇痛。手术过程中应用全麻。患者侧卧位，患侧在上。大腿近端应用止血带。消毒、铺单后，从腓骨尖后方到跟腱前方作"L"形切口。切口与腓骨平行并向远端延长，在跟骨外侧背侧和跖侧皮肤交界处转向。

■ 手术刀切开皮肤，分离皮下组织。切口和入路位于腓骨肌腱下方，只要在足背筋膜瓣上方仍是安全的。腓肠神经也位于术区上方较远部位。显露跟骨外侧壁。

■ 用电钻在跟骨外侧壁钻孔，去除皮质，显露肿瘤并行刮除。大块切除以去除明显的肿瘤组织，然后仔细检查并进一步细致刮除。上述步骤完成后，冲洗髓腔，再次仔细检查并细致刮除。

■ 在行冷冻手术时，应用止血带加压至 350mmHg。用纱布沿伤口周围保护皮肤和皮下组织。拉钩置于纱布上，用腹腔镜胶带纱布环绕并覆盖皮肤。将足置入一盆温水中，以免术中由于低温而误伤正常组织。生理盐水灌入髓腔，在后台准备好 Endocare 冷冻导针。在每个导针尖端制成冰球。此处应用 3mm 和 5mm 导针。将导针置入肿瘤内部并完成 10 分钟循环。监测皮肤是否坏死，用热生理盐水使皮肤处于较暖的温度并保持柔软。髓腔融化后去除止血带。

■ 应用骨库内的异体骨块进行重建，将其切开并修剪后置于与距下关节邻近的软骨下表面。将两个小的 Rush 棒切开并修整后置于跟骨内，使其靠近距下关节，以保持异体骨的位置。在后台将 1g 万古霉素与骨水泥混合并搅拌，然后填充缺损部位，完成重建。抓住前足和中足轻轻活动，确认这些关节的正常活动度，除外医源性的骨水泥渗漏，以免关节活动度受影响。用手对跟骨进行轴向加压，以确认跟骨作为一个整体运动。放置引流，逐层闭合伤口，石膏夹板固定。

塞姆（Syme）截肢术

- 切口自外踝前方至内踝前方，延伸至足底皮肤。足底皮瓣的切口达跟骰关节平面。将软组织包括肌腱等切断后使其回缩。辨认血管神经束并结扎之。锐性分离跟骨和距骨并将其切除。
- 在跟腱止点部位应当注意：此处皮肤较薄且与跟

腱结合紧密，应当小心保护。
- 用锯去除踝部表面小的突起。用不可吸收线将足底脂肪垫缝合固定到残肢末端胫腓骨的骨孔内。
- 放置引流，逐层缝合切口，用 3-0 尼龙线缝皮。这样，残肢得到了良好的软组织衬垫。

注意要点

适应证	■ 详细、全面的病史和查体必不可少。术前检查对截肢和重建计划的制订很有必要。
外科切口	■ 长足底皮瓣可使残肢获得良好的耐受。应当保留自然排列的距骨长度。
伤口愈合并发症	■ 对愈合来说，伤口局部包扎并口服抗生素已经足够。
深部感染	■ 处理深部感染时，应用静脉注射抗生素并行外科清创。早期诊断和治疗可影响最终效果。
挛缩	■ 术后石膏夹板有助于避免挛缩。如果发生挛缩，可进行轻柔的伸直练习，可能还需用到多种石膏托。

术后护理

- 术后镇痛可以使患者早期即开始活动。伤口无并发症顺利愈合且无马蹄足等挛缩发生至关重要。
- 对跖跗关节和经距骨截肢来说，术后应当加压包扎。伤口以防粘连纱布敷料包扎。用纱布卷包扎残足。棉垫从后足至前足、足底到足背条状缠绕，以减小缝合张力。足跟用棉垫衬好，然后石膏夹板固定。棉垫内可有弹性成分以使踝关节有背屈的趋势。石膏也从近端足底到远端足背固定，以减小缝线张力。石膏固定应当牢固但不过紧。石膏应当包绕足趾并向上至小腿近端，使残肢保持中立位并轻度背伸。
- 术后 3 ~ 5 天进行首次换药，拔除引流。用类似的石膏继续固定 2 周。再次去除石膏时拆除缝线。嘱患者在鞋内放置柔软的填充物。
- 2 周半后，更换为皮带扣靴子，持续 3 ~ 4 周。然后，可鼓励穿鞋并渐进性行走练习。
- 跗横关节截肢术后 5 天去除石膏和引流。第二次换药和石膏固定持续约 3 周，然后去除敷料和石膏，拆除缝线。第三次石膏固定持续 6 ~ 8 周。最后一次石膏去除后，

患者可行理疗和关节功能练习，特别是残足的背屈和跖屈练习。随后进行假肢的测量。

结果

- 行跖跗关节、跗横关节截肢或经距骨截肢的患者与塞姆截肢者相比，整体功能更好。然而，跗横关节截肢后的马蹄足挛缩会使预后较差。
- 年轻患者行跗横关节截肢后的功能不如塞姆截肢，因为当地面和足底之间的空间明显减小时，前者的前足功能无法代偿。
- 跗横关节截肢术使功能受限的患者活动功能得到明显的提升，因为残肢足底和地面之间的空间仅有很少的丧失。这有助于不佩戴假肢行走。
- 对于需要夜间短程行走上洗手间或稳步移动的患者，跗横关节截肢术效果很好。不幸的是，由于缺乏解剖支撑，并且足底与地面很近，导致跗横关节截肢对于想有良好活动功能者并非好的选择。
- 可以应用鞋垫来协助行走。对跗横关节截肢来说，翻盖式假肢可使其有良好的负重能力，并使其保持有效的

残足长度。

■ 一般来讲，患者能够在简单鞋状假肢的辅助下于截肢后 3 个月时行走。

■ 步态分析表明，如果保留足够的残肢长度，其足底应力的异常和非对称性可减少。

并发症

■ 伤口愈合并发症可通过伤口局部处理、抬高患肢和非负重来治疗。如果需要，可用口服抗菌药物。如果有皮瓣坏死，可行清创及植皮。

■ 若发生深部感染，则需立即清除失活组织。对于这类严重影响肢体存活的情况，静脉应用抗菌药物非常重要。在清创时，应当取骨组织细菌培养，以便选用敏感抗生素。

■ 马蹄足挛缩最容易的治疗是预防。若出现此情况，可由康复医生协助进行牵引。在矫正畸形过程中，可能需要连续多次石膏治疗。

参考文献

1. Berke GM. Lower limb prosthetics. In: Coughlin MJ, Mann RA, Saltzman CL, eds. Surgery of the Foot and Ankle, 8th ed. Philadelphia: Mosby, 2007:1399 – 1422.

2. Chang BB, Bock DE, Jacobs RL, et al. Increased limb salvage by the use of unconventional foot amputations. J Vasc Surg 1994;19:341 – 349.

3. Chou LB, Malawer MM. Analysis of surgical treatment of 33 foot and ankle tumors. Foot Ankle Int 1994;15:175 – 181.

4. Dillon MP, Barker TM. Can partial foot prostheses effectively restore foot length? Prosthet Orthot Int 2006;30:17 – 23.

5. Garbalosa JC, Cavanagh PR, Wu G, et al. Foot function in diabetic patients after partial amputation. Foot Ankle Int 1996;17:43 – 48.

6. Greene WB, Cary JM. Partial foot amputations in children: a comparison of the several types with the Syme amputation. J Bone Joint Surg Am 1982;64A:438 – 443.

7. Hattrup SJ, Amadio PC, Sim FH, et al. Metastatic tumors of the foot and ankle.Foot Ankle 1988;8:243 – 247.

8. Heim M. A new orthotic device for Chopart amputees. Orthop Rev 1994;23:249 – 252.

9. Hirsch G, McBride ME, Murray DD, et al. Chopart prosthesis and semirigid foot orthosis in traumatic forefoot amputation: comparative gait analysis. Am J Phys Med Rehabil 1996;75:283 – 291.

10. Kirby EJ, Shereff MJ, Lewis MM. Soft–tissue tumors and tumor–like lesions of the foot: an analysis of eighty–three cases. J Bone Joint Surg Am 1989;71A:621 – 626.

11. Millstein SG, McCowan SA, Hunter GA. Traumatic partial foot amputations in adults: a long–term review. J Bone Joint Surg Br 1988; 70B:251 – 254.

12. Murari TM, Callaghan JJ, Berrey BH Jr, et al. Primary benign and malignant osseous neoplasms of the foot. Foot Ankle 1989;10:68 – 80.

13. Philbin TM, Leyes M, Sferra JJ, et al. Orthotic and prosthetic devices in partial foot amputations. Foot Ankle Clin 2001;6:215 – 228.

14. Roach JJ, Deutsch A, McFarlane DS. Resurrection of the amputations of Lisfranc and Chopart for diabetic gangrene. Arch Surg 1987; 122:931 – 934.

15. Seale KS, Lange TA, Monson D, et al. Soft tissue tumors of the foot and ankle. Foot Ankle 1988;9:19 – 27.

16. Sundberg SB, Carlson WO, Johnson KA. Metastatic lesions of the foot and ankle.Foot Ankle 1982;3:167 – 169.

17. Wetzel LH, Levine E. Soft–tissue tumors of the foot: value of MR imaging for specific diagnosis. AJR Am J Roentgenol 1990;155:1025 – 1030.